现代护理学与护理管理

主编 蒋晓珊 徐 娜 武秋敏 张力方

吴燕云 王 婷 邵桂彬

黑龙江科学技术出版社
HEILONGJIANG SCIENCE AND TECHNOLOGY PRESS

图书在版编目（CIP）数据

现代护理学与护理管理 / 蒋晓珊等主编. -- 哈尔滨：
黑龙江科学技术出版社，2024.4
ISBN 978-7-5719-2355-6

Ⅰ．①现… Ⅱ．①蒋… Ⅲ．①护理学 Ⅳ．①R47

中国国家版本馆CIP数据核字（2024）第069164号

现代护理学与护理管理
XIANDAI HULIXUE YU HULI GUANLI

主　　编	蒋晓珊　徐　娜　武秋敏　张力方　吴燕云　王　婷　邵桂彬
责任编辑	陈兆红
封面设计	宗　宁
出　　版	黑龙江科学技术出版社
	地址：哈尔滨市南岗区公安街70-2号　邮编：150007
	电话：（0451）53642106　传真：（0451）53642143
	网址：www.lkcbs.cn
发　　行	全国新华书店
印　　刷	黑龙江龙江传媒有限责任公司
开　　本	787 mm×1092 mm　1/16
印　　张	21.25
字　　数	534千字
版　　次	2024年4月第1版
印　　次	2024年4月第1次印刷
书　　号	ISBN 978-7-5719-2355-6
定　　价	238.00元

编委会

◎ **主　编**

蒋晓珊　徐　娜　武秋敏　张力方

吴燕云　王　婷　邵桂彬

◎ **副主编**

陈媛媛　许庆芝　张琳琳　牛　佳

王珊珊　王善霞

◎ **编　委**（按姓氏笔画排序）

王　婷（山东省菏泽市鄄城县引马镇卫生院）

王珊珊（滨州医学院附属医院）

王善霞（青岛西海岸新区中心医院）

牛　佳（郑州人民医院）

许庆芝（山东省单县中心医院）

吴燕云（菏泽市巨野县中医医院）

张力方（菏泽市定陶区人民医院）

张琳琳（淄博市桓台县妇幼保健院）

陈媛媛（泰安市中医二院）

邵桂彬（山东省淄博市博山区中医院）

武秋敏（枣庄市山亭区水泉镇卫生院）

徐　娜（济南市第四人民医院）

蒋晓珊（青岛市城阳区人民医院）

前言

FOREWORD

  护理学是医学领域中的重要学科,在现代医学中发挥着越来越不可替代的作用。当患者在医疗机构接受躯体或心理的诊疗时,科学的护理是非常关键的环节。高质量的护理不仅可以帮助患者缓解身体上的痛苦,而且可以给患者带来心理上的安慰。此外,护理管理者也在护理工作中扮演着重要的角色,他们需要协调好各方面的工作,为患者提供更好的服务,进而优化护理流程,达到最优的护理效果。因此,护理人员需要不断学习,掌握新的知识,以便更好地开展护理工作。为了帮助护理人员规范护理操作,并提高护理管理人员的管理能力,我们邀请具有丰富护理经验的专家编写了《现代护理学与护理管理》一书。

  本书在撰写过程中坚持实用为主,同时还结合了护理学领域的新进展,从多层次、多角度讲解了临床各科室疾病的护理。在内容方面,按照临床常见病的病因、临床表现、诊断、治疗、护理的顺序进行,重点介绍了疾病的护理评估、护理诊断和具体的护理措施等,充分考虑了可读性和可操作性。本书资料翔实、结构合理、逻辑清晰、深入浅出,注重科学性、先进性和实用性的统一,并将国内外护理学的新理论、新技术、新成果展示给读者,适合各级医疗机构护理人员及医学院校护理专业学生参考使用。

  本书的编者承担着繁重的医疗、教学和科研任务,由于编者编写时间较紧,加之编写经验有限,书中可能存在欠妥之处,望广大同道不吝赐教,以便更正。

《现代护理学与护理管理》编委会

2023 年 10 月

目 录
CONTENTS

第一章

护理学基础理论

第一节 系 统 理 论

一、系统理论的产生

系统,作为一种思想,早在古代就已萌芽,但作为科学术语使用,还是在现代。系统论的观点起源于20世纪20年代,由美籍奥地利理论生物学家路·贝塔朗菲提出,1932－1934年,他先后发表了《理论生物学》和《现代发展理论》,提出用数学和模型来研究生物学的方法和机体系统论概念,可视为系统论的萌芽。1937年,贝塔朗菲第一次提出一般系统论的概念。1954年,以贝塔朗菲为首的科学家们创办了"一般系统论学会"。1968年,贝塔朗菲发表了《一般系统论——基础、发展与应用》。系统论主要解释了事物整体及其组成部分间的关系,以及这些组成部分在整体中的相互作用。其理论框架被广泛应用到许多科学领域,如物理、工程、管理及护理等,并日益发挥重大而深远的影响。

二、系统的基本概念

(一)系统的概念

系统是由相互联系、相互依赖、相互制约、相互作用的事物和过程组成的,具有整体功能和综合行为的统一体。各种系统,尽管它的要素有多有少,具体构成千差万别,但总有两部分组成:一部分是要素的集合;另一部分是各要素间相互关系的集合。

(二)系统的基本属性

系统是多种多样的,但都具有共同的属性。

1.整体性

组成系统的每个部分都具有各自独特的功能,但这些组成部分不具有或不能代表系统总体的特性。系统整体并不是由各组成部分简单罗列和相加构成的,各部分必须相互作用、相互融合才能构成系统整体。因此,系统整体的功能大于并且不同于各组成部分的总和。

2.相关性

系统的各个要素之间都是相互联系、相互制约,若任何要素的性质或行为发生变化,都会影响其他要素,甚至系统整体的性质或行为。如人是一个系统,作为一个有机体,由生理、心理、社会文化等各部分组成,其整体生理机能又由血液循环、呼吸、消化、泌尿、神经肌肉和内分泌等不同系统和组织器官组成。当一个人神经系统受到干扰,就会影响他的消化系统、心血管系统的功能。

3.层次性

对于一个系统来说,它既是由某些要素组成,同时,它自身又是组成更大系统的一个要素。系统的层次间存在着支配与服从的关系。高层次支配低层次,决定系统的性质,低层次往往是基础结构。

4.动态性

系统是随时间的变化而变化。系统进行活动,必须通过内部各要素的相互作用,能量、信息、物质的转换,内部结构的不断调整以达到最佳功能状态。此外,系统为适应环境,维持自身的生存与发展,需要与环境进行物质、能量、信息的交流。

5.预决性

系统具有自组织、自调节能力,可通过反馈适应环境,保持系统稳态,这样就呈现某种预决性。预决性程度标志系统组织水平高低。

三、系统的分类

自然界或人类社会可存在千差万别的各种系统,可从不同角度对它们进行分类。分类方法如下。

(一)按组成系统的要素性质分类

系统可分成自然系统与人造系统。自然系统如生态系统、人体系统等;人造系统如机械系统、计算机软件系统等。自然系统与人造系统的结合,称复合系统,如医疗系统、教育系统。

(二)按组成系统的内容分类

系统可分为物质系统与概念系统。物质系统如动物、仪器等;概念系统如科学理论系统、计算机程序软件等。多数情况下,实物系统与概念系统是相互结合、密不可分的。

(三)按系统与环境的关系分类

系统可分为开放系统与封闭系统。封闭系统是指与环境间不发生相互作用的系统,即与环境没有物质、信息或能量的交换,事实上绝对的封闭系统是不存在的。与封闭系统相反,开放系统是指通过与环境间的持续相互作用,不断进行物质、能量和信息交流的系统,如生命系统、医院系统等。在开放系统中,按系统有无反馈可分为开环系统与闭环系统。没有反馈的系统称开环系统,有反馈的系统称闭环系统。

(四)按系统运动的属性分类

系统可分为动态系统与静态系统。动态系统如生物系统、生态系统;静态系统如一个建筑群、基因分析图谱等。

四、系统理论的基本原则及在护理实践中的应用

(一)整体性原则

整体性原则是系统理论最基本的原则,也是系统理论的核心。

1.从整体出发,认识、研究和处理问题

护理人员在处理患者健康问题时,要以整体为基本出发点,深入了解,把握整体,找出解决问题的有效方法。

2.注重整体与部分、部分与部分之间的相互关系

从整体着眼,从部分入手,把护理工作的重点放在系统要素的各种联系关系上。如医院的护理系统从护理部到病区助理护士,任何一个要素薄弱,都会影响医院护理的整体效应。

3.注重整体与环境的关系

整体性原则要求护理人员在护理患者时,要考虑系统对环境的适应性,通过调整人体系统内部结构,使其适应周围环境,或是改变周围环境,使其适应系统发展的需要。

(二)优化原则

系统的优化原则是通过系统的组织和调节活动,达到系统在一定环境下最佳状态,发挥最好功能。

1.局部效应应服从整体效应

系统的优化是与系统整体性紧密联系的,当系统的整体效应与局部效应不一致时,局部效应须服从整体效应。护理人员在实施计划护理中,都要善于抓主要矛盾,追求整体效应,实现护理质量、效率的最优化。

2.坚持多极优化

优化应贯穿系统运动全过程。护理人员在护理患者时,为追求最佳护理活动效果,从确定患者健康问题、确定护理目标、制订护理措施、实施护理计划、建立评价标准等都要进行优化抉择。

3.优化的绝对性与相对性相结合

优化本身的"优"是绝对的,但优化的程度是相对的。护理人员在工作中选择优化方案时,应从实际出发、科学分析、择优而从,如工作中常会遇到一些牵涉多方面的复杂病情的患者或复杂研究问题,往往会出现这方面问题解决较好,而那方面问题却未能很好解决,且难找到完善的方案。这就要在相互矛盾的需求之中,选择一个各方面都较满意的相对优化方案。

(三)模型化原则

预先设计一个与真实系统相似的模型,通过对模型的研究来描述和掌握真实系统的特征和规律的方法称模型化。在模型化过程中须遵循的原则称模型化原则。在护理研究领域中应用的模型有多种,如形态上可分为具体模型与抽象模型。从性质上可分为结构模型与功能模型。在设计模型进行护理研究时,必须遵循模型化原则。模型化原则有以下 3 个方面。

1.相似性原则

模型必须与原型相似,这样建立的模型才能真正反映原型的某些属性、特征和运动规律。

2.简化原则

模型既应真实,又应是原型的简化,如无简化性,模型就失去它存在的意义。

3.客观性原则

任何模型总是真实系统某一方面的属性、特征、规律性的模仿,因此建模时,要以原型作为检验模型的真实性客观依据。

(牛 佳)

第二节 需要理论

一、需要概述

每个人都有一些基本的需要,包括生理的、心理的和社会的。这些需要的满足使人类得以生存和繁衍发展。

(一)需要的概念

需要是人脑对生理与社会要求的反应。人类的基本需要具有共性,在不同年代、不同地区或不同人群,为了自身与社会的生存与发展,必须对一定的事物产生需求,例如,食物、睡眠、情爱、交往等,这些需求反映在个体的头脑中,就形成了他的需要。当个体的需要得到满足时,就处于一种平衡状态,这种平衡状态有助于个体保持健康。反之,当个体的需要得不到满足时,个体则可能陷入紧张、焦虑、愤怒等负性情绪中,严重者可导致疾病的发生。

(二)需要的特征

1.需要的对象性

人的任何需要都是指向一定对象的。这种对象既可以是物质性的,也可以是精神性的。无论是物质性的还是精神性的需要,都须有一定的外部物质条件才可获得满足。

2.需要的发展性

需要是个体生存发展的必要条件,如婴儿期的主要需要是生理需要,少年期则产生了尊重的需要。

3.需要的无限性

需要不会因暂时满足而终止,当某些需要满足后,还可产生新的需要,新的需要就会促使人们去从事新的满足需要的活动。

4.需要的社会历史制约性

人的各种需要的产生及满足均可受到所处环境条件与社会发展水平的制约。

5.需要的独特性

人与人之间的需要既有相同,也有不同,其需要的独特性是个体的遗传因素、环境因素所决定。在临床工作中,护理人员应细心观察患者需要的独特性,及时给予合理的满足。

(三)需要的分类

常见的分类有两种。

1.按需要的起源分类

需要可分生理性需要与社会化需要。生理性需要如饮食、排泄等;社会性需要如劳动、娱乐、交往等。生理性需要主要作用是维持机体代谢平衡;社会性需要的主要作用是维持个体心理与精神的平衡。

2.按需要的对象分类

需要可分物质需要与精神需要。物质需要如衣、食、住、行等；精神需要如认识的需要、交往的需要等。物质需要既包括生理性需要，也包括社会性需要；精神需要是指个体对精神文化方面的要求。

(四)需要的作用

需要是个体从事活动的基本动力，是个体行为积极性的源泉。根据需要的作用，护理人员在护理患者时，既要满足患者的基本需要，又要激发患者依靠自己的力量恢复健康的需要。

二、需要层次理论

许多哲学家和心理学家试图将人的需要这一概念发展成理论，并用以解释人的行为。心理学家亚伯拉罕·马斯洛于 1943 年提出了人类基本需要层次论，这一理论已被广泛应用于心理学、社会学和护理学等许多学科领域。

(一)需要层次论的主要内容

马斯洛将人类的基本需要分为 5 个层次，并按照先后次序，由低向高依次排列，包括生理的需要、安全的需要、爱与归属的需要、尊敬的需要和自我实现的需要。

1.生理的需要

生理的需要是人类最基本的需要，包括食物、空气、水、温度(衣服和住所)、排泄、休息和避免疼痛。

2.安全的需要

人需要一个安全、有秩序、可预知、有组织的世界，以使其感到有所依靠，不被意外的、危险的事情所困扰，即包括安全、保障、受到保护，以及没有焦虑和恐惧。

3.爱与归属的需要

人渴望归属于某一群体并参与群体的活动和交往，希望在群体或家庭中有一个适当的位置，并与他人有深厚的情感，即包括爱他人、被爱和有所归属，以免遭受遗弃、拒绝、举目无亲等痛苦。

4.尊敬的需要

尊敬的需要是个体对自己的尊严和价值的追求，包括自尊和被尊两方面。尊敬需要的满足可使人感到自己有价值、有能力、有力量和必不可少，使人产生自信心。

5.自我实现的需要

自我实现的需要是指一个人要充分发挥自己才能与潜力的要求，是力求实现自己可能之事的要求。

马斯洛在晚年时，又把人的需要概括为三大层次：基本需要、心理需要和自我实现需要。

(二)各需要层次之间的关系

马斯洛不仅将人的需要按照不同层次进行了划分，而且十分强调各层次之间的关系。他指出如下几点。

(1)必须首先满足较低层次的需要，然后再考虑满足较高层次的需要。生理需求是最低层次的，也是最重要的，人在最基本的生理需要满足后，才得以维持生命。

(2)通常一个层次的需要被满足后，更高一层的需要才会出现，并逐渐明显和强烈。例如，人的生理需要得到满足后，会争取满足安全的需要；同样，在安全的需要满足之后，才会提出爱和更高层次的需要。但是,有些人在追求满足不同层次的需要时会出现重叠,甚至颠倒。例如,有的科研工作者为探求科学真理(自我实现),不顾试验场所可能存在危害生命的因素(安全的需要);有的运动员为夺冠军,为祖国争光(自我实现),不考虑自己可能会受伤甚至致残(生理和安全的需要),也要勇往直前。

(3)维持生存所必需的低层次需要是要求立即和持续予以满足的,如氧气;越高层次的需要越可被较长久地延后,如性的需要、尊敬的需要等。但是,这些可被暂时延缓或在不同时期有所变化的需要是始终存在的,不可被忽视。

(4)人们满足较低层次需要的活动基本相同,如对氧的需要,都是通过呼吸运动来满足。而越是高层次的需要越为人类所特有,人们采用的满足方式越具有差异性,如满足自我实现需要的需要时,作家从事写作,科学家作研究,运动员参加竞赛等。同时,低层次需要比高层次需要更易确认、更易观测、更有限度,如人只吃有限的食物,而友爱、尊重和自我实现需要的满足则是无限的。

(5)随着需要层次向高层次移动,各种需要满足的意义对每个人来说越具有差异性。这是受个人的愿望、社会文化背景及身心发展水平所决定的。例如,有的人对有一个稳定的职业、受他人尊敬的职位就很满意了,而有的人还要继续学习,获得更高的学位,不断改革和创新。

(6)各需要层次之间可相互影响。例如,有些较高层次需要并非生存所必需,但它能促进生理机能更旺盛,使人的健康状态更佳、生活质量更高,如果不被满足,会引起焦虑、恐惧、抑郁等情绪,导致疾病发生,甚至危及生命。

(7)人的需要满足程度与健康成正比。当所有的需要被满足后,就可达到最佳的健康状态。反之,基本需要的满足遭受破坏,会导致疾病。人若生活在高层次需要被满足的基础上,就意味着有更好的食欲和睡眠、更少的疾病、更好的心理健康和更长的寿命。

(三)需要层次论对护理的意义

需要层次论为护理学提供了理论框架,它是护理程序的理论基础,可指导护理实践有效进行。

(1)帮助护理人员识别患者未满足的需要的性质,以及对患者所造成的影响。

(2)帮助护理人员根据需要层次和优势需要,确定需要优先解决的健康问题。

(3)帮助护理人员观察、判断患者未感觉到或未意识到的需要,给予满足,以达到预防疾病的目的。

(4)帮助护理人员对患者的需要进行科学指导,合理调整需要间关系,消除焦虑与压力。

三、影响需要满足的因素

当人的需要大部分被满足时,人就能处于一种相对平衡的健康状态。反之,会造成机体环境的失衡,导致疾病的发生。因此,了解可能引起人的需要满足的障碍因素十分必要。

(一)生理的障碍

生理的障碍包括生病、疲劳、疼痛、躯体活动有障碍等,如因腹泻而影响水、电解质的平衡,以及食物摄入的需要。

(二)心理的障碍

人处于焦虑、恐惧、愤怒、兴奋或抑郁等状态时会影响基本需要的满足,如引起食欲改变、失眠、精力不集中等。

(三)认知的障碍和知识缺乏

人要满足自身的基本需要是要具备相关知识的,如营养知识、体育锻炼知识和安全知识等。人的认知水平较低时会影响对有关信息的接受、理解和应用。

(四)能力障碍

一个人具备多方面能力,如交往能力、动手能力、创造能力等。当个体某方面能力较差,就会导致相应的需要难以满足。

(五)性格障碍

一个人性格与他的需要产生与满足有密切关系。

(六)环境的障碍

如空气污染、光线不足、通风不良、温度不适宜、噪音等都会影响某些需要的满足。

(七)社会的障碍

缺乏有效的沟通技巧、社交能力差、人际关系紧张、与亲人分离等会导致缺乏归属感和爱,也可影响其他需要的满足。

(八)物质的障碍

需要的满足需要一定的物质条件,当物质条件不具备时,以这些条件为支撑的需要就无法满足。如生理需要的满足需要食物、水;自我实现的需要的满足需要书籍、实验设备等。

(九)文化的障碍

如地域习俗的影响、信仰、观念的不同、教育的差别等,都会影响某些需要的满足。

四、患者的基本需要

一个人在健康状态下能够由自己来满足各类需要,但在患病时,情况就发生了变化,许多需要不能自行满足。这就需要护理人员作为一种外在的支持力量,帮助患者满足需要。

(一)生理的需要

1.氧气

缺氧、呼吸道阻塞、呼吸道感染等。

2.水

脱水、水肿、电解质紊乱、酸碱失衡。

3.营养

肥胖、消瘦、各种营养缺乏、不同疾病(如糖尿病、肾脏疾病)的特殊饮食需要。

4.体温

过高、过低、失调。

5.排泄

便秘、腹泻、大小便失禁等。

6.休息和睡眠

疲劳、各种睡眠形态紊乱。

7.避免疼痛

各种类型的疼痛。

(二)刺激的需要

患者在患病的急性期,对刺激的需要往往不很明显,当处于恢复期时,此需要的满足日趋重要。如长期卧床的患者,如果他心理上刺激的需要、生活上活动的需要得不到满足,那就意味着其心理上、生理上都在退化。因此,卧床患者需要翻身、肢体活动,以减轻或避免皮肤受损、肌肉萎缩等。

长期单调的生活不但引起体力衰退、情绪低落,智力也会受到影响。故应注意环境的美化,安排适当的社交和娱乐活动。长期住院的患者更应注意满足刺激的需要,如布置优美、具有健康教育性的住院环境,病友之间的交流和娱乐等。

(三)安全的需要

患病时由于环境的变化、舒适感的改变,安全感会明显降低,如担心自己的健康没有保障;寂寞和无助感;怕被人遗忘和得不到良好的治疗和护理;对各种检查和治疗产生恐惧和疑虑;对医护人员的技术不信任;担心经济负担问题等。具体护理内容包括以下两点。

1.避免身体伤害

应注意防止发生意外,如地板过滑、床位过高或没有护栏、病室内噪音、院内交叉感染等均会对患者造成伤害。

2.避免心理威胁

应进行入院介绍和健康教育,增强患者自信心和安全感,使患者对医护人员产生信任感和可信赖感,促进治疗和康复。

(四)爱与归属的需要

患病住院期间,由于与亲人的分离和生活方式的变化,这种需要的满足受到影响,就变得更加强烈,患者常常希望得到亲人、朋友和周围人的亲切关怀、理解和支持。护理人员要通过细微、全面的护理,与患者建立良好的护患关系,允许家属探视,鼓励亲人参与护理患者的活动,帮助患者之间建立友谊。

(五)自尊与被尊敬的需要

在爱和所属的需要被满足后,患者也会感到被尊敬和被重视,因而这两种需要是相关的。患病会影响自尊需要的满足,患者会觉得因生病而失去自身价值或成为他人的负担,护理人员在与患者交往中,始终保持尊重的态度、礼貌的举止。

注意帮助患者感到自己是重要的、是被他人接受的,如礼貌称呼患者的名字,而不是床号;初次与患者见面时,护士应介绍自己的名字;重视、听取患者的意见;让患者做力所能及的事,使患者感到自身的价值。

在进行护理操作时,应注意尊重患者的隐私,减少暴露;为患者保密;理解和尊重患者的个人习惯、价值观、宗教信仰等,不要把护士自己的观念强加给患者,以增加其自尊和被尊感。

(六)自我实现的需要

个体在患病期间最受影响而且最难满足的需要是自我实现的需要。特别是有严重的能力丧失时,如失明、耳聋、失语、瘫痪、截肢等对人的打击更大。但是,疾病也会对某些人的成长起到促进作用,从而对自我实现有所帮助。此需要的满足因人而异,护理的功能是切实保证低层次需要的满足,使患者意识到自己有能力、有潜力,并加强学习,为自我实现创造条件。

五、满足患者需要的方式

护理人员满足患者需要的方式有 3 种。

(一)直接满足患者的需要

对于暂时或永久丧失自我满足某方面需要能力的患者,护理人员应采取有效措施来满足患者的基本需要,以减轻痛苦,维持生存。

(二)协助患者满足需要

对于具有或恢复一定自我满足需要能力的患者,护理人员应有针对性地给予必要的帮助和支持,提高患者自护能力,促进早日康复。

(三)间接满足患者的需要

可通过卫生宣教、健康咨询等多种形式为护理对象提供卫生保健知识,避免健康问题的发生或恶化。

(徐　娜)

第三节　自理理论

奥瑞姆(Dorothea.Elizabeth.Orem)是美国著名的护理理论学家之一。她在长期的临床护理、教育和护理管理及研究中,形成和完善了自理模式。强调护理的最终目标是恢复和增强人的自护能力,对护理实践有着重要的指导作用。

一、自理理论概述

奥瑞姆的自理模式主要包括自理理论、自理缺陷理论和护理系统理论。

(一)自理理论

每个人都有自理需要,而且因不同的健康状况和生长发育的阶段而不同。自理理论包括自我护理、自理能力、自理的主体、治疗性自理需要和自理需要等五个主要概念。

(1)自我护理是个体为维持自身的结构完整和功能正常,维持正常的生长发育过程,所采取的一系列自发的调节行为。人的自我护理活动是连续的、有意义的。完成自我护理活动需要智慧、经验和他人的指导与帮助。正常成人一般可以进行自我护理活动,但是婴幼儿和那些不能完全自我护理的成人则需要不同程度的帮助。

(2)自理能力是指人进行自我护理活动的能力,也就是从事自我照顾的能力。自理能力是人为了维护和促进健康及身心发展进行自理的能力,是一个趋于成熟或已成熟的人的综合能力。人为了维持其整体功能正常,根据生长发育的特点和健康状况,确定并详细叙述自理需要,进行相应的自理行为,满足其特殊需要,比如人有预防疾病和避免损伤的需要,在患病或受损伤后,有减轻疾病或损伤对身心损害的需要。奥瑞姆认为自理能力包括 10 个主要方面:①重视和警惕危害因素的能力:关注身心健康,有能力对危害健康的因素引起重视,建立自理的生活方式。②控制和利用体能的能力:人往往有足够的能量进行工作和日常生活,但疾病会不同程度地降低此能力,患病时人会感到乏力,无足够的能量进行肢体活动。③控制体位的能力:当感到不适时,有改变体位或减轻不适的能力。④认识疾病和预防复发的能力:患者知道引发疾病的原因、过程、治疗方法及预后,有能力采取与疾病康复和预防复发相关的自理行为,如改善或调整原有的生活方式,避免诱发因素、遵医嘱服药等。⑤动机:是指对疾病的态度。若积极对待疾病,患者有避免各种危险因素的意向或对恢复工作回归社会有信心等。⑥对健康问题的判断能力:当身体健康出现问题时,能做出决定,及时就医。⑦学习和运用与疾病治疗和康复相关的知识和技能的能力。⑧与医护人员有效沟通,配合各项治疗和护理的能力。⑨安排自我照顾行为的能力,能解释自理活动的内容和益处,并合理安排自理活动。⑩从个人、家庭和社会各方面,寻求支持和帮助的能力。

(3)自理的主体:是指完成自我护理活动的人。在正常情况下,成人的自理主体是本身,但是儿童、患者或残疾人等的自理主体部分是自己、部分为健康服务者或是健康照顾者如护士等。

(4)治疗性自理需要:指在特定时间内,以有效的方式进行一系列相关行为以满足自理需要,包括一般生长发育的和健康不佳时的自理需要。

(5)自理需要:为了满足自理需要而采取的所有活动,包括一般的自理需要,成长发展的自理需要和健康不佳的自理需要。

一般的自理需求:与生命过程和维持人体结构和功能的整体性相关联的需求。①摄取足够的空气、水和食物。②提供与排泄有关的照料。③维持活动与休息的平衡。④维持孤独及社会交往的平衡。⑤避免对生命和健康有害因素。⑥按正常规律发展。

发展的自理需求:与人的成长发展相关的需求;不同的发展时期有不同的需求;有预防和处理在成长过程中遇到不利情况的需求。

健康不佳时的自理需求:个体在身体结构和功能、行为和日常生活习惯发生变化时出现的自理需求。包括:①及时得到治疗。②发现和照顾疾病造成的影响。③有效地执行诊断、治疗和康复方法。④发现和照顾因医护措施引起的不适和不良反应。⑤接受并适应患病的事实。⑥学习新的生活方式。

(6)基本条件因素:反映个体特征及生活状况的一些因素。包括:年龄、健康状况、发展水平、社会文化背景、健康照顾系统、家庭、生活方式、环境和资源等。

(二)自理缺陷理论

自理缺陷是奥瑞姆理论的核心,是指人在满足其自理需要方面,在质或量上出现不足。当自理需要小于或等于自理主体的自理能力时,人就能进行自理活动。当自理主体的自理能力小于自理需要时,就会出现自理缺陷。这种现象可以是现存的,也可以是潜在的。自理缺陷包括两种情况:当自理能力无法全部满足治疗性自理需求时,即出现自理缺陷;另一种是照顾者的自理能力无法满足被照顾者的自理需要。自理缺陷是护理工作的重心,护理人员应与患者及其家属进行有效沟通,保持良好的护患关系,以确定如何帮助患者,与其他医疗保健专业人士和社会教育性服务机构配合,形成一个帮助性整体,为患者及其家属提供直接帮助。

(三)护理系统理论

护理系统是在人出现自理缺陷时护理活动的体现,是依据患者的自理需要和自理主体的自理能力制订的。

护理力量是受过专业教育或培训的护士所具有的护理能力。既了解患者的自理需求及自理力量,并做出行动、帮助患者,通过执行或提高患者的自理力量来满足治疗性自理需求。

护理系统也是护士在护理实践中产生的动态的行为系统,奥瑞姆将其分为3个系统:即全补偿护理系统、部分补偿系统、辅助教育系统。各护理系统的适用范围、护士和患者在各系统中所承担的职责如下所述。

1.全补偿护理系统

患者没有能力进行自理活动;患者神志和体力上均没有能力;神志清楚,知道自己的自理需求,但体力上不能完成;体力上具备,但存在精神障碍无法对自己的自理需求做出判断和决定,对于这些患者需要护理给予全面的帮助。

2.部分补偿护理系统

这是满足治疗性自理需求,既需要护士提供护理照顾,也需要患者采取自理行动。

3.辅助-教育系统

患者能够完成自理活动,同时也要求其完成;需要学习才能完成自理,没有帮助就不能完成。护士通过对患者提供教育、支持、指导,提高患者的自理能力。

这3个系统类似于我国临床护理中一直沿用至今的分级护理制度,即特级和一级护理、二级护理和三级护理。

奥瑞姆理论的特征:其理论结构比较完善而有新意;相对简单而且易于推广;奥瑞姆的理论与其他已被证实的理论、法律和原则也是一致的;奥瑞姆还强调了护理的艺术性,以及护士应具有的素质和技术。

二、自理理论在护理实践中的应用

奥瑞姆的自理理论被广泛应用在护理实践中,她将自理理论与护理程序有机地联系在一起,通过设计好的评估方法和工具评估患者的自理能力及自理缺陷,以帮助患者更好地达到自理。她将护理程序分为以下3步。

(一)评估患者的自理能力和自理需要

在这一步中,护士可以通过收集资料来确定病种存在哪些自理缺陷,以及引起自理缺陷的原因,评估患者的自理能力与自理需要,从而确定患者是否需要护理帮助。

1.收集资料

护士收集的资料包括患者的健康状况,患者对自身健康的认识,医师对患者健康的意见,患者的自理能力,患者的自理需要等。

2.分析与判断

在收集自理能力资料的基础上,确定以下问题:①患者的治疗性自理需要是什么。②为满足患者的治疗性自理需求,其在自理方面存在的缺陷有哪些。③如果有缺陷,由什么原因引起的。④患者在完成自理活动时具备的能力有哪些。⑤在未来一段时间内,患者参与自理时具备哪些潜在能力,如何制订护理目标。

(二)设计合适的护理系统

根据患者的自理需要和能力,在完全补偿系统、部分补偿系统和支持－教育系统中选择一个合适的护理系统,并依据患者智力性自理需求的内容制订出详细的护理计划,给患者提供生理和心理支持及适合于个人发展的环境,明确护士和患者的角色功能,以达到促进健康、恢复健康、提高自理能力的目的。

(三)实施护理措施

根据护理计划提供适当的护理措施,帮助和协调患者恢复和提高自理能力,满足患者的自理需求。

（牛　佳）

第四节　健康系统理论

贝蒂·纽曼(Betty Neuman)1970年提出了健康系统模式,后经两年的完善于1972年在《护理研究》杂志上发表了"纽曼健康系统模式"一文。经过多次修改,于1988年再版的《纽曼系统模式在护理教育与实践中的应用》完善地阐述了纽曼的护理观点,并被广泛地应用于临床护理及社区护理实践中。

一、健康系统理论概述

纽曼健康系统模式主要以格式塔特心理学为基础,并应用了贝塔朗菲的系统理论,席尔(Selye)压力与适应理论及凯普兰(Caplan)三级预防理论。

主要概念如下。

(一)个体

个体是指个体的人,也可为家庭、群体或社区。它是与环境持续互动的开放系统,称为服务对象系统。

1.正常防御线

正常防御线是指每个个体经过一定时间逐渐形成的对外界反应的正常范围,即通常的健康/稳定状态。是由生理的、心理的、社会文化的、发展的、精神的技能所组成,用来对付应激原的。这条防御线是动态的,与个体随时需要保持稳定有关。一旦压力源入侵正常防线,个体发生压力反应,表现为稳定性减低和产生疾病。

2.抵抗线

抵抗线是防御应激原的一些内部因素,其功能是使个体稳定并恢复到健康状态(正常防御线)。它是保护基本结构,并且当环境中的应激原侵入或破坏正常防御线时,抵抗线被激活,如免疫机制,如果抵抗线的作用(反应)是有效的,系统可以重建;但如果抵抗线的作用(反应)是无效的,其结果是能量耗尽,系统灭亡。

3.弹性防御线

为外层的虚线,也是动态的,能在短期内迅速发生变化。当环境施加压力时,它是正常防御线的缓冲剂,而当环境给以支持并有助于成长和发展时,它是正常防御线的过滤器。其功能会因一些变化如失眠、营养不良或其他日常生活变化而降低。

当这个防御线的弹性作用不能再保护个体对抗应激原时,应激原就会破坏正常防御线而导致疾病。当弹性防御线与正常防御线之间的距离增加,表明系统保障程度增强。

以上3种防御机制,既有先天赋予的,又有后天习得的,抵抗效能取决于心理、生理、社会文化、生长发育、精神等五个变量的相互作用。3条防御线的相互关系是弹性防御线保护正常防御线,抵抗线保护基本结构。当个体遇到压力源时,弹性防御线首先激活以防止压力源入侵。若弹性防御线抵抗不消,压力源侵入正常防御线,人体发生反应,出现症状。此时,抵抗线被激活。当抵抗有效,个体又恢复到正常防御线未遭受入侵时的健康状态。

(二)应激原

纽曼将应激原定义为能够产生紧张及潜在地引起系统失衡的刺激。系统需要应对一个或多个刺激。纽曼系统模式中强调的是确定应激原的类型、本质和强度。

1.个体外的

这是发生在个体以外的力量。如失业,是受同事是否接受(社会文化力量)、个人对失业的感受(心理的)以及完成工作的能力(生理的、发展的、心理的)所影响。

2.个体间的

这是发生在一个或多个个体之间的力量。如夫妻关系,常受不同地区和时代(社会文化)、双方的年龄和发展水平(生理和发展的)和对夫妻的角色感觉和期望(心理的)所影响。

3.个体内的

这是发生在个体内部的力量。如生气,是一种个体内部力量,其表达方式是受年龄(发展的)、体力(生理的)、同伴们的接受情况(社会文化的)以及既往应对生气的经历(心理的)所影响。

应激原可以对此个体有害,但对另一个体无害。因而仔细评估应激原的数量、强度、相持时间的长度以及对该系统的意义和既往的应对能力等,对护理干预是非常重要的。

(三)反应

纽曼认为保健人员应根据个体对应激原反应情况进行以下不同的干预。

1.初级预防

初级预防是指在只有怀疑有或已确定有应激原而尚未发生反应的情况下就开始进行的干预。初级预防的目的是预防应激原侵入正常防御线或通过减少与应激原相遇的可能性,和增强防御线来降低反应的程度。如减轻空气污染、预防免疫注射等。

2.二级预防

如果反应已发生,干预就从二级预防开始。主要是早期发现病例、早期治疗症状以增强内部抵抗线来减少反应。如进行各种治疗和护理。

3.三级预防

三级预防是指在上述治疗计划后,已出现重建和相当程度的稳定时进行的干预。其目的是通过增强抵抗线维持其适应性以防止复发。如进行患者教育,提供康复条件等。

二、纽曼系统模式在护理中的应用

纽曼系统模式自正式发表以来得到了护理学术界的一致认同,已被广泛用于护理教育、科研和临床护理实践中。

纽曼系统模式的整体观、三级预防概念以及于个人、家庭、群体、社区护理的广泛适应性,为中专、大专、本科、硕士等不同层次护理专业学生的培养提供了有效的概念框架。除了用于课程设置,此系统模式还可作为理论框架设计护理评估、干预措施和评价工具供学生在临床实习使用,且具有可操作性。

在护理科研方面,纽曼系统模式既已用于指导对相关护理现象的定性研究又已作为对不同服务对象预防性干预效果的定量研究理论框架,而此方面报道最多的是应用纽曼系统模式改善面对特定生理、心理、社会、环境性压力源患者的护理效果研究。

在临床护理实践方面,大量文献报道,纽曼系统模式可用于从新生儿到老年处于不同生长发育阶段人的护理。它不仅在精神科使用,也在内外科、重症监护室、急诊、康复病房、老年护理院等使用。纽曼系统模式已被用于对多种患者的护理,如慢性阻塞性肺病、多发性硬化、高血压、肾脏疾病、癌症、急慢性脊髓损伤、矫形整容手术等患者,甚至也用于对艾滋病和一些病情非常危重复杂的患者,如多器官衰竭、心肌梗死患者的护理。

(牛 佳)

第五节 应激与适应理论

一、应激及其相关内容

(一)应激

应激又称压力或紧张,是指内、外环境中的刺激物作用于个体而使个体产生的一种身心紧张状态。应激可降低个体的抵抗力、判断力和决策力,例如,面对突如其来的意外事件或长期处于应激状态,可影响个体的健康甚至致病;但应激也可促使个体积极寻找应对方法、解决问题,如面临高考时紧张复习、护士护理患者时遇到疑难问题设法查阅资料、请教他人等。人在生活中随时会受到各种刺激物的影响,因此应激贯穿于人的一生。

(二)应激原

应激原又称压力原或紧张原,任何对个体内环境的平衡造成威胁的因素都称为应激原。应激原可引起应激反应,但并非所有的应激原对人体均产生同样程度的反应。常见的应激原分为以下 3 类。

1.一般性应激原

(1)生物性:各种细菌、病毒、寄生虫等。

(2)物理性:温度、空气、声、光、电、外力、放射线等。

(3)化学性:酸、碱、化学药品等。

2.生理病理性应激原

(1)正常的生理功能变化:如月经期、妊娠期、更年期,或基本需要没有得到满足,如饮食、性欲、活动等。

(2)病理性变化:各种疾病引起的改变,如缺氧、疼痛、电解质紊乱、乏力等,以及手术、外伤等。

3.心理和社会性应激原

(1)一般性社会因素:如生离死别、搬迁、旅行、人际关系纠葛及角色改变,如结婚、生育、毕业等。

(2)灾难性社会因素:如地震、水灾、战争、社会动荡等。

(3)心理因素:如应付考试、参加竞赛、理想自我与现实自我冲突等。

(三)应激反应

应激反应是对应激原的反应,可分为两大类。

1.生理反应

应激状态下身体主要器官系统产生的反应包括心率加快、血压增高、呼吸深快、恶心、呕吐、腹泻、尿频、血糖增加、伤口愈合延迟等。

2.心理反应

如焦虑，抑郁，使用否认、压抑等心理防卫机制等。

一般来说,生理和心理反应经常是同时出现的,因为身心是持续互相作用的。应激状态下出现的应激反应常具有以下规律:①一个应激原可引起多种应激反应的出现,如当贵重物品被窃后,个体可能出现心悸、头晕,同时感觉愤怒、绝望,此时,头脑混乱无法做出正确决定。②多种应激原可引起同一种应激反应。③对极端的应激原如灾难性事件,大部分人都会以类似的方式反应。

二、有关应激学说

汉斯·塞尔耶是加拿大的生理学家和内分泌学家,也是最早研究应激的学者之一。早在1950年,塞尔耶在《应激》一书中就阐述了他的应激学说。他的一般理论对全世界的应激研究产生了影响。他认为应激是身体对任何需要做出的非特异性反应,例如,不论个人是处于精神紧张、外伤、感染、冷热、X光线侵害等任何情况下,身体都要发生反应,而这些反应是非特异性的。

塞尔耶还认为,当个体面对威胁时,无论是什么性质的威胁,体内都会产生相同的反应群,他称之为全身适应综合征(GAS),并提出这些症状都是通过神经内分泌途径产生的(图1-1)。

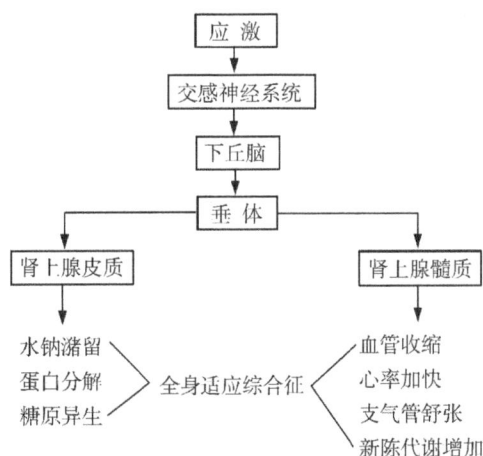

图 1-1　应激反应的神经内分泌途径

全身适应综合征解释了为什么不同的应激原可以产生相同的应激反应,尤其是生理应激的反应。此外,塞尔耶还提出了局部适应综合征(LAS)的概念,即机体对应激原产生的局部反应,这些反应常发生在某一器官或区域,如局部的炎症、血小板聚集、组织修复等。

无论GAS还是LAS,塞尔耶认为都可以分为3个独立的阶段(图1-2)。

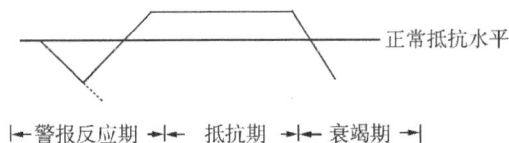

图 1-2　应激反应分期

(一)警报反应期

这是应激原作用于身体的直接反应。应激原作用于人体,开始抵抗力下降,如果应激原过强,可致抵抗力进一步下降而引起死亡。但绝大多数情况下,机体开始防御,如激活体内复杂的神经内分泌系统功能,使抵抗水平上升,并常常高于机体正常抵抗水平。

(二)抵抗期

若应激原仍然存在,机体将保持高于正常的抵抗水平与应激原抗衡。此时机体也处于对应激适应的阶段。当机体成功地适应了应激之后,GAS 将在此期结束,机体的抵抗力也将由原有的水平有所提高。相反则由此期进入衰竭期。

(三)衰竭期

发生在应激原强烈或长期存在时,机体所有的适应性资源和能力被耗失殆尽,抵抗水平下降。表现为体重减轻,肾上腺增大,随后衰竭,淋巴结增大,淋巴系统功能紊乱,激素分泌先增加后衰竭。这时若没有外部力量如治疗、护理的帮助,机体将产生疾病甚至死亡。

由此可见,为防止应激原作用于机体产生衰竭期的后果,运用内部或外部力量及时去除应激原、调整应激原的作用强度,保护和提高机体的抵抗水平是非常重要的。

塞尔耶认为,不仅 GAS 分为以上三期,MS 也具有这样三期的特点,只是当 LAS 的衰竭期发生时,全身适应综合征的反应将开始被激活和唤起。

三、适应与应对

(一)适应

适应是指应激原作用于机体后,机体为保持内环境的平衡而做出改变的过程。适应是生物体区别于非生物体的特征之一,而人类的适应又比其他生物更为复杂。适应是生物体调整自己以适应环境的能力,或促使生物体更能适于生存的一个过程。适应性是生命的最卓越特性,是内环境平衡和对抗应激的基础。

(二)应对

应对即个体对抗应激原的手段。它具有两方面的功能:一个是改变个体行为或环境条件来对抗应激原,另一个是通过应对调节自身的情绪情感并维持内环境的稳定。

(三)适应的层次

人的适应层次不同于其他生物体,除生理层次的适应外,还有心理、社会文化、知识技术层次的适应。

1.生理层次

生理适应是指发生在体内的代偿性变化。如一个从事脑力劳动的人进行跑步锻炼,开始会感到肌肉酸痛、心跳加快,但坚持一段时间后,这些感觉就会逐渐消失,这是由于体内的器官慢慢地增加了强度和功效,适应了跑步对身体所增加的需求。

2.心理层次

心理适应是指当人们经受心理应激时,如何调整自己的态度去认识情况和处理情况。如癌症患者平静接受自己的病情,并积极配合治疗。

3.社会文化层次

社会适应是调整个人的行为,使之与各种不同群体,如家庭、专业集体、社会集团等信念、习俗及规范相协调。如遵守家规、校规、院规。

4.知识技术层次

知识技术层次是指对日常生活或工作中涉及的知识及使用的设备、技术的适应。例如,电脑时代年轻人应学会使用电脑,护士能够掌握使用先进监护设备、护理技术的方法等。

(四)适应的特性

所有的适应机制,无论是生理的、心理的、文化的或技术的,都有共同特性。

(1)所有的适应机制都是为了维持最佳的身心状态,即内环境的平衡和稳定。

(2)适应是一种全身性的反应过程,可同时包括生理、心理、社会文化甚至技术各个层次。如护士学生在病房实习时,不仅要有充足的体力和心理上的准备,还应掌握足够的专业知识和操作技能,遵守医院、病房的规章制度,并与医师、护士、患者和其他同学做好沟通工作。

(3)适应是有一定限度的,这个限度是由个体的遗传因素如身体条件、才智及情绪的稳定性决定的。如人对冷热不可能无限制地耐受。

(4)适应与时间有关,应激原来得越突然,个体越难以适应;相反,时间越充分,个体越有可能调动更多的应对资源抵抗应激原,适应得就越好,如急性失血时,易发生休克,而慢性失血则可以适应,一般不发生休克。

(5)适应能力有个体差异,这与个人的性格、素质、经历、防卫机能的使用有关。比较灵活和有经验的人,能及时对应激原做出反应,也会应用多种防卫机制,因而比较容易适应环境而生存。

(6)适应机能本身也具有应激性。如许多药物在帮助个体对付原有疾病时,药物产生的不良反应又成为新的应激原给个体带来危害。

(五)应对方式

面对应激原个体所使用的应对方式、策略或技巧是多种多样的。常用的应对方式如下。

1.去除应激原

避免机体与应激原的接触,如避免食用引起变态反应的食物,远离过热、过吵及不良气味的地方等。

2.增加对应激的抵抗力

适当的营养、运动、休息、睡眠,戒烟、酒,接受免疫接种,定期做疾病筛查等,以便更有效地抵抗应激原。

3.运用心理防卫机能

心理上的防卫能力决定于过去的经验、所受的教育、社会支持系统、智力水平、生活方式、经济状况以及出现焦虑的倾向等。此外,坚强度也应作为对抗应激原的一种人格特征。因为一个坚强而刻苦耐劳的人相信:人生是有意义的;人可以影响环境;变化是一种挑战。这种人在任何困境下都能知难而进,尽快适应。人的一生都在学习新的应对方法,以对抗和征服应激原。

4.采用缓解紧张的方法

缓解紧张的方法包括:①身体运动,可使注意力从担心的事情上分散开来而减轻焦虑。②按摩。③松弛术。④幽默等。

5.寻求支持系统的帮助

一个人的支持系统是由那些能给予他物质上或精神上帮助的人组成的,常包括其家人、朋友、同事、邻居等,此外,曾有过与其相似经历并很好应对过的人,也是支持系统中的重要成员。当个体处于应激状态时,非常需要有人与他一起分担困难和忧愁,共同讨论解决问题的良策,支持系统在对应激的抵抗中起到了强有力的缓冲剂的作用。

6.寻求专业性帮助

专业性帮助包括医师、护士、理疗师、心理医师等专业人员的帮助。人一旦患有身心疾病,就必须及时寻找医护人员的帮助。由医护人员提供针对性的治疗和护理,如药物治疗、心理治疗、物理疗法等,并给予必要的健康咨询和教育来提高患者的应对能力,以利于疾病的痊愈。

四、应激与适应在护理中的应用

应激原作用于个体,使其处于应激状态时,个体会选择和采取一系列的应对方法对应激进行适应。若适应成功则机体达到内环境的平衡;适应失败,会导致机体产生疾病。为帮助患者提高应对能力,维持身心平衡,护理人员应协助住院患者减轻应激反应,措施如下。

(1)评估患者所受应激的程度、持续时间、过去个体应激的经验等。

(2)分析患者的具体情况,协助患者找出应激原。

(3)安排适宜的住院环境。减少不良环境因素对患者的影响。

(4)协助患者适应实际的健康状况,应对可能出现的心理问题。

(5)协助患者建立良好的人际关系,并与家属合作减轻患者的陌生、孤独感。

(蒋晓珊)

第二章

护 理 管 理

第一节　SWOT 分析

一、SWOT 分析模型简介

SWOT 分析法又称态势分析法,20 世纪 80 年代初由美国旧金山大学的管理学教授韦里克提出,经常被用于医疗机构战略制订、竞争对手分析等场合。在现在的战略规划报告里,SWOT分析已经成为众所周知和必用的分析工具。SWOT 分析包括分析医疗机构的优势、劣势、机会和威胁。因此,SWOT 分析实际上是对医疗机构内外部条件各方面内容进行综合和概括,进而分析组织的优劣势、面临的机会和威胁的一种方法。通过 SWOT 分析,可以帮助医疗机构把资源和行动聚集在自己的强项和有最多机会的地方。

二、SWOT 分析模型内容

优劣势分析主要是着眼于医疗机构自身的实力及其与竞争对手的比较,而机会和威胁分析将注意力放在外部环境的变化及对医疗机构的可能影响上。在分析时,应把所有的内部因素(即优劣势)集中在一起,然后用外部的力量来对这些因素进行评估。

(一)机会与威胁分析(OT)

随着经济、社会、科技等诸多方面的迅速发展,特别是世界经济全球化、一体化过程的加快,全球信息网络的建立和医疗消费需求的多样化,医疗机构所处的环境更为开放和动荡。这种变化几乎对所有医疗机构都产生了深刻的影响。环境分析成为一种日益重要的医疗机构的职能。环境发展趋势分为两大类:一类表示环境威胁;另一类表示环境机会。环境威胁指的是环境中一种不利的发展趋势所形成的挑战,如果不采取果断的战略行为,这种不利趋势将导致医院竞争地位受到削弱。环境机会就是对医院行为富有吸引力的领域,在这一领域中,该医院将拥有竞争优势。

(二)优势与劣势分析(SW)

每个医疗机构都要定期检查自己的优势与劣势,这可通过进行。医疗机构或医疗机构外的咨询机构都可利用"医疗机构经营管理检核表"的方式检查医疗机构的营销、财务、服务和组织能力等,每一方面都要按照强弱进行等级划分。两个医疗机构处在同一医疗服务市场,或者说它们向同一患者群体提供服务时,如果其中一个医疗机构有更高的服务能力或服务潜力,这个医疗机构就比另外一个医疗机构更具有竞争优势。换句话说,竞争优势是一个医疗机构超越其竞争对手的能力,这种能力有助于医疗机构战略目标的实现。竞争优势实际上说明了一个医疗机构比其竞争对手有更强的综合优势,但是实际上医疗机构更希望明确在哪一方面具有优势,因为可以扬长避短。

(三)SWOT 分析步骤

(1)确认当前的战略是什么。

(2)确认医疗机构外部环境的变化。

(3)根据医疗机构资源组合情况,确认医疗机构的关键能力和关键限制。

(4)按照通用矩阵或类似的方式打分评价。

(5)把识别出的所有优势分成两组,是与行业中潜在的机会有关,还是与潜在的威胁有关。用同样的办法把劣势分成两组:一组与机会有关;另一组与威胁有关。将结果在 SWOT 分析图上定位或者用 SWOT 分析表,将刚才的优势和劣势按机会和威胁分别填入表格,形成 SWOT 战略方针,见图 2-1、图 2-2。

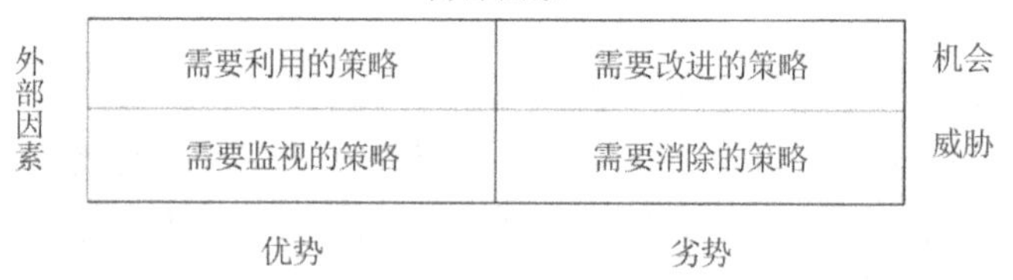

图 2-1　SWOT 分析矩阵

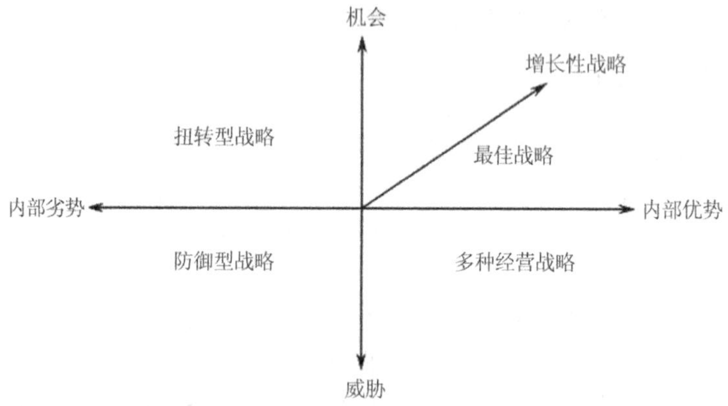

图 2-2　SWOT 分析结果的实施战略

三、使用方法及注意事项

(一)成功应用 SWOT 分析法时应注意

(1)进行 SWOT 分析的时候必须对医院的优势与劣势有客观的认识。

(2)必须区分医院的现状与前景。

（3）必须全面考虑各种情况。

（4）必须与竞争对手进行比较,优于或劣于竞争对手的方面。

（5）保持SWOT分析法的简洁化,避免复杂化与过度分析。

（6）SWOT分析法因人而异。

(二)整体观念

由于医疗机构是一个整体,而且竞争性优势来源十分广泛,所以,在做优劣势分析时必须从整个价值链的每个环节上,将医疗机构与竞争对手做详细的对比。如果一个医疗机构在某一方面或几个方面的优势正是该行业医疗机构应具备的关键成功要素,那么,该医疗机构的综合竞争优势就强些。衡量一个医疗机构及其服务是否具有竞争优势,只能站在患者角度上,而不是站在医疗机构的角度上。

(三)局限性

与很多其他的战略模型一样,SWOT模型也带有时代的局限性。以前的医疗机构可能比较关注成本、质量,现在的医疗机构可能更强调组织流程。SWOT没有考虑到医疗机构改变现状的主动性,医疗机构是可以通过寻找新的资源来创造医疗机构所需要的优势,从而达到过去无法达成的战略目标。

（牛　佳）

第二节　品　管　圈

一、品管圈的简介

品管圈（quality control circle,QCC）是由日本石川馨博士于1962年所创。指同一工作现场、工作性质相似的人员自动自发进行品质管理所形成的小组,这些小组作为全面质量管理环节的一环,在自我启发、相互启发的原则下,灵活运用各种统计工具,以全员参与的方式不断进行维护改善自己工作现场的活动。通过轻松愉快的现场管理方式,使护理人员自动自发地参与管理活动,在工作中获得满足感与成就感。

二、品管圈的主要内容

(一)组圈

由工作目标相同、场所相同、性质相同的3～10人组成品管圈,选出圈长。圈长通常由班长、组长或部门主管、技术骨干担任。圈名由圈员共同商讨决定,最好选择富有持久性及象征性工作性质和意义的名字。

(二)选定主题

在充分了解、掌握部门工作现场问题的基础上,选定主题。工作现场的问题大致有效率问题、服务问题、品质问题等。选定主题应该慎重,要考虑其共通性,是圈能力可以解决的,可以数据量化,可以收到预期效果并且符合主要目标方针的主题。

(三)拟定活动计划

主题选定后,应拟定活动计划,事先拟定计划表对品管活动能否顺利推行并取得显著成效具有十分重要的作用。计划表可以周为单位来拟定,在实施过程中,如发现实际与计划有出入或停止不前,应立即找出问题所在并及时加以改进。在拟定计划表时应明确各步骤具体负责人看在活动推进过程中,需明确标注实施线,且计划线应在实施线之上。

(四)现况把握与分析

对工作现场进行调查分析,分析需用数据说话,这种数据的客观性、可比性、时限性,通过数据整理,分层分析,找到问题的症结。针对存在的问题进行原因分析,对诸多原因进行鉴别,找到主要原因,为制订策略提供依据。

(五)制订活动目标并解析

设定与主题对应的改善目标,目标要明确,最好用数据表示目标值并说明制订目标值的依据。

(六)检查对策

确定对策,用5W2H做法,具体为做什么(what);为什么做(why);谁来做(who);何地进行(where);何时(when);如何做(how);成本如何(how much)。讨论出的改善计划内容应包括改善项目主题、发生原因、对策措施、责任人、预定完成时间。

(七)实施对策

拟定具体的实施方法,实施前召集相关人员进行适当培训。实施过程中,负责专项责任的圈员应该负担起交到的责任,并控制过程中正确的做法。小组成员严格按照对策表列出的改进措施计划加以实施。每条对策实施完毕,应再次收集数据,与对策表中锁定的目标进行比较,检查对策是否彻底实施并达到要求。

(八)确认成效

把对策实施后的数据与实施前的现状及小组置顶的目标进行比较,计算经济效益,鼓舞士气,增加成就感,调动积极性。

(九)标准化

评价活动效果,优秀或良好者应保持下去,并将实施方案标准化,写成标准操作程序,并经有关部门确定。已经标准化的作业方法,要进行认真培训,并确定遵守,确保活动收获成效。

(十)检讨与改进

据实评价活动开展过程中每个步骤的实施效果,分析其优缺点,总结经验,探讨今后应努力的方向,为下一圈活动的顺利推行提供经验。

三、使用方法及注意事项

(1)品管圈已广泛应用于病房管理、专科护理、健康教育等护理质量管理的层面,实现了护理质量管理以物为中心的传统管理模式向以人为中心的现代管理模式的转化,体现并强调了全员、全过程、全部门质量控制的全面质量管理理念,对促进护理人才队伍发展亦有重要实践意义。

(2)推行以单位为主的品管圈是护理人员作为改善护理工作问题的常用策略,通过活动的不断改进,提升医疗护理水平。品管圈方法的应用提高了全员质量意识,充分调动了基层护理人员的积极性,开发了管理潜能,引导他们在临床工作中以护理质量为核心,以满足患者需求为导向,发现及寻求方法解决工作中的一些实际问题,包括工作流程的改进、相关制度的落实、质量监控的方法、护理程序的应用、护理表格的制作等。通过品质改善活动,提高管理效益和执行力,提高护理质量。

(3)在护理质量管理过程中成功推行品管圈活动的关键是准确把握问题点。来自临床一线工作现场的问题点往往很多,以手术室护理质量管理为例,常见的护理质量相关的问题有手术体位安全摆放、术后标本正确处置等,当圈员从不同角度提出问题后,如何准确把握关键问题,确保品管圈活动能顺利推行并收获实效,首先需要把问题整理分类,从各个角度加以分析,确定上述哪些是将来可能解决的,哪些是当下亟须解决的,哪些是潜在问题;其次是要考虑问题的共通性;同时要兼顾圈能力,对上述问题的把握能定量化,可用数据表示;并且要评估项目实施的预期效果。只有通过这样严谨的流程确定的问题点,才是关键问题点,只有准确把握好关键问题点才能为品管圈活动顺利推行打下坚实基础。

(王珊珊)

第三节　PDCA 循环

一、PDCA 循环简介

PDCA 循环又称戴明循环(Deming cycle)。20 世纪 20 年代美国著名统计学家有"统计质量控制之父"美名的沃特·阿曼德·休哈特,率先提出"计划-执行-检查(plan-do-see)"的概念,后由美国质量管理专家戴明发展成为计划-执行-检查-处理(plan-do-check-action)的 PDCA 模式,又被称为"戴明环"。PDCA 循环是计划、执行、检查、处理 4 个阶段的循环反复的过程,是一种程序化、标准化、科学化的管理方式,是发现问题和解决问题的过程。作为质量管理的基本方法,广泛应用于医疗和护理领域的各项工作中。

PDCA 循环的优点:①适用于日常管理,既适用于个人的管理,也适用于组织或团队管理。②PDCA 循环是发现问题、解决问题的过程,会随着一个问题的解决,随之产生新的变化演变出新的问题,也就可以使问题得到持续改进和提高。③适用于项目管理,在护理管理中特别适用于护理专项管理工作的改进,包括护理质量管理、护理人力资源管理等方面。④有助于持续改进和提高,因此也适用于护理服务的改进或护理新技术的研发和应用,如护理服务流程的不断改进,护理服务质量的不断提高。

二、PDCA 循环的主要内容

PDCA 循环是一个质量持续改进模型,包括持续改进与不断提高的 4 个阶段 8 个步骤。①计划阶段:第 1 步分析质量现状,找出存在的质量问题;第 2 步分析产生质量问题的原因或影响因素;第 3 步找出影响质量的主要因素;第 4 步针对影响质量的主要原因研究对策,制订相应的管理或措施,提出改进计划和行动方案,并预测实际效果。②实施阶段:将预定的质量计划、目标、措施及分工要求等,予以实施,成为 PDCA 循环的第 5 步。③检查阶段:根据计划要求,对实际执行情况进行检查,将实际效果与预计目标进行比较,寻找和发现计划执行中的问题并进行改进,作为 PDCA 循环的第 6 步。④处理阶段:对检查结果进行分析、评价和总结,具体分为两个步骤,第 7 步把结果和经验纳入有关标准和规范中。巩固已取得的成绩,防止不良结果再次发生。第 8 步把没有解决的质量问题或新发现的质量问题转入下一个 PDCA 循环,为制订下一轮循环计划提供信息。处理阶段通过总结经验,巩固成绩,工作结果标准化;提出尚未解决的问题,转入下一个循环。原有的问题解决了,又会产生新的问题,问题不断出现又被不断解决,使得 PDCA 循环周而复始地不停运转,使得管理问题得到不断完善。

三、使用方法及注意事项

(1)PDCA 循环作为科学的工作程序,是一个有机的整体,缺少任何一个环节都不可能产生预期效果,工作都很难得到改善。PDCA 循环作为科学的管理方法,是用于护理管理的各项工作和环节。对于循环过程的各个循环彼此联系,相互作用。护理质量管理作为医院质量管理的子循环,与医疗、医技、行政、后勤等部门的质量管理的子循环共同构成医院质量管理的大循环。各护理单元或护理服务项目又是医院护理质量体系中的子循环,这些大小循环相互影响,相互作用,整个医院的质量取决于各个子系统、各部门和各个环节的质量,而这些子系统、各个部门和环节又必须围绕医院的总的质量目标协同行动,因此,医院作为大循环是小循环的依据,小循环又是大循环的基础。PDCA 循环将医院各系统、各部门、各项工作有机地组织起来,彼此影响和促进,持续改进和提高。

(2)PDCA 循环是一个持续改进型,需要不断改进和完善,阶梯式、螺旋式提高,每次循环的结束,都意味着新的循环的开始,使管理的效果从一个水平上升到另一个水平。

(3)应用 PDCA 循环 4 个阶段 8 个步骤来解决质量问题时,需要收集和整理信息,要采用科学的方法进行数据分析,用数据说话,用事实说话。最常用的排列图、因果图、直方图、分层法、相关图、控制图及统计分析表七种统计方法,以数理统计为理论基础,科学可靠、直观地可以使 PDCA 循环建立在坚实的问题提出和分析的基础上。统计方法与 PDCA 循环关系见表 2-1。

表 2-1　统计方法与 PDCA 循环关系表

阶段	步骤	主要方法
P	1.分析现状、找出问题	排列图、直方图、控制图
	2.分析各种影响因素或原因	因果图
	3.找出主要影响因素	排列图,相关图
	4.针对主要原因,制订措施计划	回答"5W1H"(why、what、where、when、who、how)
D	5.执行、实施计划	
C	6.检查计划执行结果	排列图、直方图、控制图
A	7.总结成功经验,制订相应标准	制订或修改工作规程,检查规程及有关规章制度
	8.把未解决或新出现问题转入下一个 PDCA 循环	

(张琳琳)

第三章

护 理 程 序

第一节 概 述

护理程序是一种系统而科学地安排护理活动的工作方法,目的是确认和解决护理对象对现存或潜在健康问题的反应。是指在护理服务活动中,通过一系列有目的、有计划、有步骤的行动,为护理对象提供生理、心理、社会、文化及发展的整体护理。

一、护理程序的特征

护理程序作为护理人员照顾护理对象的独特工作方法,具有以下几个方面的特征。

(一)个体性

根据患者的具体情况和需求设计护理活动,满足不同的需求。

(二)目标性

以识别及解决护理对象的健康问题,以及对健康问题的反应为特定目标,全面计划及组织护理活动。

(三)系统性

以系统论为理论框架,指导护理工作的各个步骤系统而有序地进行,每一项护理活动都是系统中的一个环节,保证了护理活动的连续性。

(四)连续性

不限于某特定时间,而是随着护理对象反应的变化随时进行。

(五)科学性

综合了现代护理学的理论观点和其他学科的相关理论,如控制论、需要论等学说为理论基础。

(六)互动性

在整个过程中,护理人员与护理对象、同事、医师及其他人员密切合作,以全面满足服务对象的需要。

(七)普遍性

护理程序适合在任何场所、为任何护理服务对象安排护理活动。

二、护理程序的理论基础

护理程序在现代护理理论基础上产生,通过一系列目标明确的护理活动为服务对象的健康服务,可作为框架运用到面向个体、家庭和社区的护理工作中。相关的理论基础主要包括系统论、需要层次论、生长发展理论、应激适应理论、沟通理论等,具体见表 3-1。

表 3-1　护理程序的理论基础与应用

理论	应用
一般系统理论	理论框架、思维方法、工作方法
需要层次论	指导分析资料、提出护理问题
生长发展理论	制订计划
应激适应理论	确定护理目标、评估实施效果
沟通理论	收集资料、实施计划、解决问题过程

三、护理程序的步骤

护理程序由评估、诊断、计划、实施和评价五个步骤组成,这五个步骤之间相互联系、互为影响(图 3-1)。

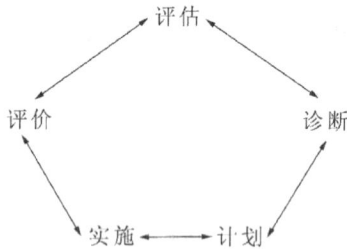

图 3-1　护理程序模式图

(1)护理评估:是护理程序的第一步,收集护理对象生理、心理、社会方面的健康资料并进行整理,以发现和确认服务对象的健康问题。

(2)护理诊断:在评估基础上确定护理诊断,以描述护理对象的健康问题。

(3)护理计划:对如何解决护理诊断涉及的健康问题作出决策,包括排列护理诊断顺序、确定预期目标、制定护理措施和书写护理计划。

(4)护理实施:即按照护理计划执行护理措施的活动。

(5)护理评价:即将护理对象对护理的反应与预期目标进行比较,根据预期目标达到与否,评定护理计划实施后的效果。必要时应重新评估服务对象的健康状况,引入护理程序的下一个循环。

(武秋敏)

第二节　护理评估

护理评估是有目的、有计划、有步骤地收集有关护理对象生理、心理、社会文化和经济等方面的资料,对此进行整理与分析,以判断服务对象的健康问题,为护理活动提供可靠的依据。具体包括收集资料、整理资料和分析资料三部分。

一、收集资料

(一)资料的来源

1.直接来源

护理对象本人是第一资料来源也是主要来源。

2.间接来源

(1)护理对象的重要关系人,也就是社会支持性群体,包括亲属、关系亲密的朋友、同事等。

(2)医疗活动资料,如既往实验室报告、出院小结等健康记录。

(3)其他医护人员、放射医师、化验师、药剂师、营养师、康复师等。

(4)护理学及其他相关学科的文献等。

(二)资料的内容

在收集资料的过程中,各个医院均有自己设计的收集资料表,无论依据何种框架,基本内容主要包括一般资料、生活状况及自理程度、健康检查及心理-社会状况等。

1.一般资料

包括患者姓名、性别、出生日期、出生地、职业、民族、婚姻、文化程度、住址等。

2.现在的健康状况

包括主诉、现病史、入院方式、医疗诊断及目前用药情况。目前的饮食、睡眠、排泄、活动、健康管理等日常生活形态。

3.既往健康状况

包括既往史、创伤史、手术史、家族史、有无变态反应史、有无传染病。既往的日常生活形态、烟酒嗜好,女性还包括月经史和婚育史。

4.护理体检

包括体温、脉搏、呼吸、血压、身高、体重、生命体征、各系统的生理功能及有无疼痛、眩晕、麻木、瘙痒等,有无感觉(视觉、听觉、嗅觉、味觉、触觉)异常,有无思维活动、记忆能力障碍等认知感受形态。

5.实验室及其他辅助检查结果

包括最近进行的辅助检查的客观资料,如实验室检查、X线、病理检查等。

6.心理方面的资料

包括对疾病的认知和态度、康复的信心,病后情绪、心理感受、应对能力等变化。

7.社会方面的资料

包括就业状态、角色问题和社交状况;有无重大生活事件,支持系统状况等;有无宗教信仰;

享受的医疗保健待遇等。

(三)资料的分类

1.按照资料的来源划分

包括主观资料和客观资料。主观资料指患者对自己健康问题的体验和认识,包括患者的知觉、情感、价值、信念、态度、对个人健康状态和生活状况的感知。主观资料的来源可以是患者本人,也可以是患者家属或对患者健康有重要影响的人。客观资料指检查者通过观察、会谈、体格检查和实验等方法得到或被检测出的有关患者健康状态的资料。客观资料获取是否全面和准确主要取决于检查者是否具有敏锐的观察能力及丰富的临床经验。

当护士收集到主观资料和客观资料后,应将两方面的资料加以比较和分析,可互相证实资料的准确性。

2.按照资料的时间划分

包括既往资料和现时资料。既往资料是指与服务对象过去健康状况有关的资料,包括既往病史、治疗史、变态反应史等。现时资料是指与服务对象现在发生疾病有关的状况,如现在的体温、脉搏、呼吸、血压、睡眠状况等。

护士在收集资料时,需要将既往资料和现时资料结合起来分析。

(四)收集资料的方法

1.观察

观察是指护理人员运用视、触、叩、听、嗅等感官获得患者、家属及患者所处环境的信息并进行分析判断,是收集有关服务对象护理资料的重要方法之一。观察贯穿在整个评估过程中,可以与交谈同时进行。护士应及时、敏锐、连续地对服务对象进行观察,如患者出现面容痛苦、呈强迫体位,就提示患者是否有疼痛,由此进一步询问持续时间、部位、性质等。观察作为一种技能,护理人员在实践中需要不断培养和锻炼,以期得到发展和提高。

2.交谈

护患之间的交谈是一种有目的的医疗活动,使护理人员获得有关患者的资料和信息。一般可分为两种。①正式交谈:指事先通知患者,有目的、有计划的交谈,如入院后的采集病史。②非正式交谈:指护士在日常护理工作中与患者随意自然的交谈,不明确目的,不规定主题、时间,是一种开放式交流,以便及时了解到服务对象的真实想法和心理反应。交谈时护士应注意沟通技巧的运用,对一些敏感性话题应注意保护患者的隐私。

3.护理体检

护理人员运用体检技能,为护理对象进行系统的身体评估,获取与护理有关的生命体征、身高、体重等,以便收集与护理诊断、护理计划有关的患者方面的资料,以及时了解病情变化和发现护理对象的健康问题。

4.阅读

包括查阅护理对象的医疗病历(门诊和住院)、各种护理记录及实验室和辅助检查结果,以及有关文献等。也可以用心理测量及评定量表对服务对象进行心理-社会评估。

二、整理资料

为了避免遗漏和疏忽相关和有价值的资料,得到完整全面的资料,常依据某个护理理论模式设计评估表格,护理人员依据表格全面评估,整理资料。

(一)按戈登的功能性健康形态整理分类

1.健康感知-健康管理形态

指服务对象对自己健康状态的认识和维持健康的方法。

2.营养代谢形态

包括食物的利用和摄入情况。如营养、液体、组织完整性、体温调节及生长发育等的需求。

3.排泄形态

主要指肠道、膀胱的排泄状况。

4.活动-运动形态

包括运动、活动、休闲与娱乐状况。

5.睡眠-休息形态

指睡眠、休息及精神放松的状况。

6.认知-感受形态

包括与认知有关的记忆、思维、解决问题和决策,以及与感知有关的视、听、触、嗅等功能。

7.角色-关系形态

家庭关系、社会中角色任务及人际关系的互动情况。

8.自我感受-自我概念形态

指服务对象对于自我价值与情绪状态的信念与评价。

9.性-生殖形态

主要指性发育、生殖器官功能及对性的认识。

10.应对-压力耐受形态

指服务对象压力程度、应对与调节压力的状况。

11.价值-信念形态

指服务对象的思考与行为的价值取向和信念。

(二)按马斯洛需要层次进行整理分类

1.生理需要

体温 39 ℃,心率 120 次/分,呼吸 32 次/分,腹痛等。

2.安全的需要

对医院环境不熟悉,夜间睡眠需开灯,手术前精神紧张,走路易摔倒等。

3.爱与归属的需要

患者害怕孤独,希望有亲友来探望等。

4.尊重与被尊重的需要

如患者说"我现在什么事都不能干了""你们应该征求我的意见"等。

5.自我实现的需要

担心住院会影响工作、学习,有病不能实现自己的理想等。

(三)按北美护理诊断协会的人类反应形态分类

1.交换

包括营养、排泄、呼吸、循环、体温、组织的完整性等。

2.沟通

主要指与人沟通交往的能力。

3.关系

指社交活动、角色作用和性生活形态。

4.价值

包括个人的价值观、信念、宗教信仰、人生观及精神状况。

5.选择

包括应对能力、判断能力及寻求健康所表现的行为。

6.移动

包括活动能力、休息、睡眠、娱乐及休闲状况，日常生活自理能力等。

7.知识

包括自我概念，感知和意念；对健康的认知能力、学习状况及思考过程。

8.感觉

包括个人的舒适、情感和情绪状况。

三、分析资料

(一)检查有无遗漏

将资料进行整理分类之后，应仔细检查有无遗漏，并及时补充，以保证资料的完整性及准确性。

(二)与正常值比较

收集资料的目的在于发现护理对象的健康问题。因此护士应掌握常用的正常值，将所收集到的资料与正常值进行比较，并在此基础上进行综合分析，以发现异常情况。

(三)评估危险因素

有些资料虽然目前还在正常范围，但是由于存在危险因素，若不及时采取预防措施，以后很可能会出现异常，损害服务对象的健康。因此，护士应及时收集资料评估这些危险因素。

护理评估通过收集服务对象的健康资料，对资料进行组织、核实和分析，确认服务对象对现存的或潜在的健康问题或生命过程的反应，为作出护理诊断和进一步制订护理计划奠定了基础。

四、资料的记录

(一)原则

书写全面、整洁、简练、流畅，客观资料运用医学术语，避免使用笼统、模糊的词，主观资料尽量引用护理对象的原话。

(二)记录格式

按照资料的分类方法，根据各医院甚至各病区的特点自行设计，多采用表格式记录。与患者第一次见面收集到的资料记录称入院评估，要求详细、全面，是制订护理计划的依据，一般要求入院后 24 小时内完成。住院期间根据患者病情天数，每天或每班记录，反映患者的动态变化，用以指导护理计划的制订、实施、评价和修订。

（邵桂彬）

第三节 护理诊断

护理诊断是护理程序的第二个步骤,是在评估的基础上对所收集的健康资料进行分析,从而确定服务对象的健康问题及引起健康问题的原因。护理诊断是一个人生命过程中的生理、心理、社会文化发展及精神方面健康状况或问题的一个简洁、明确的说明,这些问题都是属于护理职责范围之内,能够用护理的方法解决的问题。

一、护理诊断的概念

1990 年,北美护理诊断协会(NANDA)提出并通过了护理诊断的定义:护理诊断是关于个人、家庭、社区对现存或潜在的健康问题及生命过程反应的一种临床判断,是护士为达到预期的结果选择护理措施的基础,这些预期结果应能通过护理职能达到。

二、护理诊断的组成部分

护理诊断有 4 个组成部分:名称、定义、诊断依据和相关因素。

(一)名称

名称是对服务对象健康状况的概括性的描述。应尽量使用 NANDA 认可的护理诊断名称,以有利于护士之间的交流和护理教学的规范。常用改变、受损、缺陷、无效或低效等特定描述语。例如,排便异常(便秘)、有皮肤完整性受损的危险。

(二)定义

定义是对名称的一种清晰的、正确的表达,并以此与其他诊断相鉴别。一个诊断的成立必须符合其定义特征。有些护理诊断的名称虽然十分相似,但仍可从定义中发现彼此的差异。例如,"压力性尿失禁"的定义是个人在腹内压增加时立即无意识地排尿的一种状态,"反射性尿失禁"的定义是个体在没有要排泄或膀胱满胀的感觉下可以预见的不自觉地排尿的一种状态。虽然两者都是尿失禁,但前者的原因是腹内压增高,后者的原因是无法抑制的膀胱收缩。因此,确定诊断时必须认真区别。

(三)诊断依据

诊断依据是作出护理诊断的临床判断标准。诊断依据常常是患者所具有的一组症状和体征,以及有关病史,也可以是危险因素。对于潜在的护理诊断,其诊断依据则是原因本身(危险因素)。

诊断依据依其在特定诊断中的重要程度分为主要依据和次要依据。

1.主要依据

主要依据是指形成某一特定诊断所应具有的一组症状和体征及有关病史,是诊断成立的必要条件。

2.次要依据

次要依据是指在形成诊断时,多数情况下会出现的症状、体征及病史,对诊断的形成起支持作用,是诊断成立的辅助条件。

例如,便秘的主要依据是"粪便干硬,每周排大便不到三次",次要依据是"肠鸣音减少,自述肛门部有压力和胀满感,排大便时极度费力并感到疼痛,可触到肠内嵌塞粪块,并感觉不能排空"。

(四)相关因素

相关因素是指造成服务对象健康状况改变或引起问题产生的情况。常见的相关因素包括以下几个方面。

1.病理生理方面的因素

指与病理生理改变有关的因素。例如,"体液过多"的相关因素可能是右心衰竭。

2.心理方面的因素

指与服务对象的心理状况有关的因素。例如,"活动无耐力"可能是由疾病后服务对象处于较严重的抑郁状态引起。

3.治疗方面的因素

指与治疗措施有关的因素(用药、手术创伤等)。例如,"语言沟通障碍"的相关因素可能是使用呼吸机时行气管插管。

4.情景方面的因素

指环境、情景等方面的因素(陌生环境、压力刺激等)。例如,"睡眠形态紊乱"可能与住院后环境改变有关。

5.年龄因素

指在生长发育或成熟过程中与年龄有关的因素。如婴儿、青少年、中年、老年各有不同的生理、心理特征。

三、护理诊断与合作性问题及医疗诊断的区别

(一)合作性问题——潜在并发症

在临床护理实践中,护士常遇到一些无法完全包含在 NANDA 制订的护理诊断中的问题,而这些问题也确实需要护士提供护理措施,因此,1983 年有学者提出了合作性问题的概念。她把护士需要解决的问题分为两类:一类经护士直接采取措施可以解决,属于护理诊断;另一类需要护士与其他健康保健人员尤其是医师共同合作解决,属于合作性问题。

合作性问题需要护士承担监测职责,以及时发现服务对象身体并发症的发生和情况的变化,但并非所有并发症都是合作性问题。有些可通过护理措施预防和处理,属于护理诊断;只有护士不能预防和独立处理的并发症才是合作性问题。合作性问题的陈述方式是"潜在并发症:×××
×",如"潜在并发症:脑出血"。

(二)护理诊断与合作性问题及医疗诊断的区别

1.护理诊断与合作性问题的区别

护理诊断是护士独立采取措施能够解决的问题;合作性问题需要医师、护士共同干预处理,处理决定来自医护双方。对合作性问题,护理措施的重点是监测。

2.护理诊断与医疗诊断的区别

明确护理诊断和医疗诊断的区别对区分护理和医疗两个专业、确定各自的工作范畴和应负的法律责任非常重要。两者主要区别见表 3-2。

表 3-2　护理诊断与医疗诊断的区别

项目	护理诊断	医疗诊断
临床判断的对象	对个体、家庭、社会的健康问题/生命过程反应的一种临床判断	对个体病理生理变化的一种临床判断
描述的内容	描述的是个体对健康问题的反应	描述的是一种疾病
决策者	护士	医疗人员
职责范围	在护理职责范围内进行	在医疗职责范围内进行
适用范围	适用于个体、家庭、社会的健康问题	适用于个体的疾病
数量	往往有多个	一般情况下只有一个
是否变化	随病情的变化	一旦确诊不会改变

（许庆芝）

第四节　护理计划

　　制订护理计划是解决护理问题的一个决策过程,计划是对患者进行护理活动的指南,是针对护理诊断制定具体护理措施来预防、减轻或解决有关问题。其目的是为了确认护理对象的护理目标,以及护士将要实施的护理措施,使患者得到合适的护理,保持护理工作的连续性,促进医护人员的交流和利于评价。制订计划包括 4 个步骤。

一、排列护理诊断的优先顺序

　　一般情况下,患者可以存在多个护理诊断,为了确定解决问题的优先顺序,根据问题的轻重缓急合理安排护理工作,需要对这些护理诊断包括合作性问题进行排序。

(一)排列护理诊断

　　一个患者可同时有多个护理问题,制订计划时应按其重要性和紧迫性排出主次,一般把威胁最大的问题放在首位,其他的依次排列,这样护士就可根据轻、重、缓、急有计划地进行工作,通常可按如下顺序排列。

　　1.首优问题

　　首优问题是指会威胁患者生命,需立即行动去解决的问题。如清理呼吸道无效、气体交换受阻等。

　　2.中优问题

　　中优问题是指虽不会威胁患者生命,但能导致身体上的不健康或情绪上变化的问题,如活动无耐力、皮肤完整性受损、便秘等。

　　3.次优问题

　　次优问题指人们在应对发展和生活中变化时所产生的问题。这些问题往往不是很紧急,如营养失调、知识缺乏等。

(二)排序时应该遵循的原则

(1)按马斯洛的人类基本需要层次论进行排列,优先解决生理需要。这是最常用的一种方法。生理需要是最低层次的需要,也是人类最重要的需要,一般来说,影响了生理需要满足的护理问题,对生理功能的平衡状态威胁最大的护理问题是需要优先解决的护理诊断。如与空气有关的"气体交换障碍""清理呼吸道无效"、与水有关的"体液不足"、与排泄有关的"尿失禁""潴留"等。

具体的实施步骤可以按以下方法进行:首先列出患者的所有护理诊断,将每一诊断归入五个需要层次,然后由低到高排列出护理诊断的先后顺序。

(2)考虑患者的需求。马斯洛的理论为护理诊断的排列提供了一个普遍的原则,但由于护理对象的复杂性、个体性,相同的需求对不同的人,其重要性可能不同。因此,在无原则冲突的情况下,可与患者协商,尊重患者的意愿,考虑患者认为最重要的问题予以优先解决。

(3)现存的问题优先处理,但不要忽视潜在的和有危险的问题。有时它们常常也被列为首优问题而需立即采取措施或严密监测。

二、制定预期目标

预期目标是指通过护理干预,护士期望患者达到的健康状态或在行为上的改变。其目的是指导护理措施的制定。预期目标不是护理行为,但能指导护理行为,并作为对护理效果评价的标准。每一个护理诊断都要有相应的目标。

(一)预期目标的制定

1.目标的陈述公式

时间状语+主语+(条件状语)+谓语+行为标准。

(1)主语:是指护士或患者身体的任何一部分,如体温、体重、皮肤等,有时在句子中省略了主语,但句子的逻辑主语一定是患者。

(2)谓语:指患者将要完成的行动,必须用行为动词来说明。

(3)行为标准:主语进行该行动所达到的程度。

(4)条件状语:指患者完成该行为时所处的特定条件。如"拄着拐杖"行走 50 m。

(5)时间状语:是指主语应在何时达到目标中陈述的结果,即何时对目标进行评价。这一部分的重要性在于限定了评价时间,可以督促护士尽心尽力地帮助患者尽快达到目标,评价时间往往需要根据临床经验和患者的情况来确定。

2.预期目标的种类

根据实现目标所需时间的长短可将护理目标分为短期目标和长期目标两大类。

(1)短期目标:指在相对较短的时间内要达到的目标(一般指一周内),适用于病情变化快、住院时间短的患者。

(2)长期目标:是指需要相对较长时间才能实现的目标(一般指一周以上甚至数月)。

长期目标是需要较长时间才能实现的,范围广泛;短期目标则是具体达到长期目标的台阶或需要解决的主要矛盾。如下肢骨折患者,其长期目标是"三个月内恢复行走功能",短期目标分别为:"第一个月借助双拐行走""第二个月借助手杖行走""第三个月逐渐独立行走"。短期目标与长期目标互相配合、呼应。

（二）制定预期目标的注意事项

（1）目标的主语一定是患者或患者的一部分，而不能是护士。目标是期望患者接受护理后发生的改变，达到的结果，而不是护理行动本身或护理措施。

（2）一个目标中只能有一个行为动词。否则在评价时，如果患者只完成了一个行为动词的行为标准就无法判断目标是否实现。另外，行为动词应可观察和测量，避免使用含糊的不明确的词语。可运用下列动词：描述、解释、执行、能、会、增加、减少等，不可使用含糊不清、不明确的词，如了解、掌握、好、坏、尚可等。

（3）目标陈述的行为标准应具体，以便于评价。有具体的检测标准；有时间限度；由护患双方共同制定。

（4）目标必须具有现实性和可行性，要在患者的能力范围之内，要考虑其身体心理状况、智力水平、既往经历及经济条件。目标完成期限的可行性，目标结果设定的可行性。患者认可，乐意接受。

（5）目标应在护理工作所能解决范围之内，并要注意医护协作，即与医嘱一致。

（6）目标陈述要针对护理诊断，一个护理诊断可有多个目标，但一个目标不能针对多个护理诊断。

（7）应让患者参与目标的制定，这样可使患者认识到对自己的健康负责不仅是医护人员的责任，也是患者的责任，护患双方应共同努力以保证目标的实现。

（8）关于潜在并发症的目标，潜在并发症是合作性问题，护理措施往往无法阻止其发生，护士的主要任务在于监测并发症的发生或发展。潜在并发症的目标陈述为：护士能及时发现并发症的发生并积极配合处理。如"潜在并发症：心律失常"的目标是"护士能及时发现心律失常的发生并积极配合抢救"。

三、制定护理措施

护理措施是护士为帮助患者达到预定目标而制定的具体方法和内容。规定了解决健康问题的护理活动方式与步骤。是一份书面形式的护理计划，也可称为"护嘱"。

（一）护理措施的类型

护理措施可分为依赖性护理措施、协作性护理措施和独立性护理措施三类。

1.依赖性护理措施

即来自医嘱的护理措施，它描述了贯彻医疗措施的行为。如医嘱"每晨测血压1次""每小时巡视患者1次"。

2.协作性护理措施

协作性护理措施是护士与其他健康保健人员相互合作采取的行动。如患者出现"营养失调：高于机体的需要量"的问题时，为帮助患者达到理想体重的目标，需要和营养师一起协商、讨论、制定护理措施。

3.独立性护理措施

独立性护理措施是护士根据所收集的资料，凭借自己的知识、经验、能力，独立思考、判断后作出的决策，是在护理职责范围内。这类护理措施完全由护士设计并实施，不需要医嘱。如长期卧床患者存在的"有皮肤破损的危险"，护士每天定时给患者翻身、按摩受压部位皮肤、温水擦拭等措施都是独立性护理措施。

(二)护理措施的构成

完整的护理措施计划应包括:护理观察措施、行动措施、教育措施三部分。

例如,护理诊断——胸痛:与心肌缺血、缺氧致心肌坏死有关。

护理目标:24小时内患者主诉胸痛程度减轻。

制定护理措施如下。

1.观察措施

(1)观察疼痛的程度和缓解情况。

(2)观察患者心律、心率、血压的变化。

2.行动措施

(1)给予持续吸氧,2~4 L/min(依赖性护理措施)。

(2)遵医嘱持续静脉点滴硝酸甘油,15滴/分(依赖性护理措施)。

(3)协助床上进食、洗漱、大小便(独立性护理措施)。

3.教育措施

(1)教育患者绝对卧床休息。

(2)保持情绪稳定。

(三)制定护理措施的注意事项

1.针对性

护理措施针对护理目标制定,一般一个护理目标可通过几项措施来实现,否则即使护理措施没有错误,也无法促使目标实现。

2.可行性

护理措施要切实可行,措施制定时要考虑以下问题。①患者的身心问题:这也是整体护理中所强调的要为患者制订个体化的方案。措施要符合患者的年龄、体力、病情、认知情况,以及患者自己对改变目前状况的愿望等。如对老年患者进行知识缺乏的健康教育时,让患者短时间内记忆很多教育内容是困难的。护理措施必须是患者乐于接受的。②护理人员的情况:护理人员的配备及专业技术、理论知识水平和应用能力等是否能胜任所制定的护理措施。③适当的医院设施、设备。

3.科学性

护理措施应基于科学的基础上,每项护理措施都应有措施依据,措施依据来自护理科学及相关学科的理论知识。禁止将没有科学依据的措施用于患者。护理措施的前提是一定要保证患者的安全。

4.一致性

护理措施不应与其他医务人员的措施相矛盾,否则容易使患者不知所措,并造成不信任感,甚至可能威胁患者安全。制定护理措施时应参阅其他医务人员的病历记录、医嘱,意见不一致时应共同协商,达成一致。

5.指导性

护理措施应具体,有指导性,不仅使护理同一患者的其他护士很容易地执行措施,也有利于患者。如对于体液过多需低盐饮食的患者,正确的护理措施:①观察患者的饮食是否符合低盐要求。②告诉患者和家属每天摄盐<5 g。含钠多的食物除咸味食品外,还包括发面食品、碳酸饮料、罐头食品等。③教育患者及家属理解低盐饮食的重要性等。

不具有指导性护理措施：①嘱患者每天摄盐量<5 g。②嘱患者不要进食含钠多的食物。

四、护理计划成文

护理计划成文是将护理诊断、目标、护理措施以一定的格式记录下来而形成的护理文件。不仅为护理程序的下一步实施提供了指导，也有利于护士之间及护士与其他医务人员之间的交流。因不同的医院有各自具体的条件和要求，所以护理计划的书写格式也是多种多样的。大致包括日期、护理诊断、目标、措施、效果评价几项内容(表 3-3)。

表 3-3　护理计划

日期	护理诊断	护理目标	护理措施	评价	停止日期	签名
2021-02-19	气体交换受阻	1. 2.	1. 2. 3.			
2021-02-22	焦虑	1. 2.	1. 2. 3.			

护理计划应体现个体差异性，一份护理计划只对一个患者的护理活动起作用。护理计划还应具有动态发展性，随着患者病情的变化、护理的效果而调整。

（张力方）

第五节　护理实施

实施是为达到护理目标而将计划中各项措施付诸行动的过程。实施的质量如何与护士的专业知识、操作技能和人际沟通能力三方面的水平有关，实施过程中的情况应随时用文字记录下来。

实施过程包括实施前准备、实施和实施后记录三个部分，一般来讲，实施应发生于护理计划完成之后，但在某些特殊情况下，如遇到急诊患者或病情突变的住院患者，护士只能先在头脑中迅速形成一个初步的护理计划并立即采取紧急救护措施，事后再补上完整的护理计划。

一、实施前的准备

护士在执行护理计划之前，为了保证护理效果，应思考安排以下几个问题，即"五个 W"。

(一)"谁去做"

对需要执行的护理措施进行分类和分工，确定护理措施是由护士做，还是辅助护士做；哪一级别或水平的护士做；是一个护士做，还是多个护士做。

(二)"做什么"

进一步熟悉和理解计划，执行者对计划中每一项措施的目的、要求、方法和时间安排应了如指掌，以确保措施的落实，并使护理行为与计划一致。此外，护士还应理解各项措施的理论基础，保证科学施护。

(三)"怎样做"

(1)分析所需要的护理知识和技术:护士必须分析实施这些措施所需要的护理知识和技术,如操作程序或仪器设备使用的方法,若有不足,则应复习有关书籍或资料,或向其他有关人员求教。

(2)明确可能会发生的并发症及其预防:某些护理措施的实施有可能对患者产生一定程度的损伤。护士必须充分预想可能发生的并发症,避免或减少对患者的损伤,保证患者的安全。

(3)如患者情绪不佳,合作性差,那么需要考虑如何使措施得以顺利进行。

(四)"何时做"

实施护理措施的时间选择和安排要恰当,护士应该根据患者的具体情况、要求等多方面因素来选择执行护理措施的时机。例如,健康教育的时间,应该选择在患者身体状况良好、情绪稳定的情况下进行,以达到预期的效果。

(五)"何地做"

确定实施护理措施的场所,以保证措施的顺利实施。在健康教育时应选择相对安静的场所;对涉及患者隐私的操作,更应该注意选择环境。

二、实施

实施是护士运用操作技术、沟通技巧、观察能力、合作能力和应变能力去执行护理措施的过程。在实施阶段,护理的重点是落实已制定的措施,执行医嘱、护嘱,帮助患者达到护理目标,解决问题。在实施中必须注意既要按护理操作常规规范化地实施每一项措施,又要注意根据每个患者的生理、心理特征个性化地实施护理。

实施是评估、诊断和计划阶段的延续,需随时注意评估患者的病情及患者对护理措施的反应及效果,努力使护理措施满足患者的生理、心理需要,促进疾病的康复。

三、实施后的记录

实施后,护士要对其所执行的各种护理措施及患者的反应进行完整、准确的文字记录,即护理病历中的护理病程记录,以反映护理效果,为评价做好准备。

记录可采用文字描述或填表,在相应项目上打"√"的方式。常见的记录格式有 PIO 记录方式,PIO 即由问题(problem,P)、措施(intervention,I)、结果(outcome,O)组成。"P"的序号要与护理诊断的序号一致并写明相关因素,可分别采用 PES、PE、SE 三种记录方式。"I"是指与 P 相对应的已实施的护理措施。即做了什么,但记录并非护理计划中所提出的全部护理措施的罗列。"O"是指实施护理措施后的结果。可出现两种情况:一种结果是当班问题已解决;另一种结果是当班问题部分解决或未解决,若措施适当,由下一班负责护士继续观察并记录;若措施不适宜,则由下一班负责护士重新修订并制定新的护理措施。

记录是一项很重要的工作,其意义在于:①可以记录患者住院期间接受护理照顾的全部经过;②有利于其他医护人员了解情况;③可作为护理质量评价的一个内容;④可为以后的护理工作提供资料;⑤它是护士辛勤工作的最好证明。

(吴燕云)

第六节　护 理 评 价

评价是有计划地、系统地将患者的健康现状与确定的预期目标进行比较的过程。评价是护理程序的第五步,但实际上它贯穿于整个护理程序的各个步骤,如评估阶段,需评估资料收集是否完全,收集方法是否正确;诊断阶段,需评价诊断是否正确、有无遗漏,是否是以收集到的资料为依据;计划阶段,需评价护理诊断的顺序是否合适,目标是否可行,措施是否得当;实施阶段,需评价措施是否得到准确执行,执行效果如何等。评价虽然位于程序的最后一步,但并不意味着护理程序的结束,相反,通过评价发现新问题,重新修订计划,而使护理程序循环往复地进行下去。

评价包括以下几个步骤。

一、收集资料

收集有关患者目前健康状态的资料,资料涉及的内容与方法同评估部分的相应内容。

二、评价目标是否实现

评价的方法是将患者目前健康状态的资料与计划阶段的预期目标相比较,以判断目标是否实现。经分析可得出 3 种结果:①目标已达到;②部分达到目标;③未能达到目标。

例:预定的目标为"一个月后患者拄着拐杖行走 50 m",一个月后评价结果如下。

患者能行走 50 m——目标达到。

患者能行走 30 m——目标部分达到。

患者不能行走——目标未达到。

三、重审护理计划

对护理计划的调整包括以下几种方式。

(一)停止

重审护理计划时,对目标已经达到,问题已经解决的,停止采取措施,但应进一步评估患者可能存在的其他问题。

(二)继续

问题依然存在,计划的措施适宜,则继续执行原计划。

(三)修订

对目标部分实现或目标未实现的原因要进行探讨和分析,并重审护理计划,对诊断、目标和措施中不适当的内容加以修改,应考虑下述问题:收集的资料是否准确和全面;护理问题是否确切;所定目标是否现实;护理措施设计是否得当及执行是否有效、患者是否配合等。

护理程序作为一个开放系统,患者的健康状况是一个输入信息,通过评估、计划和实施,输出患者健康状况的信息,经过护理评价结果来证实计划是否正确。如果患者尚未达到健康目标,则需要重新收集资料、修改计划,直到患者达到预期的目标,护理程序才告停止。因此,护理程序是一个周而复始无限循环的系统工程(图 3-2)。

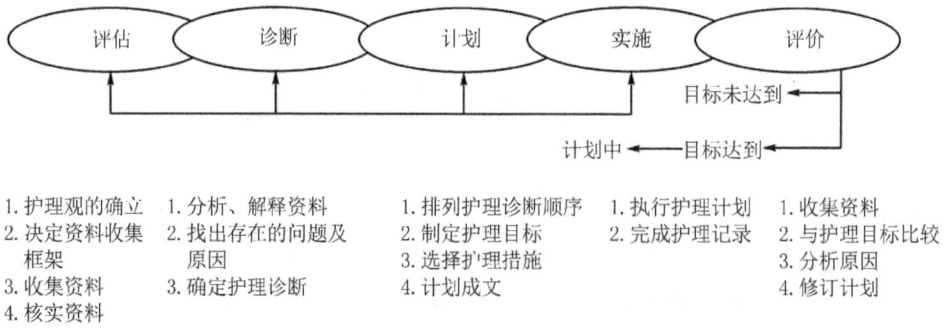

评估	诊断	计划	实施	评价

目标未达到

计划中 ← 目标达到

| 1.护理观的确立
2.决定资料收集
　框架
3.收集资料
4.核实资料 | 1.分析、解释资料
2.找出存在的问题及
　原因
3.确定护理诊断 | 1.排列护理诊断顺序
2.制定护理目标
3.选择护理措施
4.计划成文 | 1.执行护理计划
2.完成护理记录 | 1.收集资料
2.与护理目标比较
3.分析原因
4.修订计划 |

图 3-2　护理程序的循环过程

护理程序是一种系统的解决问题的程序,是护士为患者提供护理照顾的方法,应用护理程序可以保证护士给患者提供有计划、有目的、高质量、以患者为中心的整体护理。因此,它不仅适用于医院临床护理、护理管理,同时还适用于其他护理实践,如社区护理、家庭护理、大众健康教育等,是护理专业化的标志之一。

（吴燕云）

第四章

护患关系与沟通

第一节 患者角色

生老病死是自然规律。人的一生都有暂时伴随患者角色的可能,甚至与患者角色终身相伴。当个体从其他社会角色转化为患者角色以及在承担患者角色的过程中,由于种种因素会出现一些适应不良,从而影响疾病向健康转化的过程。护士不仅在个体、系统、器官、组织、细胞和分子等微观层面了解疾病,还应从家庭、社区和社会等层面,认识疾病对人的生理、心理、社会及精神等的影响,以帮助人们预防及治疗疾病,恢复健康。

一、患者角色及其特征

患者角色又称为患者身份,是一种社会角色。社会角色是社会规定的用于表现社会地位的行为模式。社会中的一切行为都与各自特定的角色相联系;反之,由其所处角色又可期望其发生与角色相适应的行为。当一个人被确诊患有疾病时,就具有了患者身份,在心理和行为上也就产生了变化。社会学家帕森兹从社会学的角度,观察患者与周围人的互动,将之归为 4 类,称为患者角色要素。

(1)免除平日的社会角色。当一个人扮演患者角色时,他可以免除平日所扮演社会角色的责任。能免除多少原来的社会角色视其疾病的性质、严重程度而定。

(2)有接受协助的义务。生病的人不会因他有意愿恢复身体的健康状态就能实现,必须依赖周围人的协助,才能使其愿望得以实现。

(3)负有恢复健康的责任。生病是某些需要未被满足的状态,会造成患者的不适,甚至死亡。因此,患者需要也被期待有生存的渴望,对未来抱有希望,这些责任包括放弃依赖的角色,能独立处理自己日常生活的问题等。

(4)负有寻求医疗协助的责任。由此我们可以推想,患者原来的角色特性与患者角色越不同,越容易产生适应上的困难;反之,患者原来的角色与患者角色的特性越接近,如被动、愿接受别人的帮助、能相信别人的人越容易接受患者角色。

二、患者角色适应不良

任何社会角色都需有个适应过程,患者角色也不例外。但患者在适应其角色的过程中,会出现一些适应偏差。患者角色变化的特点如下。

(一)角色行为缺如

否认自己有病,未能进入角色。虽然医师诊断有病,但本人否认自己有病,根本没有或不愿意识到自己是患者。

(二)角色行为冲突

患者角色与其他角色发生心理冲突。同一个体常常承担着多种社会角色。当患病并需要从其他角色转化为患者角色时,患者一时难以实现角色适应。

(三)角色行为减退

因其他角色冲击患者角色,从事了不应承担的活动。已进入角色的患者,由于更强烈的情感需要,不顾病情而从事力所不能及的活动,表现出对病、伤的考虑不充分或不够重视,而影响到疾病的治疗。

(四)角色行为强化

安于患者角色的现状,期望继续享有患者角色所获得的利益。由于依赖性加强和自信心减弱,患者对自己的能力表示怀疑,对承担原来的社会角色恐慌不安,安心于已适应的患者角色现状,或者自觉病情严重程度超过实际情况,小病大养。

(五)角色行为异常

患者因病痛折磨感到悲观、失望,受这些不良心境的影响导致行为异常,如对医务人员的攻击性言行,病态固执、抑郁、厌世,以至自杀等。

三、患者角色适应中常见的行为改变

莱得勒认为生病过程是一个复杂的心理形成过程,她提出3个互相独立但又彼此重叠接受疾病的时期。

(一)从健康到生病期

当个体意识到他生病时,有几件事情需要完成:①放弃原来的社会责任;②接受别人的帮助、诊断和治疗;③与人合作以恢复健康;④寻求适当的帮助。此阶段适应良好的患者,能接受诊断和忍受治疗所带来的不适与限制,并定期就诊。相反,适应不良的患者,可能会否认生病、否认出现的症状,利用不明显的症状逃避责任,或来操纵别人。

(二)接受生病期

此期始于患者接受生病的事实,且扮演患者角色的时候。患者的行为变得以自我为中心,对周围其他事情的兴趣降低,因为需要依赖他人同时又怨恨此种依赖行为,情感显得矛盾,会特别注意身体上的一些变化,不适应性的行为包括放弃复原的希望、拒绝接受协助、对治疗怀疑、避免谈及自己的问题与感受及不能合作等。

(三)恢复期

此期是个体放弃患者角色,扮演健康人的角色。患者随着体力的恢复而逐渐能独立,愿意协助自己,积极参加复健活动,可以多做一些决定,并逐渐增加对周围事物的兴趣,表示自己已在康复之中。不适应的患者行为会停留在第二阶段。

四、指导患者适应角色的护理措施

为了使患者尽快适应患者角色,积极配合医疗和护理工作,以促进疾病的早日康复,护士有责任在患者的角色适应中起指导作用。指导的内容包括以下几个方面。

(一)常规指导

指在患者初次入院时,护士向患者介绍病区的环境、制度、注意事项等,同时做自我介绍,介绍有关的医务人员和同室的病友,以消除患者的陌生感和恐惧感,建立起患者在医院环境中充当患者角色的自信心。

(二)随时指导

当患者住院后出现一些新情况,如即将面临痛苦的检查、治疗等,多数患者表现出焦虑、恐惧和不安时。护士应观察并掌握准确的信息,及时进行指导。

(三)心理及情感支持

一些长期住院、伤残或失去工作能力的人,容易对治疗失去信心,甚至产生轻生的念头,会出现角色缺如或角色消退现象。有些患者在疾病的恢复期出现角色强化现象,护士应经常与患者沟通,了解患者的感情及情绪变化并以适当的帮助使其在心理上达到新的平衡。

五、患者的权利与义务

在特定条件下,护士通过医疗、护理等活动与患者建立起来的一种特殊的人际关系,即护患关系。它建立在护士与患者双方交往的基础上,是以患者为中心的各种信息交流与双向作用的过程。在护患关系中双方应按照一定的道德原则和规范来约束、调整自身的行为,尊重彼此的权利和履行的义务。护士尊重患者的权利并督促患者履行相应的义务,是提供高品质护理服务的重要方面。

(一)患者的权利

权利是法学的一个基本概念,是指人们在法规和道德允许的范围内应该享受的利益。医德权利是医学伦理学的一个范围,它是反映医患关系和卫生事业与社会关系的一个重要方面,也是社会主义医德的一个重要范畴。

以前,患者只是听命于医师和护士,很少考虑自己的权利。20世纪70年代以来,一些国家对患者的权利进行了较多的研究,并采取了一系列保证患者权利的措施。如1993年美国将《医疗事故委员会报告书》以通俗的语言写在"患者权利章程",强调必须分发给每个患者。国际相应约定和我国法律法规规定,患者的权利包括下列主要内容。

(1)患者有个人隐私和个人尊严被保护的权利:患者有权要求有关其病情资料、治疗内容和记录如同个人隐私,须保守秘密。患者有权要求对其医疗计划,包括病例讨论、会诊、检查和治疗都应审慎处理,不允许未经同意而泄露,不允许任意将患者姓名、身体状况、私人事务公开,更不能与其他不相关人员讨论别人的病情和治疗,否则就是侵害公民名誉权,受到法律的制裁。

(2)患者有获得全部实情的知情权:患者有权获知有关自己的诊断、治疗和预后的最新信息。在医疗活动中,医疗机构及其医务人员应当将患者的病情、医疗措施、医疗风险等如实告诉患者,及时解答其咨询;但是,应当避免对患者产生不利后果。

(3)患者有平等享受医疗的权利:当人们的生命受到疾病的折磨时,他们就有解除痛苦、得到医疗照顾的权利,有继续生存的权利。任何医护人员和医疗机构都不得拒绝患者的求医要求。人们的生存权利是平等的,享受的医疗权利也是平等的。医护人员应平等地对待每一个患者,自觉维护一切患者的权利。

(4)患者有参与决定有关个人健康的权利:患者有权在接受治疗前,如手术、重大的医疗风险、医疗处置有重大改变等情形时,得到正确的信息,只有当患者完全了解可选择的治疗方法并同意后,治疗计划才能执行。患者有权在法律允许的范围内拒绝接受治疗。医务人员要向患者说明拒绝治疗对生命健康可能产生的危害。如果医院计划实施与患者治疗相关的研究时,患者有权被告知详情并有权拒绝参加研究计划。

(5)患者有权获得住院时及出院后完整的医疗:医院对患者的合理的服务需求要有回应。医院应依病情的紧急程度,对患者提供评价、医疗服务及转院。只要医疗上允许,患者在被转到另一家医疗机构前,必须先交代有关转送的原因,以及可能的其他选择的完整资料与说明。患者将转去的医疗机构必须已先同意接受此位患者的转院。

(6)患者有服务的选择权、监督权:患者有比较和选择医疗机构、检查项目、治疗方案的权利。医务人员应力求较为全面细致地介绍治疗方案,帮助患者了解和作出正确的判断和选择。患者同时还有权利对医疗机构的医疗、护理、管理、后勤、管理医德医风等方面进行监督。因为患者从到医疗机构就医开始,即已行使监督权。

(7)患者有免除一定社会责任和义务的权利:按照患者的病情,可以暂时或长期免除服兵役、献血等社会责任和义务。这也符合患者的身体情况、社会公平原则和人道主义原则。

(8)有获得赔偿的权利:由于医疗机构及其医务人员的行为不当,造成患者人身损害的,患者有通过正当程序获得赔偿的权利。

(9)有申请请求回避权。

(二)患者的义务

权利和义务是相对的,患者在享有正当的权利同时,也应负起应尽的义务,对自身健康和社会负责。

(1)积极配合医疗护理的义务:患者患病后,有责任和义务接受医疗护理,和医务人员合作,共同治疗疾病,恢复健康。患者在同意治疗方案后,要遵循医嘱。

(2)自觉遵守医院规章制度:医院的各项规章制度是为了保障医院正常的诊疗秩序,就诊须知、入院须知、探视制度等都对患者和亲属提出要求,这是为了维护广大患者利益的需要。

(3)自觉维护医院秩序:医院是救死扶伤、实行人道主义的公共场所,需要保持一定的秩序。患者应自觉维护医院秩序,包括安静、清洁、保证正常的医疗活动以及不损坏医院财产。

(4)保持和恢复健康:医务人员有责任帮助患者恢复健康和保持健康,但对个人的健康保持需要患者积极参与。患者有责任选择合理的生活方式,养成良好的生活习惯,保持和促进健康。

（蒋晓珊）

第二节 护士角色

一、护士

关于护士的定义,在《现代汉语词典》中是这样解释的:"在医疗机构中担任护理工作的人员。"在《社会学百科辞典》中护士被界定为"受过护理专业教育,掌握护理、病房管理的知识和技术,有一般卫生预防工作能力的初、中、高级卫生人员。主要在医院、门诊部和其他医疗预防机构内担任各种护理工作,配合医师执行治疗或在负责的地段内进行一般医疗处理和卫生防疫等工作。"根据《中华人民共和国护士管理办法》的相关规定,要想取得护理资格成为合法护士,必须先取得护士执业证书,然后获得护士执业注册。很显然,在这里护士是指所有的取得护理资格从事护理工作人员的总称。既包括承担不同职责的护士,如护士、护士长、护士主任;还包括不同专科领域的护士,如营养护士、保健护士、保育护士;同时还包括不同职称的护士,如护士、护师、主管护师、副主任护师、主任护师。随着人们对生命数量和质量两方面要求的不断提高,护士在适应社会发展、满足人们健康需要方面的作用越来越突出,护士的工作得到了社会的普遍认可。

二、现代护士角色

在护理发展的历史进程中,传统的护理工作以保姆似的生活护理为主,处于医疗的从属地位。护士被视为类似于母亲、修女、保姆、医师的助手等角色。只是简单地执行医嘱,照顾患者,不需要专门的训练,其形象是原始的单一的。随着社会文明的进步,医学和护理学的发展,护理教育水平的提高,护士的角色范围不断扩展并发生了根本的变化,由单一的角色逐步向复合角色转变。

(一)照顾者

为患者提供直接的护理服务,照顾患者,满足患者生理、心理和社会各方面的需要,是护士的首要职责,也是其他护士角色的基础。

(二)管理者

现代护士都有管理的职责,其中护理领导者管理人力资源和物资资源,组织护理工作的实施,以提高护理的质量和效率;普通护士管理患者和病区环境,以促进患者早日康复。

(三)沟通者

这是护士的又一个重要角色,包含护士与患者及其家属之间、护士之间、护士与其他健康工作者之间的沟通。通过沟通满足个人、家庭和社区等的各种需要,保证护理措施的有效实施和各方面的协调合作。

(四)患者权益保护者

作为患者权益的保护者,护士有责任帮助患者维持一个安全的环境,保护患者免受意外伤害,得到适当的治疗和护理。如当患者难以确定是否接受某项治疗时,护士应帮助患者了解来自各种途径的健康信息,补充必要的信息,帮助患者做出正确选择。

（五）健康教育者

护士在许多场合有进行教育的义务。在医院,可对患者和家属进行健康教育,向他们讲解有关疾病的治疗、护理和预防知识;在社区,可向居民宣传预防疾病,保持健康的知识和方法等。

（六）研究者

作为一名现代护士,有责任进行护理研究,以适应社会发展对护理的需要,完善护理理论,推动护理专业的发展。

三、护士角色的权利和义务

（一）护士角色的权利

(1)有要求患者听从护嘱并给予配合的权利。

(2)有要求提供适宜的工作环境并接受合理工作报酬的权利。

(3)有进一步学习、深造,提高知识和技能水平的权利。

(4)有维护职业形象、人格尊严受到尊重的权利。

(5)有向医师提出合理建议的权利。

(6)有在突发的紧急情况下,主动对患者做出临时处置的权利。

依据《中华人民共和国护士管理办法》的相关规定,护士依法履行职责的权利即护理执业权利受法律保护,任何单位或个人都不得干涉。医师和患者等人可以对护理工作提出意见和建议,但不得干涉护士行使其执业权利。非法阻挠护士依法执业或侵犯护士人身权利的,由护士所在单位提请公安机关予以治安行政处罚;情节严重、触犯刑律的,提交司法机关依法追究刑事责任。

（二）护士角色的义务

(1)正确执行医嘱的义务。

(2)进行平等、科学护理的义务。

(3)紧急情况及时通知医师并配合抢救的义务。

(4)紧急情况下采取急救措施的义务。

(5)提供卫生咨询的义务。

(6)遵守护理职业道德的义务。

(7)对患者隐私保密的义务。

(8)服从卫生行政部门调遣的义务。

在遇有自然灾害、传染病流行、突发重大伤亡事故及其他严重威胁人群生命健康的紧急情况下,护士必须服从卫生行政部门的调遣,参加医疗救护和预防保健工作。

四、护士角色的职业道德

护理职业道德是调整护士与患者之间、护士内部之间以及护士与社会之间关系的行为规范的总和。护理职业是一个直接关系到人民身心健康和生命安危的重要职业,其职业道德的高尚与否直接与患者的生死息息相关。了解并掌握护理职业道德的相关内容,并自觉遵守,是每一个护士义不容辞的责任。护士应在"救死扶伤,防病治病,实行革命的人道主义,全心全意为人民服务"的基本原则下,遵守以下职业道德。

（一）尊重患者、关心体贴患者

尊重患者,即尊重患者的人格,尊重患者的诊治权利,把患者视为自己忠诚服务的对象。对待患者要做到:语言亲切温和,解答问题耐心,充分理解患者的心情,尊重患者,同情患者,急患者所急,想患者所想。任何对患者讽刺挖苦、盛气凌人或置之不理的态度和做法都是不道德的。

(二)工作认真负责、任劳任怨

一切为了患者利益是护理工作的出发点和归宿,把患者的生命安危放在工作的首位,是护士忠于职守的显著标志。在护理工作中,护士要严格遵守护理规章制度和各种护理操作规程,做到认真仔细,严谨周密,一丝不苟,准确及时,安全可靠,要杜绝各种护理差错、护理医疗事故的发生。为了患者利益,不计个人得失,不辞辛苦,不厌其烦、不怕脏累,始终满腔热情地对待患者和工作。

(三)互尊互助、团结协作

现代医疗活动的进行都离不开集体的努力,因此,护士在护理过程中,一定要与其他护士和医务人员团结合作,相互支持,相互尊重,相互学习,取长补短。工作中发生差错应忠于事实,不推诿责任,不言过饰非,坚决避免对同事的差错幸灾乐祸的做法。

(四)勤奋学习、精益求精

现代医学的发展和护理模式的转变对护士提出了很高的要求,需要护士勤奋钻研护理技术,主动学习相关学科知识,不断提高护理技术水平,以便从患者的生理、心理、社会等各方面对患者做出科学合理的综合护理诊断,实施有效护理,更好地协助患者达到健康目标。

(五)热爱专业、无私奉献

护理工作是整个医疗卫生工作的重要组成部分,与医疗工作同等重要。护士与医师的分工是医学发展的需要,护士与医师一样是医疗工作中不可缺少的组成部分。护士应端正对护理工作的认识,热爱本职工作,严格要求自己,对一切患者,不分民族、性别、职业、家庭出身、教育程度、财产状况,都要一视同仁。要以全心全意为人民服务、无私奉献的精神,做好自己的本职工作,把献身护理事业作为自己的崇高理想。

五、护士角色的素质

素质是一个人在生理、心理、智能和知识等多方面的综合表现,各种角色均应具有其本身特有的素质。作为一名现代护士,应具有以下基本素质。

(一)优良的思想素质和高尚的道德情操

护士作为人们眼中的"白衣天使",必须具有良好的思想政治素质和职业道德素质。在思想上,要热爱祖国、热爱人民、热爱本职工作,要有正确的世界观、人生观、价值观,要忠于护理事业,对护理怀有深厚的感情,具有为人类健康服务的奉献精神。同时,还应具有崇高的护理职业道德,要具有高度的责任感和同情心,兢兢业业,忠于职守,严于律己,奉公守法,谦虚诚实,廉洁正直,出差错不隐瞒,有责任不推诿,待患者如亲人,对工作精益求精。

(二)合理的知识结构和精湛的护理操作技术

要适应新的医学、护理模式的转变,护士就必须掌握较为全面的知识。这不仅包括医学护理学方面的知识,而且还包括心理学、社会学、伦理学、教育学、管理学、美学等多方面的知识;不仅要掌握传统的知识,而且还要掌握科学前沿的最新知识。只有这样,才能适应当前护理工作的需要,最大限度地满足患者健康的需求。

为了提供恰当的护理,减轻患者的痛苦,使患者尽快地恢复健康,还必须有精湛的护理操作技术。护理操作通常是直接或间接作用于人体,因而各种操作不得有丝毫马虎,应做到规范、熟练、应变能力强。

(三)良好的性格和稳定的心理素质

护士服务对象、工作环境的特殊性,决定了护士必须具有良好的性格和稳定的心理素质。在护理中,面临困难、遭遇挫折,甚至出现失败的情况,时有发生,这就要求护士必须具有抗挫折的能力,遇事沉着冷静。不管遇到什么样的患者和情况,都要耐心细致、镇定自若、临危不惧、充满自信,有条不紊地加以妥善处理。

(四)较强的人际沟通能力

在现代护理中,良好的人际关系是做好护理工作的重要基础,对于患者、护士、医院和社会都具有重要意义,有利于促进护士与患者之间、护士与其他医务人员之间的相互信任和密切协作,营造良好的健康服务氛围,使患者积极主动地参与配合,提高护理工作效率,使医疗护理活动顺利进行。

(五)敏锐的观察力和较强的应变能力

护理实践中,患者的病情及心理状态是复杂多变的,有时患者身体或心理微小的变化,恰是某些严重疾病的先兆。护士只有具备敏锐的观察能力,才能发现这些变化,做到"防患于未然"。同时,由于患者的心理活动与个性特征千差万别,同样的护理方法,同样的护理语言与态度不一定适合所有的患者,这就要求护士在护理工作中要做到灵活机智,针对性强;当遇到难以预料的突发事件时,能及时应对,恰当处置。

(蒋晓珊)

第三节　护士与患者的关系

护理工作中的人际关系包括护患关系、医护关系和护护关系等,其中护患关系是护士面临的最重要的关系。

一、性质

(一)护患关系是一种治疗性的人际关系(亦称专业性人际关系)

护患关系是在护理服务过程中,护士与患者自然形成的一种帮助与被帮助的人际关系。与一般人际关系不同,在护患关系中,护士作为专业帮助者处于主导地位,并以患者的需要为中心。护士通过实施护理程序来满足患者的需要,从而建立治疗性的人际关系。护士的素质、专业知识和专业技术水平等会影响护患关系的建立。

(二)护患关系是专业性的互动关系

在护患关系中,护士与患者是相互影响的。双方不同的经历、知识、情绪、行为模式、文化背景、价值观、与健康有关的经验等都会影响到彼此间的关系与交往。

二、护患关系的基本模式

美国学者萨斯和苛伦德提出了医患关系的三种模式,这一模式分类也同样适用于护患关系。

（一）主动-被动型模式

这是一种传统的护患关系模式。在护理活动过程中,护士处于主动、主导的地位,而患者则处于完全被动的、接受的从属地位。即所有的护理活动,只要护士认为有必要,不需经患者同意就可实施。这一模式主要存在于患者难以表达自己意见的情况下,如昏迷状态、全麻手术过程中或婴幼儿等。这需要护士发挥积极能动的作用。

（二）指导-合作型模式

在护理活动过程中,护患双方都具有主动性,由护士决定护理方案、护理措施,而患者则尊重护士的决定,并主动配合,提供自己与疾病有关的信息,对方案提出意见与建议。这一模式主要适用于患者病情较重,但神志清醒的情况下。此情况下,患者希望得到护士的指导,积极发挥自己的主观能动性。

（三）共同参与型模式

这一模式在护理活动过程中,护患双方具有大致同等的主动性和权利,共同参与护理措施的决策和实施。患者不是被动接受护理,而是积极主动配合,参与护理;护士尊重患者权利,与患者协商共同制定护理计划。此模式主要适用于患慢性病和受过良好教育的患者。

三、护患关系的分期

护患关系的建立、维持和结束可分为3期。

（一）第一期（初始期）

从患者与护士开始接触时就开始了。此期的主要任务是护患之间建立信任关系,并确定患者的需要。信任关系是建立良好护患关系的决定性因素之一。护士通过观察、询问、评估患者,收集资料,发现患者的健康问题,制定护理计划。患者根据护士的言行逐渐建立对护士的信任。

（二）第二期（工作期）

此期护患之间在信任的基础上开始合作,主要任务是护士通过实施护理措施来帮助患者解决健康问题,满足患者需要,达到护理目标。在护理过程中,应鼓励患者参与,充分发挥患者的主观能动性,减少其对护理的依赖。

（三）第三期（结束期）

在达到护理目标后,护患关系就进入结束阶段,此期的主要任务是圆满地结束护患关系。护士应了解患者对目前健康状况的接受程度,制定患者保持和促进健康的教育计划,了解护患双方对护患关系的评价,并征求患者意见,以便今后工作中进一步改进。

（蒋晓珊）

第四节　护士与患者的沟通

一、沟通的概念

沟通是信息遵循一系列共同的规则相互传递的过程。沟通是形成人际关系的手段。

二、沟通的基本要素

沟通的过程包括沟通的背景或情景、信息发出者、信息、信息传递途径、信息接受者和反馈等6个基本要素。

(一)沟通的背景或情景

沟通的背景或情景指沟通发生的场所或环境,既包括物理场所,也包括沟通的时间和沟通参与者的个人特征,如情绪、文化背景等。不同的沟通背景或情景会影响对沟通信息的理解。

(二)信息发出者

信息发出者指发出信息的主体,既可以是个人,也可以是群体、组织。信息发出者的社会文化背景、知识和沟通技巧等都可对信息的表达和理解造成影响。

(三)信息

信息是沟通得以进行的最基本的要素,指能够传递并被接收者所接受的观点、思想、情感等。包括语言和非语言的行为。

(四)信息传递途径

信息传递途径指信息传递的手段或媒介,包括视觉、听觉、触觉等。护士在进行沟通时,应根据实际情况综合运用多种传递途径,以帮助患者更好地理解信息。

(五)信息接受者

信息接受者是接受信息的主体。信息接受者的社会文化背景、知识和沟通技巧等均可影响信息的理解和表达。

(六)反馈

反馈指沟通双方彼此的回应。

三、沟通的基本层次

沟通可分为以下5个层次。

(一)一般性沟通

一般性沟通又称陈词滥调式的沟通,是沟通双方参与的程度最差,彼此分享真实感觉最少的沟通。双方往往只是表达一些表面式的社交性话题,如"今天天气不错""您好吗"等。在护患关系建立的初期,可使用一般性沟通帮助建立信任关系,并有助于鼓励患者表达出有意义的信息。但如一直维持在这一层次,将无法建立治疗性人际关系。

(二)陈述事实的沟通

陈述事实的沟通是一种不掺加个人意见、判断,不涉及人与人之间关系的一种客观性沟通。如"我曾做过剖宫产手术""我今年50岁"等。这一层次的沟通对护士了解患者的情况非常重要,护士不应阻止患者以此种方式进行沟通,以促使其表达更多的信息。

(三)分享个人的想法

这一层次的沟通比陈述事实的沟通高一层次。患者对护士表达自己的想法,表示护患之间已建立起信任感,如患者向护士表达其对治疗的要求等。此时,护士应注意理解患者,不要随意反对患者。

(四)分享感觉

在沟通双方相互信任的基础上才会发生。沟通时个体愿意和对方分享他的感觉、观点、态度等。

(五)一致性的沟通

这是沟通的最高层次,指沟通双方对语言和非语言性行为的理解一致,达到分享彼此感觉的最高境界。如护士和患者不用说话,就可了解对方的感觉和想表达的意思。

四、沟通的基本类型

按照沟通使用的符号分类,沟通可分为语言性沟通和非语言性沟通。

(一)语言性沟通

语言性沟通是指沟通者通过语言或文字的形式与接受者进行信息的传递与交流。护士在为患者采集病史、进行健康教育和实施护理措施时都必须进行语言性沟通。

(二)非语言性沟通

非语言性沟通是指不使用语言或文字进行的沟通,而是通过躯体姿势和运动、面部表情、空间、声音和触觉等来进行信息的沟通。非语言性沟通可以伴随着语言性沟通而产生,主要目的是表达情绪和情感、调节互动、验证语言信息、维护自我形象和表示人际关系的状态。非语言性沟通具有情景性、整体性和可信性的特点。非语言性沟通形式主要包括以下几种。

1.体语

体语指通过人体运动表达的信息,如仪表、面部表情、眼神、姿态、手势、触摸等。

2.空间效应

空间效应指沟通双方对他们沟通中的空间和距离的理解与运用。个体沟通时的空间与距离会影响个体的自我暴露程度与舒适感。人际交往中的距离主要分为 4 种。

(1)亲密区:指沟通双方距离小于 50 cm,当护士在进行查体、治疗、安慰、爱抚时,与患者之间的距离。

(2)个人区:指沟通双方距离在 50～100 cm,人们与亲友交谈、护士与患者进行交谈时主要使用此区距离。

(3)社会区:指沟通双方距离在 1.1～4.0 m,在工作单位和社会活动时常用,如护士同事一起工作时或护士通知患者吃饭等。

(4)公众区:指沟通双方距离在 4 m 以上,一般用于正式公开讲话中,如上课、开会等。

3.反应时间

反应时间的长短可反映对沟通的关注程度,及时的反应可鼓励沟通的进行。

4.类语言

类语言指伴随语言产生的声音,包括音质、音量、音调、语速、节奏等。这些可影响人们对沟通的注意力,同时可表达沟通者的情绪和情感。

五、影响有效沟通的因素

(一)信息发出者和信息接收者的个人因素

个人因素包括生理因素(如年龄、疲劳、疼痛、耳聋等)、情绪状态(如愤怒、焦虑、悲伤等)、知识水平(如文化程度、语言等)、社会背景(如种族、民族、职业等)、个性特征、外观形象等。

(二)信息因素

信息因素包括信息本身是否清楚、完整、符合逻辑、是否相互矛盾等。

（三）环境因素

环境因素包括物理环境（如光线、温度、湿度、整洁度、噪声及是否利于保护患者隐私等）和社会环境（如人际关系、沟通的距离、氛围等）。

（四）不适当的沟通方式

常见的有突然改变话题、急于陈述自己的观点、匆忙下结论或表达个人的判断、虚假或不适当的安慰、针对性不强的解释、引用事实不当等。

六、常用的沟通技巧

良好的沟通技巧是达到有效沟通的重要保障，有效沟通是指信息接收者所接收的信息与发出者所要表达的一致。常用的沟通技巧包括以下几点。

（一）倾听

倾听时，护士要做到注意力集中，全神贯注，避免分心；耐心，不随意打断患者的谈话；不急于做判断；除关注患者的语言信息外还要关注患者的非语言信息，以了解患者真正要表达的意思。此外，护士应注意做到与患者经常保持眼神的交流，进行适当的提问以及采用适当的非语言信息时常给患者以响应。

（二）反应

反应即信息接收者（护士）将部分或全部的沟通内容（包括语言性及非语言性的）反述给发出者（患者），使其能对自己的谈话和表现进行评估，如"您看起来好像……"。进行反应时应注意，鼓励患者显露其情绪和情感，并恰当地运用移情，帮助建立信任的护患关系。

（三）提问

提问的方式可分为明确性提问、激励性提问、征求意见性提问、证实性提问等类型。所提的问题有开放式问题和封闭式问题两种。开放式问题没有固定的答案，是让患者自由作答，因此可获得较多的信息，但需要时间较长，如"您现在有哪些不适"；封闭式问题答案是限定的，只要做简单的选择即可，省时、效率高，但不利于患者表露自己的感情和提供额外的信息，如"您是否吸烟"。提问时，护士应注意组织好提问的内容，围绕谈话中心，避免跑题；所用语言应能为患者理解，避免应用术语；此外，应注意提问的时机、语气、语调和句式，避免诱导式的提问和不愉快的提问。

（四）重复

重复即指将患者关键的话重复一遍；或保持患者原意不变，将患者的话用自己的语言给予复述。恰当的重复可增强患者对护士的信任。

（五）澄清和阐明

澄清是将患者模棱两可、含糊不清或不够完整的谈话弄清楚，以增强沟通的准确性。阐明是对患者所表达的问题进行解释的过程，目的是为患者提供一个新的观点。

（六）沉默

适当地运用沉默可以给患者思考的时间，让患者感到护士在认真倾听，同时也给了护士观察患者和调试自己的时间。急于打破沉默会阻碍有效的沟通。

（七）触摸

触摸是一种非语言性沟通技巧，适当的触摸可加强沟通。护士可通过适当的触摸表达对患者的关心、理解和支持，也是护士与视觉或听觉有障碍的患者进行有效沟通的重要方法。但应注意针对不同年龄、性别、种族、文化背景等的对象采取适当的、个性化的触摸，以免产生消极后果。

（蒋晓珊）

第五章

呼吸内科护理

第一节　急性呼吸道感染

急性呼吸道感染通常包括急性上呼吸道感染和急性气管-支气管炎。急性上呼吸道感染是鼻腔、咽或喉部急性炎症的总称。常见病原体为病毒,仅有少数由细菌引起。本病全年皆可发病,但冬春季节多发,具有一定的传染性,有时引起严重的并发症,应积极防治。急性气管-支气管炎是指感染、物理、化学、过敏等因素引起的气管-支气管黏膜的急性炎症。可由急性上呼吸道感染蔓延而来。多见于寒冷季节或气候多变时,或气候突变时多发。

一、护理评估

(一)病因及发病机制

1.急性上呼吸道感染

急性上呼吸道感染有70％～80％由病毒引起。其中主要包括流感病毒、副流感病毒、呼吸道合胞病毒、腺病毒、鼻病毒等。由于感染病毒类型较多,又无交叉免疫,人体产生的免疫力较弱且短暂,同时在健康人群中有病毒携带者,故一个人可有多次发病。细菌感染占20％～30％,可直接或继病毒感染之后发生,以溶血性链球菌最为多见,其次为流感嗜血杆菌、肺炎球菌和葡萄球菌等。偶见革兰阴性杆菌。当全身或呼吸道局部防御功能降低时,尤其是年老体弱或有慢性呼吸道疾病者更易患病,原先存在于上呼吸道或外界侵入的病毒和细菌迅速繁殖,引起本病。通过含有病毒的飞沫或被污染的用具传播,引起发病。

2.急性气管-支气管炎

(1)感染:由病毒、细菌直接感染,或急性上呼吸道病毒(如腺病毒、流感病毒)、细菌(如流感嗜血杆菌、肺炎链球菌)感染迁延而来,也可在病毒感染后继发细菌感染。亦可为衣原体和支原体感染。

(2)物理、化学性因素:过冷空气、粉尘、刺激性气体或烟雾的吸入使气管-支气管黏膜受到急性刺激和损伤,引起本病。

(3)变态反应:花粉、有机粉尘、真菌孢子等的吸入及对细菌蛋白质过敏等,均可引起气管-支气管的变态反应。寄生虫(如钩虫、蛔虫的幼虫)移行至肺,也可致病。

(二)健康史

有无受凉、淋雨、过度疲劳等使机体抵抗力降低等情况,应注意询问本次起病情况,既往健康情况,有无呼吸道慢性疾病史等。

(三)身体状况

1.急性上呼吸道感染

急性上呼吸道感染主要症状和体征个体差异大,根据病因不同可有不同类型,各型症状、体征之间无明显界定,也可互相转化。

(1)普通感冒:又称急性鼻炎或上呼吸道卡他,以鼻咽部卡他症状为主要表现,俗称"伤风"。成人多为鼻病毒所致,起病较急,初期有咽干、咽痒或咽痛,同时或数小时后有打喷嚏、鼻塞、流清水样鼻涕,2~3天后分泌物变稠,伴咽鼓管炎可引起听力减退,伴流泪、味觉迟钝、声嘶、少量咳嗽、低热不适、轻度畏寒和头痛。检查可见鼻腔黏膜充血、水肿、有分泌物,咽部轻度充血。如无并发症,一般经5~7天痊愈。

(2)流行性感冒(简称流感)则由流感病毒引起,起病急,鼻咽部症状较轻,但全身症状较重,伴高热、全身酸痛和眼结膜炎症状。而且常有较大或大范围的流行。

流行性感冒应及早应用抗流感病毒药物:起病1~2天内应用抗流感病毒药物治疗,才能取得最佳疗效。目前抗流感病毒药物包括离子通道 M_2 阻滞剂和神经氨酸酶抑制剂两类。离子通道 M_2 阻滞剂:包括金刚烷胺和金刚乙胺,主要对甲型流感病毒有效。金刚烷胺类药物是治疗甲型流感的首选药物,有效率达70%~90%。金刚烷胺的不良反应有神经质、焦虑、注意力不集中和轻微头痛等中枢神经系统不良反应,一般在用药后几小时出现,金刚乙胺的毒性作用较小。胃肠道反应主要为恶心和呕吐,停药后可迅速消失。肾功能不全的患者需要调整金刚烷胺的剂量,对于老年人或肾功能不全者需要密切监测不良反应。神经氨酸酶抑制剂:奥司他韦(商品名达菲),作用机制是通过干扰病毒神经氨酸酶保守的唾液酸结合位点,从而抑制病毒的复制,对 A (包括 H5N1)和 B 不同亚型流感病毒均有效。奥司他韦成人每次口服75 mg,每天2次,连服5天,但须在症状出现2天内开始用药。奥司他韦不良反应少,一般为恶心、呕吐等消化道症状,也有腹痛、头痛、头晕、失眠、咳嗽、乏力等不良反应的报道。

(3)病毒性咽炎和喉炎:临床特征为咽部发痒、不适和灼热感、声嘶、讲话困难、咳嗽、咳嗽时咽喉疼痛,无痰或痰呈黏液性,有发热和乏力,伴有咽下疼痛时,常提示有链球菌感染,体检发现咽部明显充血和水肿、局部淋巴结肿大且触痛,提示流感病毒和腺病毒感染,腺病毒咽炎可伴有眼结膜炎。

(4)疱疹性咽峡炎:主要由柯萨奇病毒 A 引起,夏季好发。有明显咽痛、常伴有发热,病程约一周。体检可见咽充血,软腭、腭垂、咽和扁桃体表面有灰白色疱疹及浅表溃疡,周围有红晕。多见儿童,偶见于成人。

(5)咽结膜热:常为柯萨奇病毒、腺病毒等引起。夏季好发,游泳传播为主,儿童多见。表现为发热、咽痛、畏光、流泪、咽及结膜明显充血。病程4~6天。

(6)细菌性咽-扁桃体炎多由溶血性链球菌感染所致,其次为流感嗜血杆菌、肺炎球菌、葡萄球菌等引起。起病急,咽痛明显、伴畏寒、发热,体温超过39℃。检查可见咽部明显充血,扁桃体充血肿大,其表面有黄色点状渗出物,颌下淋巴结肿大伴压痛,肺部无异常体征。

本病如不及时治疗可并发急性鼻窦炎、中耳炎、急性气管-支气管炎。部分患者可继发病毒性心肌炎、肾炎、风湿热等。

2.急性气管-支气管炎

急性气管-支气管炎起病较急,常先有急性上呼吸道感染的症状,继之出现干咳或少量黏液性痰,随后可转为黏液脓性或脓性痰液,痰量增多,咳嗽加剧,偶可痰中带血。全身症状一般较轻,可有发热,38 ℃左右,多于3～5天后消退。咳嗽、咳痰为最常见的症状,常为阵发性咳嗽,咳嗽、咳痰可延续2～3周才消失,如迁延不愈,则可演变为慢性支气管炎。呼吸音常正常或增粗,两肺可听到散在干、湿啰音。

(四)实验室及其他检查

1.血常规

病毒感染者白细胞正常或偏低,淋巴细胞比例升高;细菌感染者白细胞计数和中性粒细胞增高,可有核左移现象。

2.病原学检查

可做病毒分离和病毒抗原的血清学检查,确定病毒类型,以区别病毒和细菌感染。细菌培养及药物敏感试验,可判断细菌类型,并可指导临床用药。

3.X线检查

胸部X线片多无异常改变。

二、主要护理诊断及医护合作性问题

(一)舒适的改变

鼻塞、流涕、咽痛、头痛与病毒和/或细菌感染有关。

(二)潜在并发症

鼻窦炎、中耳炎、心肌炎、肾炎、风湿性关节炎。

三、护理目标

患者躯体不适缓解,日常生活不受影响;体温恢复正常;呼吸道通畅;睡眠改善;无并发症发生或并发症被及时控制。

四、护理措施

(一)一般护理

注意隔离患者,减少探视,避免交叉感染。患者咳嗽或打喷嚏时应避免对着他人。患者使用的餐具、痰盂等用具应按规定消毒,或用一次性器具,回收后焚烧弃去。多饮水,补充足够的热量,给予清淡易消化、高热量、丰富维生素、富含营养的食物。避免刺激性食物,戒烟、酒。患者以休息为主,特别是在发热期间。部分患者往往因剧烈咳嗽而影响正常的睡眠,可给患者提供容易入睡的休息环境,保持病室适宜温度、湿度和空气流通。保证周围环境安静,关闭门窗。指导患者运用促进睡眠的方式,如睡前泡脚、听音乐等。必要时可遵医嘱给予镇咳、祛痰或镇静药物。

(二)病情观察

关注疾病流行情况、鼻咽部发生的症状、体征及血常规和胸部X线改变。注意并发症,如耳痛、耳鸣、听力减退、外耳道流脓等提示中耳炎;如头痛剧烈、发热、伴脓涕、鼻窦有压痛等提示鼻窦炎;如在恢复期出现胸闷、心悸、眼睑水肿、腰酸和关节痛等提示心肌炎、肾炎或风湿性关节炎,应及时就诊。

(三)对症护理

1.高热护理

体温超过 37.5 ℃,应每 4 小时测体温 1 次,观察体温过高的早期症状和体征,体温突然升高或骤降时,应随时测量和记录,并及时报告医师。体温>39 ℃时,要采取物理降温。降温效果不好可遵照医嘱选用适当的解热剂进行降温。患者出汗后应及时处理,保持皮肤的清洁和干燥,并注意保暖。鼓励多饮水。

2.保持呼吸道通畅

清除气管、支气管内分泌物,减少痰液在气管、支气管内的聚积。指导患者采取舒适的体位进行有效咳嗽。观察咳痰情况,如痰液较多且黏稠,可嘱患者多饮水,或遵照医嘱给予雾化吸入治疗,以湿润气道、利于痰液排出。

(四)用药护理

1.对症治疗

选用抗感冒复合剂或中成药减轻发热、头痛,减少鼻、咽充血和分泌物,如对乙酰氨基酚(扑热息痛)、银翘解毒片等。干咳者可选用右美沙芬、喷托维林(咳必清)等;咳嗽有痰可选用复方氯化铵合剂、溴己新(必嗽平),或雾化祛痰。咽痛者可含服喉片或草珊瑚片等。气喘者可用平喘药,如特布他林、氨茶碱等。

2.抗病毒药物

早期应用抗病毒药有一定疗效,可选用利巴韦林、奥司他韦、金刚烷胺、吗啉胍和抗病毒中成药等。

3.抗菌药物

如有细菌感染,最好根据药物敏感试验选择有效抗菌药物治疗,常可选用大环内酯类、青霉素类、氟喹诺酮类及头孢菌素类。

根据医嘱选用药物,告知患者药物的作用、可能发生的不良反应和服药的注意事项,如按时服药;应用抗生素者,注意观察有无迟发变态反应发生;对于应用解热镇痛药者注意避免大量出汗引起虚脱等。发现异常及时就诊等。

(五)心理护理

急性呼吸道感染预后良好,多数患者于一周内康复,仅少数患者可因咳嗽迁延不愈而发展为慢性支气管炎,患者一般无明显心理负担。但如果咳嗽较剧烈,加之伴有发热,可能会影响患者的休息、睡眠,进而影响工作和学习,个别患者产生急于缓解咳嗽等症状的焦虑情绪。护理人员应与患者进行耐心、细致的沟通,通过对病情的客观评价,解除患者的心理顾虑,建立治疗疾病的信心。

(六)健康指导

1.疾病知识指导

帮助患者和家属掌握急性呼吸道感染的诱发因素及本病的相关知识,避免受凉、过度疲劳,注意保暖;外出时可戴口罩,避免寒冷空气对气管、支气管的刺激。积极预防和治疗上呼吸道感染,症状改变或加重时应及时就诊。

2.生活指导

平时应加强耐寒锻炼,增强体质,提高机体免疫力。有规律生活,避免过度劳累。室内空气保持新鲜、阳光充足。少去人群密集的公共场所。戒烟、酒。

五、护理评价

患者舒适度改善,睡眠质量提高,未发生并发症或发生后被及时控制。

（王　婷）

第二节　慢性支气管炎

慢性支气管炎是由于感染或非感染因素引起气管、支气管黏膜及其周围组织的慢性非特异性炎症。临床以咳嗽、咳痰或伴有喘息反复发作为特征,每年持续 3 个月以上,且连续 2 年以上。

一、病因和发病机制

慢性支气管炎的病因极为复杂,迄今尚有许多因素还不够明确,往往是多种因素长期相互作用的综合结果。

(一)感染

病毒、支原体和细菌感染是本病急性发作的主要原因。病毒感染以流感病毒、鼻病毒、腺病毒和呼吸道合胞病毒常见;细菌感染以肺炎链球菌、流感嗜血杆菌、卡他莫拉菌和葡萄球菌常见。

(二)大气污染

化学气体如氯气、二氧化氮、二氧化硫等刺激性烟雾,空气中的粉尘等均可刺激支气管黏膜,使呼吸道清除功能受损,为细菌入侵创造条件。

(三)吸烟

吸烟为本病发病的主要因素。吸烟时间的长短与吸烟量决定发病率的高低,吸烟者的患病率较不吸烟者高 2～8 倍。

(四)过敏因素

喘息型支气管患者,多有过敏史。患者痰中嗜酸性粒细胞和组胺的含量及血中 IgE 明显高于正常。此类患者实际上应属慢性支气管炎合并哮喘。

(五)其他因素

气候变化,特别是寒冷空气对慢支的病情加重有密切关系。自主神经功能失调,副交感神经功能亢进,老年人肾上腺皮质功能减退,慢性支气管炎的发病率增加。维生素 C 缺乏、维生素 A 缺乏,易患慢性支气管炎。

二、临床表现

(一)症状

患者常在寒冷季节发病,出现咳嗽、咳痰,尤以晨起显著,白天多于夜间。病毒感染痰液为白色黏液泡沫状,继发细菌感染,痰液转为黄色或黄绿色黏液脓性,偶可带血。慢性支气管炎反复发作后,支气管黏膜的迷走神经感受器反应性增高,副交感神经功能亢进,可出现过敏现象而发生喘息。

(二)体征

早期多无体征。急性发作期可有肺底部闻及干、湿啰音。喘息型支气管炎在咳嗽或深吸气后可闻及哮鸣音,发作时,有广泛哮鸣音。

(三)并发症

(1)阻塞性肺气肿:为慢性支气管炎最常见的并发症。

(2)支气管肺炎:慢性支气管炎蔓延至支气管周围肺组织中,患者表现寒战、发热、咳嗽加剧、痰量增多且呈脓性;白细胞总数及中性粒细胞增多;胸部 X 线片显示双下肺野有斑点状或小片阴影。

(3)支气管扩张。

三、诊断

(一)辅助检查

1.血常规

白细胞总数及中性粒细胞数可升高。

2.胸部 X 线检查

单纯型慢性支气管炎,X 线检查阴性或仅见双下肺纹理增多、增粗、模糊、呈条索状或网状。继发感染时为支气管周围炎症改变,表现为不规则斑点状阴影,重叠于肺纹理之上。

3.肺功能检查

早期病变多在小气道,常规肺功能检查多无异常。

(二)诊断要点

凡咳嗽、咳痰或伴有喘息,每年发作持续 3 个月,连续 2 年或 2 年以上者,并排除其他心、肺疾病(如肺结核、肺尘埃沉着病、支气管哮喘、支气管扩张、肺癌、肺脓肿、心脏病、心功能不全等)、慢性鼻咽疾病后,即可诊断。如每年发病不足 3 个月,但有明确的客观检查依据(如胸部 X 线检查、肺功能等)亦可诊断。

(三)鉴别诊断

1.支气管扩张

多于儿童或青年期发病,常继发于麻疹、肺炎或百日咳后,并有咳嗽、咳痰反复发作的病史,合并感染时痰量增多,并呈脓性或伴有发热,病程中常反复咯血。在肺下部周围可闻及不易消散的湿啰音。晚期重症患者可出现杵状指(趾)。胸部 X 线片上可见双肺下野纹理粗乱或呈卷发状。薄层高分辨 CT(HRCT)检查有助于确诊。

2.肺结核

活动性肺结核患者多有午后低热、消瘦、乏力、盗汗等中毒症状。咳嗽痰量不多,常有咯血。老年肺结核的中毒症状多不明显,常被慢性支气管炎的症状所掩盖而误诊。胸部 X 线片上可发现结核病灶,部分患者痰结核菌检查可获阳性。

3.支气管哮喘

支气管哮喘常为特质性患者或有过敏性疾病家族史,多于幼年发病。一般无慢性咳嗽、咳痰史。哮喘多突然发作,且有季节性,血和痰中嗜酸性粒细胞常增多,治疗后可迅速缓解。发作时双肺布满哮鸣音,呼气延长,缓解后可消失,且无症状,但气道反应性仍增高。慢性支气管炎合并哮喘的患者,病史中咳嗽、咳痰多发生在喘息之前,迁延不愈较长时间后伴有喘息,且咳嗽、咳痰的症状多较喘息更为突出,平喘药物疗效不如哮喘等可资鉴别。

4.肺癌

肺癌多发生于 40 岁以上的男性,并有多年吸烟史的患者,刺激性咳嗽常伴痰中带血和胸痛。胸部 X 线检查肺部常有块影或反复发作的阻塞性肺炎。痰脱落细胞及支气管镜等检查,可明确诊断。

5.慢性肺间质纤维化

慢性咳嗽,咳少量黏液性非脓性痰,进行性呼吸困难,双肺底可闻及爆裂音(Velcro 啰音),严重者发绀并有杵状指。胸部 X 线检查见中下肺野及肺周边部纹理增多紊乱呈网状结构,其间见弥漫性细小斑点阴影。肺功能检查呈限制性通气功能障碍,弥散功能降低,PaO_2 下降。肺活检是确诊的手段。

四、治疗

(一)急性发作期及慢性迁延期的治疗

以控制感染、祛痰、镇咳为主,同时解痉平喘。

1.抗感染药物

及时、有效、足量使用抗生素,感染控制后及时停用,以免产生细菌耐药或二重感染。一般患者可按常见致病菌用药。可选用青霉素 G 80 万 U 肌内注射;复方磺胺甲噁唑(SMZ),每次 2 片,2 次/天;阿莫西林 2～4 g/d,分 3～4 次口服;氨苄西林 2～4 g/d,分 4 次口服;头孢氨苄 2～4 g/d 或头孢拉定 1～2 g/d,分 4 次口服;头孢呋辛 2 g/d 或头孢克洛 0.5～1 g/d,分 2～3 次口服。亦可选择新一代大环内酯类抗生素,如罗红霉素,0.3 g/d,2 次口服。抗菌治疗疗程一般 7～10 天,反复感染病例可适当延长。严重感染时,可选用氨苄西林、环丙沙星、氧氟沙星、阿米卡星、奈替米星或头孢菌素类联合静脉滴注给药。

2.祛痰镇咳药

刺激性干咳者不宜单用镇咳药物,否则痰液不易咳出。可给盐酸溴环己胺醇 30 mg 或羧甲基半胱氨酸 500 mg,3 次/天,口服。乙酰半胱氨酸(富露施)及氯化铵甘草合剂均有一定的疗效。α-糜蛋白酶雾化吸入亦有消炎祛痰的作用。

3.解痉平喘

解痉平喘主要为解除支气管痉挛,利于痰液排出。常用药物为氨茶碱 0.1～0.2 g,8 小时 1 次,口服;丙卡特罗 50 mg,2 次/天;特布他林 2.5 mg,2～3 次/天。慢性支气管炎有可逆性气道阻塞者应常规应用支气管舒张剂,如异丙托溴铵(异丙阿托品)气雾剂、特布他林等吸入治疗。阵发性咳嗽常伴不同程度的支气管痉挛,应用支气管扩张药后可改善症状,并有利于痰液的排出。

(二)缓解期的治疗

应以增强体质,提高机体抗病能力和预防发作为主。

(三)中药治疗

采取扶正固本原则,按肺、脾、肾的虚实辨证施治。

五、护理措施

(一)常规护理

1.环境

保持室内空气新鲜,流通,安静,舒适,温湿度适宜。

2.休息

急性发作期应卧床休息,取半卧位。

3.给氧

持续低流量吸氧。

4.饮食

给予高热量、高蛋白、高维生素易消化的食物。

(二)专科护理

1.解除气道阻塞,改善肺泡通气

及时清除痰液,神志清醒患者应鼓励咳嗽,痰稠不易咳出时,给予雾化吸入或雾化泵药物喷入,减少局部淤血水肿,以利痰液排出。危重体弱患者,定时更换体位,叩击背部,使痰易于咳出,餐前应给予胸部叩击或胸壁震荡。方法:患者取侧卧位,护士两手手指并拢,手背隆起,指关节微屈,自肺底由下向上,由外向内叩拍胸壁,震动气管,边拍边鼓励患者咳嗽,以促进痰液的排出,每侧肺叶叩击 3~5 分钟。对神志不清者,可进行机械吸痰,需注意无菌操作,抽吸压力要适当,动作轻柔,每次抽吸时间不超过 15 秒,以免加重缺氧。

2.合理用氧,减轻呼吸困难

根据缺氧和二氧化碳潴留的程度不同,合理用氧,一般给予低流量、低浓度、持续吸氧,如病情需要提高氧浓度,应辅以呼吸兴奋剂刺激通气或使用呼吸机改善通气,吸氧后如呼吸困难缓解、呼吸频率减慢、节律正常、血压上升、心率减慢、心律正常、发绀减轻、皮肤转暖、神志转清、尿量增加等,表示氧疗有效。若呼吸过缓,意识障碍加深,需考虑二氧化碳潴留加重,必要时采取增加通气量措施。

(王　婷)

第三节　支气管哮喘

支气管哮喘是一种慢性气管炎症性疾病,其支气管壁存在以肥大细胞、嗜酸性粒细胞和 T 淋巴细胞为主的炎性细胞浸润,可经治疗缓解或自然缓解。本病多发于青少年,儿童多于成人,城市多于农村。近年的流行病学显示,哮喘的发病率或病死率均有所增加,我国哮喘发病率为 1‰~2‰。支气管哮喘的病因较为复杂,大多在遗传因素的基础上,受到体内外多种因素激发而发病,并反复发作。

一、临床表现

(一)症状和体征

典型的支气管哮喘,发作前多有鼻痒、打喷嚏、流涕、咳嗽、胸闷等先兆症状,进而出现呼气性的呼吸困难伴喘鸣,患者被迫呈端坐呼吸,咳嗽、咳痰。发作持续几十分钟至数小时后自行或经治疗缓解。此为速发性哮喘反应。迟发性哮喘反应时,患者气管呈持续高反应性状态,上述表现更为明显,较难控制。

少数患者可出现哮喘重度或危重度发作,表现为重度呼气性呼吸困难、焦虑,烦躁、端坐呼吸、大汗淋漓、嗜睡或意识模糊,经应用一般支气管扩张药物不能缓解。此类患者不及时救治,可危及生命。

(二)辅助检查

1.血液检查

嗜酸性粒细胞、血清总免疫球蛋白 E(IgE)及特异性免疫球蛋白 E 均可增高。

2.胸部 X 线检查

哮喘发作期由于肺脏充气过度,肺部透亮度增高,合并感染时可见肺纹理增多及炎症阴影。

3.肺功能检查

哮喘发作期有关呼气流速的各项指标,如第一秒用力呼气容积(FEV)、最大呼气流速峰值(PEF)等均降低。

二、治疗原则

本病的防治原则是去除病因,控制发作和预防发作。控制发作应根据患者发作的轻重程度,抓住解痉、抗炎两个主要环节,迅速控制症状。

(一)解痉

哮喘轻、中度发作时,常用氨茶碱稀释后静脉注射或加入液体中静脉滴注。根据病情吸入或口服 β_2 受体激动剂。常用的 β_2 受体激动剂气雾吸入剂有特布他林、沙丁胺醇等。

哮喘重度发作时,应及早静脉给予足量氨茶碱及琥珀酸氢化可的松或甲泼尼松龙琥珀酸钠,待病情得到控制后再逐渐减量,改为口服泼尼松龙,或根据病情吸入糖皮质激素,应注意不宜骤然停药,以免复发。

(二)抗感染

肺部感染的患者,应根据细菌培养及药敏结果选择应用有效抗生素。

(三)稳定内环境

及时纠正水、电解质及酸碱失衡。

(四)保证气管通畅

痰多而黏稠不易咳出或有严重缺氧及二氧化碳潴留者,应及时行气管插管吸出痰液,必要时行机械通气。

三、护理

(一)一般护理

(1)将患者安置在清洁、安静、空气新鲜、阳光充足的房间,避免接触变应原,如花粉、皮毛、油烟等。护理操作时防止灰尘飞扬。喷洒灭蚊蝇剂或某些消毒剂时要转移患者。

(2)患者哮喘发作呼吸困难时应给予适宜的靠背架或过床桌,让患者伏桌而坐,以帮助呼吸,减少疲劳。

(3)给予营养丰富的易消化的食物,多食蔬菜、水果,多饮水。同时注意保持大便通畅,减少因用力排便所致的疲劳。严禁食用与患者发病有关的食物,如鱼、虾、蟹等,并协助患者寻找变态原。

(4)危重期患者应保持皮肤清洁干燥,定时翻身,防止压疮发生。因大剂量使用糖皮质激素,应做好口腔护理,防止发生口腔炎。

(5)哮喘重度发作时,由于大汗淋漓,呼吸困难甚至有窒息感,所以患者极度紧张、烦躁、疲倦。要耐心安慰患者,及时满足患者需求,缓解紧张情绪。

(二)观察要点

1.观察哮喘发作先兆

如患者主诉有鼻、咽、眼部发痒及咳嗽、流鼻涕等黏膜过敏症状时,应及时报告医师采取措施,减轻发作症状,尽快控制病情。

2.观察药物毒性作用

氨茶碱 0.25 g 加入 25%～50%葡萄糖注射液 20 mL 中静脉推注,时间至少要在 5 分钟以上,因浓度过高或推注过快可使心肌过度兴奋而产生心悸、惊厥、血压骤降等严重反应。使用时要现配现用,静脉滴注时,不宜和维生素 C、促皮质激素、去甲肾上腺素、四环素类等配伍。糖皮质激素类药物久用可引起钠潴留、血钾降低、消化道溃疡、高血压、糖尿病、骨质疏松、停药反跳等,须加强观察。

3.根据患者缺氧情况调整氧流量

一般为 3～5 L/min。保持气体充分湿化,氧气湿化瓶每天更换、消毒,防止医源性感染。

4.观察痰液黏稠度

哮喘发作患者由于过度通气,出汗过多,因而身体丢失水分增多,致使痰液黏稠形成痰栓,阻塞小支气管,导致呼吸不畅,感染难以控制。应通过静脉补液和饮水补足水分和电解质。

5.严密观察有无并发症

如自发性气胸、肺不张、脱水、酸碱失衡、电解质紊乱、呼吸衰竭、肺性脑病等并发症。监测动脉血气、生化指标,如发现异常需及时对症处理。

6.注意呼吸频率、深浅幅度和节律

重度发作患者喘鸣音减弱乃至消失,呼吸变浅,神志改变,常提示病情危急,应及时处理。

(三)家庭护理

1.增强体质,积极防治感染

平时注意增加营养,根据病情做适量体力活动,如散步、做简易操、打太极拳等,以提高机体免疫力。当感染发生时应及时就诊。

2.注意防寒避暑

寒冷可引起支气管痉挛,分泌物增加,同时感冒易致支气管及肺部感染。因此,冬季应适当提高居室温度,秋季进行耐寒锻炼防治感冒,夏季避免大汗,防止痰液过稠不易咳出。

3.尽量避免接触变应原

患者应戒烟,尽量避免到人员众多、空气污浊的公共场所。保持居室空气清新,室内可安装空气净化器。

4.防止呼吸肌疲劳

坚持进行呼吸锻炼。

5.稳定情绪

一旦哮喘发作,应控制情绪,保持镇静,及时吸入支气管扩张气雾剂。

6.家庭氧疗

家庭氧疗又称缓解期氧疗,对于患者的病情控制,存活期的延长和生活质量的提高有着重要意义。家庭氧疗时应注意氧流量的调节,严禁烟火,防止火灾。

7.缓解期处理

哮喘缓解期的防治非常重要,对于防止哮喘发作及恶化,维持正常肺功能,提高生活质量,保持正常活动量等均具有重要意义。哮喘缓解期患者,应坚持吸入糖皮质激素,可有效控制哮喘发作,吸入色甘酸钠和口服酮替酚亦有一定的预防哮喘发作的作用。

（王　婷）

第四节　支气管扩张

支气管扩张是指直径＞2 mm 的支气管由于管壁的肌肉和弹性组织破坏引起的慢性异常扩张。临床特点为慢性咳嗽、咳大量脓性痰和/或反复咯血。患者常有童年麻疹、百日咳或支气管肺炎等病史。随着人民生活条件的改善,麻疹、百日咳疫苗的预防接种,以及抗生素的应用,本病发病率已明显降低。

一、病因及发病机制

(一)支气管-肺组织感染和支气管阻塞

支气管-肺组织感染和支气管阻塞是支气管扩张的主要病因。感染和阻塞症状相互影响,促使支气管扩张的发生和发展。其中婴幼儿期支气管-肺组织感染是最常见的病因,如婴幼儿麻疹、百日咳、支气管肺炎等。

由于儿童支气管较细,易阻塞,且管壁薄弱,反复感染破坏支气管壁各层结构,尤其是平滑肌和弹性纤维的破坏削弱了对管壁的支撑作用。支气管炎使支气管黏膜充血、水肿、分泌物阻塞管腔,导致引流不畅而加重感染。支气管内膜结核、肿瘤、异物引起管腔狭窄、阻塞,也是导致支气管扩张的原因之一。由于左下叶支气管细长,且受心脏血管压迫引流不畅,容易发生感染,故支气管扩张左下叶比右下叶多见。肺结核引起的支气管扩张多发生在上叶。

(二)支气管先天性发育缺陷和遗传因素

此类支气管扩张较少见,如巨大气管-支气管症、Kartagener 综合征(支气管扩张、鼻窦炎和内脏转位)、肺囊性纤维化、先天性丙种球蛋白缺乏症等。

(三)全身性疾病

目前已发现类风湿关节炎、克罗恩病、溃疡性结肠炎、系统性红斑狼疮、支气管哮喘等疾病可同时伴有支气管扩张;有些不明原因的支气管扩张患者,其体液免疫和/或细胞免疫功能有不同程度的异常,提示支气管扩张可能与机体免疫功能失调有关。

二、临床表现

(一)症状

1.慢性咳嗽、大量脓痰

痰量与体位变化有关。晨起或夜间卧床改变体位时,咳嗽加剧、痰量增多。痰量多少可估计病情严重程度。感染急性发作时,痰明显增多,每天可达数百毫升,外观呈黄绿色脓性痰,痰液静置后出现分层的特征:上层为泡沫;中层为脓性黏液;下层为坏死组织沉淀物。合并厌氧菌感染时痰有臭味。

2.反复咯血

50%～70%的患者有程度不等的反复咯血,咯血量与病情严重程度和病变范围不完全一致。大量咯血最主要的危险是窒息,应紧急处理。部分发生于上叶的支气管扩张,引流较好,痰量不多或无痰,以反复咯血为唯一症状,称为"干性支气管扩张"。

3.反复肺部感染

其特点是同一肺段反复发生肺炎并迁延不愈。

4.慢性感染中毒症状

反复感染者可出现发热、乏力、食欲减退、消瘦、贫血等,儿童可影响发育。

(二)体征

早期或干性支气管扩张多无明显体征,病变重或继发感染时在下胸部、背部常可闻及局限性、固定性湿啰音,有时可闻及哮鸣音;部分慢性患者伴有杵状指/趾。

三、辅助检查

(一)胸部 X 线检查

早期无异常或仅见患侧肺纹理增多、增粗现象。典型表现是轨道征和卷发样阴影,感染时阴影内出现液平面。

(二)胸部 CT 检查

管壁增厚的柱状扩张或成串成簇的囊状改变。

(三)纤维支气管镜检查

有助于发现患者出血的部位,鉴别腔内异物、肿瘤或其他支气管阻塞原因。

四、诊断要点

根据患者有慢性咳嗽、大量脓痰、反复咯血的典型临床特征,以及肺部闻及固定而局限性的湿啰音,结合儿童时期有诱发支气管扩张的呼吸道病史,一般可做出初步临床诊断。胸部影像学检查和纤维支气管镜检查可进一步明确诊断。

五、治疗要点

治疗原则是保持呼吸道引流通畅,控制感染,处理咯血,必要时手术治疗。

(一)保持呼吸道通畅

1.药物治疗

祛痰药及支气管舒张药具有稀释痰液、促进排痰作用。

2.体位引流

对痰多且黏稠者作用尤其重要。

3.经纤维支气管镜吸痰

若体位引流排痰效果不理想,可经纤维支气管镜吸痰及生理盐水冲洗痰液,也可局部注入抗生素。

(二)控制感染

控制感染是支气管扩张急性感染期的主要治疗措施。应根据症状、体征、痰液性状,必要时参考细菌培养及药物敏感试验结果选用抗菌药物。

(三)手术治疗

对反复呼吸道急性感染或大咯血,病变局限在一叶或一侧肺组织,经药物治疗无效,全身状况良好的患者,可考虑手术切除病变肺段或肺叶。

六、常用护理诊断

(一)清理呼吸道无效

咳嗽、大量脓痰、肺部湿啰音与痰液黏稠和无效咳嗽有关。

(二)有窒息的危险

与痰多、痰液黏稠或大咯血造成气道阻塞有关。

(三)营养失调

乏力、消瘦、贫血、发育迟缓与反复感染导致机体消耗增加,以及患者食欲缺乏、营养物质摄入不足有关。

(四)恐惧

精神紧张、面色苍白、出冷汗与突然或反复大咯血有关。

七、护理措施

(一)一般护理

1.休息与环境

急性感染或咯血时应卧床休息,大咯血患者需绝对卧床,取患侧卧位。病室内保持空气流通,维持适宜的温、湿度,注意保暖。

2.饮食护理

提供高热量、高蛋白、高维生素食物,发热患者给予高热量流质或半流质饮食,避免冰冷、油腻、辛辣食物诱发咳嗽。鼓励患者多饮水,每天 1 500 mL 以上,以稀释痰液。指导患者在咳痰后及进食前后用清水或漱口液漱口,保持口腔清洁,促进食欲。

(二)病情观察

观察痰液量、颜色、性质、气味和与体位的关系,记录 24 小时痰液排出量;定期测量生命体征,记录咯血量,观察咯血的颜色、性质及量;病情严重者需观察有无窒息前症状,发现窒息先兆,立即向医师汇报并配合处理。

(三)对症护理

1.促进排痰

(1)指导有效咳嗽和正确的排痰方法。

(2)采取体位引流者需依据病变部位选择引流体位,使病肺居上,引流支气管开口向下,利于痰液流出。一般于饭前 1 小时进行。引流时可配合胸部叩击,提高引流效果。

(3)必要时遵医嘱选用祛痰剂或 β_2 受体激动剂喷雾吸入,扩张支气管、促进排痰。

2.预防窒息

(1)痰液排除困难者,鼓励多饮水或雾化吸入,协助患者翻身、拍背或体位引流,以促进痰液排除,减少窒息发生的危险。

(2)密切观察患者的表情、神志、生命体征,观察并记录痰液的颜色、量与性质,及时发现和判断患者有无发生窒息的可能。如患者突然出现烦躁不安、神志不清,面色苍白或发绀、出冷汗、呼吸急促、咽喉部明显的痰鸣音,应警惕窒息的发生,并及时通知医师。

(3)对意识障碍、年老体弱、咳嗽咳痰无力、咽喉部明显的痰鸣音、神志不清者、突然大量呕吐物涌出等高危患者,立即做好抢救准备,如迅速备好吸引器、气管插管或气管切开等用物,积极配合抢救工作。

(四)心理护理

病程较长,咳嗽、咳痰、咯血反复发作或逐渐加重时,患者易产生焦虑、沮丧情绪。护士应多与其交谈,讲明支气管扩张反复发作的原因及治疗进展,帮助患者树立战胜疾病的信心,缓解焦虑不安情绪。咯血时医护人员应陪伴、安慰患者,帮助情绪稳定,避免因情绪波动加重出血。

(五)健康教育

1.疾病知识指导

帮助患者及家属了解疾病发生、发展与治疗、护理过程。与其共同制订长期防治计划。宣传防治百日咳、麻疹、支气管肺炎、肺结核等呼吸道感染的重要性;及时治疗上呼吸道慢性病灶;避免受凉,预防感冒;戒烟、减少刺激性气体吸入,防止病情恶化。

2.生活指导

讲明加强营养对机体康复的作用,使患者能主动摄取必需的营养素,以增强机体抗病能力。鼓励患者参加体育锻炼,建立良好的生活习惯,劳逸结合,以维护心、肺功能状态。

3.用药指导

向患者介绍常用药物的用法和注意事项,观察疗效及不良反应。指导患者及家属学习和掌握有效咳嗽、胸部叩击、雾化吸入和体位引流的方法,以利于长期坚持,控制病情的发展;了解抗生素的作用、用法和不良反应。

4.自我监测指导

定期复查。嘱患者按医嘱服药,教患者学会观察药物的不良反应。教会患者识别病情变化的征象,观察痰液量、颜色、性质、气味和与体位的关系,并记录 24 小时痰液排出量。如有咯血、窒息先兆,立即前往医院就诊。

(王　婷)

第六章

心内科护理

第一节 原发性高血压

原发性高血压的病因复杂,不是单个因素引起,与遗传有密切关系,是环境因素与遗传相互作用的结果。要诊断高血压,必须根据患者与血压对照规定的高血压标准,在未服降压药的情况下,测两次或两次以上非同日多次重复的血压所得的平均值为依据,偶然测得一次血压增高不能诊断为高血压,必须重复和进一步观察。测得高血压时。要做相应的检查以排除继发性高血压,若患者是继发性高血压,未明确病因即当成原发性高血压而长期给予降压治疗,不但疗效差,而且原发性疾病严重发作常可危及生命。

一、一般表现

原发性高血压通常起病缓慢,早期常无症状,可以多年自觉良好而偶于体格检查时发现血压升高,少数患者则在发生心、脑、肾等并发症后才被发现。高血压患者可有头痛、眩晕、气急、疲劳、心悸、耳鸣等症状,但并不一定与血压水平呈正比。往往是在患者得知患有高血压后才注意到。

高血压病初期只是在精神紧张、情绪波动后血压暂时升高,随后可恢复正常,以后血压升高逐渐趋于明显而持久,但一天之内白昼与夜间血压水平仍可有明显的差异。

高血压病后期的临床表现常与心、脑、肾功能不全或器官并发症有关。

二、实验室检查

(1)为了原发性高血压的诊断、了解靶器官(主要指心、脑、肾、血管)的功能状态并指导正确选择药物治疗,必须进行下列实验室检查:血、尿常规、肾功能、血尿酸、脂质、糖、电解质、心电图、胸部 X 线和眼底检查。早期患者上述检查可无特殊异常,后期高血压患者可出现尿蛋白增多及尿常规异常,肾功能减退,胸部 X 线可见主动脉弓迂曲延长、左室增大,心电图可见左心室肥大劳损。部分患者可伴有血清总胆固醇、甘油三酯、低密度脂蛋白胆固醇的增高和高密度脂蛋白胆固醇的降低,亦常有血糖或尿酸水平增高。目前认为,上述生化异常可能与原发性高血压的发病机制有一定的内在联系。

（2）眼底检查有助于对高血压严重程度的了解，眼底分级法：标准如下：Ⅰ级，视网膜动脉变细、反光增强；Ⅱ级，视网膜动脉狭窄、动静脉交叉压迫；Ⅲ级，上述血管病变基础上有眼底出血、棉絮状渗出；Ⅳ级，上述基础上出现视神经盘水肿。大多数患者仅为Ⅰ、Ⅱ级变化。

（3）动态血压监测（ABPM）与通常血压测量不同，动态血压监测是由仪器自动定时测量血压，可每隔 15～30 分钟自动测压（时间间隔可调节），连续 24 小时或更长。可测定白昼与夜间各时间段血压的平均值和离散度，能较敏感、客观地反映实际血压水平。

正常人血压呈明显的昼夜波动，动态血压曲线呈双峰一谷，即夜间血压最低，清晨起床活动后血压迅速升高，在上午 6～10 时及下午 4～8 时各有一高峰，继之缓慢下降。中、轻度高血压患者血压昼夜波动曲线与正常类似，但血压水平较高。早晨血压升高可伴有血儿茶酚胺浓度升高，血小板聚集增加及纤溶活性增高会变化，可能与早晨较多发生心脑血管急性事件有关。

血压变异性和血压昼夜节律与靶器官损害及预后有较密切的关系，即伴明显靶器官损害或严重高血压患者其血压的昼夜节律可消失。

目前尚无统一的动态血压正常值，但可参照采用以下正常上限标准：24 小时平均血压值 <17.3/10.7 kPa（130/80 mmHg），白昼均值 <18.0/11.3 kPa（135/85 mmHg），夜间 <16.7/10.0 kPa（125/75 mmHg）。夜间血压均值比白昼降低 >10%，如降低不及 10%，可认为血压昼夜节律消失。

动态血压监测可用于：诊断"白大衣性高血压"，即在诊所内血压升高，而诊所外血压正常；判断高血压的严重程度，了解其血压变异性和血压昼夜节律；指导降压治疗和评价降压药物疗效；诊断发作性高血压或低血压。

三、原发性高血压危险度的分层

原发性高血压的严重程度并不单纯与血压升高的水平有关，必须结合患者总的心血管疾病危险因素及合并的靶器官损害进行全面的评价，治疗目标及预后判断也必须以此为基础。心血管疾病危险因素包括吸烟、高脂血症、糖尿病、年龄 >60 岁、男性或绝经后女性、心血管疾病家族史（发病年龄女性 <65 岁，男性 <55 岁）。靶器官损害及合并的临床疾病包括心脏疾病（左心室肥大、心绞痛、心肌梗死、既往曾接受冠状动脉旁路手术、心力衰竭），脑血管疾病（脑卒中或短暂性脑缺血发作），肾脏疾病（蛋白尿或血肌酐升高），周围动脉疾病，高血压视网膜病变（大于等于Ⅲ级）。危险度的分层是把血压水平及危险因素及合并的器官受损情况相结合分为低、中、高和极高危险组。治疗时不仅要考虑降压，还要考虑危险因素及靶器官损害的预防及逆转。

低度危险组：高血压 1 级，不伴有上列危险因素，治疗以改善生活方式为主，如 6 个月后无效，再给药物治疗。

中度危险组：高血压 1 级伴 12 个危险因素或高血压 2 级不伴有或伴有不超过 2 个危险因素者。治疗除改善生活方式外，给予药物治疗。

高度危险组：高血压 1～2 级伴至少 3 个危险因素者，必须药物治疗。

极高危险组：高血压 3 级或高血压 1～2 级伴靶器官损害及相关的临床疾病者（包括糖尿病），必须尽快给予强化治疗。

四、临床类型

原发性高血压大多起病及进展均缓慢,病程可长达十余年至数十年,症状轻微,逐渐导致靶器官损害。但少数患者可表现为急进重危,或具特殊表现而构成不同的临床类型。

(一)高血压急症

高血压急症是指高血压患者血压显著的或急剧的升高[收缩压>26.7 kPa(200 mmHg),舒张压>17.3 kPa(130 mmHg)],常同时伴有心、脑、肾及视网膜等靶器官功能损害的一种严重危及生命的临床综合征,其舒张压>18.7~20.0 kPa(140~150 mmHg)和/或收缩压>29.3 kPa(220 mmHg),无论有无症状,也应视为高血压急症。高血压急症包括高血压脑病、高血压危象、急进型高血压、恶性高血压,高血压合并颅内出血、急性冠状动脉功能不全、急性左心衰竭、主动脉夹层血肿,以及子痫、嗜铬细胞瘤危象等。

(二)恶性高血压

1%~5%的中、重度高血压患者可发展为恶性高血压,其发病机制尚不清楚,可能与不及时治疗或治疗不当有关。病理上以肾小动脉纤维样坏死为突出特征。临床特点:①发病较急骤;多见于中、青年。②血压显著升高,舒张压持续>17.3 kPa(130 mmHg)。③头痛、视力模糊、眼底出血、渗出和乳头水肿。④肾脏损害突出,表现为持续蛋白尿、血尿及管型尿,并可伴肾功能不全。⑤进展迅速,如不给予及时治疗,预后不佳,可死于肾衰竭、脑卒中或心力衰竭。

(三)高血压危重症

1.高血压危象

在高血压病程中,由于周围血管阻力的突然上升,血压明显升高,出现头痛、烦躁、眩晕、恶心、呕吐、心悸、气急及视力模糊等症状。伴靶器官病变者可出现心绞痛、肺水肿或高血压脑病。血压以收缩压显著升高为主,也可伴舒张压升高。发作一般历时短暂、控制血压后病情可迅速好转;但易复发。危象发作时交感神经活动亢进,血中儿茶酚胺升高。

2.高血压脑病

高血压脑病是指在高血压病程中发生急性脑血液循环障碍,引起脑水肿和颅内压增高而产生的临床征象。发生机制可能为过高的血压突破了脑血管的自身调节机制,导致脑灌注过多,液体渗入脑血管周围组织,引起脑水肿。临床表现有严重头痛、呕吐、神志改变,较轻者可仅有烦躁、意识模糊,严重者可发生抽搐、昏迷。

(四)急进型高血压

本病占高血压患者的1%~8%,多见于年轻人,男性居多。临床特点:①收缩压,舒张压均持续升高,舒张压常持续≥17.3 kPa(130 mmHg),很少有波动。②症状多而明显进行性加重,有一些患者高血压是缓慢病程,但后突然迅速发展,血压显著升高。③出现严重的内脏器官的损害,常在1~2年内发生心、脑、肾损害和视网膜病变,出现脑卒中、心肌梗死、心力衰竭、尿毒症及视网膜病变(眼底Ⅲ级以上改变)。

(五)缓进型高血压

这种类型占95%以上,临床上又称之为良性高血压。因其起病隐匿,病情发展缓慢,病程较长,可达数十年,多见于中老年人。临床表现:①早期可无任何明显症状,仅有轻度头痛或不适,休息之后可自行缓解。偶测血压时才发现高血压。②逐渐发展,患者表现为头痛、头晕、失眠、乏力、记忆力减退症状,血压也随着病情发展是逐步升高并趋向持续性,波动幅度也随之减小并伴随着心、脑、肾等器官的器质性损害。

此型高血压病由于病程长，早期症状不明显所以患者容易忽视其治疗，思想上不重视，不能坚持服药，最终造成不可逆的器官损害，危及生命。

(六)老年人高血压

年龄超过 60 岁达高血压诊断标准者即为老年人高血压。临床特点：①半数以上以收缩压为主；即单纯收缩期高血压[收缩压＞18.7 kPa(140 mmHg)；舒张压＜12.0 kPa(90 mmHg)]，此与老年人大动脉弹性减退、顺应性下降有关，使脉压增大。流行病资料显示，单纯收缩压的升高也是心血管病致死的重要危险因素。②部分老年人高血压是由中年原发性高血压延续而来，属收缩压和舒张压均增高的混合型。③老年人高血压患者心、脑、肾器官常有不同程度损害，靶器官并发症如脑卒中、心力衰竭、心肌梗死和肾功能不全较为常见。④老年人压力感受器敏感性减退；对血压的调节功能降低、易造成血压波动及直立性低血压，尤其在使用降压药物治疗时要密切观察。老年人选用高血压药物时宜选用平和、缓慢的制剂，如利尿剂和长效钙通道阻滞剂及 ACEI 等；常规给予抗凝剂治疗；定期测量血压以予调整剂量。

(七)难治性高血压

难治性高血压又称顽固性或有抵抗性的高血压。临床特点：①治疗前血压≥24.0/15.3 kPa(180/115 mmHg)，经过充分的、合理的、联合应用 3 种药物(包括利尿剂)，血压仍不能降至 21.3/7.5 kPa(160/56 mmHg)以下。②治疗前血压＜24.0/15.3 kPa(180/115 mmHg)，而适当的三联药物治疗仍不能达到：＜18.7/12.0 kPa(140/90 mmHg)，则被认为是难治性高血压。③对于老年单纯收缩期高血压，如治疗前收缩压＞26.7 kPa(200 mmHg)，经三联治疗，收缩压不能降至 22.7 kPa(170 mmHg)以下，或治疗前收缩压 21.3～26.7 kPa(160～200 mmHg)，而治疗后不能降至 21.3 kPa(160 mmHg)以下及至少低 1.3 kPa(10 mmHg)，亦称为难治性高血压。充分的合理的治疗应包括至少 3 种不同药理作用的药物，包括利尿剂并加之以下两种：β 阻滞剂，直接的血管扩张药，钙通道阻滞剂或血管紧张素转化酶抑制剂。应当说明的是，并不是所有严重的高血压都是难治性高血压，也不是难治性高血压都是严重高血压。

诊断难治性高血压应排除假性高血压及白大衣高血压，并排除继发性高血压，如嗜铬细胞瘤、原发性醛固酮增生症、肾血管性高血压等；中年或老年患者过去有效的治疗以后变得无效，则强烈提示肾动脉硬化及狭窄，肾动脉造影可确定诊断肾血管再建术可能是降低血压的唯一有效方法。

难治性高血压的主要原因可能有以下几种：①患者的依从性不好即患者没有按医师的医嘱服药，这可能是最主要的原因。依从性不好的原因可能药物方案复杂或服药次数频繁，患者未认识到控制好血压的重要性，药物费用及不良反应等。②患者食盐量过高(＞5 g/d)，或继续饮酒，体重控制不理想。应特别注意来自加工食品中的盐，如咸菜、罐头、腊肉、香肠、酱油、酱制品、咸鱼、成豆制品等，应劝说患者戒烟、减肥，肥胖者减少热量摄入量。③医师不愿使用利尿药或使用多种作用机制相同的药物。④药物相互作用，如阿司匹林或非甾体抗炎药因抑制前列腺素合成而干扰高血压的控制，拟交感胺类可使血压升高，麻黄素、口服避孕药、雄性激素、过多的甲状腺素、糖皮质激素等可使血压升高或加剧原先的高血压；考来烯胺可妨碍抗高血压药物的经肠道吸收。三环类抗忧郁药，苯异丙胺、抗组织胺、单胺氧化酶抑制剂及可卡因干扰胍乙啶的药理作用。

(八)儿童高血压

关于儿童高血压的诊断标准尚未统一。如 WHO 规定：13 岁以上正常上限为 18.7/12.0 kPa

(140/90 mmHg),13 岁以下则为 18.0/11.3 kPa(135/85 mmHg)。《实用儿科学》中规定:8 岁以下舒张压＞10.7 kPa(80 mmHg),8 岁以上＞12.0 kPa(90 mmHg);或收缩压＞16.0 kPa(120 mmHg)与舒张压＞10.7 kPa(80 mmHg)为高血压。儿童血压测量方法与成年人有所不同:①舒张压以 Korotloff 第四音为难。②根据美国心脏病协会规定,使用袖带的宽度为:1 岁以下为 2.5,1～4 岁 5～6,5～8 岁 8～9,成人 12.5,否则将会低估或高估血压的高度。诊断儿童高血压应十分慎重,特别是轻度高血压者应加强随访。一经确诊为儿童高血压后,首先除外继发性高血压。继发性高血压中最常见的病因是肾脏疾病,其次是肾动脉血栓、肾动脉狭窄、先天性肾动脉异常、主动脉缩窄、嗜铬细胞瘤等。

临床特点:①5%的患者有高血压的家族史。②早期一般无明显症状,部分患者可有头痛,尤在剧烈运动时易发生。③超体重肥胖者达 50%。④平素心动过速,心前区搏动明显,呈现高动力循环状态。⑤尿儿茶酚胺水平升高,尿缓激肽水平降低,血浆肾素活性轻度升高,交感神经活性增高。⑥对高血压的耐受力强,一般不引起心、肾、脑及眼底的损害。

(九)青少年高血压

青少年时期高血压的研究已越来越被人们重视。大量调查发现,青少年原发性高血压起源于儿童期,并认为青少年高血压与成人高血压及并发症有密切关系,同儿童期高血压病因相似,常见于继发性高血压,在青春期继发性高血压病例中,肾脏疾病仍然是主要的病因。大量的调查发现青少年血压与年龄有直接相关,青少年高血压诊断标准在不同时间(每次间隔 3 个月以上)3 次测量坐位血压,收缩压和/或舒张压高于 95 百分位以上可诊断为高血压(表 6-1)。

表 6-1　我国青少年年龄血压百分位值表

年龄	男性/P95	女性/P95
1～12	128/81	119/82
13～15	133/84	124/81
16～18	136/89	127/82

(十)精神紧张性高血压

交感神经系统在发病中起着重要作用。交感神经系统活性增强可导致:①血浆容量减少,血小板聚集,因而易诱发血栓形成。②激活肾素-血管紧张素系统,再加上儿茶酚胺的作用,引起左室肥厚的血管肥厚,肥厚的血管更易引起血管痉挛。③副交感神经系统活性较低和交感神经系统活性增强,是易引起心律失常,心动过速的因素。④降低骨骼肌对胰岛素的敏感性,其主要机制为:在紧急情况下,交感神经系统活性增高引起血管收缩,导致运输至肌肉的葡萄糖减少;去甲肾上腺素刺激 β 受体也可引起胰岛素耐受,持续的交感神经系统还可以造成肌肉纤维类型由胰岛素耐受性慢收缩纤维转变成胰岛素耐受性快收缩纤维,这些变化可致血浆胰岛素浓度水平升高,并促进动脉粥样硬化。

(十一)白大衣性高血压

白大衣性高血压(WCH)是指在诊疗单位内血压升高,但在诊疗单位外血压正常。有人估计,在高血压患者中,有 20%～30% 为白大衣高血压,故近年来提出患者自我血压监测(HBPM)。HBPM 有下列好处:①能更全面更准确地反应患者的血压。②没有"白大衣效应"。③提高患者服药治疗和改变生活方式的顺从性。④无观察者的偏倚现象。自测血压可使用水银柱血压计,亦可使用动态血压监测(ABPM)的方法进行判断。有人认为"白大衣高血压"也应予以重视,它可能是早期高血压的表现之一。我国目前的参考诊断标难为 WCH 患者诊室收缩压 >21.3 kPa（160 mmHg）和/或舒张压>12.0 kPa（90 mmHg）并且白昼动态血压收缩压 <18.0 kPa(135 mmHg),舒张压<10.7 kPa(80 mmHg),这还需要经过临床的验证和评价。

"白大衣性高血压"多见于女性、年轻人、体型瘦者,以及诊所血压升高、病程较短者。在这类患者中,规律性的反复出现的应激方式,如上班工作,不会引起血压升高。ABPM 有助于诊断"白大衣性高血压"。其确切的自然史与预后还不很清楚。

(十二)应激状态

偏快的心率是处于应激状态的一个标志,心动过速是交感神经活性增高的一个可靠指标,同时也是心血管病死亡率的一个独立危险因素。心率增快与血压升高、胆固醇升高、甘油三酯升高、血球压积升高、体重指数升高、胰岛素抵抗、血糖升高、高密度脂蛋白-胆固醇降低等密切相关。

(十三)夜间高血压

24 小时动态血压监测发现部分患者的血压正常节律消失,夜间收缩压或舒张压的降低小于日间血压平均值的 10%,甚至夜间血压反高于日间血压。夜间高血压常见于某些继发性高血压(如嗜铬细胞瘤、原发性醛固酮增多症、肾性高血压)、恶性高血压和合并心肌梗死、脑卒中的原发性高血压。夜间高血压的产生机制与神经内分泌正常节律障碍、夜间上呼吸道阻塞、换气过低和睡眠觉醒有关,其主要症状是响而不规则的大鼾、夜间呼吸暂停及日间疲乏和嗜睡。这种患者常伴有超重、易发生脑卒中、心肌梗死、心律失常和猝死。

(十四)肥胖型高血压

肥胖者易患高血压,其发病因素是多方面的,伴随的危险因素越多,则预后越差。本型高血压患者心、肾、脑、肺功能均较无肥胖者更易受损害,且合并糖尿病、高脂血症、高尿酸血症者多,患冠心病、心力衰竭、肾功能障碍者明显增加。

(十五)夜间低血压性高血压

夜间低血压性高血压是指日间为高血压(特别是老年收缩期性高血压),夜间血压过度降低,即夜间较日间血压低超过 20%。其发病机制与血压调节异常、血压节律改变有关。该型高血压易发生腔隙性脑梗死,可能与夜间脑供血不足、高凝状态有关。治疗应注意避免睡前使用降压药(尤其是能使夜间血压明显降低的药物)。

(十六)顽固性高血压

顽固性高血压是指高血压患者服用 3 种以上的不同作用机制的全剂量降压药物,测量血压仍不能控制在 18.7/12.7 kPa(140/95 mmHg)以下或舒张压(DBP)≥13.3 kPa(100 mmHg),老年患者血压仍>21.3/12.0 kPa（160/90 mmHg）,或收缩压（SBP）不能降至 18.7 kPa(140 mmHg)以下。顽固性高血压的原因:①治疗不当。应采用不同机制的降压药物联合应用。②对药物的不能耐受。由于降压药物引起不良反应;而中断用药,常不服药或间断服药,造成顺应性差。③继发性高血压。当患者血压明显升高并对多种治疗药物呈抵抗状态的,应考虑排除继发因素。常见肾动脉狭窄、肾动脉粥样斑块形成、肾上腺疾病等。④精神因素。工作繁忙造成白天血压升高,夜间睡眠时血压正常。⑤过度摄钠。尤其对高血压人群中,约占 50%的盐敏感性高血压,如老年患者和肾功能减退者,盐摄入量过高更易发生顽固性高血压,而低钠饮食可改善其对药物的抵抗性。

五、护理评估

(一)病史

应注意询问患者有无高血压家族史,个性特征,职业、人际关系、环境中有无引发本病的应激因素,生活与饮食习惯、烟酒嗜好,有无肥胖、心脏病、肾脏病、糖尿病、高脂血症、痛风、支气管哮喘等病史及用药情况。

(二)身体状况

高血压病根据起病和病情进展缓急分为缓进型和急进型两类,前者多见,后者占高血压病的1%～5%。

1.一般表现

缓进型原发性高血压起病隐匿,病程进展缓慢,早期多无症状,偶在体格检查时发现血压升高,少数患者在发生心、脑、肾等并发症后才被发现。高血压患者可在精神紧张、情绪激动或劳累后有头晕、头痛、眼花、耳鸣、失眠、乏力、注意力不集中等症状,但症状与血压增高程度并不一定一致。

患者血压随季节、昼夜、情绪等因素有较大波动,表现为冬季较夏季高、清晨较夜间高、激动时较平静时高等特点。体检时可听到主动脉瓣区第二心音亢进、主动脉瓣区收缩期杂音,少数患者在颈部或腹部可听到血管杂音。长期持续高血压可有左心室肥厚。

高血压病早期血压仅暂时升高,去除原因和休息后可恢复,称为波动性高血压阶段。随病情进展,血压呈持久增高,并有脏器受损表现。

2.并发症

主要表现心、脑、肾等重要器官发生器质性损害和功能性障碍。

(1)心脏:血压长期升高,增加了左心室的负担。左室因代偿而心肌肥厚,继而扩张,形成高血压性心脏病。在心功能代偿期,除有劳累性心悸外,其他症状不明显。心功能失代偿时,则表现为心力衰竭。由于高血压后期可并发动脉粥样硬化,故部分患者可并发冠心病,发生心绞痛、心肌梗死。

(2)脑:重要的脑血管病变表现有,一时性(间歇性)脑血管痉挛:可使脑组织缺血,产生头痛、一时性失语、失明、肢体活动不灵或偏瘫。可持续数分钟至数天,一般在24小时内恢复。脑出血:一般在紧张的体力或脑力劳动时容易发生,如情绪激动、搬重物等时突然发生。其临床表现因出血部位不同而异,最常见的部位在脑基底节豆状核,故常损及内囊,又称内囊出血。其主要表现为突然摔倒,迅速昏迷,头、眼转向出血病灶的同侧,出血病灶对侧的"三偏"症状,即偏瘫、偏身感觉障碍和同侧偏盲。呼吸深沉而有鼾声,大小便失禁。瘫痪肢体开始完全弛缓,腱反射常引不出。数天后瘫痪肢体肌张力增高,反射亢进,出现病理反射。脑动脉血栓形成:多在休息睡眠时发生,常先有头晕、失语、肢体麻木等症状,然后逐渐发生偏瘫,一般无昏迷。随病情进展,可发生昏迷甚至死亡。上述脑血管病变的表现,祖国医学统称为"中风"或"卒中",现代医学统称为"脑血管意外"。高血压脑病:是指脑小动脉发生持久而严重的痉挛、脑循环发生急性障碍,导致脑水肿和颅内压增高,可发生于急进型或严重的缓进型高血压病患者。表现血压持续升高,常超过26.7/16.0 kPa(200/120 mmHg),剧烈头痛、恶心、呕吐、眩晕、抽搐、视力模糊、意识障碍,直至昏迷。发作可短至数分钟,长者可达数小时或数天。

(3)肾的表现:长期高血压可致肾小动脉硬化,当肾功能代偿时,临床上无明显肾功能不全表现。当肾功能转入失代偿期时,可出现多尿、夜尿增多、口渴、多饮,提示肾浓缩功能减低,尿比重固定在 1.010 左右,称为等渗尿。当肾功能衰退时,可发展为尿毒症,血中肌酐、尿素氮增高。

(4)眼底视网膜血管改变:目前我国采用 Keith-Wegener 4 级眼底分级法。Ⅰ级,视网膜动脉变细;Ⅱ级,视网膜动脉狭窄,动脉交叉压迫;Ⅲ级,眼底出血或棉絮状渗出;Ⅳ级,视神经盘水肿。眼底的改变可反映高血压的严重程度。

3.急进型高血压病

(1)急进型高血压占高血压病的 1% 左右,可由缓进型突然转变而来,也可起病即为急进型。多见于青年和中年。基本的临床表现与缓进型高血压病相似,但各种症状更为突出,具有病情严重、发展迅速、肾功能急剧恶化和视网膜病变(眼底出血、渗出、乳头水肿)等特点。血压显著增高,舒张压持续在 17.3~18.7 kPa(130~140 mmHg)或更高,常于数月或 1~2 年内出现严重的心、脑、肾损害、最后常为尿毒症死亡,也可死于急性脑血管疾病或心力衰竭。经治疗后,少数病情亦可转稳定。

(2)高血压危象指短期内血压急剧升高的严重临床表现。它是在高血压的基础上,交感神经亢进致周围小动脉强烈痉挛,这是血压进一步升高的结果,常表现为剧烈头痛、神志改变、恶心、呕吐、心悸、呼吸困难等。收缩压可高达 34.7 kPa(260 mmHg),舒张压 16.0 kPa(120 mmHg)以上。

(三)实验室及其他检查

1.尿常规检查

可阴性或有少量蛋白和红细胞,急进型高血压患者尿中常有大量蛋白、红细胞和管型,肾功能减退时尿比重降低,尿浓缩和稀释功能减退,血中肌酐和尿素氮增高。

2.X 线检查

轻者主动脉迂曲延长或扩张,并发高血压性心脏病时,左心室增大,心脏至靴形样改变。

3.超声波检查

心脏受累时,二维超声显示:早期左室壁搏动增强,第Ⅱ期多见室间隔肥厚,继则左心室后型肥厚;左心房轻度扩大;超声多普勒于二尖瓣上可测出舒张期血流速度减慢,舒张末期速度增快。

4.心电图和心向量图检查

心脏受累的患者又可见左心室增厚或兼有劳损,P 波可增宽或有切凹,P 环振幅增大,特别终末向后电力更为明显。偶有心房颤动或其他心律失常。

5.血浆肾素活性和血管紧张素Ⅱ浓度测定

二者可增高,正常或降低。

6.血浆心钠素浓度测定

心钠素浓度降低。

六、护理目标

(1)头痛减轻或消失。

(2)焦虑减轻或消失。

(3)血压维持在正常水平,未发生意外伤害。

(4)能建立良好的生活方式,合理膳食。

七、护理措施

(一)一般护理

(1)头痛、眩晕、视力模糊的患者应卧床休息,抬高床头,保证充足的睡眠。指导患者使用放松技术,如缓慢呼吸、心理训练、音乐治疗等,避免精神紧张、情绪激动和焦虑,保持情绪平稳。保持病室安静,减少声光刺激和探视,护理操作动作要轻巧并集中进行,少打扰患者。对因焦虑而影响睡眠的患者遵医嘱应用镇静剂。

(2)有氧运动可降压减肥、改善脏器功能、提高活动耐力、减轻胰岛素抵抗,指导轻症患者选择适当的运动,如慢跑、健身操、骑自行车、游泳等(避免竞技性、力量型的运动),一般每周3～5次,每次30～40分钟,出现头晕、心慌、气短、极度疲乏等症状时应立即停止运动。

(3)合理膳食,每天摄钠量不超过6 g,减少热量、胆固醇、脂肪摄入,适当增加蛋白质,多吃蔬菜、水果,摄入足量的钾、镁、钙,避免过饱,戒烟酒及刺激性的饮料,可以降低血压,减轻体重,防止高血脂和动脉硬化,防止便秘,减轻心脏负荷。

(二)病情观察与护理

(1)注意神志、血压、心率、尿量、呼吸频率等生命体征的变化,每天定时测量并记录血压。血压有持续升高时,密切注意有无剧烈头痛、呕吐、心动过速、抽搐等高血压脑病和高血压危象的征象。出现上述现象时应给予氧气吸入,建立静脉通路,通知病危,准备各种抢救物品及急救药物,详细书写特别护理记录单;配合医师采取紧急抢救措施,加快速降压、制止抽搐,以防脑血管疾病的发生。

(2)注意用药及观察:高血压患者服药后应注意观察服药反应,并根据病情轻重、血压的变化决定用药剂量与次数,详细做好记录。若有心、脑、肾严重并发症,则药物降压不宜过快,否则供血不足易发生危险。血压变化大时,要立即报告医师予以及时处理。要告诉患者按时服药及观察,忌乱用药或随意增减剂量与擅自停药。用降压药期间要经常测量血压并做好记录,以提供治疗参考,注意起床动作要缓慢,防止直立性低血压引起摔倒。用利尿剂降压时注意记出入量,排尿多的患者应注意补充含钾高的食物和饮料,如玉米面、海带、蘑菇、枣、桃、香蕉、橘子汁等。用普萘洛尔药物要逐渐减量、停药,避免突然停用引起心绞痛发作。

(3)患者如出现肢体麻木,活动欠灵活,或言语含糊不清时,应警惕高血压并发脑血管疾病。对已有高血压心脏病者,要注意有无呼吸困难、水肿等心力衰竭表现;同时检查心率、心律有无心律失常的发生。观察尿量及尿的化验变化,以发现肾脏是否受累。发现上述并发症时,要协助医师相应的治疗及做好护理工作。

(4)高血压急症时,应迅速准确按医嘱给予降压药、脱水剂及镇痉药物,注意观察药物疗效及不良反应,严格按药物剂量调节滴速,以免血压骤降引起意外。

(5)出现脑血管意外、心力衰竭、肾衰竭者,给予相应抢救配合。

八、健康教育

(1)向患者提供有关本病的治疗知识,注意休息和睡眠,避免劳累。

(2)同患者共同讨论改变生活方式的重要性,低盐、低脂、低胆固醇、低热量饮食,禁烟、酒及刺激性饮料。肥胖者节制饮食。

(3)教会患者进行自我心理平衡调整,自我控制活动量,保持良好的情绪,掌握劳逸适度,懂得愤怒会使舒张压升高,恐惧焦虑会使收缩压升高的道理,并竭力避免之。

(4)定期、准确、及时服药,定期复查。

(5)保持排便通畅,规律的性生活,避免婚外性行为。

(6)教会患者怎样测量血压及记录。让患者掌握药物的作用及不良反应,告诉患者不能突然停药。

(7)指导患者适当地进行运动,可增加患者的健康感觉和松弛紧张的情绪,增高 HDL-C。推荐作渐进式的有氧运动,如散步、慢跑;也可打太极拳、练气功;避免举高重物及做等长运动(如举重、哑铃)。

九、高血压合并常见病的护理

(一)高血压合并脑卒中的护理要点

1.生活起居护理

(1)外感风寒者,病室宜温暖,汗出时忌当风,恶风严重时,头部可用毛巾包裹或戴帽,以免复感外邪。

(2)阴虚阳亢者病室宜凉润通风,阳虚者病室宜温暖、阳光充足。

(3)眩晕发作时卧床休息,闭目养神,起坐下床动作要缓慢,尽量减少头部的活动,防止跌仆,协助其生活护理。座椅、床铺避免晃动、摇动。

(4)神昏或脑卒中患者加强口腔、眼睛、皮肤及会阴的护理,用盐水或中药漱口液清洗口腔;眼睑不能闭合者,覆盖生理盐水湿纱布,并按医嘱滴眼药水或眼药膏;保持床单位清洁,定时为患者翻身拍背;尿失禁患者给予留置导尿。

2.情志护理

(1)脑卒中患者多心肝火盛,易心烦易怒,可安抚鼓励患者,使其舒神开心,指导患者适当看一些欢乐的电影、小说和赏心悦目的金色、杏色或白色的五行图片,听大自然的轻音乐,对应中医学的音乐疗法,五音调试可选角调,如《碧叶烟云》,其音韵可清肝泻火、平肝清阳,可缓解头晕胀痛、烦躁易怒、失眠多梦等。

(2)合并郁证患者可用"喜疗法",所谓"喜则气和志达,营卫通利"。指导患者看笑话集、喜剧以及红色、紫色、绿色等色彩鲜艳的五行图片,多交友谈心,听一些喜庆的音乐,如徵调《雨后彩虹》、角调的《春江花月夜》与宫调的《青花瓷》。还可运用中医学芳香治疗法,如选择柠檬可以轻度兴奋,缓解压力,减轻消沉和抑郁。

3.饮食护理

(1)宜清淡、低盐低脂饮食,忌辛辣、肥甘厚味、咸食等,禁烟、浓茶、咖啡等。

(2)吞咽困难,饮水呛咳者,指导患者取平卧位喂食流质食物,取坐位或半卧位进食半流或固体食物。

(3)风痰上扰证应多食雪梨、橘子、杏仁、冰糖、萝卜等,忌食肥腻、公鸡肉等助痰生风的食物。

(4)肝阳上亢证宜食山楂、淡菜、紫菜、甲鱼、芹菜、海蜇、香菇等。

(5)痰湿中阻证可多食薏苡仁、红小豆、西瓜、冬瓜、玉米、竹笋等清热利湿的食物。

(6)气血两亏者应着重补益,如黑芝麻、胡桃肉、红枣、怀山药、羊肝、猪肾等。

4.用药护理

(1)外感风寒者,中药宜热服,服药后可饮热粥或热汤以助药力。其他中药宜温服。恶心呕吐较重者,可少量多次频服,或舌上滴姜汁数滴。

(2)长期服药者,不可擅自骤然停药,以免引起病情反复。若停药一定要遵医嘱缓慢逐步减量,直至停药。注意观察药物引起的不良反应及不良反应。

(3)服降压药、利尿脱水药时,应观察血压变化,防止头晕,注意安全。

5.病情观察

(1)严密观察神志、瞳孔、生命体征、汗出、肢体活动、大小便失禁、出入量等,防止脑疝及脱证的发生。

(2)观察疾病发作的时间、性质、程度、伴随症状、诱发因素等,做好实时记录。

6.脑卒中的急症处理

(1)应就地处理,予吸氧、针刺人中、十宣、涌泉穴等紧急救治,遵医嘱使用降压药、脱水药或镇静药。

(2)脑卒中患者取头高脚低位,尽量避免搬动。保持呼吸道通畅,头转向一侧,除去义齿,清除口咽部分泌物,解开其衣领、衣扣、腰带,及时吸痰。使用压舌板、舌钳和牙垫防止舌后坠、舌咬伤、颊部咬伤。

(3)严重者应专人守护,注意安全,卧床设床栏,防止坠床,必要时使用保护性约束,防止意外伤害。抽搐时切忌强拉、捆绑患者拘急挛缩的肢体,以免造成骨折。床旁备气管切开包、气管插管、呼吸机等急救物。

(4)做好鼻饲、导尿的护理。

7.健康指导

(1)起居:有常,劳逸有节,适寒温,防外感,保证充足睡眠,避免用脑过度,不宜长时间看书学习等。

(2)饮食:辨证施食。可多食健脑的食物,如灵芝、桂圆、核桃、蚕豆、动物的骨髓等。忌辛辣、肥甘厚味、咸食等,禁烟、浓茶、咖啡等。

(3)情志:顺其自然,为所能为。

(4)用药:遵医嘱用药,不可擅自停药和减量。

(5)康复:脑卒中患者常有肢体瘫痪、语言不利、吞咽困难等功能障碍。应根据患者的具体情况,指导其做被动或主动的肢体功能活动、语言训练及吞咽功能训练。运用针灸、推拿、按摩、理疗等治疗方法,帮助患者恢复功能。预防或减少失用性萎缩、失语等并发症的发生。注意患肢保暖防寒,保持肢体功能位置。

(6)强身:散步、打太极拳、做脑或颈保健操,以疏通经脉,调畅气血,濡养脑髓。

(7)定期复查,不适随诊。

(二)高血压合并糖尿病的护理要点

1.生活起居护理

(1)病室要保持整洁安静、光线柔和,室温在 18～22 ℃,相对湿度在 50%～70% 为宜。

(2)根据患者具体情况选择运动疗法:如快步走、打太极拳、练八段锦、骑自行车等。时间安排在饭后 1 小时开始,每次持续 20～30 分钟。以运动后脉搏在 120 次/分左右、不感到疲劳为宜。外出时携带糖果、饼干和水,以预防低血糖。

(3)指导患者注意个人卫生,保持全身和局部清洁,加强口腔、皮肤和阴部的清洁,做到勤换内衣。

(4)衣服鞋袜穿着要宽松,寒冷季节要注意四肢关节末端保暖。肢痛、肢麻者应避免局部刺激,可用乳香、当归、红花煎水熏洗,要注意温度,以免烫伤。

(5)注意保护足部,鞋袜不宜过紧,保持趾间干燥、清洁。经常检查有无外伤、鸡眼、水泡、趾甲异常等,并及时处理。剪趾甲时注意剪平,不要修剪过短。

(6)出现视物模糊者,应减少活动和外出时需有专人陪同。

2.情志护理

(1)消渴患者多为肝失调畅,气机紊乱,应多与患者沟通,正确对待疾病,针对每个患者的病情和心理、性格特点,循循善诱,耐心开导,让患者保持乐观情绪,积极配合治疗。

(2)源于《黄帝内经》"形神合一""天人合一""悲哀愁忧则心动,心动则五脏六腑皆摇"。用五行音乐疗法,根据病情辨证施治。①上消:肺热津伤型用金调音带。②中消:胃热炽盛型用宫调音带。③下消:肾虚型用羽调音带。

(3)嘱患者选用情调悠然、节奏徐缓、旋律清逸高雅、风格隽秀的古典乐曲与轻音乐,如《烛影摇红》《平湖秋月》《春江花月夜》《江南好》,以及平静舒缓、朴实自然的牧曲等,优美悦耳的音乐可改善糖尿病患者孤独、忧郁、烦恼、沮丧等不良情绪。

(4)嘱患者在室外可选用花园、湖畔及依山傍水、绿树成荫之处。选择的环境使人精神愉快,情绪稳定从而加强治疗的效果。

3.饮食护理

(1)计算标准体重,控制总热量。严格定时定量进餐,饮食搭配均匀。

(2)碳水化合物、蛋白质、脂肪分配比例占总热量的55%~65%、10%~15%、20%~25%。

(3)宜选用的食物:粗、杂粮、燕麦、玉米面和黄豆及其制品、新鲜蔬菜等;少吃的食物:奶油、动物油及内脏、芋头、莲藕、葵花籽等。

(4)禁食糖、烟酒和高淀粉的食物,如薯类、香蕉等,少食煎炸食品。可适当增加蛋白质如瘦肉、鱼、牛奶、豆制品等。可食用洋葱、黄瓜、南瓜、茭白、怀山药等有治疗作用的蔬菜。按规定进食仍感饥饿者,应以增加水煮蔬菜充饥。

(5)在血糖和尿糖控制平稳后,可在两餐间限量吃一些梨、西瓜、橙子等。

4.用药护理

(1)中药宜饭后温服。

(2)了解各类降糖药物的作用、剂量、用法、掌握药物的不良反应和注意事项,指导患者正确服用,及时纠正不良反应。

(3)观察患者的血糖、尿糖、尿量和体重变化,评价药物疗效。

5.病情观察

(1)询问既往饮食习惯,饮食结构和进食情况及生活方式、休息状况、排泄状况、有无特殊嗜好、有无糖尿病家族史、有无泌尿系统和皮肤等感染、有糖尿病慢性并发症的患者,注意观察有无血管、神经系统异常。

(2)定期检查空腹和饭后2小时的血糖变化。

(3)准确记录24小时出入量,每周定时测体重。

(4)观察患者饮水、进食量,尿量及尿的颜色和气味。观察患者的神志、视力、血压、舌象、脉象和皮肤情况,做好记录。如观察到以下情况应立即报告医师,医护协作处理:①患者突然心慌头晕、出虚汗、软弱无力等低血糖现象时。应该马上检查血糖情况,如果是低血糖,应按低血糖处理。②头痛头晕、食欲缺乏、恶心呕吐、烦躁不安,甚至呼吸有烂苹果气味的酮症酸中毒时。③出现神昏、呼吸深快、血压下降、肢冷脉微欲绝等症状。

6.健康指导

(1)饮食护理:①定时定量进餐,避免进食时间延迟或提早,没有低血糖时避免吃糖。②避免吃浓缩的碳水化合物,避免饮用乙醇性饮料,避免食用高胆固醇、高脂肪的食物。

(2)胰岛素使用:①向患者解释所使用胰岛素的作用时间及注意事项。②指导低血糖反应的表现和紧急处理措施。

(3)测血糖:指导患者掌握正确的血糖测试方法。

(4)足部护理:①定期检查足部皮肤,以早期发现病变。②促进足部血液循环,以温水浸泡双脚,时间不可过长,5分钟左右,冬季应注意保暖,避免长时间暴露于冷空气中。③以润滑剂按摩足部,避免穿过紧的长裤、袜、鞋。④避免穿拖鞋、凉鞋、赤脚走路,禁用暖水袋,以免因感觉迟钝而造成踢伤、烫伤。

(5)注意个人卫生:①勤洗澡,不可用过热的水,以免烫伤。②女患者阴部用温水清洗,以减轻不适。③阴部及脚趾皮肤避免潮湿,应随时保持干燥。

(6)休息:适当的休息,睡眠时间以能够恢复精神为原则。

(7)运动:运动可减少身体对胰岛素的需要量,依患者喜好和能力,共同计划规律运动,鼓励肥胖患者多运动。

(8)其他:保持情绪稳定,生活规律。按医嘱服用降糖药,定期复查,如有不适,随时就诊。

(三)高血压合并心力衰竭的护理要点

1.生活起居护理

(1)创造安静舒适的环境是本证护理工作的关键,避免一切不良刺激,特别要避免突然而来的噪声、高音。病室空气要清新,经常通气换气,温湿度适宜。注意保暖、避风寒、防外感,保证充足的睡眠。

(2)久病体弱、动则心悸怔忡、饮停心下、水邪泛滥水肿及重症卧床患者,一切活动应由护理人员协助,加强生活护理,预防压疮等并发症发生;取半卧位,两腿下垂,配合吸氧、强心、利尿等不同的治疗。

(3)指导患者排便时勿过于用力,养成每天定时排便习惯,平时饮食中可增加粗纤维食物或蜂蜜等润肠之物。便秘者适当应用缓泻剂。

(4)病症轻者适当进行锻炼:打太极拳、八段锦、气功等,以利脏腑气血的功能调节;但久病怔忡或心阳不足的患者应卧床休息为宜,以免劳力耗伤心气加重病情。

2.饮食护理

(1)本证以虚证多见,需注意加强营养补益气血:多用莲子、桂圆、大枣、怀山药、甲鱼等;水肿者要限制水盐的摄入,忌食肥甘厚味、生冷、辛辣、烈酒、烟、浓茶、咖啡等刺激性物品。

(2)体虚者可配以养血安神八宝粥(原料:芡实、薏苡仁、白扁豆、莲肉、怀山药、红枣、桂圆、百合各6 g、粳米150 g)。实证者则多配用重镇安神之物如:朱砂安神丸(朱砂、黄连、生地黄、当归、甘草)。

(3)饮食宜有节制,定时定量、少食多餐、不宜过饱。

(4)适当饮用低度红酒有温阳散寒,活血通痹的作用,可少量饮用。

(5)适当控制钠盐及液体摄入量,保持热量供应的正常,进食蛋白质含量多的食物,如:瘦肉、鸡蛋、鱼,蛋白质等。

3.用药护理

(1)补益药宜早晚温服;使用中成药或西药者,要严格按照医嘱的剂量和时间给药,不应发给患者自行掌握服用。

(2)服用洋地黄类药、扩冠药及抗心律失常药物等抢救药物时要注意观察药物不良反应。附子过量后出现乌头碱中毒表现:心律失常,久煎1～2小时可减毒;洋地黄中毒可出现心率减慢、恶心呕吐、头痛、黄视、绿视等毒性反应。

(3)安神定志药物宜在睡前0.5～1.0小时服用。

4.情志护理

(1)情志不遂是诱发本病的重要因素。故应做好情志护理,注重消除患者紧张、惧怕、焦虑等不良情绪,要使患者怡情悦志,避免思虑过度伤脾。

(2)当病症发作时,患者常自觉六神无主、心慌不宁、恐惧,此时应在旁守护患者以稳定情绪,使其感到放心,同时进行救治。

5.病情观察

(1)本病症常在夜间发作及加重,故夜间应加强巡视及观察。

(2)若见脉结代、呼吸不畅、面色苍白等心气衰微表现时,立即予吸氧,通知医师,可予口服红参粉或按医嘱给服救心丸、丹参滴丸同时针刺心俞、内关、神门、三阴交或耳针心、肾、副交感等穴。

(3)对阵发性心悸的患者,发作时脉搏明显加速而并无结代者,可试用憋气法、引吐法、压迫眼球法、压迫颈动脉窦法来控制心悸。

(4)中医适宜技术:根据不同辨证分型可给予中药泡脚、熏蒸、中频脉冲电刺激、穴位敷贴、耳穴埋豆、拔火罐、艾灸等方法进行辅助治疗。

6.健康指导

(1)起居:有序,居住环境安静,避免恶性刺激及突发而来的高音、噪声,忌恼怒、紧张。

(2)饮食:有节,食勿过饱,勿食肥甘厚味,戒烟慎酒,忌浓茶、咖啡及烈性酒;限制钠盐摄入。保持二便通畅,忌用力过大。

(3)情志:重视自我调节情志,保持乐观开朗的情绪,丰富生活内容,怡情悦志,使气机条达,心气和顺。

(4)用药:积极防治有关的疾病,如痰饮、肺胀、喘证、消渴等症。

(5)强身:注意锻炼身体,以增强心脏、肺脏的功能,预防外邪的侵袭,保持充足的睡眠。

(6)器质性心脏病的妇女不宜胎产,怀孕时应予以终止妊娠。

(7)定期复查:指导患者按照医嘱定时服药,定时复诊,随身携带急救药如硝酸甘油、硝酸异山梨酯(消心痛)、速效救心丸等,以便发作时服用,及时缓解症状。

(四)高血压患者自我调护要点

自我调护与高血压的发生、发展及预后有密切的关系。正确的自我调护可以改善血压。

1.养成良好的生活习惯

如坚持起床三部曲:醒来睁开眼睛后,继续平卧半分钟,再在床上坐半分钟,然后双腿下垂床沿半分钟,最后才下地活动。

2.穿衣宜松

高血压患者穿衣宜松不宜紧,保持三松(衣领宜松、腰带宜松、穿鞋宜松)。

3.居住环境宜舒适

环境应保持舒适、安静、整洁,室内保持良好的通风。

4.正确洗漱

每天早晚坚持温水洗漱、漱口最为适宜,因水过热、过凉都会刺激皮肤感受器,引起周围血管的舒缩,影响血压;洗澡时间不能过长,特别要注意安全,防止跌倒。

5.正确作息

坚持午休 30～60 min/d,如无条件,可闭目养神或静坐,有利于降压。夜间睡前,可用温水浸泡双足或按摩脚底穴位,可促进血液循环,提高睡眠质量。老年人每天睡眠时间为 6～8 小时即可。

6.其他

(1)戒烟限酒,控制体重。

(2)预防便秘:增加粗纤维食物摄入、腹部穴位按摩促进肠蠕动,或晨起空腹喝一大杯白开水,必要时可在医师指导下于药物辅助通便。

(3)掌握血压监测的方法、预防和处理直立性低血压。

(4)自行进行耳穴、体穴按压,用指尖或指节按压所选的穴位,每次按压 5～10 分钟,以有酸胀感觉为宜,14 天 1 个疗程。

(5)自行足疗法:双足浸泡,尽量让水浸没过足踝(有足浴桶者可至膝以下),水温保持在40 ℃,每天可进行 2 次,下午与晚间各 1 次,每次 30～40 分钟。

随着医学的不断发展,人们已开始日益重视高血压的危害,护理人员及家庭应不断更新调护观念,拓宽知识面,学习心理学、教育学等其他学科知识,把握教学技巧,不断提高整体素质,为患者提供最佳的服务,最终达到降低高血压人群心脑血管病的目标。

(五)预防和处理直立性低血压

1.直立性低血压的表现

乏力、头晕、心悸、出汗、恶心、呕吐等临床表现,在联合用药、服首剂药物或加量时应特别注意。

2.指导患者预防直立性低血压的方法

(1)避免长时间站立,尤其在服药后最初几个小时。

(2)改变姿势,特别是从卧、坐位起立时动作宜缓慢。

(3)服药时间可选在平静休息时,服药后继续休息一段时间再下床活动,如在睡前服药,夜间起床排尿时应注意。

(4)避免用太热的水洗澡或蒸汽浴,更不宜大量饮酒。

(5)指导患者在直立性低血压发生时采取下肢抬高平卧,以促进下肢血液回流。

(吴燕云)

第二节　继发性高血压

继发性高血压是指继发于其他疾病或原因的高血压,也称为症状性高血压,只占人群高血压

的 $5\% \sim 10\%$。血压升高仅是这些疾病的一个临床表现。继发性高血压的临床表现、并发症和后果与原发性高血压相似。继发性高血压的原发病可以治愈,而原发病治愈之后高血压症状也随之消失,而延误诊治又可产生各种严重并发症,故需及时早期诊断,早期治疗继发性高血压是非常重要的。继发性高血压的主要病因有以下几点。

(1)肾脏病变:如急慢性肾小球肾炎、慢性肾盂肾炎、肾动脉狭窄、糖尿病性肾炎、先天遗传性肾病、红斑狼疮、多囊肾及肾积水等。

(2)大血管病变:如肾动脉粥样硬化、肾动脉痉挛、肾动脉先天性异常、动脉瘤等大血管畸形(先天性主动脉缩窄)、多发性大动脉炎等。

(3)妊娠高血压综合征疾病:多发生于妊娠晚期,严重时要终止妊娠。

(4)内分泌性病变:如嗜铬细胞瘤、原发性醛固酮增多症、皮质醇增多症等。

(5)脑部疾病:如脑瘤、脑部创伤、颅内压升高等。

(6)药源性因素:如长期口服避孕药、器官移植长期应用激素等。

下面叙述常见的继发性高血压。

一、肾实质性高血压

(一)病理生理

发生高血压主要和肾脏病变导致钠水排泄障碍、产生高血容量状态及肾脏病变可能促使肾性升压物质分泌增加有关。

(二)临床表现

1.急性肾小球肾炎

急性肾小球肾炎多见于青少年,有急性起病及链球菌感染史,有发热、血尿、水肿史。

2.慢性肾小球肾炎

慢性肾小球肾炎与原发性高血压伴肾功能损害者区别不明显,但有反复水肿史、贫血、血浆蛋白低、蛋白尿出现早而血压升高相对轻,眼底病变不明显。

3.糖尿病肾病

无论是胰岛素依赖性型糖尿病或是非胰岛素依赖性型,均可发生肾损害而有高血压,肾小球硬化。肾小球毛细血管增厚为主要的病理改变。早期肾功能正常,仅有微量清蛋白尿,血压也可能正常,伴随病情发展,出现明显蛋白尿及肾功能不全而诱发血压升高。

4.慢性肾盂肾炎

患者既往有急性尿感染病史,出现尿急、尿痛、尿频症状,尿常规可见白细胞,尿细菌培养阳性,一般肾盂肾炎不引起血压升高,当肾功能损害程度重时,可以出现高血压症状、肾衰竭。

(三)治疗

同原发性高血压及相关疾病治疗。

二、肾动脉狭窄性高血压

(一)病理生理

发生高血压主要是肾动脉主干及分支狭窄,造成肾实质缺血,及肾素-血管紧张素-醛固酮系统、激肽释放酶-激肽-前列腺素系统的升压、降压作用失衡,即可出现高血压症状。在我国由于肾动脉狭窄引起的高血压患者中,大动脉炎占 70%,纤维肌性发育不良占 20%、动脉粥样硬化仅占 5%。可为单侧或双侧性。

(二)临床表现

患者多为中青年女性,多无高血压家族史;高血压的病程短,进展快,多呈恶性高血压表现;一般降压治疗反应差,本病多有舒张压中、重度升高,腹部及腰部可闻及血管性杂音,眼底呈缺血性改变。大剂量断层静脉肾盂造影,放射性核素肾图有助于诊断,肾动脉造影可明确诊断。

(三)治疗

治疗手段包括手术、经皮肾动脉成形术和药物治疗。手术治疗包括血流重建术、肾移植术、肾切除术。经皮穿刺肾动脉成形术是治疗肾动脉狭窄的主要方法,其成功率达 80%～90%;创伤小,疗效好,为首选治疗方法。使用降压药物时,选药原则同原发性高血压。但对一般降压药物反应不佳。ACEI 有降压效果,但可能使肾小球滤过率进一步降低,使肾功能不全恶化。钙通道阻滞剂有降压作用,并不明显影响肾功能。

三、嗜铬细胞瘤

(一)病理生理

嗜铬细胞瘤是肾上腺髓质或交感神经节等内皮组织嗜铬细胞的肿瘤的通称。最早发现的肿瘤在肾上腺,后来在交感神经元组织中也发现了具有相同生物特性的肿瘤。肾上腺部位的嗜铬细胞瘤产生肾上腺素和去甲肾上腺素,二者通过兴奋细胞膜的肾上腺素能 α 和 β 受体而发生效能,从而引起血压升高及其他心血管和代谢改变。

(二)临床表现

血压波动明显,阵发性血压增高伴心动过速、头痛、出汗、面色苍白等症状,严重时可有心律失常、心绞痛、急性心力衰竭、脑卒中等。发作时间一般为数分钟至数小时,多为诱发因素引起,如体位改变、情绪波动、触摸肿瘤部位等。对一般降压药物无效,或高血压伴血糖升高,代谢亢进等表现者应疑及本病。在血压增高期测定血与尿中儿茶酚胺及其代谢产物香草基杏仁酸(VMA)测定有助于诊断,酚苄明试验(每次10 mg,每天 3 次),3 天内血压降至正常,对诊断有价值。B 超、CT、MRT 检查可发现并确定肿瘤的部位及形态,大多数嗜铬细胞瘤为良性,可做手术切除,效果好,约 10%嗜铬细胞瘤为恶性,肿瘤切除后可有多处转移灶。

(三)治疗

手术治疗为首选的治疗方法。只有临床上确诊为恶性嗜铬细胞瘤已转移,或患者不能耐受手术时,才行内科治疗。

四、原发性醛固酮增多症

(一)病理生理

肾上腺皮质增生或肿瘤分泌过多醛固酮所致。过量分泌的醛固酮通过其水钠潴留效应导致高血压。水钠潴留使细胞外液容量明显增加,故心排血量增多引起血压升高。最初,高血压是容量依赖性的,血压升高与钾丢失同时存在。随着病程延长,长期细胞内钠浓度升高和细胞内低钾直接导致血管平滑肌收缩,使外周血管阻力升高,逐渐出现阻力性高血压。

(二)临床表现

临床上以长期高血压伴顽固的低钾血症为特征,可有肌无力、周期性瘫痪、烦渴、多尿、室性期前收缩及其他室性心律失常,心电图可有明显 U 波、Q-T 间期延长等表现。血压多为轻、中度增高。实验室检查有低钾血症、高钠血症、代谢性碱中毒,血浆肾素活性降低,尿醛固酮排泄增多等。螺内酯试验阳性,具有诊断价值。

(三)治疗

大多数原发性醛固酮增多症是由单一肾上腺皮质腺瘤所致,手术切除是最好的治疗方法,术前应控制血压,纠正低钾血症。药物治疗,尤其适用于肾上腺皮质增生引起的特发性醛固酮增多症,可作肾上腺大部切除术,但效果差,一般需用药物治疗。常用药物有螺内酯、钙通道阻滞剂、糖皮质激素等。

五、皮质醇增多症

(一)病理生理

该病由肾上腺皮质肿瘤或增生分泌糖皮质激素过多所致,又称为库欣综合征,为促肾上腺皮质激素过多或肾上腺病变所致。此外,长期大量应用糖皮质激素治疗某种病可引起医源性类库欣综合征;患者本身垂体肾上腺皮质受到抑制、功能减退,一旦停药或遭受应激,可发生肾上腺功能低下。

(二)临床表现

除高血压外,尚有向心性肥胖,满月脸,多毛,皮肤细薄而有紫纹,血糖增高等特征性表现。实验室检查 24 小时尿中 17-羟皮质类固醇或 17-酮皮质类固醇增多、地塞米松抑制试验及促肾上腺皮质激素兴奋试验阳性有助于诊断。颅内蝶鞍 X 线检查,肾上腺 CT 放射性碘化胆固醇肾上腺扫描可用于病变定位诊断。

(三)治疗

皮质醇增多症病因复杂,治疗方法也各不相同。已知的病因有垂体性库欣病、肾上腺瘤、肾上腺癌、不依赖于 ACTH 双侧肾上腺增生、异位 ACTH 综合征等。治疗方法涉及手术、放疗(简称放疗)及药物治疗。

六、主动脉缩窄

(一)病理生理

多数为先天性血管畸形,少数为多发性大动脉炎所引起高血压。

(二)临床表现

上肢血压增高,而下肢血压不高或降低,呈上肢血压高于下肢的反常现象,腹主动脉、股动脉及其他下肢动脉搏动减弱或不能触及,右肩胛间区、腋部可有侧支循环动脉的搏动和杂音或腹部听诊有血管杂音。检查胸部 X 线摄影可显示左心室扩大迹象,主动脉造影可明确诊断。

(三)治疗

对缓解期慢性期患者考虑外科手术治疗,急性期的可应用甲氨蝶呤和糖皮质激素,要密切监测血压,另外抗血栓应用阿司匹林对症治疗,应用扩血管及降压药。

(吴燕云)

第三节 心 律 失 常

心律失常是指心脏冲动起源、频率、节律、传导速度或激动次序的异常。引起心律失常的原因很多,可以是生理性的,也可以是病理性的。各种器质性心脏病是引发心律失常的最常见原因,其中缺血性心脏病、充血性心力衰竭和心源性休克等较易引发严重的心律失常,可导致严重的血流动力学障碍,甚至死亡。除上述疾病外,自主神经功能紊乱、药物中毒、内分泌代谢失常、酸碱平衡失调、电解质紊乱、急性感染、手术和心导管刺激等均可引起心律失常。健康人在紧张、激动、疲劳、吸烟、饮酒和饱餐等情况下,也可发生心律失常。本节仅介绍临床常见的心律失常。

一、房性期前收缩

房性期前收缩是指激动起源于窦房结以外心房任何部位的一种主动性异位搏动。正常成人进行 24 小时心电监测,大约 60% 有房性期前收缩发生。

(一)病因

各种器质性心脏病患者均可发生房性期前收缩,并可能是快速性房性心律失常的先兆。

(二)临床表现

患者一般无明显症状,频发房性期前收缩者可有心悸或心跳暂停感。

(三)心电图特征

(1)房性期前收缩的 P 波提前发生,形态与窦性 P 波不同。

(2)下传的 QRS 波群形态通常正常,少数无 QRS 波出现。

(3)常见不完全性代偿间歇。

(四)治疗要点

房性期前收缩通常无须治疗。吸烟、饮酒与咖啡可诱发,应劝导患者减量。有明显症状时可给予药物治疗。

二、心房颤动

心房颤动是指规则有序的心房电活动丧失,代之以快速无序的心房颤动波,是最严重的心房电活动紊乱,也是常见的快速性心律失常之一。心房由于无序颤动,从而失去了有效的收缩和舒张,进而导致泵血功能下降或丧失,因此心室律紊乱、心功能受损和心房附壁血栓形成是心房颤动患者的主要病理、生理特点。

(一)病因

心房颤动常发生于有基础心血管疾病的患者,如冠心病、高血压病、风湿性心脏瓣膜病、甲状腺功能亢进性心脏病、心肌病、感染性心内膜炎和缩窄性心包炎。

(二)临床表现

心房颤动主要表现为心慌,症状轻重程度亦受心室率快慢的影响,心室率不快,可无明显症状,心率超过 150 次/分时,患者可发生心绞痛或心力衰竭。心房颤动产生血栓,引起体循环栓塞的风险极大,如心房颤动患者突发偏瘫、失语需考虑到脑栓塞,发生急性腹痛但又排除其他常见急腹症时亦应考虑肠系膜动脉栓塞的可能性。心房颤动特异性体征主要为心律绝对不齐、心音强弱不等和脉搏短绌。

（三）心电图特点

（1）P波消失，代之以大小不等、形态不一、间期不等的心房颤动波——f波，频率为350～600次/分。

（2）RR间期绝对不等。

（3）QRS波群形态通常正常，当心室率过快，发生室内差异性传导时，QRS波群增宽、变形。

（四）治疗要点

（1）积极控制基础心脏疾病、控制诱发因素。

（2）控制心室率：常用药物有洋地黄、β受体阻滞剂及钙通道阻滞剂等。

（3）药物复律和同步直流电复律。

（4）导管消融和外科治疗。

（5）抗凝治疗。

三、室性期前收缩

室性期前收缩是指起源于心室肌或心室肌内浦肯野纤维的提前出现的异常电激动，是最常见的心律失常之一。在正常人和各类心脏疾病患者中均可发生。但临床上患者多伴有黑矇、眩晕，有器质性心脏病，存在心脏结构和功能的改变。当患者心电图表现为多源、成对、成串的室性期前收缩时应引起重视。

（一）病因

正常人与各种心脏病患者均可发生室性期前收缩。心肌炎、缺血、缺氧、麻醉和手术等均可使心肌受到机械、电、化学性刺激而发生室性期前收缩，常见于冠心病、心肌病、心肌炎、风湿性心脏病。

（二）临床表现

室性期间收缩常无与之直接相关的症状，患者是否有症状及症状的轻重程度与期前收缩的频发程度不直接相关。患者可感到心悸，类似电梯快速升降的失重感或代偿间歇后一次有力的心脏搏动，多数人称"偷停"。听诊时可闻及期前收缩后出现一较长的停歇，期前收缩的第二心音减弱，仅能听到第一心音，桡动脉搏动减弱或消失。

（三）心电图特征

（1）提前出现的QRS波前无P波或无相关的P波。

（2）提前出现的QRS形态宽大畸形，时限通常＞0.12毫秒，T波方向多与QRS的主波方向相反。

（3）往往为完全性代偿间歇，即期前收缩前后RR间距等于窦性周期的2倍。

（四）治疗要点

（1）无器质性心脏疾病，考虑为良性室性期前收缩，预后良好，从危险效益比来说，不支持常规抗心律失常药物治疗，应首先考虑祛除诱发或加重室性期前收缩的因素如吸烟、喝咖啡等。对于此类患者的治疗重点是缓解症状。

（2）对于器质性心脏病伴频发室性期前收缩的患者，其治疗目的是预防心脏性猝死。

86

四、室性心动过速

室性心动过速是指起源于希氏束分支以下或心室肌的连续 3 个或 3 个以上的快速性心律失常。

(一)病因

常发生于各种器质性心脏病患者,最常见于冠心病,尤其是急性心肌梗死患者。也发生于无明显器质性心脏病的原发性心电疾病,如先天性长 QT 综合征。10%～20% 的室性心动过速为特发性室性心动过速,常见于年轻男性。

(二)临床表现

患者可表现为心悸、胸闷、胸痛和黑矇等,但临床表现并不一致,非持续性室性心动过速(<30 秒,能自行终止)的患者除心悸外可无其他任何症状,而持续性室性心动过速(>30 秒,需药物或电复律终止发作)的患者常伴有明显血流动力学障碍和心肌缺血,其表现包括低血压、四肢厥冷、乏力、晕厥、少尿、气短和心绞痛等。听诊心律轻度不规则。

(三)心电图特征

(1)频率多在 100～250 次/分,节律可稍不齐。

(2)QRS 波群形态宽大畸形,时限通常超过 0.12 秒;ST-T 波方向与 QRS 波主波方向相反。

(3)心房独立活动与 QRS 波无固定关系,房室分离。

(4)偶尔心房激动夺获心室或发生室性融合波或 1∶1 传导。

(四)治疗要点

(1)立即终止室性心动过速的发作:根据血流动力学是否稳定采取抗心律失常药物治疗或直流电复律治疗的方法。

(2)纠正和治疗室性心动过速的诱因和病因,如低血钾、心肌缺血和心功能不全。

五、心室扑动与心室颤动

心室扑动与心室颤动为致命性心律失常。

(一)病因

常见于缺血性心脏病。心室颤动往往是心脏停搏前的短暂征象,也可以因急性心肌缺血或心电紊乱而发生。由于心脏出现多灶性局部兴奋,以致完全失去排血功能,心室扑动常不能持久,没有很快恢复,便会转为心室颤动而导致死亡。

(二)临床表现

心室扑动与心室颤动为最恶性的心律失常,短时间即可引起意识丧失、抽搐、呼吸停顿甚至死亡。触诊时大动脉搏动消失、听诊心音消失、血压无法测到。

(三)心电图特征

(1)心室扑动心电图特征:无正常 QRS-T 波,代之以连续快速而相对规则的大振幅波动,频率在 200～250 次/分,心脏失去排血功能。

(2)心室颤动心电图特征:QRS-T 波完全消失,出现大小不等、极不匀齐的低小波,频率在 200～500 次/分。心室扑动和心室颤动均是极严重的致死性心律失常。

(四)治疗要点

心室扑动和心室颤动发生后即为心搏骤停,如果未能积极救治,多在数分钟内因组织缺氧而导致重要生命器官损害或死亡,因此应及时采取积极有效的复苏措施。长期治疗包括病因治疗、祛除诱因、药物治疗和植入式心脏复律除颤器治疗。

六、房室传导阻滞

房室传导阻滞(又称房室阻滞)是指房室交界区脱离了生理不应期后,心房冲动传导延迟或不能传导至心室。根据阻滞不同,房室阻滞分为一度、二度和三度。一度房室传导阻滞指房室传导时间延长。二度房室传导阻滞指激动自心房至心室过程中有部分传导中断,即有心室脱漏现象。二度房室传导阻滞又分为两型,称二度Ⅰ型房室阻滞和二度Ⅱ型房室阻滞。三度房室传导阻滞又称完全性房室传导阻滞,指心房激动全部不能传入心室。

(一)病因

主要有先天性、原发性和继发性,临床上以继发性多见。

(二)临床表现

对于房室传导阻滞,一度房室传导阻滞通常无症状;二度房室传导阻滞可引起心搏脱落,可有心悸;三度房室传导阻滞的症状取决于心室率的快慢,包括疲倦、乏力、头晕、晕厥、心绞痛及心力衰竭等。当心室率严重缓慢导致脑供血不足时,可引起短暂意识丧失,甚至抽搐。室内传导阻滞多无特殊的临床表现,主要为基础心脏病变的症状。对于房室传导阻滞,一度房室传导阻滞时第一心音减弱;二度房室传导阻滞时有心搏脱漏,Ⅰ型者第一心音逐渐减弱,Ⅱ型者强度恒定;三度房室传导阻滞时心率慢而规则,第一心音强弱不等。

(三)心电图特征

1.一度房室传导阻滞

(1)PR 间期延长,成人>0.20 秒(老年人>0.21 秒)。

(2)每个 P 波后均有 QRS 波群。

2.二度房室传导阻滞

二度Ⅰ型心电图特征:P 波规律出现,PR 间期逐渐延长,直到 P 波下传受阻,脱漏 1 个 QRS 波群,漏搏后房室阻滞得到一定改善,PR 间期又趋缩短,之后又逐渐延长,如此周而复始地出现。

二度Ⅱ型心电图特征:表现为 PR 间期恒定,部分 P 波后无 QRS 波群。凡连续出现 2 次或者2 次以上的 QRS 波群脱漏者,常称为高度房室阻滞。

3.三度房室传导阻滞

(1)P 波与 QRS 波群各自独立,互不相关,呈完全性房室分离。

(2)心房率>心室率。

(3)QRS 波群形态和时限取决于阻滞部位,如阻滞位于希氏束及其附近,心室率为 40～60 次/分,QRS 波群正常;如阻滞部位在希氏束分叉以下,心室率可<40 次/分,QRS 波群宽大畸形。

(四)治疗要点

针对不同病因进行治疗。一度或二度Ⅰ型房室传导阻滞心室率不太慢者无须特殊治疗。二度Ⅱ型或三度房室传导阻滞如心室率慢伴有明显症状或血流动力学障碍,甚至阿-斯综合征者,应给予心脏起搏治疗。

七、心律失常患者护理评估

(一)病史

评估患者之前出现心律失常的情况,如发作时间、次数和发作时的心电图表现、起止方式及就医情况;是否服用抗心律失常药物,其名称、服用方法、效果及不良反应等;是否行电复律、起搏器植入术、射频消融术及外科手术等,效果如何。询问患者是否有心脏本身的疾病,如冠心病、风湿性心脏病、高血压、心肌病及心力衰竭等;是否伴有其他系统疾病,如甲状腺功能亢进症、呼吸衰竭导致的低氧血症或高碳酸血症等;是否有全身性感染、电解质紊乱及转移到心脏的肿瘤等。

(二)身体状况

包括患者入院时的意识、精神状态及生命体征(呼吸、心率、血压、脉搏情况)。心脏有无扩大,心脏冲动的位置和范围等。

(三)心理-社会状况

心律失常患者有各种不舒适的感觉,甚至有濒死感,因而存在焦虑、恐惧的情绪。护理人员需及时评估患者是否存在焦虑、恐惧等负性情绪及其严重程度,以及其他情况。

八、心律失常患者护理措施

(一)休息与活动

评估患者心律失常的类型及临床表现,与患者及家属共同制订休息与活动计划。对于无器质性心脏病的良性心律失常患者鼓励其正常工作和生活,建立健康的生活方式,保持心情舒畅,避免过度劳累。当患者出现因心律失常发作导致的胸闷、心悸、头晕等不适症状时采取高枕卧位、半卧位,尽量避免左侧卧位,因左侧卧位时患者常能感觉到心脏搏动而使不适感加重。当心律失常频繁发作,伴有头晕、晕厥或曾有跌倒病史时,应嘱患者卧床休息,避免单独外出,防止意外。当患者出现由窦性停搏、二度Ⅱ型或三度房室传导阻滞、持续性室性心动过速等严重心律失常或快速心室率引起血压下降的情况时,应卧床休息,以减少心肌耗氧量。

(二)用药护理

严格遵医嘱按时、按量给予抗心律失常药物,静脉注射时速度宜慢,静脉滴注药物时尽量用输液泵调节速度,密切观察患者的生命体征和心电图变化,密切观察药物的效果及不良反应。胺碘酮静脉用药易引起静脉炎,应选择大血管并注意保护血管,严密观察穿刺局部情况,谨防药物外渗。

(三)病情观察

观察患者有无心悸、乏力、胸闷及头晕等症状,以及心律失常发生的程度、持续时间及给日常生活带来的影响。定时测量脉搏、心律及心率,判断有无心律失常的发生。心房颤动患者应同时测量心率和脉率 1 分钟,观察脉搏短绌的变化,有无晕厥,询问其诱因、发作时间及过程。进行24 小时动态心电图监测的患者,嘱其保持日常的生活和活动,并记录发病时的症状和出现的时间及当时所从事的活动,有利于发现病情、查找病因。对严重心律失常者,应续心电监护,严密监测心律、心率、心电图、血氧饱和度等的变化,如发现异常应立即报告医师。安放监护电极片应注意清洁皮肤,电极放置位置应避开胸骨右缘及心前区,以免影响做心电图和紧急电复律。伴呼吸困难、发绀等缺氧表现时给予氧气吸入,流量为 2～4 L/min。

(四)配合抢救

对于高危患者,应留置静脉通道,备好抗心律失常药物及其他抢救药品,准备好各种抢救器材,如除颤仪、临时起搏器等。一旦发生猝死,立即配合抢救。

(五)心理护理

为患者提供舒适安静的环境,了解患者的需要,倾听患者的主诉和感受,耐心解答患者提出的问题,向患者介绍病情及预后,鼓励患者参与制订护理计划。合理安排护理操作时间,保证患者的休息与睡眠时间,必要时遵医嘱使用镇静药。对于使用的各种仪器要有针对性地介绍使用的目的、功能、安全性和必要性,必要时关闭仪器报警功能,尽可能减少不良刺激。

九、心律失常患者健康指导

(1)向患者及家属讲解心律失常的常见原因、诱发因素及防治知识,避免诱发因素如情绪紧张、过度劳累、急性感染、寒冷刺激、不良生活习惯(吸烟、饮浓茶和咖啡等),避免饱餐。指导患者注意劳逸结合,有规律的生活,保证充足的睡眠时间。低钾血症易诱发室性期前收缩或室性心动过速,应注意预防、监测与纠正。心动过缓患者应避免排便时过度屏气,以免兴奋迷走神经而加重心动过缓。

(2)指导患者严格遵医嘱服药,说明按医嘱服药的重要性,严禁随意更改剂量或更换药物。指导患者观察药物产生的疗效和不良反应,发现异常时及时就诊。

(3)指导患者及家属监测脉搏的方法和心律失常发作时的应对措施。教会家属心肺复苏术,以备紧急需要时应用。对于进行电复律术、导管消融术、植入永久起搏器或外科手术后的患者注意加强相关指导。

(4)指导患者出院后定期随访,发现异常及时就诊。

(吴燕云)

第四节　心脏瓣膜病

心脏瓣膜病是由于炎症、缺血性坏死、退行性改变、黏液样变性、先天性畸形、创伤等原因引起单个或多个瓣膜的功能和/或结构异常,导致瓣膜口狭窄和/或关闭不全。瓣膜关闭不全和瓣膜口狭窄可单独发生,也可合并存在。风湿性心脏病患者中二尖瓣最常受累,其次是主动脉瓣。而老年退行性瓣膜病以主动脉瓣膜病变最为常见。患者多表现为呼吸困难、咳嗽、口唇发绀、气促、反复发作的肺部感染及心房纤颤等症状。目前治疗心脏瓣膜病多以内科方式初步治疗,当内科保守治疗无法纠正血流动力学时,应进一步采取介入或外科手术干预治疗。

一、一般护理

(1)执行一般内科护理常规。

(2)卧位与休息:①在心功能代偿期,可进行日常工作,避免劳累、剧烈活动。作息规律,保证充足的睡眠,保持良好的心态。②在心功能失代偿期、有风湿活动及并发症者以卧床休息为主,出现呼吸困难时,给予半坐位或坐位;长期卧床的患者,协助生活护理,加强皮肤护理,减少机体消耗,保持病室舒适、安静、空气清新。

二、饮食护理

给予患者营养丰富的高蛋白、高维生素、清淡易消化的食物,少食多餐,避免过饱,禁食辣椒、浓茶或咖啡等。伴有心功能不全者适量限制钠盐、水的摄入,发热时鼓励患者适量喝水,预防发热所致脱水。

三、用药护理

(1)使用抗生素及抗风湿药物治疗患者,应遵医嘱正确用药,严格执行给药时间,严密观察药物疗效及有无过敏等不良反应。

(2)长期服用抗凝药物者,需监测凝血指标。注意有无出血倾向,评估栓塞风险。华法林是目前使用最普遍、研究证据最充分的口服抗凝药物。华法林通过抑制维生素 K 依赖的凝血因子的活化而发挥凝血作用,因个体基因多态性的影响、与药物和食物的相互作用等原因,剂量的个体差异极大。严密监测凝血酶原时间国际标准化比值(INR),维持在 2～3,能安全而有效地预防脑卒中的发生。

(3)服用抗心律失常药物时,注意心率、心律、脉搏的变化。

四、并发症的护理

(一)心力衰竭
检测生命体征的变化,评估患者有无呼吸困难、乏力、食欲减退、少尿、水肿等。

(二)栓塞
了解超声心动图报告,有左房内附壁血栓者应绝对卧床休息,防止血栓脱落。病情允许时协助患者翻身、床上活动,防止下肢深静脉血栓形成。

五、病情观察

(1)监测生命体征,观察有无心功能不全症状,如呼吸困难、咳嗽、发绀、水肿、腹水,观察皮肤颜色及外周动脉搏动情况等。

(2)评估患者有无栓塞的危险因素,如长期卧床、心房纤颤、意识改变、运动功能障碍、突发严重的呼吸困难和胸痛等,做到及早发现,及时处理。

(3)听诊心脏各瓣膜区杂音及变化。

(4)准确监测出入量,尤其是合并心力衰竭患者,为利尿治疗提供参考。

(5)服用洋地黄类药物,注意观察洋地黄中毒症状。

六、健康指导

(1)向患者及家属介绍该病发病的基本原因、诱发因素、病程特点、治疗要点等,使患者以乐观的态度投入到疾病的治疗当中,取得患者的积极配合。

(2)教会患者自测脉搏,每次测 1 分钟。

(3)患者居住环境要避免潮湿、阴暗等不良条件,保持室内空气流通,温度适宜,注意保暖。

(4)嘱患者进食高蛋白、高维生素、富含纤维素的清淡饮食,心力衰竭时应给予低盐饮食,保持大便通畅。

（5）心功能代偿期指导患者适当锻炼，提高机体抵抗力，避免诱发因素。

（6）坚持按医嘱服用药物，不可擅自停药或增减剂量。

（吴燕云）

第五节　心　绞　痛

一、稳定型心绞痛

（一）概念和特点

稳定型心绞痛也称劳力性心绞痛，是在冠状动脉固定性严重狭窄基础上，由于心肌负荷的增加引起心肌急剧的、暂时的缺血缺氧的临床综合征。其特点为阵发性的前胸压榨性疼痛或憋闷感觉，主要位于胸骨后部，可放射至心前区和左上肢尺侧，常发生于劳力负荷增加时，持续数分钟，休息或用硝酸酯制剂后疼痛消失。疼痛发作的程度、频度、性质及诱发因素在数周至数月内无明显变化。

（二）相关病理生理

患者在心绞痛发作之前，常有血压增高、心律增快、肺动脉压和肺毛细血管压增高的变化，反映心脏和肺的顺应性减低。发作时可有左心室收缩力和收缩速度降低、射血速度减慢、左心室收缩压下降、心搏量和心排血量降低、左心室舒张末期压和血容量增加等左心室收缩和舒张功能障碍的病理生理变化。左心室壁可呈收缩不协调或部分心室壁有收缩减弱的现象。

（三）主要病因及诱因

本病的基本病因是冠脉粥样硬化。正常情况下，冠脉循环血流量具有很大的储备力量，其血流量可随身体的生理情况有显著的变化，休息时无症状。当劳累、激动、心力衰竭等使心脏负荷增加，心肌耗氧量增加时，对血液的需求增加，而冠脉的供血已不能相应增加，即可引起心绞痛。

（四）临床表现

1.症状

心绞痛以发作性胸痛为主要临床表现，典型疼痛的特点如下。

（1）部位：主要在胸骨体中、上段之后，可波及心前区，界限不很清楚。常放射至左肩、左臂尺侧达无名指和小指，偶有至颈、咽或下颌部。

（2）性质：胸痛常有压迫、憋闷或紧缩感，也可有烧灼感，偶尔伴有濒死感。

（3）持续时间：疼痛出现后常逐步加重，持续 3～5 分钟，休息或含服硝酸甘油可迅速缓解，很少超过半小时。可数天或数周发作 1 次，亦可 1 天内发作数次。

2.体征

心绞痛发作时，患者面色苍白、出冷汗、心率增快、血压升高、表情焦虑。心尖部听诊有时出现"奔马律"，可有暂时性心尖部收缩期杂音，是乳头肌缺血以致功能失调引起二尖瓣关闭不全所致。

3.诱因

发作常由体力劳动、情绪激动、饱餐、寒冷、吸烟、心动过速、休克等所致。

(五)辅助检查

1.心电图

(1)静息时心电图:约有半数患者在正常范围,也可有陈旧性心肌梗死的改变或非特异性 ST 段和 T 波异常。有时出现心律失常。

(2)心绞痛发作时心电图:绝大多数患者可出现暂时性心肌缺血引起的 ST 段压低($\geqslant 0.1$ mV),有时出现 T 波倒置,在平时有 T 波持续倒置的患者,发作时可变为直立(假性正常化)。

(3)心电图负荷试验:运动负荷试验及 24 小时动态心电图,可显著提高缺血性心电图的检出率。

2.X 线检查

心脏检查可无异常,若已伴发缺血性心肌病可见心影增大、肺充血等。

3.放射性核素

利用放射性铊心肌显像所示灌注缺损,提示心肌供血不足或血供消失,对心肌缺血诊断较有价值。

4.超声心动图

多数稳定型心绞痛患者静息时超声心动图检查无异常,有陈旧性心肌梗死者或严重心肌缺血者二维超声心动图可探测到坏死区或缺血区心室壁的运动异常,运动或药物负荷超声心动图检查可以评价心肌灌注和存活性。

5.冠状动脉造影

选择性冠状动脉造影可使左、右冠状动脉及主要分支得到清楚的显影,具有确诊价值。

(六)治疗原则

治疗原则是改善冠脉血供和降低心肌耗氧量以改善患者症状,提高生活质量,同时治疗冠脉粥样硬化,预防心肌梗死和死亡,以延长生存期。

1.发作时的治疗

(1)休息:发作时立即休息,一般患者停止活动后症状即可消失。

(2)药物治疗:宜选用作用快的硝酸酯制剂,这类药物除可扩张冠脉增加冠脉血流量外,还可扩张外周血管,减轻心脏负荷,从而缓解心绞痛。如硝酸甘油 0.3~0.6 mg 或硝酸异山梨酯 3~10 mg 舌下含化。

2.缓解期的治疗

缓解期一般不需卧床休息,应避免各种已知的诱因。

(1)药物治疗:以改善预后的药物和减轻症状、改善缺血的药物为主,如阿司匹林、氯吡格雷、β 受体阻滞剂、他汀类药物、血管紧张素转换酶抑制剂、硝酸酯制剂,其他如代谢性药物、中医中药。

(2)非药物治疗:包括运动锻炼疗法、血管重建治疗、增强型体外反搏等。

二、不稳定型心绞痛

(一)概念和特点

目前已趋向将典型的稳定型劳力性心绞痛以外的缺血性胸痛统称为不稳定型心绞痛。不稳定型心绞痛根据临床表现可分为静息型心绞痛、初发型心绞痛、恶化型心绞痛 3 种类型。

(二)相关病理生理

与稳定型心绞痛的差别主要在于冠脉内不稳定的粥样斑块继发的病理改变,使局部的心肌血流量明显下降,如斑块内出血、斑块纤维帽出现裂隙、表面有血小板聚集和/或刺激冠脉痉挛,导致缺血性心绞痛,虽然也可因劳力负荷诱发,但劳力负荷终止后胸痛并不能缓解。

(三)主要病因及诱因

少部分不稳定型心绞痛患者心绞痛发作有明显的诱因。

1.增加心肌氧耗

感染、甲状腺功能亢进症或心律失常。

2.冠脉血流减少

低血压。

3.血液携氧能力下降

贫血和低氧血症。

(四)临床表现

1.症状

不稳定型心绞痛患者胸部不适的性质与典型的稳定型心绞痛相似,通常程度更重,持续时间更长,可达数十分钟,胸痛在休息时也可发生。

2.体征

体检可发现一过性第三心音或第四心音,以及由于二尖瓣反流引起的一过性收缩期杂音,这些非特异性体征也可出现在稳定型心绞痛和心肌梗死患者,但详细的体格检查可发现潜在的加重心肌缺血的因素,并成为判断预后非常重要的依据。

(五)辅助检查

1.心电图

(1)大多数患者胸痛发作时有一过性 ST 段(抬高或压低)和 T 波(低平或倒置)改变,其中 ST 段的动态改变($\geqslant 0.1$ mV 的抬高或压低)是严重冠脉疾病的表现,可能会发生急性心肌梗死或猝死。

(2)连续心电监护:连续 24 小时心电监测发现,85%~90%的心肌缺血,可不伴有心绞痛症状。

2.冠脉造影剂其他侵入性检查

在长期稳定型心绞痛基础上出现的不稳定型心绞痛患者,常有多支冠脉病变,而新发作静息心绞痛患者,可能只有单支冠脉病变。在所有的不稳定型心绞痛患者中,3 支血管病变占 40%,2 支血管病变占 20%,左冠脉主干病变约占 20%,单支血管病变约占 10%,没有明显血管狭窄者占 10%。

3.心脏标志物检查

心脏肌钙蛋白(cTn)T 及心肌蛋白 I 较传统的肌酸激酶(CK)和肌酸激酶同工酶(CK-MB)更为敏感、更可靠。

4.其他

胸部 X 线、心脏超声和放射性核素检查的结果与稳定型心绞痛患者的结果相似,但阳性发现率会更高。

（六）治疗原则

不稳定型心绞痛是严重、具有潜在危险的疾病,病情发展难以预料,应使患者处于监控之下,疼痛发作频繁或持续不缓解及高危组的患者应立即住院。其治疗包括抗缺血治疗、抗血栓治疗和根据危险度分层进行优创治疗。

1.一般治疗

发作时立即卧床休息,床边 24 小时心电监护,严密观察血压、脉搏、呼吸、心率、心律变化,有呼吸困难、发绀者应给氧吸入,维持血氧饱和度达到 95% 以上。如有必要,重测心肌坏死标志物。

2.止痛

烦躁不安、疼痛剧烈者,可考虑应用镇静剂如吗啡 5～10 mg 皮下注射;硝酸甘油或硝酸异山梨酯持续静脉滴注或微量泵输注,以 10 μg/min 开始,每 3～5 分钟增加 10 μg/min,直至症状缓解或出现血压下降。

3.抗凝（栓）

抗血小板和抗凝治疗是不稳定型心绞痛治疗至关重要的措施,应尽早应用阿司匹林、氯吡格雷和肝素或低分子肝素,以有效防止血栓形成,阻止病情进展为心肌梗死。

4.其他

对于个别病情极严重患者,保守治疗效果不佳,心绞痛发作时 ST 段≥0.1 mV,持续时间＞20 分钟,或血肌钙蛋白升高者,在有条件的医院可行急诊冠脉造影,考虑经皮冠脉成形术。

三、护理评估

（一）一般评估

（1）患者有无面色苍白、出冷汗、心率加快、血压升高。

（2）患者主诉有无心绞痛发作症状。

（二）身体评估

（1）有无表情焦虑、皮肤湿冷、出冷汗。

（2）有无心律增快、血压升高。

（3）心尖区听诊是否闻及收缩期杂音,或听到第三心音或第四心音。

（三）心理-社会评估

患者能否控制情绪,避免激动或愤怒,以减少心悸耗氧量;家属能否做到给予患者安慰及细心的照顾,并督促定期复查。

（四）辅助检查结果的评估

（1）心电图有无 ST 段及 T 波异常改变。

（2）24 小时连续心电监测有无心肌缺血的改变。

（3）冠脉造影检查结果有无显示单支或多支病变。

（4）心脏标志物肌钙蛋白（cTn）T 的峰值是否超过正常对照值的百分位数。

（五）常用药物治疗效果的评估

1.硝酸酯类药物

心绞痛发作时,能及时舌下含化,迅速缓解疼痛。

2.他汀类药物

长期服用可以维持 LDL-C 的目标值＜70 mg/dL,且不出现肝酶和肌酶升高等不良反应。

四、主要护理诊断/问题

(一)胸痛
胸痛与心肌缺血、缺氧有关。

(二)活动无耐力
活动无耐力与心肌氧的供需失调有关。

(三)知识缺乏
缺乏控制诱发因素及预防心绞痛发作的知识。

(四)潜在并发症
心肌梗死。

五、护理措施

(一)休息与活动
1.适量运动

应以有氧运动为主,运动的强度和时间因病情和个体差异而不同,必要时在监测下进行。

2.心绞痛发作时

立即停止活动,就地休息。不稳定型心绞痛患者,应卧床休息,并密切观察。

(二)用药的指导
1.心绞痛发作时

立即舌下含化硝酸甘油,用药后注意观察患者胸痛变化情况,如3~5分钟后仍不缓解,隔5分钟后可重复使用。对于心绞痛发作频繁者,静脉滴注硝酸甘油时,患者及家属不要擅自调整滴速,以防低血压发生。部分患者用药后出现面部潮红、头部胀痛、头晕、心动过速、心悸等不适,应告知患者是药物的扩血管作用所致,不必有顾虑。

2.应用他汀类药物时

应严密监测转氨酶及肌酸激酶等生化指标,及时发现药物可能引起的肝脏损害和肌病。采用强化降脂治疗时,应注意监测药物的安全性。

(三)心理护理
安慰患者,消除紧张、不安情绪,改变急躁易怒性格,保持心理平衡。告知患者及家属过劳、情绪激动、饱餐、用力排便、寒冷刺激等都是心绞痛发作的诱因,应注意避免。

(四)健康教育
1.疾病知识指导

(1)合理膳食:宜摄入低热量、低脂、低胆固醇、低盐饮食,多食蔬菜、水果和粗纤维食物如芹菜、糙米等,避免暴饮暴食,应少食多餐。

(2)戒烟、限酒。

(3)适量运动:应以有氧运动为主,运动的强度和时间因病情和个体差异而不同,必要时在监测下进行。

(4)心理调适:保持心理平衡,可采取放松技术或与他人交流的方式缓解压力,避免心绞痛发作的诱因。

2.用药指导

指导患者出院后遵医嘱用药,不擅自增减药量,自我检测药物的不良反应。外出时随身携带硝酸甘油以备急用。硝酸甘油遇光易分解,应放在棕色瓶内存放于干燥处,以免潮解失效。药瓶开封后每 6 个月更换 1 次,以确保疗效。

3.病情检测指导

教会患者及家属心绞痛发作时的缓解方法,胸痛发作时应立即停止活动或舌下含服硝酸甘油。如连续含服 3 次仍不缓解,或心绞痛发作比以往频繁、程度加重、疼痛时间延长,应及时就医,警惕心肌梗死的发生。不典型心绞痛发作时,可能表现为牙痛、肩周炎、上腹痛等,为防治误诊,应尽快到医院做相关检查。

4.及时就诊的指标

(1)心绞痛发作时,舌下含化硝酸酯类药物无效或重复用药仍未缓解。

(2)心绞痛发作比以往频繁、程度加重、疼痛时间延长。

六、护理效果评估

(1)患者能坚持长期遵医嘱用药物治疗。

(2)心绞痛发作时,能立即停止活动,并舌下含服硝酸甘油。

(3)能预防和控制缺血症状,减低心肌梗死的发生。

(4)能戒烟、控制饮食和糖尿病治疗。

(5)能坚持定期门诊复查。

（吴燕云）

第七章

普外科护理

第一节 急性乳腺炎

一、疾病概述

(一)概念

急性乳腺炎是乳腺的急性化脓性感染。多发生于产后 3～4 周的哺乳期妇女,以初产妇最常见。主要致病菌为金黄色葡萄球菌,少数为链球菌。

(二)相关病理生理

急性乳腺炎开始时局部出现炎性肿块,数天后可形成单房或多房性的脓肿。表浅脓肿可向外破溃或破入乳管自乳头流出;深部脓肿不仅可向外破溃,也可向深部穿至乳房与胸肌间的疏松组织中,形成乳房后脓肿。感染严重者,还可并发脓毒血症。

(三)病因与诱因

病因主要有以下几种。

1.乳汁淤积

乳汁是细菌繁殖的理想培养基,引起乳汁淤积的主要原因:①乳头发育不良(过小或凹陷)妨碍哺乳;②乳汁过多或婴儿吸乳过少导致乳汁不能完全排空;③乳管不通(脱落上皮或衣服纤维堵塞),影响乳汁排出。

2.细菌入侵

当乳头破损时,细菌沿淋巴管入侵是感染的主要途径。细菌也可直接侵入乳管,上行至腺小叶而致感染。细菌主要来自婴儿口腔、母亲乳头或周围皮肤。多数发生于初产妇,因其缺乏哺乳经验;也可发生于断奶时,6 个月以后的婴儿已经长牙,易致乳头损伤。

(四)临床表现

1.局部表现

初期患侧乳房红、肿、胀、痛,可有压痛性肿块,随病情发展症状进行性加重,数天后可形成单房或多房性的脓肿。脓肿表浅时局部皮肤可有波动感和疼痛,脓肿向深部发展可穿至乳房与胸肌间的疏松组织中,形成乳房后脓肿和腋窝脓肿,并出现患侧腋窝淋巴结肿大、压痛。局部表现可有个体差异,应用抗生素治疗的患者,局部症状可被掩盖。

2.全身表现

感染严重者,可并发败血症,出现寒战、高热、脉快、食欲减退、全身不适、白细胞增多等症状。

(五)辅助检查

1.实验室检查

白细胞计数及中性粒细胞比例增多。

2.B超检查

确定有无脓肿及脓肿的大小和位置。

3.诊断性穿刺

在乳房肿块波动最明显处或压痛最明显的区域穿刺,抽出脓液可确诊脓肿已经形成。脓液应做细菌培养和药敏试验。

(六)治疗原则

主要原则为控制感染,排空乳汁。脓肿形成以前以抗菌药治疗为主,脓肿形成后,需及时切开引流。

1.非手术治疗

(1)一般处理:①患乳停止哺乳,定时排空乳汁,消除乳汁淤积。②局部外敷,用25%硫酸镁湿敷,或采用中药蒲公英外敷,也可用物理疗法促进炎症吸收。

(2)全身抗菌治疗:原则为早期、足量应用抗生素。针对革兰阳性球菌有效的药物,如青霉素、头孢菌素等。由于抗生素可被分泌至乳汁,故避免使用对婴儿有不良影响的抗菌药,如四环素、氨基苷类、磺胺类和甲硝唑。如治疗后病情无明显改善,则应重复穿刺以了解有无脓肿形成,或根据脓液的细菌培养和药敏试验结果选用抗生素。

(3)中止乳汁分泌:患者治疗期间一般不停止哺乳,因停止哺乳不仅影响婴儿的喂养,且提供了乳汁淤积的机会。但患侧乳房应停止哺乳,并以吸乳器或手法按摩排出乳汁,局部热敷。若感染严重或脓肿引流后并发乳瘘(切口常出现乳汁)需回乳,常用方法:①口服溴隐亭1.25 mg,每天2次,服用7~14天;或口服已烯雌酚1~2 mg,每天3次,2~3天。②肌内注射苯甲酸雌二醇,每次2 mg,每天1次,至乳汁分泌停止。③中药炒麦芽,每天60 mg,分2次煎服或芒硝外敷。

2.手术治疗

脓肿形成后切开引流。于压痛、波动最明显处先穿刺抽吸取得脓液后,于该处切开放置引流,脓液做细菌培养及药物敏感试验。脓肿切开引流时注意:①切口一般呈放射状,避免损伤乳管引起乳瘘;乳晕部脓肿沿乳晕边缘做弧形切口;乳房深部较大脓肿或乳房后脓肿,沿乳房下缘做弧形切口,经乳房后间隙引流。②分离多房脓肿的房间隔以利引流。③为保证引流通畅,引流条应放在脓腔最低部位,必要时另加切口做对口引流。

二、护理评估

(一)一般评估

1.生命体征

评估是否有体温升高,脉搏加快。急性乳腺炎患者通常有发热,可有低热或高热;发热时呼吸、脉搏加快。

2.患者主诉

询问患者是否为初产妇,有无乳腺炎、乳房肿块、乳头异常溢液等病史;询问有无乳头内陷;评估有无不良哺乳习惯,如婴儿含乳睡觉、乳头未每天清洁等;询问有无乳房胀痛,浑身发热、无力、寒战等症状。

3.相关记录

体温、脉搏、皮肤异常等记录结果。

(二)身体评估

1.视诊

乳房皮肤有无红、肿、破溃、流脓等异常情况;乳房皮肤红肿的开始时间、位置、范围、进展情况。

2.触诊

评估乳房乳汁淤积的位置、范围、程度及进展情况;乳房有无肿块,乳房皮下有无波动感,脓肿是否形成,脓肿形成的位置、大小。

(三)心理-社会评估

评估患者心理状况,是否担心婴儿喂养与发育、乳房功能及形态改变。

(四)辅助检查阳性结果评估

患者血常规检查示血白细胞计数及中性粒细胞比例升高提示有炎症的存在;根据 B 超检查的结果判断脓肿的大小及位置,诊断性穿刺后方可确诊脓肿形成;根据脓液的药物敏感试验选择抗生素。

(五)治疗效果的评估

1.非手术治疗评估要点

应用抗生素是否有效果,乳腺炎症是否得到控制,患者体温是否恢复正常;回乳措施是否起效,乳汁淤积情况有无改善,患者乳房肿胀疼痛有无减轻或加重;患者是否了解哺乳卫生和预防乳腺炎的知识,情绪是否稳定。

2.手术治疗评估要点

手术切开排脓是否彻底;伤口愈合情况是否良好。

三、主要护理诊断

(一)疼痛

疼痛与乳汁淤积、乳房急性炎症使乳房压力显著增加有关。

(二)体温过高

体温过高与乳腺急性化脓性感染有关。

(三)知识缺乏

知识缺乏与不了解乳房保健和正确哺乳知识有关。

(四)潜在并发症

乳瘘。

四、主要护理措施

(一)对症处理

定时测患者体温、脉搏、呼吸、血压,监测白细胞计数及分类变化,必要时做血培养及药物敏感试验。密切观察患者伤口敷料引流、渗液情况。

1.发热

高热者,给予冰袋、乙醇擦浴等物理降温措施,必要时遵医嘱应用解热镇痛药;脓肿切开引流后,保持引流通畅,定时更换切口敷料。

2.缓解疼痛

(1)患乳暂停哺乳,定时用吸乳器吸空乳汁。若乳房肿胀过大,不能使用吸乳器,应每天坚持用手揉挤乳房以排空乳汁,防止乳汁淤积。

(2)用乳罩托起肿大的乳房以减轻疼痛。

(3)疼痛严重时遵医嘱给予止痛药。

3.炎症

(1)消除乳汁淤积,用吸乳器吸出乳汁或用手顺乳管方向加压按摩,使乳管通畅。

(2)局部热敷,每次 20~30 分钟,促进血液循环,利于炎症消散。

(二)饮食与运动

给予高蛋白、高维生素、低脂肪食物,保证足量水分摄入。注意休息,适当运动,劳逸结合。

(三)用药护理

遵医嘱早期使用抗菌药,根据药物敏感试验选择合适的抗菌药,注意评估患者有无药物不良反应。

(四)心理护理

观察了解患者心理状况,给予必要的疾病有关的知识宣教,抚慰其紧张急躁情绪。

(五)健康教育

1.保持乳头和乳晕清洁

每次哺乳前后清洁乳头,保持局部干燥清洁。

2.纠正乳头内陷

妊娠期每天挤捏、提拉乳头。

3.养成良好的哺乳习惯

定时哺乳,每次哺乳时让婴儿吸净乳汁,如有淤积及时用吸乳器或手法按摩排出乳汁;培养婴儿不含乳头睡眠的习惯;注意婴儿口腔卫生,及时治疗婴儿口腔炎症。

4.及时处理乳头破损

乳晕破损或皲裂时暂停哺乳,用吸乳器吸出乳汁哺乳婴儿;局部用温水清洁后涂以抗菌药软膏,待愈合后再行哺乳;症状严重时及时诊治。

五、护理效果评估

(1)患者的乳汁淤积情况有无改善,是否学会正确排出淤积乳汁的方法,是否坚持每天挤出已经淤积的乳汁,回乳措施是否产生效果,乳房胀痛有无逐渐减轻。

(2)患者乳房皮肤的红肿情况有无好转,乳房皮肤有无溃烂,乳房肿块有无消失或增大。

(3)患者应用抗生素后体温有无恢复正常,炎症有无消退,炎症有无进一步发展为脓肿。

(4)患者脓肿有无及时切开引流,伤口愈合情况是否良好。

(5)患者是否了解哺乳卫生和预防乳腺炎的知识,焦虑情绪是否改善。

(张力方)

第二节 乳 腺 癌

乳腺癌是女性发病率最高的恶性肿瘤之一。病因尚不清楚,目前认为与激素(雌酮、雌二醇)、家族史、月经史、婚育史、乳腺良性疾病、饮食、营养、环境、生活方式等有关。早期表现为患侧乳房无痛、单发小肿块,质硬、表面不光滑、边界不清;随着肿瘤增大,累及乳房悬韧带(Cooper韧带)、乳腺淋巴管及乳管时,可出现"酒窝征""橘皮征"、乳头内陷等。晚期癌肿可侵入胸筋膜、胸肌,肿块固定,出现卫星结节、铠甲胸,癌肿处皮肤破溃形成溃疡,伴有恶臭。常用辅助检查包括钼靶X线、B超、磁共振等。活组织病理学检查是明确乳腺癌诊断的主要方法。处理原则:乳腺癌的治疗以手术为主,辅以化疗、放射治疗(简称放疗)、内分泌及生物靶向治疗等。

一、护理评估

(一)术前评估

1.健康史

(1)个人情况:患者的年龄、职业、居住地、月经史、婚育史、哺乳史、饮食习惯、生活环境等。

(2)既往史:患者既往有无乳腺良性肿瘤史。

(3)其他:患者有无乳腺癌家族遗传史,有无肥胖或营养过剩等。

2.身体状况

(1)乳房外形和外表:双侧乳房的形状、大小是否对称,乳房皮肤有无红、肿、隆起或凹陷、有无橘皮样改变,有无乳头乳晕糜烂。

(2)乳房肿块:肿块大小、质地、活动度,边界是否清楚。

(3)锁骨上或下、腋窝及全身淋巴结有无肿大,有无肺、骨和肝转移征象。

(4)全身营养情况及心、肺、肝、肾等重要脏器的功能状态。

(5)影像学和其他检查有无异常。

3.心理-社会状况

(1)患者因乳腺癌产生的各种不良心理反应。

(2)患者是否了解乳腺癌的各种治疗方法。

(3)患者及家属的心理承受能力,是否担心手术治疗效果及疾病预后。

(二)术后评估

(1)麻醉及手术方式。

(2)术后伤口和皮瓣愈合情况,肢端血运循环情况。

(3)有无皮下积液、皮瓣坏死、上肢淋巴水肿等并发症发生。

(4)患肢功能锻炼计划实施情况及患肢功能的恢复情况。

二、常见护理诊断

(一)自我形象紊乱
与术前乳房外形改变,术后乳房缺失和瘢痕形成有关。

(二)有组织完整性受损的危险
与留置引流管、患侧上肢淋巴液引流不畅、头静脉、腋静脉被结扎、静脉栓塞或感染有关。

(三)知识缺乏
缺乏有关术后功能锻炼的知识。

三、护理目标

(1)患者能够主动应对自我形象的改变。
(2)患者手术创面愈合良好,患侧上肢肿胀减轻或消失。
(3)患者知晓患肢功能锻炼相关知识并能正确进行功能锻炼。

四、护理措施

(一)手术治疗患者护理
1.术前护理

(1)心理护理:患者面对恶性肿瘤的威胁、不确定的疾病预后、乳房外形的改变、担心形象改变影响夫妻生活等问题,承受着巨大的心理压力,易出现不同程度的焦虑、恐惧、抑郁等心理状况。因此,对不同年龄、性格和文化程度的患者,给予相应的心理辅导,鼓励患者表达内心的感受,针对性地做好心理疏导;讲解手术的重要性和必要性,并邀请术后疗效较好者讲解亲身经历,促使进一步认识治疗的重要性,帮助患者度过心理调适期;告知患者乳房重建相关知识,增加恢复信心。同时做好家属的沟通工作,并取得丈夫的理解、支持及关心,帮助丈夫接受妻子术后乳房外形改变的事实。

(2)终止妊娠或哺乳:妊娠期及哺乳期乳腺癌患者应立即停止妊娠或哺乳。

(3)术前准备:除常规准备外,乳头内陷者注意局部清洁;乳房皮肤溃疡者,每天换药至创面好转;需植皮者做好供皮区皮肤准备。

2.术后护理

(1)病情观察:监测生命体征变化,观察伤口敷料渗血、渗液情况,并做好记录。

(2)体位与活动:术后麻醉清醒,生命体征平稳后予半卧位,有利于呼吸和引流。鼓励患者早期下床活动。

(3)伤口护理。①有效包扎:手术部位予弹力绷带加压包扎,使皮瓣紧贴胸壁,防止积气积液。包扎松紧度一般以能容纳一指、不影响患者呼吸及局部血运为宜。包扎期间告知患者不能自行松解绷带,若绷带脱落,及时重新包扎,瘙痒时不能将手指伸入敷料搔抓。包扎一般维持7~10天。②密切观察患肢远端的血液循环:若发现患者有手指麻木、皮肤发绀、皮温降低、动脉搏动不能扪及等情况,提示腋窝血管受压、血运受阻,应及时调整绷带松紧度。

(4)引流管护理:乳腺癌根治术后,皮瓣下常规放置引流管并接负压引流,以便及时、有效地吸出残腔内的积血、积液,以利皮瓣愈合。要点如下:①保持有效负压:观察连接管是否连接紧密,保持负压吸引的压力大小适宜。若负压过低,不能有效引流,易引起皮下积血、积液;负压过高,引流管瘪陷,引流不畅。②妥善固定引流管:引流管长度适宜,卧床时固定在床旁,起床活动时固定于上衣,防止导管滑脱。③保持引流管通畅:防止其受压、扭曲和脱出。定时由近心端向远心端挤压引流管,防止积血、积液堵塞引流管。④观察引流液的量、颜色及性状:术后1~2天,引流出血性液体为50~200 mL,之后颜色逐渐变淡,引流量逐渐变少。⑤拔管:术后4~5天,若引流液转为淡黄色、引流量每天少于10 mL,创面与皮肤贴合紧密,手指按压伤口周围皮肤无空虚感,则可考虑拔管。

(5)患肢功能锻炼:由于乳腺癌根治术切除了胸肌、筋膜、皮肤,并做腋窝淋巴结清扫、淋巴管结扎,术后患侧肩关节活动明显受限,易发生冰冻肩、肢体活动功能障碍,以及患侧上肢水肿等并发症。合理的功能锻炼可增强肌肉力量,最大限度的恢复患者肩关节活动幅度。术后应鼓励并协助患者进行早期肢体功能锻炼。要点如下:①术后24小时内:活动手指及腕部,做伸指、握拳、屈腕等锻炼。②术后1~3天:进行上肢肌肉等长收缩,利用肌肉泵作用促进血液及淋巴液的回流;可用健侧手臂或在他人协助下进行患肢屈肘、伸臂等锻炼,逐步过渡到肩关节小范围前屈、后伸运动(前屈小于30°,后伸小于15°)。③术后4~7天:练习患侧手触摸对侧肩和同侧耳郭等锻炼。鼓励患者坐起,用患侧手洗脸、刷牙及进食等。④术后1~2周:术后1周患者无皮瓣积液、伤口愈合良好的情况下,做肩关节活动,以肩部为中心,前后摆臂。术后10天左右皮瓣与胸壁黏附牢固,循序渐进地抬高患肢(将患侧肘关节伸屈、手掌置于对侧肩,直至患侧肘关节与肩平)、手指爬墙(每天标记高度,逐渐增加幅度,直至患者手能高举过头)、摇绳、梳头等运动。

注意:指导患者做患肢功能锻炼时应注意锻炼的内容和活动量应根据患者的实际情况而定,一般每天3~4次,每次10~20分钟为宜;应循序渐进、逐渐增加活动量;术后7~10天内不外展肩关节,不以患侧肢体支持身体,以防皮瓣移动而影响创面愈合。

3.并发症的观察和护理

(1)皮下积液和皮瓣坏死。

观察:皮瓣血运循环情况,包括皮瓣颜色、温度、毛细血管充盈度,并做好记录。正常皮瓣皮温较健侧略低,颜色红润,与胸部紧贴。若皮瓣颜色变成青紫、暗红、发黑或苍白等,考虑血液循环障碍;若皮瓣触及波动感考虑皮下积液。

护理:一旦发生,安慰患者,及时报告医师,并协助处理。

(2)患侧上肢淋巴水肿。

观察:术后密切观察患者患侧肢体的臂围、活动度等,及早发现上肢淋巴水肿的发生。

注意:重视患者的主观感受,患者出现肢体肿胀、疼痛、麻木、发沉、发紧的感觉、肢体活动受限、衣服和首饰舒适性改变时要警惕有无淋巴水肿的发生。

护理。①饮食指导:进低盐、高蛋白、易消化的食物,保持理想体重,避免吸烟饮酒。②保护患肢:保持局部皮肤清洁干燥;避免患侧上肢受压及长时间下垂;避免对患肢盲目用力按摩或过热、过冷的外敷刺激;不用患肢提重物或进行过度的推、拉等动作;平卧时患侧上肢下方垫软枕抬高10°~15°,肘关节轻度屈曲,半卧位时屈肘90°,放于胸腹部,下床活动时用健侧手将患侧上肢抬高于胸前,以促进患侧上肢静脉和淋巴回流。③避免损伤:禁止在患肢抽血、静脉注射、输血、输液、测血压;避免佩戴过紧的首饰、手表;避免外伤、蚊虫叮咬,局部有感染者,及时应用抗菌药物。④促进肿胀消退:患者出现患肢肿胀时,抬高患肢,可佩戴弹力袖套或予弹力绷带包扎,以减轻淋巴水肿。

(二)内分泌治疗的护理

乳腺癌是与雌激素关系密切的肿瘤,内分泌治疗已成为乳腺癌治疗的重要组成部分,可以显著提高雌激素受体阳性患者的无病生存率和总体生存率。服药周期为5～10年。治疗期间应做好药物相关不良反应的观察及护理。

1.提高服药依从性

向患者讲解内分泌治疗的目的及意义,强调坚持服药的重要性,避免间歇服药。

2.药物不良反应的观察与护理

(1)肌肉和关节疼痛:此症状出现的时间不等、轻重不等。做好解释工作,必要时可适当予以非甾体抗炎药(如西乐葆等)对症治疗。

(2)骨质疏松:雌激素降低可引起骨质疏松。用药期间定期检测骨密度,指导患者适当地摄取钙质和维生素D,规律运动如散步、骑自行车等。

(3)雌激素降低相关症状:表现为潮红、潮热、性欲下降、阴道干燥等。潮红与潮热同时出现,多在黄昏或夜间,活动、进食等热量增加的情况下或情绪激动时容易发作;个别患者还会出现情绪的变化。告知患者这是药物反应,停药后反应消失,消除顾虑。

(4)子宫内膜增厚:定期检查子宫内膜情况。内膜增厚者或出现不规则阴道流血者必须行诊断性刮宫,了解子宫内膜有无病变。

五、健康教育

(一)伤口保护

保持伤口清洁、干燥,特别是夏季,避免大量出汗。伤口愈合后局部会发痒,切忌抓捏。沐浴时应注意水温,防止烫伤或冻伤。

(二)保护患肢

避免患肢提重物或过度的推、拉等动作,继续进行患肢功能锻炼。

(三)避孕

术后5年内避免妊娠,防止乳腺癌复发。

(四)义乳

在专业人士的指导下佩戴义乳。出院后早期佩戴无重量义乳,有重量义乳在伤口一期愈合后佩戴。义乳的外形与重量选择要接近健侧乳房。

(五)坚持放疗、化疗

放疗期间注意保护照射野皮肤,出现放射性皮炎应及时就诊。化疗期间定期复查血常规、肝、肾功能。放化疗期间,机体抵抗力下降,避免到公共场所,减少感染机会。

(六)乳房修复重建术后自我护理

(1)佩戴运动型胸衣(无钢托)为宜,起塑形作用,避免肌瓣因重力作用下垂和固定缝线松脱。

(2)术后1周根据乳房伤口愈合情况,按摩重建乳房和周围皮肤。以乳头为中心,用指腹从近端向远端轻轻按摩移植乳房。

(3)腹直肌重建术后患者术后3个月内用腹部运动腹带,避免做增加腹内压的运动,保持前倾姿势,以防止腹疝形成。

(七)随访

2年内每3个月随访一次,2年后每半年随访一次,5年后每年随访一次直至终生。

六、护理评价

（1）患者焦虑、恐惧是否缓解，情绪是否稳定，患者及家属是否能够接受手术所致的乳房外形改变。

（2）患者创面愈合情况，是否出现感染征象，患肢是否肿胀，肢体功能是否障碍。

（3）患者是否知晓术后患肢功能锻炼的知识与方法。

七、关键点

（1）定期乳房检查（乳房自查，乳腺钼钯或乳房B超检查）有助于早期发现乳房病变。

（2）术后伤口引流管护理恰当，可有效避免皮下积液、皮瓣坏死等并发症发生。

（3）乳腺癌根治术后，早期、长期进行患肢功能锻炼，可有效预防患肢淋巴水肿、冰冻肩、肢体活动功能障碍等并发症发生。

（4）妊娠可能导致乳腺癌复发和转移，尤其是高危复发风险者，应在医师指导下计划妊娠。

（张力方）

第三节　脓　　胸

脓胸是指脓性渗出液聚积于胸膜腔内的化脓性感染，其可分为急性脓胸和慢性脓胸。急性脓胸多为继发性感染，以肺部为最主要的原发灶。一般急性脓胸病程超过3个月，脓腔壁硬厚，脓腔容量固定不变者，即为慢性脓胸。急性脓胸常伴有高热、呼吸急促、脉速、胸痛、食欲缺乏及全身乏力等症状。其处理原则为控制感染、排出脓液、消除病因和全身支持治疗。慢性脓胸常有慢性全身中毒症状，表现为长期低热、消瘦、低蛋白血症、食欲缺乏、贫血等。手术治疗包括胸廓成形术、胸膜纤维板剥除术、胸膜肺切除术。

一、术前护理

（1）执行外科术前护理常规。

（2）病情观察：观察患者有无呼吸急促、胸痛；有无发热、发绀、全身乏力、食欲缺乏；观察排出痰的量、颜色、性状。

（3）体位：取半坐卧位，利于呼吸和引流；支气管胸膜瘘者取患侧卧位。

（4）全身支持治疗：嘱患者多进食高蛋白、高热量、维生素丰富的食物，注意补充电解质。病情危重者少量多次输入新鲜血或血浆，纠正贫血，增加抵抗力。

（5）改善呼吸功能：遵医嘱给予氧气吸入。痰液多者，协助患者进行有效排痰或体位引流，并遵医嘱给予止咳化痰、抗生素抗感染治疗。

（6）协助医师治疗：急性脓胸者每天或隔天一次行胸腔穿刺抽脓，抽脓后给予抗生素。脓液多时，分次抽吸，每次抽吸量小于1 000 mL，抽吸过程中密切观察患者有无不良反应。脓液稠厚者、治疗后脓液未减少者、伴有气管或食管瘘者、腐败性脓胸者，应行胸腔闭式引流术。执行胸腔闭式引流护理常规。

二、术后护理常规

(1)执行外科术后护理常规。

(2)执行全身麻醉后护理常规。

(3)执行术后疼痛护理常规。

(4)控制反常呼吸:胸廓成形术后患者取术侧向下卧位,用厚棉垫、胸带加压包扎,根据肋骨切除范围,在胸廓下垫一硬枕或用1～3 kg沙袋压迫,从而控制反常呼吸。经常检查包扎松紧是否适宜,并随时进行调整。

(5)呼吸功能训练:教患者吹气球或用深呼吸功能训练器等方法进行呼吸功能训练,使患者能有效咳嗽、排痰,促进肺膨胀。

(6)引流管护理:保持引流管通畅,严密观察患者生命体征及引流液的量、颜色和性状,妥善固定引流管,防止其受压、打折、扭曲、堵塞、滑脱。

急性脓胸:患者若能及时排出脓液,肺逐渐膨胀,一般可治愈。胸腔闭式引流置管位置通常选择脓液积聚的最低位,引流脓液的管子较引流气体的管子质地硬,管径为1.5～2.0 cm,不易打折扭曲和堵塞,以利于引流。

慢性脓胸:除引流管不能过细外,引流位置适当,勿插入过深;若脓腔缩小,纵隔固定,可将胸腔闭式引流改为开放式引流,注意引流口周围皮肤保护,可使用皮肤保护膜或开放式造口袋,防止皮炎的发生。

(7)降温:高热患者嘱其多饮水,可给予物理降温,如冰敷、擦浴等,必要时遵医嘱予以药物降温。

(8)康复锻炼:胸廓成形术后患者宜取直立姿势,坚持头部及上半身运动。

(9)并发症的观察与护理:胸膜纤维板剥脱术后易发生大量渗血,严密观察生命体征、引流液颜色、量、性状;若出现血压下降、心率增快、尿量减少等,立即通知医师给予止血处理,必要时协助医师准备再次开胸手术。

(10)健康指导:注意保暖,防止感冒,防止肺部感染。加强营养,鼓励患者进食高蛋白、高维生素、易消化饮食。保证睡眠,劳逸结合。进行呼吸功能锻炼和散步、太极拳等有氧运动。遵医嘱按时服药,定期复查肺功能。

(张力方)

第四节　肺　大　疱

一、概述

(一)定义

肺大疱是指发生在肺实质内的直径超过1 cm的气肿性肺泡。一般继发于细小支气管的炎性病变,如肺炎、肺气肿和肺结核,临床最常见与肺气肿并存。

(二)病因

肺大疱一般继发于细小支气管的炎性病变,如肺炎、肺气肿和肺结核,临床上最常与肺气肿并存。

(三)临床表现及并发症

1.临床表现

小的肺大疱可无任何症状,巨大肺大疱可使患者感到胸闷、气短。当肺大疱破裂,产生自发性气胸,可引起呼吸困难、胸痛。

2.并发症

自发性气胸、自发性血气胸。

(四)主要辅助检查

1.X 线检查

X 线检查是诊断肺大疱的主要方法。

2.CT 检查

CT 检查能显示大疱的大小,有助于与气胸的鉴别诊断。

(五)诊断和鉴别诊断

1.诊断

根据临床表现及辅助检查可诊断。

2.鉴别诊断

局限性气胸、肺结核空洞、膈疝。

(六)治疗原则

(1)体积小的肺大疱多采用非手术治疗,如戒烟、抗感染治疗等。

(2)体积大的肺大疱,合并自发性气胸或感染等,应采取手术治疗。

二、常见护理诊断

(一)气体交换受损

气体交换受损与疼痛、胸部损伤、胸廓活动受限或肺萎陷有关。

(二)疼痛

疼痛与组织损伤有关。

(三)潜在并发症

肺部或胸腔感染。

三、护理措施

(一)术前护理

1.戒烟

术前戒烟 2 周,减少气管分泌物,预防肺部并发症。

2.营养

提供高蛋白、高热量、高维生素饮食,鼓励患者摄取足够的水分。

3.呼吸功能锻炼

练习腹式呼吸与有效咳嗽。

4.用药护理

遵医嘱准确用药。

5.心理护理

与患者交流,减轻焦虑情绪和对手术的担心。

6.术前准备

术前 2~3 天训练患者床上排尿、排便的适应能力;术前清洁皮肤,常规备皮(备皮范围:上过肩,下过脐,前后过正中线,包括手术侧腋窝),做药物过敏试验;术前一天晚给予开塞露或磷酸钠盐灌肠液纳肛,按医嘱给安眠药,术前 6~8 小时禁饮食;手术日早晨穿病员服,戴手腕带,摘除眼镜、活动性义齿及饰物等。备好水封瓶、胸带、X 线片、病历等。

(二)术后护理

1.全麻术后护理常规

麻醉未清醒前去枕平卧位,头偏向一侧,以防误吸而窒息,意识恢复血压平稳后取半卧位。

2.生命体征监测

术后密切监测生命体征变化,特别是呼吸、血氧饱和度的变化,注意有无血容量不足和心功能不全的发生。

3.呼吸道护理

鼓励并协助深呼吸及咳嗽,协助叩背咳痰;雾化吸入疗法;必要时用鼻导管或支气管镜吸痰。

4.胸腔闭式引流的护理

按胸腔闭式引流常规进行护理。

5.上肢功能康复训练

早期手臂和肩关节的运动训练可防止患侧肩关节僵硬及手臂挛缩。

6.疼痛的护理

给予心理护理,分散患者的注意力;给予安置舒适体位;咳嗽时协助患者按压手术切口减轻疼痛,必要时遵医嘱应用止痛药物。

四、健康教育

(一)休息与运动

适当活动,避免剧烈运动,防止并发症发生。

(二)饮食指导

加强营养,多食水果、蔬菜、忌食辛辣油腻,防止便秘。

(三)用药指导

遵医嘱准确用药。

(四)心理指导

了解患者思想状况,解除顾虑,增强战胜疾病信心。

(五)康复指导

加强营养,预防感冒。戒烟,注意口腔卫生,继续进行手术侧肩关节和手臂的锻炼。

(六)复诊须知

告知患者术后定期门诊随访。若出现胸痛、呼吸困难等症状应及时与医师联系。

(张力方)

第五节　胃十二指肠损伤

一、概述

由于有肋弓保护且活动度较大,柔韧性较好,壁厚,钝挫伤时胃很少受累,只有胃膨胀时偶有发生。上腹或下胸部的穿透伤则常导致胃损伤,多伴有肝、脾、横膈及胰等损伤。胃镜检查及吞入锐利异物或吞入酸、碱等腐蚀性毒物也可引起胃穿孔,但很少见。十二指肠损害是由于上中腹部受到间接暴力或锐器的直接刺伤而引起的,缺乏典型的腹膜炎症状和体征,术前诊断困难,漏诊率高,多伴有腹部脏器合并伤,病死率高,术后并发症多,肠瘘发生率高。

二、护理评估

(一)健康史

详细询问患者、现场目击者或陪同人员,以了解受伤的时间、地点、环境,受伤的原因、外力的特点、大小和作用方向,坠跌高度;了解受伤前后饮食及排便情况,受伤时的体位,有无防御,伤后意识状态、症状、急救措施、运送方式,既往疾病及手术史。

(二)临床表现

(1)胃损伤若未波及胃壁全层,可无明显症状。若全层破裂,由于胃酸有很强的化学刺激性,可立即出现剧痛及腹膜刺激征。当破裂口接近贲门或食管时,可因空气进入纵隔而呈胸壁下气肿。较大的穿透性胃损伤时,可自腹壁流出食物残渣、胆汁和气体。

(2)十二指肠破裂后,因有胃液、胆汁及胰液进入腹腔,早期即可发生急性弥漫性腹膜炎,有剧烈的刀割样持续性腹痛伴恶心、呕吐,腹部检查可见有舟状腹、腹膜刺激征症状。

(三)辅助检查

1.疑有胃损伤者,应置胃管

若自胃内吸出血性液或血性物者可确诊。

2.腹腔穿刺术和腹腔灌洗术腹腔穿刺

抽出不凝血液、胆汁,灌洗吸出 10 mL 以上肉眼可辨的血性液体,即为阳性结果。

3.X 线检查

腹部 X 线片可显示腹膜后组织积气、肾脏轮廓清晰、腰大肌阴影模糊不清等有助于腹膜后十二指肠损伤的诊断。

4.CT 检查

可显示少量的腹膜后积气和渗至肠外的造影剂。

(四)治疗原则

抗休克和及时、正确的手术处理是治疗的两大关键。

(五)心理-社会因素

胃十二指肠外伤性损伤多数在意外情况下发生,患者出现突发外伤后易出现紧张、痛苦、悲哀、恐惧等心理变化,担心手术成功及疾病预后。

三、护理问题

(一)疼痛

与胃肠破裂、腹腔内积液、腹膜刺激征有关。

(二)组织灌注量不足

与大量失血、失液,严重创伤,有效循环血量减少有关。

(三)焦虑或恐惧

与经历意外及担心预后有关。

(四)潜在并发症

出血、感染、肠瘘、低血容量性休克。

四、护理目标

(1)患者疼痛减轻。

(2)患者血容量得以维持,各器官血供正常、功能完整。

(3)患者焦虑或恐惧减轻或消失。

(4)护士密切观察病情变化,如发现异常,及时报告医师,并配合处理。

五、护理措施

(一)一般护理

1.预防低血容量性休克

吸氧、保暖、建立静脉通道,遵医嘱输入温热生理盐水或乳酸盐林格液,抽血查全血细胞计数、血型和交叉配血。

2.密切观察病情变化

每15~30分钟应评估患者情况。评估内容包括意识状态、生命体征、肠鸣音、尿量、氧饱和度、有无呕吐、肌紧张和反跳痛等。观察胃管内引流物颜色、性质及量,若引流出血性液体,提示有胃、十二指肠破裂的可能。

3.术前准备

胃、十二指肠破裂大多需要手术处理,故患者入院后,在抢救休克的同时,尽快完成术前准备工作,如备皮、备血、插胃管及留置尿管、做好抗生素皮试等,一旦需要,可立即实施手术。

(二)心理护理

评估患者对损伤的情绪反应,鼓励他们说出自己内心的感受,帮助建立积极有效的应对措施。向患者介绍有关病情、损伤程度、手术方式及疾病预后,鼓励患者,告诉患者良好的心态、积极的配合有利于疾病早日康复。

(三)术后护理

1.体位

患者意识清楚、病情平稳,给予半坐卧位,有利于引流及呼吸。

2.禁食、胃肠减压

观察胃管内引流液颜色、性质及量,若引流出血性液体,提示有胃、十二指肠再出血的可能。十二指肠创口缝合后,胃肠减压管置于十二指肠腔内,使胃液、肠液、胰液得到充分引流,一定要妥善固定,避免脱出。一旦脱出,要在医师的指导下重新置管。

3.严密监测生命体征

术后 15～30 分钟监测生命体征直至患者病情平稳。注意肾功能的改变,胃十二指肠损伤后,特别有出血性休克时,肾脏会受到一定的损害,尤其是严重腹部外伤伴有重度休克者,有发生急性肾功能障碍的危险,所以,术后应密切注意尿量,争取保持每小时尿量在 50 mL 以上。

4.补液和营养支持

根据医嘱,合理补充水、电解质和维生素,必要时输新鲜血、血浆,维持水、电解质、酸碱平衡。给予肠内、外营养支持,促进合成代谢,提高机体防御能力。继续应用有效抗生素,控制腹腔内感染。

5.术后并发症的观察和护理

(1)出血:如胃管内 24 小时内引流出新鲜血液 200 mL 以上,提示吻合口出血,要立即配合医师给予胃管内注入凝血酶粉、冰盐水洗胃等止血措施。

(2)肠瘘:患者术后持续低热或高热不退,腹腔引流管中引流出黄绿色或褐色渣样物,有恶臭或引流出大量气体,提示肠瘘发生,要配合医师进行腹腔双套管冲洗,并做好相应护理。

(四)健康教育

(1)讲解术后饮食注意事项,当患者胃肠功能恢复,一般 35 天后开始恢复饮食,由流质逐步恢复至半流质、普食,进食高蛋白、高能量、易消化的食物,增强抵抗力,促进愈合。

(2)行全胃切除或胃大部分切除术的患者,因胃肠吸收功能下降,要及时补充微量元素和维生素等营养素,预防贫血、腹泻等并发症。

(3)避免工作过于劳累,注意劳逸结合。讲明饮酒、抽烟对胃、十二指肠疾病的危害性。

(4)避免长期大量服用非甾体抗炎药,如布洛芬等,以免引起胃肠道黏膜损伤。

(张力方)

第六节 肠 梗 阻

肠腔内容物不能正常运行或通过肠道发生障碍时,称为肠梗阻,是外科常见的急腹症之一。

一、疾病概要

(一)病因和分类

1.按梗阻发生的原因分类

(1)机械性肠梗阻:最常见,是由各种原因引起的肠腔变窄、肠内容物通过障碍。主要原因:①肠腔堵塞,如寄生虫、粪块、异物等。②肠管受压,如粘连带压迫、肠扭转、嵌顿性疝等。③肠壁病变,如先天性肠道闭锁、狭窄、肿瘤等。

(2)动力性肠梗阻:较机械性肠梗阻少见。肠管本身无病变,梗阻原因是神经反射和毒素刺激引起肠壁功能紊乱,致肠内容物不能正常运行。可分为:①麻痹性肠梗阻,常见于急性弥散性腹膜炎、腹部大手术、腹膜后血肿或感染等。②痉挛性肠梗阻,由于肠壁肌肉异常收缩所致,常见于急性肠炎或慢性铅中毒。

(3)血运性肠梗阻:较少见。由于肠系膜血管栓塞或血栓形成,使肠管血运障碍,继而发生肠麻痹,肠内容物不能通过。

2.按肠管血运有无障碍分类

(1)单纯性肠梗阻:无肠管血运障碍。

(2)绞窄性肠梗阻:有肠管血运障碍。

3.按梗阻发生的部位分类

高位性肠梗阻(空肠上段)和低位性肠梗阻(回肠末段和结肠)。

4.按梗阻的程度分类

完全性肠梗阻(肠内容物完全不能通过)和不完全性肠梗阻(肠内容物部分可通过)。

5.按梗阻病情的缓急分类

急性肠梗阻和慢性肠梗阻。

(二)病理生理

1.肠管局部的病理生理变化

(1)肠蠕动增强:单纯性机械性肠梗阻,梗阻以上的肠蠕动增强,以克服肠内容物通过的障碍。

(2)肠管膨胀:肠腔内积气、积液所致。

(3)肠壁充血水肿、血运障碍,严重时可导致坏死和穿孔。

2.全身性病理生理变化

(1)体液丢失和电解质、酸碱平衡失调。

(2)全身性感染和毒血症,甚至发生感染中毒性休克。

(3)呼吸和循环功能障碍。

(三)临床表现

1.症状

(1)腹痛:单纯性机械性肠梗阻的特点是阵发性腹部绞痛;绞窄性肠梗阻表现为持续性剧烈腹痛伴阵发性加剧;麻痹性肠梗阻呈持续性胀痛。

(2)呕吐:早期常为反射性,呕吐胃内容物,随后因梗阻部位不同,呕吐的性质各异。高位肠梗阻呕吐出现早且频繁,呕吐物主要为胃液、十二指肠液、胆汁;低位肠梗阻呕吐出现晚,呕吐物常为粪样物;若呕吐物为血性或棕褐色,常提示肠管有血运障碍;麻痹性肠梗阻呕吐多为溢出性。

(3)腹胀:高位肠梗阻,腹胀不明显;低位肠梗阻及麻痹性肠梗阻则腹胀明显。

(4)停止肛门排气排便:完全性肠梗阻时,患者多停止排气、排便,但在梗阻早期,梗阻以下肠管内尚存的气体或粪便仍可排出。

2.体征

(1)腹部:视诊,单纯性机械性肠梗阻可见腹胀、肠型和异常蠕动波,肠扭转时腹胀多不对称;触诊,单纯性肠梗阻可有轻度压痛但无腹膜刺激征,绞窄性肠梗阻可有固定压痛和腹膜刺激征;叩诊,绞窄性肠梗阻时腹腔有渗液,可有移动性浊音;听诊,机械性肠梗阻肠鸣音亢进,可闻及气过水声或金属音,麻痹性肠梗阻肠鸣音减弱或消失。

(2)全身:单纯性肠梗阻早期多无明显全身性改变,梗阻晚期可有口唇干燥、眼窝凹陷、皮肤弹性差、尿少等脱水征。严重脱水或绞窄性肠梗阻时,可出现脉搏细速、血压下降、面色苍白、四肢发冷等中毒和休克征象。

3.辅助检查

(1)实验室检查:肠梗阻晚期,血红蛋白和血细胞比容升高,并有水、电解质及酸碱平衡失调。绞窄性肠梗阻时,白细胞计数和中性粒细胞比例明显升高。

(2)X线检查:一般在肠梗阻发生4～6小时后,立位或侧卧位X线平片可见肠胀气及多个液气平面。

(四)治疗原则

1.一般治疗

(1)禁食。

(2)胃肠减压:是治疗肠梗阻的重要措施之一。通过胃肠减压,吸出胃肠道内的气体和液体,从而减轻腹胀、降低肠腔内压力,改善肠壁血运,减少肠腔内的细菌和毒素。

(3)纠正水、电解质及酸碱平衡失调。

(4)防治感染和中毒。

(5)其他:对症治疗。

2.解除梗阻

解除梗阻分为非手术治疗和手术治疗两大类。

(五)常见几种肠梗阻

1.粘连性肠梗阻

粘连性肠梗阻是肠粘连或肠管被粘连带压迫所致的肠梗阻,较为常见。主要由于腹部手术、炎症、创伤、出血、异物等所致。以小肠梗阻为多见,多为单纯性不完全性梗阻。粘连性肠梗阻多采取非手术治疗,如无效或发生绞窄性肠梗阻时应及时手术治疗。

2.肠扭转

肠扭转指一段肠管沿其系膜长轴旋转而形成的闭祥性肠梗阻,常发生于小肠,其次是乙状结肠。

(1)小肠扭转:多见于青壮年,常在饱餐后立即进行剧烈活动时发病。表现为突发腹部绞痛,呈持续性伴阵发性加剧,呕吐频繁,腹胀不明显。

(2)乙状结肠扭转:多见于老年人,常有便秘习惯,表现为腹部绞痛,明显腹胀,呕吐不明显。肠扭转是较严重的机械性肠梗阻,可在短时间内发生肠绞窄、坏死,一经诊断,应急症手术治疗。

3.肠套叠

肠套叠指一段肠管套入与其相连的肠管内,以回结肠型(回肠末端套入结肠)最多见。肠套叠多见于2岁以下婴幼儿。典型表现为阵发性腹痛、果酱样血便和腊肠样肿块(多位于右上腹),右下腹触诊有空虚感。X线空气或钡剂灌肠显示空气或钡剂在结肠内受阻,梗阻端的钡剂影像呈"杯口状"或"弹簧状"阴影。早期肠套叠可试行空气灌肠复位,无效者或病期超过48小时,怀疑有肠坏死或肠穿孔者,应行手术治疗。

4.蛔虫性肠梗阻

由于蛔虫聚集成团并刺激肠管痉挛致肠腔堵塞,多见于2～10岁儿童,驱虫不当常为诱因。主要表现为阵发性脐部周围腹痛,伴呕吐,腹胀不明显。部分患者腹部可触及变形、变位的条索状团块。少数患者可并发肠扭转或肠壁坏死穿孔,蛔虫进入腹腔引起腹膜炎。单纯性蛔虫堵塞多采用非手术治疗,包括解痉止痛、禁食、酌情胃肠减压、输液、口服植物油驱虫等,若无效或并肠扭转、腹膜炎时,应行手术取虫。

二、护理诊断/问题

(一)疼痛
疼痛与肠内容物不能正常运行或通过障碍有关。

(二)体液不足
体液不足与呕吐、禁食、胃肠减压、肠腔积液有关。

(三)潜在并发症
肠坏死、腹腔感染、休克。

三、护理措施

(一)非手术治疗的护理
(1)饮食:禁食,梗阻缓解12小时后可进少量流质饮食,忌甜食和牛奶;48小时后可进半流食。

(2)胃肠减压,做好相关护理。

(3)体位:生命体征稳定者可取半卧位。

(4)解痉挛、止痛:若无肠绞窄或肠麻痹,可用阿托品解除痉挛、缓解疼痛,禁用吗啡类止痛药,以免掩盖病情。

(5)输液:纠正水、电解质和酸碱失衡,记录24小时出入液量。

(6)防治感染和中毒:遵照医嘱应用抗生素。

(7)严密观察病情变化:出现下列情况时应考虑有绞窄性肠梗阻的可能,应及早采取手术治疗。①腹痛发作急骤,为持续性剧烈疼痛,或在阵发性加重之间仍有持续性腹痛,肠鸣音可不亢进。②早期出现休克。③呕吐早、剧烈而频繁。④腹胀不对称,腹部有局部隆起或触及有压痛的包块。⑤明显的腹膜刺激征,体温升高、脉快、白细胞计数和中性粒细胞比例增高。⑥呕吐物、胃肠减压抽出液、肛门排出物为血性或腹腔穿刺抽出血性液。⑦腹部X线检查可见孤立、固定的肠袢。⑧经积极非手术治疗后症状、体征无明显改善者。

(二)手术前后的护理

1.术前准备

除上述非手术护理措施外,按腹部外科常规行术前准备。

2.术后护理

(1)病情观察,观察患者生命体征、腹部症状和体征的变化,伤口敷料及引流情况,及早发现术后并发症。

(2)卧位,麻醉清醒、血压平稳后取半卧位。

(3)禁食、胃肠减压,待排气后,逐步恢复饮食。

(4)防止感染,遵照医嘱应用抗生素。

(5)鼓励患者早期活动。

(张力方)

第七节　急性阑尾炎

急性阑尾炎是外科最常见的急腹症之一,多发生于青年人,男性发病率高于女性。

一、病因、病理

(一)病因

1.阑尾管腔梗阻

阑尾管腔梗阻是引起急性阑尾炎最常见的病因。阑尾管腔细长,开口较小,容易被食物残渣、粪石、蛔虫等阻塞而引起管腔梗阻。

2.细菌入侵

阑尾内存有大量大肠埃希菌和厌氧菌,当阑尾管腔阻塞后,细菌繁殖并产生毒素,损伤黏膜上皮,细菌经溃疡面侵入阑尾引起感染。

3.胃肠道疾病的影响

急性肠炎、血吸虫病等可直接蔓延至阑尾或引起阑尾管壁肌肉痉挛,使管壁血运障碍而致炎症。

(二)病理

根据急性阑尾炎发病过程的病理解剖学变化,可分为急性单纯性阑尾炎、急性化脓性阑尾炎、坏疽性及穿孔性阑尾炎、阑尾周围脓肿 4 种病理类型。

急性阑尾炎的转归取决于机体的抵抗力和治疗是否及时,可有炎症消退、炎症局限化、炎症扩散 3 种转归。

二、临床表现

(一)症状

1.腹痛

典型症状是转移性右下腹痛。因初期炎症仅限于阑尾黏膜或黏膜下层,由内脏神经反射引起上腹或脐部周围疼痛,范围较弥散。当炎症波及浆膜层和壁腹膜时,刺激了躯体神经,疼痛固定于右下腹。单纯性阑尾炎的腹痛程度较轻,化脓性及坏疽性阑尾炎的腹痛程度较重。当阑尾穿孔时,腹痛可减轻,因阑尾管腔内的压力骤减,但随着腹膜炎的出现,腹痛可继续加重。

2.胃肠道症状

早期可有轻度恶心、呕吐,部分患者可发生腹泻或便秘。盆腔阑尾炎时,炎症刺激直肠和膀胱,引起里急后重和排尿痛。

3.全身症状

早期有乏力、头痛,炎症发展时,可出现脉快、发热等,体温多在 38 ℃内。坏疽性阑尾炎时,出现寒战、体温明显升高。若发生门静脉炎,可出现寒战、高热和轻度黄疸。

(二)体征

1.右下腹固定压痛

右下腹固定压痛是急性阑尾炎最重要的体征。腹部压痛点常位于麦氏点。

2.反跳痛和腹肌紧张

提示阑尾已化脓、坏死或即将穿孔。

三、辅助检查

(1)腰大肌试验:若为阳性,提示阑尾位于盲肠后位贴近腰大肌。

(2)结肠充气试验:若为阳性,表示阑尾已有急性炎症。

(3)闭孔内肌试验:若为阳性,提示阑尾位置靠近闭孔内肌。

(4)直肠指诊:直肠右前方有触痛者,提示盆腔位置阑尾炎。若触及痛性肿块,提示盆腔脓肿。

四、治疗原则

急性阑尾炎诊断明确后应尽早行阑尾切除术。部分急性单纯性阑尾炎,可经非手术治疗而获得痊愈;阑尾周围脓肿,先行非手术治疗,待肿块缩小局限、体温正常,3个月后再行阑尾切除术。

五、护理诊断/问题

(1)疼痛:与阑尾炎症、手术创伤有关。

(2)体温过高:与化脓性感染有关。

(3)潜在并发症:急性腹膜炎、感染性休克、腹腔脓肿、门静脉炎。

(4)潜在术后并发症:腹腔出血、切口感染、腹腔脓肿、粘连性肠梗阻。

六、护理措施

(一)非手术治疗的护理

(1)取半卧位。

(2)饮食和输液:流质饮食或禁食,禁食期间做好静脉输液的护理。

(3)控制感染:应用抗生素。

(4)严密观察病情:观察患者的生命体征、精神状态、腹部症状和体征、白细胞计数及中性粒细胞比例的变化。

(二)术后护理

1.体位

血压平稳后取半卧位。

2.饮食

术后1~2天胃肠蠕动恢复、肛门排气后可进流食,如无不适可改半流食,术后3~4天可进软质普食。

3.早期活动

轻症患者术后当天麻醉反应消失后,即可下床活动,以促进肠蠕动的恢复,防止肠粘连的发生。重症患者应在床上多翻身、活动四肢,待病情稳定后,及早下床活动。

4.并发症的观察和护理

(1)腹腔内出血:常发生在术后 24 小时内,表现为腹痛、腹胀、面色苍白、脉搏细速、血压下降等内出血表现或腹腔引流管有血性液引出。应嘱患者立即平卧,快速静脉输液、输血,并做好紧急手术止血的准备。

(2)切口感染:是术后最常见的并发症,表现为术后 2~3 天体温升高,切口胀痛、红肿、压痛等。可给予抗生素、理疗等,如已化脓应拆线引流脓液。

(3)腹腔脓肿:多见于化脓性或坏疽性阑尾炎术后。表现为术后 5~7 天体温升高或下降后又升高,有腹痛、腹胀、腹部压痛、腹肌紧张或腹部包块,常发生于盆腔、膈下、肠间隙等处,可出现直肠膀胱刺激症状及全身中毒症状。

(4)粘连性肠梗阻:常为不完全性肠梗阻,以非手术治疗为主,完全性肠梗阻者应手术治疗。

(5)粪瘘:少见,一般经非手术治疗后粪瘘可自行闭合。

七、特殊类型阑尾炎

(一)小儿急性阑尾炎

小儿大网膜发育不全,难以包裹发炎的阑尾。其临床特点:①病情发展快且重,早期出现高热、呕吐等胃肠道症状。②右下腹体征不明显。③小儿阑尾管壁薄,极易发生穿孔,并发症和死亡率较高。处理原则:及早手术。

(二)妊娠期急性阑尾炎

较常见,发病多在妊娠前 6 个月。其临床特点:①妊娠期盲肠和阑尾被增大的子宫推压上移,压痛点也随之上移。②腹膜刺激征不明显。③大网膜不易包裹炎症的阑尾,炎症易扩散。④炎症刺激子宫收缩,易引起流产或早产,威胁母子安全。处理原则:及早手术。

(三)老年人急性阑尾炎

老年人对疼痛反应迟钝,防御功能减退,其临床特点:①主诉不强烈,体征不典型,易延误诊断和治疗。②阑尾动脉多硬化,易致阑尾缺血坏死或穿孔。③常伴有心血管病、糖尿病等,使病情复杂严重。处理原则:及早手术。

(张力方)

第八节 肝 脓 肿

肝脓肿是肝受感染后形成的脓肿。根据致病微生物不同分为细菌性肝脓肿和阿米巴性肝脓肿两种。临床上细菌性肝脓肿最多见,其中胆道感染是最常见的病因,细菌可经过胆道、肝动脉、门静脉、淋巴系统等侵入。主要症状是寒战、高热、肝区疼痛和肝大。体温可高达 39~40 ℃,病情急骤严重,全身中毒症状明显。细菌性肝脓肿可引起急性化脓性腹膜炎、膈下脓肿、脓胸、化脓性心包炎等并发症,严重者可致心脏压塞。辅助检查包括实验室检查和影像学检查,B 超是肝脓肿的首选检查方法。阿米巴性肝脓肿是肠道阿米巴感染的并发症,绝大多数是单发。处理原则为全身营养支持治疗,大剂量、联合应用抗菌药物,穿刺抽脓或置管引流,必要时行切开引流或肝叶切除。

一、常见护理诊断/问题

(一)体温过高
与肝脓肿及其产生的毒素吸收有关。

(二)疼痛
与脓肿导致肝包膜张力增加或穿刺、手术治疗有关。

(三)营养失调:低于机体需要量
与进食减少、感染、高热引起分解代谢增加有关。

(四)潜在并发症
腹膜炎、膈下脓肿、胸腔感染、出血及胆漏。

二、护理措施

(一)非手术治疗的护理/术前护理
1.高热护理

密切监测体温变化,遵医嘱给予物理降温或药物降温,必要时做血培养;及时更换汗湿的衣裤和床单,保持舒适。

注意降温过程中观察出汗情况,注意保暖等。鼓励患者多饮水,每天至少摄入 2 000 mL 液体,口服不足者应加强静脉补液、补钠,纠正体液失衡,防止患者因大量出汗引起虚脱。

2.用药护理

(1)遵医嘱早期使用大剂量抗菌药物以控制炎症,促使脓肿吸收自愈。注意把握用药间隔时间与药物配伍禁忌。

(2)阿米巴性肝脓肿使用抗阿米巴药物,如甲硝唑、氯喹等。甲硝唑为首选药物,一般用药 2 天后见效,6~9 天体温可降至正常。如"临床治愈"后脓腔仍存在者,可继续服用 1 个疗程的甲硝唑。氯喹多用于对甲硝唑无效的病例,但对心血管有不良反应如心肌受损等,应特别注意。

(3)长期使用抗菌药物者,应警惕假膜性肠炎和继发双重感染。糖尿病患者免疫功能低下,长期应用抗菌药物,可能发生口腔、泌尿系统、皮肤黏膜、肠道的各种感染。

3.营养支持

肝脓肿是一种消耗性疾病,应鼓励患者多食高蛋白、高热量、富含维生素及膳食纤维的食物;进食困难、食欲缺乏、贫血、低蛋白血症、营养不良者应适当给予清蛋白、血浆、氨基酸等营养支持。

4.病情观察

加强对生命体征和腹部、胸部症状、体征的观察。观察患者体温变化;及早发现有无脓肿破溃引起的腹膜炎、膈下脓肿、胸腔感染等并发症。肝脓肿患者如继发脓毒血症、急性化脓性胆管炎或出现中毒性休克征象时,应立即通知医师并协助抢救。

(二)经皮肝穿刺抽脓或脓肿置管引流的护理
1.术前护理

(1)解释:向患者和家属解释经皮肝穿刺抽脓或脓肿置管引流的方法、效果及配合要求;嘱患者术中配合做好双手上举、平卧位或侧卧位,以利于穿刺操作。

（2）协助做好穿刺药物和物品准备。

2.术后护理

（1）穿刺后护理：每小时测量血压、脉搏、呼吸，平稳后可停止，如有异常及时汇报医师。观察穿刺点局部有无渗血、脓液渗出、血肿等。

（2）引流管护理：如脓液较稠、抽吸后脓腔不能消失、脓液难以抽净者，留置管道引流。要点：①妥善固定，防止滑脱。②取半卧位，以利引流和呼吸。③保持引流管通畅，勿压迫、折叠管道。必要时协助医师每天用生理盐水或含抗菌药物盐水或持续冲洗脓腔，冲洗时严格无菌原则，注意出入量，观察和记录脓腔引流液的颜色、性状及量。④预防感染，适时换药，直至脓腔愈合。⑤拔管，B超复查脓腔基本消失或脓腔引流量少于 10 mL/d，可拔除引流管。

（3）病情观察：观察患者有无发热、肝区疼痛等，观察肝脓肿症状和改善情况，适时复查B超，了解脓肿好转情况。位置较高的肝脓肿，穿刺后应注意呼吸、胸痛及胸部体征，及时发现气胸、脓胸等并发症。

（三）手术治疗的护理

手术方式有切开引流和肝叶切除两种。

1.术前准备

协助做好术前检查，术前常规准备等。

2.术后护理

（1）疼痛护理。①评估疼痛的诱发因素、伴随症状，观察并记录疼痛程度、部位、性质及持续时间等。②遵医嘱给予镇痛药物，并观察药物效果和不良反应。③指导患者采取放松和分散注意力的方法应对疼痛。

（2）病情观察：行脓肿切开引流者观察患者生命体征、腹部体征，注意有无脓液流入患者腹腔而并发腹腔感染。观察肝脓肿症状和改善情况，适时复查B超，了解脓肿好转情况。

（3）肝叶切除护理：术后 24 小时内应卧床休息，避免剧烈咳嗽，以防出血。给予氧气吸入，保证血氧浓度，促进肝创面愈合。

（四）术后并发症的观察和护理

出血、胆汁漏等并发症。

三、健康教育

（一）预防复发

（1）有胆道感染等疾病者应积极治疗原发病灶。

（2）多饮水，进食高热量、高蛋白、富含维生素和纤维素营养丰富易消化的食物，增强体质，提高机体免疫力。

（3）注意劳逸结合，避免过度劳累。

（4）遵医嘱按时服药，不得擅自改变药物剂量或随意停药。

（5）合并糖尿病患者，让其了解控制血糖在本病治疗中的重要性，应注意维持血糖。嘱遵医嘱按时注射胰岛素或口服降糖药物，定时监测血糖，控制空腹血糖在 5.8～7.0 mmol/L，餐后2 小时血糖为 8～11 mmol/L。

（6）注意饮食卫生，不喝生水，不进食不卫生、未煮熟的食物。

(二)自我观察与复查

遵医嘱定期复查。若出现发热、腹部疼痛等症状,警惕有复发的可能,应及时就诊。

(张力方)

第九节 胆 囊 炎

一、疾病概述

(一)概念

胆囊炎是指发生在胆囊的细菌性和/或化学性炎症。根据发病的缓急和病程的长短分为急性胆囊炎、慢性胆囊炎和慢性胆囊炎急性发作三类。约95%的急性胆囊炎患者合并胆囊结石,称为急性胆石性胆囊炎;未合并胆囊结石者,称为急性非结石性胆囊炎。胆囊炎的发病率很高,仅次于阑尾炎。年龄多见于35岁以后,以40~60岁为高峰。女性发病率约为男性的4倍,肥胖者多于其他体型者。

(二)病因

1.急性胆囊炎

急性胆囊炎是外科常见急腹症,其发病率居于炎性急腹症的第二位,仅次于急性阑尾炎,女性居多。急性胆囊炎的病因复杂,胆囊结石和细菌感染是引发急性胆囊炎的两大重要因素,主要病因包括以下几点。

(1)胆道阻塞:由于结石阻塞或嵌顿于胆囊管或胆囊颈,导致胆汁排出受阻,胆汁潴留,其中水分吸收而胆汁浓缩,胆汁中的胆汁酸刺激胆囊黏膜而引起水肿、炎症,甚至坏死。90%~95%的急性胆囊炎与胆石有关,在少数情况下,胰液从胰管和胆总管共同的腔道中反流,也可进入胆囊产生化学性刺激。结石亦可直接损伤受压部位的胆囊黏膜引起炎症。此外,胆囊颈或胆囊管腔的狭窄,或受到管外肿块的压迫也可以导致阻塞。胆管和胆囊颈结石嵌塞是引起急性胆囊炎重要的诱因。

(2)细菌入侵:急性胆囊炎时胆囊胆汁的细菌培养阳性率可高达80%~90%,包括需氧菌与厌氧菌感染,其中大肠埃希菌最为常见。细菌多来源于胃肠道,致病菌通过胆道逆行、直接蔓延或经血液循环和淋巴途径入侵胆囊。结石压迫局部囊壁的静脉,使静脉回流受阻而淤血、出血,以至坏死而引起炎症。

(3)化学性刺激:胆汁酸、逆流的胰液和溶血卵磷脂,对细胞膜有毒性作用和损伤作用。

(4)病毒感染:乙肝病毒可以侵犯许多组织和器官,可以在胆管上皮中复制,对胆道系统有直接的侵害作用。

(5)胆囊的血流灌注量不足:如休克和动脉硬化等,可引起胆囊黏膜的局灶性坏死。

(6)其他:严重创伤、烧伤后、严重过敏、长期禁食或与胆囊无关的大手术等导致的内脏神经功能紊乱时发生急性胆囊炎。

2.慢性胆囊炎

大多继发于急性胆囊炎,是急性胆囊炎反复发作的结果。有较多的病例直接由化学刺激引起。胆囊结石或有阻塞常伴有慢性胆囊炎,这些原因不去除,浓缩胆汁长期刺激可造成慢性炎症。结石和慢性胆囊炎的关系尤为密切,约 95％的慢性胆囊炎有胆石存在和反复急性发作的病史。

(三)病理生理

1.急性胆囊炎

(1)急性结石性胆囊炎:当结石致胆囊管梗阻时,胆汁淤积,胆囊内压力升高,胆囊肿大、黏膜充血、水肿,渗出增多;镜下可见血管扩张和炎性细胞浸润,称为急性单纯性胆囊炎。若梗阻未解除或炎症未控制,病情继续发展,病变可累及胆囊壁的全层,胆囊壁充血、水肿加重,出现瘀斑或脓苔,部分黏膜坏死脱落,甚至浆膜液有纤维素和脓性渗出物;镜下可见组织中有广泛的中性粒细胞浸润,黏膜上皮脱落,即为急性化脓性胆囊炎;还可引起胆囊积脓。若梗阻仍未解除,胆囊内压力继续升高,胆囊壁张力增高,导致血液循环障碍时,胆囊组织除上述炎性改变外,整个胆囊呈片状缺血坏死;镜下见胆囊黏膜结构消失,血管内外充满红细胞,即为急性坏疽性胆囊炎。若胆囊炎症继续加重,积脓增多,胆囊内压力增高,在胆囊壁的缺血、坏死或溃疡处极易造成穿孔,会引起胆汁性腹膜炎,穿孔部位常在颈部和底部,如胆囊坏疽穿孔发生过程较慢,周围粘连包裹,则形成胆囊周围脓肿。

(2)急性非结石性胆囊炎:病理过程与急性结石性胆囊炎基本相同,但急性非结石性胆囊炎更容易发生胆囊坏疽和穿孔,约 75％的患者发生胆囊坏疽,15％的患者出现胆囊穿孔。

2.慢性胆囊炎

慢性胆囊炎是胆囊炎症和结石的反复刺激,胆囊壁炎性细胞浸润和纤维组织增生,胆囊壁增厚,可与周围组织粘连,甚至出现胆囊萎缩,失去收缩和浓缩胆汁的功能。可分为慢性结石性胆囊炎和慢性非结石性胆囊炎两大类,前者占本病的 70％～80％,后者占 20％～30％。

(四)临床表现

1.急性胆囊炎

(1)症状。①腹痛,多数患者有上腹部疼痛史,表现为右上腹阵发性绞痛,常在饱餐、进食油腻食物后或夜间发作,疼痛可放射至右肩及右肩胛下。②消化道症状,患者腹痛发作时常伴恶心、呕吐、厌食等消化道症状。③发热或中毒症状,根据胆囊炎症反应程度的不同,患者可出现不同程度的体温升高和脉搏加速。

(2)体征。①腹部压痛,早期可有右上腹压痛或叩痛。胆囊化脓坏疽时可扪及肿大的胆囊,可有不同程度和不同范围的右上腹压痛,或右季肋部叩痛,墨菲征常为阳性,伴有不同程度的肌紧张,如胆囊张力大时更加明显。腹式呼吸可因疼痛而减弱,常显吸气性抑制。②黄疸,10％～25％的患者可出现轻度黄疸,多见于胆囊炎症反复发作合并 Mirizzi 综合征的患者。

2.慢性胆囊炎

临床症状常不典型,主要表现为上腹部饱胀不适、厌食油腻和嗳气等消化不良的症状,以及右上腹和肩背部隐痛。多数患者曾有典型的胆绞痛病史。体检可发现右上腹胆囊区压痛或不适感,墨菲征可呈弱阳性,如胆囊肿大,右上腹肋下可及光滑圆形肿块。在并发胆道急性感染时可有寒战、发热等。

(五)辅助检查

1.急性胆囊炎

(1)实验室检查:血常规检查可见血白细胞计数和中性粒细胞比例升高;部分患者可有血清

胆红素、转氨酶、碱性磷酸酶和淀粉酶升高。

（2）影像学检查：B超检查可显示胆囊肿大，胆囊壁增厚，大部分患者可见胆囊内有结石光团。^{99m}Tc-EHIDA检查，急性胆囊炎时胆囊常不显影，但不作为常规检查。

2.慢性胆囊炎

B超检查是慢性胆囊炎首选的辅助检查方法，可显示胆囊增大，胆囊壁增厚，胆囊腔缩小或萎缩，排空功能减退或消失，并可探知有无结石。此外，CT、MRI、口服胆囊造影、腹部X线平片等也是重要的检查手段。

（六）主要处理原则

主要为手术治疗，手术时机和手术方式取决于患者的病情。

1.非手术治疗

（1）适应证：诊断明确、病情较轻的急性胆囊炎患者；老年人或伴有严重心血管疾病不能耐受手术的患者。在非手术治疗的基础上积极治疗各种并发症，待患者一般情况好转后再考虑择期手术治疗。作为手术前准备的一部分。

（2）常用的非手术治疗措施：主要包括禁饮食和/或胃肠减压，纠正水、电解质和酸碱平衡紊乱，控制感染，使用消炎利胆及解痉止痛药物，全身支持、对症处理，还可以使用中药、针刺疗法等。在非手术治疗期间，若病情加重或出现胆囊坏疽、穿孔等并发症应及时进行手术治疗。

2.手术治疗

（1）急诊手术适应证：①发病在48～72小时者。②经非手术治疗无效且病情加重者。③合并胆囊穿孔、弥漫性腹膜炎、急性梗阻性化脓性胆管炎、急性坏死性胰腺炎等严重并发症者。④其余患者可根据具体情况择期手术。

（2）手术方式。①胆囊切除术，根据病情选择开腹或腹腔镜行胆囊切除术。手术过程中遇到下列情况应同时做胆总管切开探查加T管引流术。患者有黄疸史；胆总管内扪及结石或术前B超提示肝总管、胆总管结石；胆总管扩张，直径大于1 cm者；胆总管内抽出脓性胆汁或有胆色素沉淀者；患者合并有慢性复发性胰腺炎者。②胆囊造口术，目的是减压和引流胆汁。主要用于年老体弱，合并严重心、肺、肾等内脏器官功能障碍不能耐受手术的患者，或局部炎症水肿、粘连严重导致局部解剖不清者。待病情稳定、局部炎症消退后再根据患者情况决定是否行择期手术治疗。

二、护理评估

（一）术前评估

1.健康史及相关因素

（1）一般情况：患者的年龄、性别、职业、居住地及饮食习惯等。

（2）发病的病因和诱因：腹痛的病因和诱因，腹痛发生的时间，是否与饱餐、进食油腻食物及夜间睡眠改变体位有关。

（3）腹痛的性质：是否为突发性腹痛，疼痛的性质是绞痛、隐痛、阵发性或持续性疼痛，有无放射至右肩背部或右肩胛下等。

（4）既往史：有无胆石症、胆囊炎、胆道蛔虫病史；有无胆道手术史；有无消化性溃疡及类似疼痛发作史；有无用药史、过敏史及腹部手术史。

2.身体评估

(1)全身:患者有无寒战、发热、恶心、呕吐;有无面色苍白等贫血现象;有无黏膜和皮肤黄染等;有无体重减轻;有无意识及神经系统的其他改变等。

(2)局部:腹痛的部位是位于右上腹还是剑突下,有无全腹疼痛;有无压痛、肌紧张及反跳痛;能否触及胆囊及胆囊肿大的程度,墨菲征是否阳性等。

(3)辅助检查:血常规检查中白细胞计数及中性粒细胞比例是否升高;血清胆红素、转氨酶、碱性磷酸酶及淀粉酶有无升高;B超是否观察到胆囊增大或结石影;^{99m} Tc-EHIDA检查胆囊是否显影;心、肺、肾等器官功能有无异常。

3.心理-社会评估

了解患者及其家属在疾病治疗过程中的心理反应与需求,家庭及社会支持情况,心理承受程度及对治疗的期望等,引导患者正确配合疾病的治疗与护理。

(二)术后评估

1.手术中情况

了解手术的方式和手术范围,如是胆囊切除还是胆囊造口术,是开腹还是腹腔镜;术中有无行胆总管探查,术中出血量及输血、补液情况;有无留置引流管及其位置和目的。

2.术后病情

术后生命体征及手术切口愈合情况;T管及其他引流管引流情况,包括引流液的量、颜色、性质等;对老年患者尤其要评估其呼吸及循环功能等状况。

3.心理-社会评估

患者及其家属对术后和术后康复的认知和期望。

三、主要护理诊断/问题

(一)疼痛

与胆囊结石突然嵌顿、胆汁排空受阻致胆囊强烈收缩或继发胆囊感染、术后伤口疼痛有关。

(二)有体液不足的危险

与恶心、呕吐、不能进食和手术前后需要禁食有关。

(三)潜在并发症

胆囊穿孔、感染等。

四、主要护理措施

(一)减轻或控制疼痛

根据疼痛的程度,采取非药物或药物方法止痛。

1.卧床休息

协助患者采取舒适体位,指导其有节律的深呼吸,达到放松和减轻疼痛的效果。

2.合理饮食

病情较轻且决定采取非手术治疗的急性胆囊炎患者,指导其清淡饮食,忌食油腻食物;病情严重需急诊手术的患者予以禁食和胃肠减压,以减轻腹胀和腹痛。

3.药物止痛

对诊断明确的剧烈疼痛者,可遵医嘱通过口服、注射等方式给予消炎利胆、解痉或止痛药,以缓解疼痛。

4.控制感染

遵医嘱及时合理应用抗生素。通过控制胆囊炎症,减轻胆囊肿胀和胆囊压力达到减轻疼痛的效果。

(二)维持体液平衡

对于禁食患者,根据医嘱经静脉补充足够的热量、氨基酸、维生素、水、电解质等,以维持水、电解质及酸碱平衡。对能进食、进食量不足者,指导和鼓励其进食高蛋白、高碳水化合物、高维生素和低脂的食物,以保持良好的营养状态。

(三)并发症的预防和护理

1.加强观察

严密观察患者的生命体征变化,了解腹痛的程度、性质、发作的时间、诱因及缓解的相关因素和腹部体征的变化。若腹痛进行性加重,且范围扩大,出现压痛、反跳痛、肌紧张等,同时伴有寒战、高热的症状,提示胆囊穿孔或病情加重。

2.减轻胆囊内压力

遵医嘱应用敏感抗菌药,以有效控制感染,减轻炎性渗出,达到减少胆囊内压力、预防胆囊穿孔的目的。

3.及时处理胆囊穿孔

一旦发生胆囊穿孔,应及时报告医师,并配合做好紧急手术的准备。

五、护理效果评估

(1)患者腹痛得到缓解,能叙述自我缓解疼痛的方法。

(2)患者在禁食期间得到相应的体液补充。

(3)患者没有发生胆囊穿孔或能及时发现和处理已发生的胆囊穿孔。

(4)疾病愈合良好,无并发症发生。

(5)患者对疾病的心理压力得到及时的调适与干预。依从性较好,并对疾病的治疗和预防有一定的了解。

(张力方)

第十节　急性化脓性腹膜炎

一、概念

急性化脓性腹膜炎是指由化脓性细菌,包括需氧菌和厌氧菌或两者混合所引起的腹膜腔急性感染。急性化脓性腹膜炎累及整个腹腔称为急性弥散性腹膜炎,腹膜腔炎症仅局限于病灶局部称为局限性腹膜炎,并可形成脓肿。根据腹腔内有无病变又分为原发性腹膜炎和继发性腹膜炎。腹腔内无原发病灶,而是血源性引起的,称为原发性腹膜炎,占2%。继发于腹腔内空腔脏器穿孔、损伤破裂、炎症扩散和手术污染等所引起的腹膜炎,称之为继发性腹膜炎,是急性化脓性腹膜炎中最常见的一种占 98％。

二、临床表现

(一)腹痛

腹痛是最主要的症状,一般都很剧烈,不能忍受,且呈持续性,当患者深呼吸、咳嗽、转动体位时加重,故患者多不愿意改变体位。疼痛先以原发病灶处最明显,随炎症扩散可波及全腹。

(二)恶心、呕吐

恶心、呕吐为早期出现胃肠道症状。腹膜受到刺激,引起反射性恶心,呕吐,呕吐物为胃内容物。当出现麻痹性肠梗阻时,可吐出黄绿色胆汁,甚至粪质样内容物。

(三)全身症状

随着炎症发展,患者出现高热、大汗、口干、脉速、呼吸浅快等全身中毒症状,后期出现眼窝凹陷、四肢发冷、呼吸急促、脉搏细弱、血压下降、严重缺水、代谢性酸中毒及感染性休克的表现。但年老体衰或病情晚期者体温不一定升高,如脉搏加快,体温反而下降,提示病情恶化。

(四)腹部体征

腹胀明显,腹式呼吸减弱或消失。腹部有压痛、反跳痛、肌紧张,是腹膜炎的重要体征,称为腹膜刺激征。腹肌呈"木板样"多为胃十二指肠穿孔的临床表现,而老年、幼儿或极度虚弱的患者腹肌紧张可不明显,易被忽视。胃十二指肠穿孔时,腹腔可有游离气体,叩诊肝浊音界缩小或消失。腹腔内有较多积液时,移动性浊音呈阳性。

三、辅助检查

(一)血液检查

白细胞总数及中性粒细胞升高,可出现中毒性颗粒。病情危重或机体反应低下时,白细胞计数可不增高。

(二)腹部 X 线检查

立位平片,可见膈下游离气体;卧位片,在腹膜炎有肠麻痹时可见肠袢普遍胀气,肠间隙增宽及腹膜外脂肪线模糊以至消失。

(三)直肠指检

有无直肠前壁触痛、饱满,可判断有无盆腔感染或盆腔脓肿形成。

(四)B 超检查

B 超检查可帮助判断腹腔病变部位。

(五)腹腔穿刺

可根据抽出液性状、气味、混浊度做细菌培养、涂片,以及淀粉酶测定来帮助诊断及确定病变部位和性质。

四、护理措施

急性腹膜炎的治疗分为非手术和手术两种方法。非手术疗法主要适用于原发性腹膜炎;急性腹膜炎原因不明,病情不重,全身情况较好;炎症已有局限化趋势,症状有所好转。手术疗法主要适用于腹腔内病变严重;腹膜炎重或腹膜炎原因不明,无局限趋势;患者一般情况差,腹水多,肠麻痹重或中毒症状明显,甚至出现休克者;经短期(一般不超过 12 小时)非手术治疗症状及体征不缓解反而加重者。其治疗原则是处理原发病灶,消除引起腹膜炎的病因,清理或引流腹腔,促使腹腔脓性渗出液尽早局限、吸收。

(一)术前护理

(1)病情观察:定时监测体温、脉搏、呼吸、血压,准确记录 24 小时出入量。观察腹部体征变化,对休克患者应监测中心静脉压及血气分析数值。

(2)禁食:尤其是胃肠道穿孔者,可减少胃肠道内容物继续溢入腹腔。

(3)胃肠减压:可减轻胃肠道内积气、积液,减少胃肠内容物继续溢入腹腔,有利或减轻腹膜的疼痛刺激,减少毒素吸收,降低肠壁张力,改善肠壁血液供给,利于炎症局限,并促进胃肠道蠕动恢复。

(4)保持水、电解质平衡:腹膜炎时,腹腔内有大量液体渗出,加之呕吐,患者不仅丧失水、电解质,也丧失了大量的血浆,应根据患者的临床表现和血生化测定、中心静脉压等监测,输入适量的晶体液和胶体液,纠正水、电解质和酸碱失衡,保持尿量每小时 30 mL 以上。

(5)抗感染:继发性腹膜炎常为混合感染,因此需针对性地、大剂量联合应用抗生素。

(6)对诊断不明确者,应严禁使用止痛剂,以免掩盖病情,贻误诊断和治疗。

(7)积极做好手术准备,做好患者及家属的工作,解除思想顾虑,积极配合治疗。

(二)术后护理

(1)定时监测体温、脉搏、呼吸、血压及尿量的变化。

(2)患者血压平稳后,应取半卧位,以利于腹腔引流,减轻腹胀,改善呼吸。

(3)补液与营养:由于术前大量体液丧失,患者术后又需禁食,故要注意水、电解质平衡,酸碱平衡和营养的补充。

(4)继续胃肠减压:腹膜炎患者虽经手术治疗,但腹膜的炎症尚未清除,肠蠕动尚未恢复,故应禁食,同时采用有效的胃肠减压,直至肠蠕动恢复,肛门排气后,方可拔除胃管,开始进食。

(5)引流的护理:妥善固定引流管,避免受压、扭曲,保持通畅,观察并记录引流量、颜色、气味等。如需用负压吸引者应注意负压大小,如用双套管引流者,常需用抗生素盐水冲洗,冲洗时应注意无菌操作,记录冲洗量和引流量及性状。冲洗时注意保持床铺的干燥。

(6)应用抗生素以减轻和防治腹腔残余感染。

(7)为了减少患者的不适,酌情使用止痛剂。

(8)鼓励患者早期活动,防止肠粘连。

(9)观察有无腹腔残余脓肿,如患者体温持续不退或下降后又有升高,白细胞计数升高,全身有中毒症状,以及腹部局部体征的变化,大便次数增多等提示有残余脓肿,应及时报告医师处理。

(三)健康教育

(1)术后肠功能恢复后的饮食要根据不同疾病具体计划,先进流质饮食,再过渡到半流质饮食。应指导和鼓励患者吃易消化、高蛋白、高热量、高维生素的食物。

(2)向患者解释术后半卧位的意义。在病情允许的情况下,应鼓励患者尽早下床活动。

(3)出院后如突然出现腹痛加重,应及时到医院就诊。

(张力方)

第八章

妇 科 护 理

第一节 外阴炎与阴道炎

一、外阴炎

外阴炎是妇科常见病,是外阴部的皮肤与黏膜的炎症,可发生于任何年龄,以生育期及绝经后妇女多见。

(一)护理评估

1.健康史

(1)病因评估:外阴炎主要指外阴部的皮肤与黏膜的炎症,以大、小阴唇为多见。由于外阴与尿道、肛门、阴道邻近且暴露,同时,阴道分泌物、月经血、产后的恶露、尿液、粪便的刺激、糖尿病患者的糖尿的长期浸渍,均可引起外阴不同程度的炎症,此外,穿化纤内裤、紧身内裤、使用卫生巾使局部透气性差等,均可诱发外阴部的炎症。

(2)病史评估:评估有无外阴炎的因素存在,有无糖尿病、阴道炎病史。

2.身心状况

(1)症状:外阴瘙痒、疼痛、红、肿、灼热,性交及排尿时加重。

(2)体征:局部充血、肿胀、糜烂,常有抓痕,严重者形成溃疡或湿疹。慢性炎症者,外阴局部皮肤或黏膜增厚、粗糙、皲裂等。

(3)心理-社会状况:了解病程,了解患者对症状的反应,有无烦躁、不安等心理。

(二)护理诊断及合作性问题

(1)皮肤或黏膜完整性受损:与皮肤黏膜炎症有关。

(2)舒适改变:与外阴瘙痒、疼痛、分泌物增多有关。

(3)焦虑:与性交障碍、行动不便有关。

(三)护理目标

(1)患者皮肤与黏膜完整。

(2)患者病情缓解或好转,舒适感增加。

(3)患者情绪稳定,积极配合治疗与护理。

(四)护理措施

1.一般护理

炎症期间宜进食清淡且富含营养的食物,禁食辛辣、刺激性食物。

2.心理护理

患者常出现烦躁不安、焦虑紧张,应帮助患者树立信心,减轻心理负担,坚持治疗,讲究患者常出现烦躁不安、焦虑紧张,应帮助患者树立信心,减轻心理负担,坚持治疗,讲究卫生。

3.病情监护

积极寻找病因,消除刺激原。

4.治疗护理

(1)治疗原则:去除病因,积极治疗原发病,如阴道炎、尿瘘、粪瘘、糖尿病等。

(2)治疗配合:保持外阴清洁干燥,局部使用约 40 ℃的 1∶5 000 高锰酸钾溶液坐浴,每天 2 次,每次15～30分钟,5～10 次为 1 个疗程。如有破溃,可涂抗生素软膏或紫草油,急性期可用物理治疗。

(五)健康指导

(1)卫生宣教,指导妇女穿棉质内裤,减少分泌物刺激,对公共场所,如游泳池、公共浴室等谨慎出入,注意经期、孕期、产期及流产后的生殖道清洁,防止感染。

(2)定期妇科检查,积极参与普查与普治。

(3)指导用药方法及注意事项。

(4)加强性道德教育,纠正不良性行为。

(六)护理评价

(1)患者诉说外阴瘙痒症状减轻,舒适感增加。

(2)患者焦虑缓解或消失,掌握了卫生保健常识,能养成良好卫生习惯。

二、前庭大腺炎

细菌侵入前庭大腺腺管内致腺管充血、水肿称为前庭大腺炎。

(一)护理评估

1.健康史

(1)病因评估:前庭大腺腺管开口位于小阴唇与处女膜之间,在性交、流产、分娩或其他情况污染外阴部时,病原体易侵入引起炎症,因此,以育龄妇女多见,主要病原体为葡萄球菌、链球菌、大肠埃希菌、淋病奈瑟菌及沙眼衣原体等。急性炎症发作时,细菌先侵犯腺管,腺管口因炎症肿胀阻塞,渗出物不能排出,积存而形成脓肿,称为前庭大腺脓肿(又称巴氏腺脓肿),多发于一侧。如急性炎症消退,腺管口粘连阻塞,分泌物不能外流,脓液转清,则形成前庭大腺囊肿,多为单侧,大小不等,可持续数年不增大。患者往往无自觉症状。

(2)病史评估:了解患者有无反复的外阴感染史及卫生习惯。

2.身心状况

(1)症状:初起时局部肿胀、疼痛、烧灼感,行走不便,可伴有大小便困难等。有时可出现发热等全身症状(表 8-1)。

表 8-1　前庭大腺炎临床类型及身体状况

临床类型	身体状况
急性期	(1)大阴唇下 1/3 处疼痛、肿胀,严重时行走受限。检查局部可见皮肤红、肿、热、压痛。 (2)脓肿形成时,可触及波动感,脓肿直径可达 5~6 cm,可自行破溃。如破口大,引流通畅,脓液流出后炎症消退;如破口小,引流欠佳,炎症持续不退或反复发作。 (3)可出现全身不适、发热等全身症状
慢性期	慢性期囊肿形成,患者感到外阴部有坠胀感或性交不适。检查时局部可触及囊性肿物,大小不一,有时可反复急性发作

(2)体征:外阴部皮肤红肿、压痛明显。当脓肿形成时,疼痛加剧,并可触及波动感,脓肿直径可达5~6 cm。

(3)心理-社会状况:了解病程,了解患者对症状的反应,有无烦躁、不安等心理,患者常有因害羞或怕痛而未及时诊治的心理障碍。

(二)辅助检查

取前庭大腺开口处分泌物做细菌培养,确定病原体。

(三)护理诊断及合作性问题

(1)皮肤完整性受损:与脓肿自行破溃或手术切开引流有关。

(2)疼痛:与局部炎症刺激有关。

(四)护理目标

(1)患者皮肤保持完整。

(2)疼痛缓解或好转。

(五)护理措施

1.一般护理

急性期患者应卧床休息,饮食易消化、富含营养。

2.心理护理

患者常常烦躁不安、焦虑紧张,应尊重患者,为患者保密,以解除其忧虑,使其积极治疗,帮助其建立治愈疾病的信心和生活的勇气。

3.病情监护

观察患者的生命体征,重点观察体温变化,观察伤口愈合情况。

4.治病护理

(1)治疗原则:急性期局部热敷或坐浴,抗生素消炎治疗;脓肿形成或囊肿较大时,切开引流或行囊肿造口术,保持腺体功能,防止复发。

(2)治疗配合:急性炎症发作时,取前庭大腺开口处分泌物做细菌培养,确定病原体。根据细菌培养结果和药物敏感试验选用抗生素口服或肌内注射。脓肿形成或囊肿较大时,切开引流或行囊肿造口术,并放置引流条。术后保持局部清洁,引流条每天更换一次,外阴用 1∶5 000 氯己定棉球擦拭,每天擦洗外阴2次,也可用清热解毒中药热敷或坐浴,每天 2 次。

(六)健康指导

(1)向患者及家属讲解此病的病因及预防措施,指导患者注意外阴清洁卫生。

(2)告知患者及家属月经期、产褥期禁止性交;月经期应使用消毒卫生巾预防感染;术后注意事项及正确用药。告知患者相关卫生保健常识,养成良好卫生习惯。

(七)护理评价

(1)患者诉说外阴不适症状减轻,舒适感增加。

(2)患者接受医护人员指导,焦虑缓解或消失。

阴道炎是阴道黏膜及黏膜下结缔组织的炎症,是妇科常见病。正常健康妇女由于解剖结构、组织特点,阴道对病原体的侵入有自然防御功能。当各种因素导致自然防御功能降低,阴道内生态平衡遭到破坏时,病原体侵入导致阴道炎症。幼女及绝经后妇女由于雌激素缺乏,阴道上皮薄,阴道抵抗力低,比青春期及育龄期妇女更易受感染。

三、滴虫性阴道炎

滴虫性阴道炎是由阴道毛滴虫引起的最常见的阴道炎。阴道毛滴虫主要寄生于女性阴道,也可存在于尿道、尿道旁腺及膀胱。男性可存在于包皮皱襞、尿道及前列腺内。滴虫适宜生长在温度为 $25\sim40\ ℃$,pH 为 $5.2\sim6.6$ 的潮湿环境。月经前后,阴道内酸性减弱,接近中性,隐藏在腺体及阴道皱襞中的滴虫常得以繁殖,而发生滴虫性阴道炎。此病的传播途径有经性交的直接传播及经游泳池、浴盆、厕所、衣物、器械等途径的间接传播。

(一)护理评估

1.健康史

(1)病因评估:阴道毛滴虫呈梨形,体积为多核白细胞的 $2\sim3$ 倍。滴虫顶端有 4 根鞭毛,体部有波动膜,后端尖并有轴柱凸出。活的滴虫透明无色,如水滴,鞭毛随波动膜的波动而活动(图 8-1)。阴道毛滴虫极易传播,pH 在 4.5 以下时便受到抑制甚至致死。pH 上升至 7.5 时,其繁殖可完全被抑制。在妊娠期和月经来潮前后,阴道 pH 升高,可使阴道毛滴虫的感染率和发病率升高。

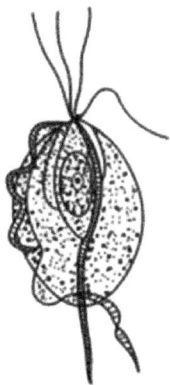

图 8-1　滴虫模式图

(2)病史评估:评估发作与月经周期的关系,既往阴道炎病史,个人卫生情况;分析感染经过;了解治疗经过。

2.身心状况

(1)症状:主要症状为白带呈稀薄泡沫状,量多及伴有外阴、阴道口瘙痒。如有其他细菌混合感染,白带可呈黄绿色、血性、脓性且有臭味。局部可有灼热、疼痛、性交痛。合并尿路感染,可有尿频、尿痛、血尿。阴道毛滴虫能吞噬精子,阻碍乳酸生成,影响精子在阴道内存活,可致不孕。

(2)体征:妇科检查时可见阴道黏膜充血,严重时有散在的出血点。有时可见阴道后穹隆处有液性或脓性泡沫状分泌物。

(3)心理-社会状况:患者常因炎症反复发作而烦恼,出现无助感。

(二)辅助检查

(1)悬滴法:在玻片上加 1 滴温生理盐水,自阴道后穹隆处取少许分泌物混于生理盐水中,用低倍镜检查,如有滴虫,可见其活动。阳性率可达 80%～90%。取分泌物检查前 24～48 小时,避免性交、阴道灌洗及阴道上药。

(2)培养法:适于症状典型而悬滴法未见滴虫者,可用培养基培养,其准确率可达 98%。

(三)护理诊断及合作性问题

(1)知识缺乏:缺乏对疾病传染途径的认识及缺乏阴道炎治疗的知识。

(2)舒适改变:与外阴瘙痒、分泌物增多有关。

(3)组织完整性受损:与分泌物增多、外阴瘙痒、搔抓有关。

(四)护理目标

(1)患者能说出疾病传染的途径、阴道炎的治疗与日常防护知识。

(2)患者分泌物减少.舒适度提高。保持组织完整性,无破损。

(五)护理措施

1.一般护理

注意个人卫生,保持外阴部清洁、干燥,避免搔抓外阴导致皮肤破损。

2.心理护理

解除患者因疾病带来的烦恼,减轻其对确诊后的心理压力,增强治疗疾病的信心。告知患者夫妇滴虫性阴道炎的传播途径、临床表现、治疗方法和注意事项,减轻他们的焦虑心理,同时鼓励他们积极配合治疗。

3.病情观察

观察患者的外阴瘙痒症状、阴道分泌物的量及颜色等。

4.治疗护理

(1)治疗原则:杀灭阴道毛滴虫,保持阴道的自净作用,防止复发,夫妻双方要同时治疗,切断直接传染途径。

(2)治疗配合:①局部治疗:增强阴道酸性环境,用 1% 乳酸溶液、0.5% 醋酸溶液或 1:5 000 高锰酸钾溶液冲洗阴道后,每晚睡前用甲硝唑 200 mg,置于阴道后穹隆,每天一次,10 天为 1 个疗程。②全身治疗:甲硝唑(灭滴灵)每次 200～400 mg,每天 3 次,口服,10 天为 1 个疗程。③指导患者正确用药,按疗程坚持用药,注意冲洗液的浓度、温度。④观察用药后反应:甲硝唑口服后偶见胃肠道反应,如食欲缺乏、恶心、呕吐、白细胞减少、皮疹等,一旦发现,应报告医师并停药。妊娠期、哺乳期妇女应慎用,因为药能通过胎盘进入胎儿体内,并可由乳汁排泄。

(六)健康指导

(1)做好卫生宣教,积极开展普查普治,消灭传染源,严格禁止滴虫阴道炎或带虫者进入游泳池。医疗单位做好消毒隔离,防止交叉感染。治疗期间勤换内裤,内裤、坐浴及洗涤用物应煮沸消毒 5～10 分钟以消灭病原体,禁止性生活,避免交叉或重复感染的机会。哺乳期妇女在用药期间或用药后 24 小时内不宜哺乳。经期暂停坐浴、阴道冲洗及阴道用药。

（2）夫妻应双双检查,男方若查出毛滴虫,夫妻应同治,有助于提高疗效,治疗期间应禁止性生活。

（3）治愈标准:治疗后应在每次月经干净后复查1次,连续3次均为阴性,方为治愈。

（七）护理评价

（1）患者自诉外阴不适症状减轻,舒适感增加,悬滴法试验连续3个周期复查为阴性。

（2）患者正确复述预防及治疗此疾病的相关知识。

四、外阴阴道假丝酵母菌病

外阴阴道假丝酵母菌病(vulvovaginal candidiasis,VVC)也称外阴阴道念珠菌病,是一种常见的外阴、阴道炎,80%～90%的病原体为白假丝酵母菌,其发病率仅次于滴虫阴道炎。白假丝酵母菌是真菌,不耐热,加热至60℃,持续1小时,即可死亡;但对干燥、日光、紫外线及化学制剂的抵抗力较强。

（一）护理评估

1.健康史

（1）病因评估:念珠菌为条件致病菌,可存在口腔、肠道和阴道而不引起症状。当阴道内糖原增多、酸度增加、局部细胞免疫力下降时,念珠菌可繁殖并引起炎症,故外阴阴道假丝酵母菌病多见于孕妇、糖尿病患者及接受大量雌激素治疗者。此外,长期应用抗生素、服用类固醇皮质激素或免疫缺陷综合征等,可以改变阴道内微生物之间的相互制约关系,易发此症;紧身化纤内裤、肥胖可使会阴局部的温度及湿度增加,也易使念珠菌得以繁殖而引起感染。

（2）传播途径评估:①内源性感染为主要感染,假丝酵母菌除寄生阴道外,还可寄生于人的口腔、肠道,这些部位的假丝酵母菌可互相传染。②通过性交直接传染。③通过接触感染的衣物等间接传染。

（3）病史评估:了解有无糖尿病及长期使用抗生素、雌激素、类固醇皮质激素病史,了解个人卫生习惯及有无不洁性生活史。

2.身心状况

（1）症状:外阴、阴道奇痒,坐卧不安,痛苦异常,可伴有尿痛、尿频、性交痛。阴道分泌物为干酪样或豆渣样。

（2）体征:妇科检查见小阴唇内侧、阴道黏膜红肿并附着白色块状薄膜,容易剥离,下面为糜烂及溃疡。

（3）心理-社会状况:患者常因外阴瘙痒痛苦不堪,由于影响休息与睡眠,产生忧虑与烦躁,评估患者心理障碍及影响疾病治疗的原因。

3.辅助检查

（1）悬滴法:在玻片上加1滴温生理盐水,自阴道后穹隆处取少许分泌物混于生理盐水中,用低倍镜检查,若找到白假丝酵母菌的芽孢和假菌丝即可确诊。

（2）培养法:适于症状典型而悬滴法未见白假丝酵母菌者,可用培养基培养。

（二）护理诊断及合作性问题

1.焦虑

焦虑与易复发,影响休息与睡眠有关。

2.组织完整性受损

组织完整性受损与分泌物增多、外阴瘙痒、搔抓有关。

（三）护理目标

（1）患者情绪稳定，积极配合治疗与护理。

（2）患者病情改善，舒适度提高。

（3）保持组织完整性，组织无破损。

（四）护理措施

1.一般护理

注意个人卫生，保持外阴部清洁、干燥，避免搔抓外阴以免皮肤破损。

2.心理护理

向患者讲解外阴阴道假丝酵母菌病的病因、治疗方法和注意事项等，消除患者的顾虑和焦虑心理，使其积极配合治疗。

3.病情观察

观察患者的外阴瘙痒症状、阴道分泌物的量及颜色等。

4.治疗护理

（1）治疗原则：消除诱因，改变阴道酸碱度，根据患者情况选择局部或全身应用抗真菌药杀灭致病菌。

（2）用药护理：①局部治疗，用2%～4%碳酸氢钠溶液冲洗阴道或坐浴，再选用制霉菌素栓剂、克霉唑栓剂、咪康唑栓剂等置于阴道内，一般7～10天为1个疗程。②全身用药，若局部用药效果较差或病情顽固者，可选用伊曲康唑、氟康唑、酮康唑等口服。③用药注意，孕妇要积极治疗，否则阴道分娩时新生儿易感染发生鹅口疮。妊娠期坚持局部治疗，禁用口服唑类药物。勤换内裤，内裤、坐浴及洗涤用物应煮沸消毒5～10分钟以消灭病原体，避免交叉和重复感染的机会。④用药护理，嘱阴道灌洗或坐浴应注意药液浓度和治疗时间，灌洗药物要充分溶化，温度一般为40 ℃，切忌过烫，以免烫伤皮肤。

（五）健康指导

（1）做好卫生宣教，养成良好的卫生习惯，每天洗外阴、换内裤。切忌搔抓。

（2）约15%的男性与女性患者接触后患有龟头炎，对有症状男性也应进行检查与治疗。

（3）鼓励患者坚持用药，不随意中断疗程。

（4）嘱积极治疗糖尿病等疾病，正确使用抗生素、雌激素，以免诱发外阴阴道假丝酵母菌病。

（六）护理评价

（1）患者分泌物减少，性状转为正常，舒适感增加。

（2）患者正确复述预防及治疗此疾病的相关知识，做到积极配合并坚持治疗。

五、萎缩性阴道炎

萎缩性阴道炎属非特异性阴道炎，常见于绝经后及卵巢切除后或盆腔放疗者。绝经后的萎缩性阴道炎又称老年性阴道炎。

（一）护理评估

1.健康史

（1）病因评估：①妇女绝经后；②手术切除卵巢；③产后闭经；④药物假绝经治疗；⑤盆腔放疗

后等。由于雌激素水平降低,阴道上皮萎缩变薄,上皮细胞内糖原减少,阴道内 pH 增高,阴道自净作用减弱,局部抵抗力降低,致病菌入侵后易繁殖引起炎症。

(2)病史评估:了解有无糖尿病及长期使用抗生素、雌激素、类固醇皮质激素病史;了解个人卫生习惯及有无不洁性生活史;了解有无进行盆腔放疗等。

2.身心状况

(1)症状:白带增多,多为黄水状,严重感染时可呈脓性,有臭味。黏膜有浅表溃疡时,分泌物可为血性,有的患者可有点滴出血,可伴有外阴瘙痒、灼热、尿频、尿痛、尿失禁等症状。

(2)体征:妇科检查可见阴道皱襞消失,上皮菲薄,黏膜出血,表面可有小出血点或片状出血点;严重时可形成浅表溃疡,阴道弹性消失、狭窄,慢性炎症、溃疡还可引起阴道粘连,导致阴道闭锁。

(3)心理-社会状况:老年人常因思想比较保守,不愿就医而出现无助感。其他患者常因知识缺乏而病急乱投医,因此,应注意评估影响患者不愿就医的因素及家庭支持系统。

3.辅助检查

取分泌物检查,悬滴法排除滴虫性阴道炎和外阴阴道假丝酵母菌病;有血性分泌物时,常需做宫颈刮片或分段诊刮排除宫颈癌和子宫内膜癌。

(二)护理诊断及合作性问题

(1)舒适改变:与外阴瘙痒、疼痛、分泌物增多有关。

(2)知识缺乏:与缺乏绝经后妇女预防保健知识有关。

(3)有感染的危险:与局部分泌物增多、破溃有关。

(三)护理目标

(1)患者分泌物减少,性状转为正常,舒适感增加。

(2)患者正确复述预防及治疗此疾病的相关知识,做到积极配合并坚持治疗。

(3)患者无感染发生或感染被及时发现和控制,体温、血常规正常。

(四)护理措施

1.一般护理

嘱患者保持外阴清洁,勤换内裤。穿棉织内裤,减少刺激等。

2.心理护理

使患者了解老年性阴道炎的病因和治疗方法,减轻其焦虑;对卵巢切除、放疗者给予心理安慰与相关医学知识解释,增强其治疗疾病的信心;解释雌激素替代疗法可缓解症状,帮助其建立治愈疾病的信心。

3.病情观察

观察白带性状、量、气味,有无外阴瘙痒、灼热及膀胱刺激症状等。

4.治疗护理

(1)治疗原则:增强阴道黏膜的抵抗力,抑制细菌生长繁殖。

(2)治疗配合:①增加阴道酸度,用 0.5% 醋酸或 1% 乳酸溶液冲洗阴道,每天 1 次。阴道冲洗后,将甲硝唑 200 mg 或氧氟沙星 200 mg,放入阴道深部,每天 1 次,7~10 天为 1 个疗程。②增加阴道抵抗力,针对病因给予雌激素制剂,可局部用药,也可全身用药。将己烯雌酚 0.125~0.25 mg,每晚放入阴道深部,4 天为 1 个疗程。③全身用药,可口服尼尔雌醇,首次 4 mg,以后每 2~4 周 1 次,每晚 2 mg,维持 2~3 个月。

(五)健康指导

(1)对围绝经期、老年妇女进行健康教育,使其掌握预防老年性阴道炎的措施及技巧。

(2)指导患者及其家属阴道灌洗、上药的方法和注意事项。用药前洗净双手及会阴,减少感染的机会。自己用药有困难者,指导其家属协助用药或由医务人员帮助使用。

(3)告知使用雌激素治疗可出现的症状,嘱乳癌或子宫内膜癌患者慎用雌激素制剂。

(六)护理评价

(1)患者分泌物减少,性状转为正常,舒适感增加。

(2)患者正确复述预防及治疗此疾病的相关知识,做到积极配合并坚持治疗。

（王　婷）

第二节　子 宫 颈 炎

子宫颈炎是指子宫颈发生的急性/慢性炎症。子宫颈炎是妇科常见疾病之一,包括宫颈阴道部炎症及宫颈管黏膜炎症。临床上分为急性子宫颈炎和慢性子宫颈炎。临床多见的子宫颈炎是急性子宫颈管黏膜炎,若急性子宫颈炎未经及时诊治或病原体持续存在,可导致慢性子宫颈炎症。

由于宫颈管黏膜上皮为单层柱状上皮,抗感染能力较差,当遇到多种病原体侵袭、物理化学因素刺激、机械性子宫颈损伤、子宫颈异物等,引起子宫颈局部充血、水肿,上皮变性、坏死,黏膜、黏膜下组织、腺体周围大量中性粒细胞浸润,或子宫颈间质内有大量淋巴细胞、浆细胞等慢性炎细胞浸润,可伴有子宫颈腺上皮及间质增生和鳞状上皮化生。因子宫颈阴道部鳞状上皮与阴道鳞状上皮相延续,亦可由阴道炎症引起宫颈阴道部炎症。

病原体种类:①性传播疾病的病原体主要是淋病奈瑟菌及沙眼衣原体。②内源性病原体,与细菌性阴道病病原体、生殖道支原体感染有关。

一、护理评估

(一)健康史

1.一般资料

年龄、月经史、婚育史,是否处在妊娠期。

2.既往疾病史

详细了解有无阴道炎、性传播疾病及子宫颈炎症的病史,包括发病时间、病程经过、治疗方法及效果。

3.既往手术史

详细询问分娩手术史,了解阴道分娩时有无宫颈裂伤;是否做过妇科阴道手术操作及有无宫颈损伤、感染史。

4.个人生活史

了解个人卫生习惯,分析可能的感染途径。

(二)生理状况

1.症状

(1)急性子宫颈炎:阴道分泌物增多,呈黏液脓性,阴道分泌物的刺激可引起外阴瘙痒及灼热感;可出现月经间期出血、性交后出血等症状;常伴有尿道症状,如尿急、尿频、尿痛。

(2)慢性子宫颈炎:患者多无症状,少数患者可有阴道分泌物增多,呈淡黄色或脓性,偶有接触性出血、月经间期出血,偶有分泌物刺激引起外阴瘙痒或不适。

2.体征

(1)急性子宫颈炎:检查见脓性或黏液性分泌物从子宫颈管流出;用棉拭子擦拭子宫颈管时,容易诱发子宫颈管内出血。

(2)慢性子宫颈炎:检查可见宫颈呈糜烂样改变,或有黄色分泌物覆盖子宫颈口或从宫颈管流出,也可见子宫颈息肉或子宫颈肥大。

3.辅助检查

(1)实验室检查:分泌物涂片做革兰染色,中性粒细胞>30/高倍视野;阴道分泌物湿片检查白细胞>10/高倍视野;做淋菌奈瑟菌及沙眼衣原体检测,以明确病原体。

(2)宫腔镜检查:镜下可见血管充血,宫颈黏膜及黏膜下组织、腺体周围大量中性粒细胞浸润,腺腔内可见脓性分泌物。

(3)宫颈细胞学检查:宫颈刮片、宫颈管吸片,与宫颈上皮瘤样病变或早期宫颈癌相鉴别。

(4)阴道镜及活组织检查:必要时进行,以明确诊断。

(三)高危因素

(1)性传播疾病,年龄<25岁,多位性伴侣或新性伴侣且为无保护性交。

(2)细菌性阴道病。

(3)分娩、流产或手术致子宫颈损伤。

(4)卫生不良或雌激素缺乏,局部抗感染能力差。

(四)心理-社会因素

1.对健康问题的感受

是否存在因无明显症状,而不重视或延误治疗。

2.对疾病的反应

是否因病变在宫颈,又涉及生殖器官与性,而不愿及时就诊;或因阴道分泌物增多引起不适;或治疗效果不明显而烦躁不安;或遇有白带带血或接触性出血时,担心疾病的严重程度,疑有癌变而恐惧、焦虑。

3.家庭、社会及经济状况

家人对患者是否关心;家庭经济状况及是否有医疗保险。

二、护理诊断

(一)皮肤完整性受损

其与宫颈上皮糜烂及炎性刺激有关。

(二)舒适的改变

其与白带增多有关。

(三)焦虑

其与害怕宫颈癌有关。

三、护理措施

(一)症状护理

1.阴道分泌物增多

观察阴道分泌物颜色、性状、气味及量,选择合适的药液进行阴道冲洗。在不清楚种类时,不可滥用冲洗液,指导患者勤换会阴垫及内裤,保持外阴清洁干燥。

2.外阴瘙痒与灼痛

嘱患者尽量避免搔抓,防止外阴部皮肤破损,减少活动,避免摩擦外阴。

(二)用药护理

药物治疗主要用于急性子宫颈炎。

1.遵医嘱用药

(1)经验性抗生素治疗:在未获得病原体检测结果前,采用针对衣原体的经验性抗生素治疗,阿奇霉素 1 g,单次顿服,或多西环素 100 mg,每天 2 次,连服 7 天。

(2)针对病原体的抗生素治疗:临床上除选用抗淋病奈瑟菌的药物外,同时应用抗衣原体感染的药物。对于单纯急性淋病奈瑟菌性子宫颈炎,常用药物有头孢菌素,如头孢曲松钠 250 mg,单次肌内注射,或头孢克肟 400 mg,单次口服等;对沙眼衣原体所致子宫颈炎,治疗药物有四环素类,如多西环素 100 mg,每天 2 次,连服 7 天。

2.用药观察

注意观察药物的不良反应,若出现不良反应,立即停药并通知医师。

3.用药注意事项

注意药物的半衰期及有效作用时间;注意药物的配伍禁忌;抗生素应现配现用。

4.用药指导

若病原体为沙眼衣原体及淋病奈瑟菌,应对性伴侣进行相应的检查和治疗。

(三)物理治疗及手术治疗的护理

1.宫颈糜烂样改变

若为无症状的生理性柱状上皮异位,无须处理;对伴有分泌物增多、乳头状增生或接触性出血,可给予局部物理治疗,包括激光、冷冻、微波等,也可以给予中药作为物理治疗前后的辅助治疗。

2.慢性子宫颈黏膜炎

针对病因给予治疗,若病原体不清可试用物理治疗,方法同上。

3.子宫颈息肉

配合医师行息肉摘除术。

4.子宫颈肥大

一般无须治疗。

(四)心理护理

(1)加强疾病知识宣传,引导患者正确认识疾病,以及时就诊,接受规范治疗。

(2)向患者解释疾病与健康的问题,鼓励患者表达自己的想法。对病程长、迁延不愈的患者,给予关心和耐心解说,告知疾病的过程及防治措施;对病理检查发现宫颈上皮有异常增生的病例,告知通过密切检测,坚持治疗,可阻断癌变途径,以缓解焦虑心理,增加治疗的信心。

(3)与家属沟通,让其多关心患者,支持患者,坚持治疗,促进康复。

四、健康指导

(一)讲解疾病知识

向患者讲解子宫颈炎的疾病知识,告知及时就诊和规范治疗的重要性。

(二)个人卫生指导

嘱患者保持外阴清洁,每天清洗外阴 2 次,养成良好的卫生习惯,尤其是经期、孕产期及产褥期卫生,避免感染发生。

(三)随访指导

告知患者,物理治疗后有分泌物增多,甚至有多量水样排液,在术后 1～2 周脱痂时可有少量出血,是创面愈合的过程,不必应诊;如出血量多于月经量则需到医院就诊处理;在物理治疗后 2 个月内禁止性生活、盆浴和阴道冲洗;治疗后经过 2 个月经周期,于月经干净后 3～7 天来院复查,评价治疗效果,效果欠佳者可进行第二次治疗。

(四)体检指导

坚持每 1～2 年做 1 次体检,以及早发现异常,以及早治疗。

五、注意事项

(1)治疗前,应常规做宫颈刮片行细胞学检查。

(2)在急性生殖器炎症期不做物理治疗。

(3)治疗时间应选在月经干净后 3～7 天内进行。

(4)物理治疗后可出现阴道分泌物增多,甚至有大量水样排液,在术后 1～2 周脱痂时可有少许出血。

(5)应告知患者,创面完全愈合时间为 4～8 周,期间禁盆浴、性交和阴道冲洗。

(6)物理治疗有引起术后出血、宫颈管狭窄、感染的可能,应定期复查,观察创面愈合情况直到痊愈,同时检查有无宫颈管狭窄。

（王　婷）

第三节　盆腔炎性疾病

盆腔炎性疾病(PID)是指女性上生殖道的一组炎性疾病,主要包括子宫内膜炎、输卵管炎、输卵管卵巢脓肿、盆腔腹膜炎。最常见的是输卵管炎及输卵管卵巢脓肿。

女性生殖系统具有比较完善的自然防御功能,当自然防御功能遭到破坏,或机体免疫力降低、内分泌发生变化或外源性病原体入侵而导致子宫内膜、输卵管、卵巢、盆腔腹膜、盆腔结缔组织发生炎症。感染严重时,可累及周围器官和组织,当病原体毒性强、数量多、患者抵抗力低时,常发生败血症及脓毒血症,若未得到及时治疗可能发生盆腔炎性疾病后遗症。

一、护理评估

(一)健康史
(1)了解既往疾病史、用药史、月经史及药物过敏史。
(2)了解流产、分娩的时间、经过及处理。
(3)了解本次患病的起病时间、症状、疼痛性质、部位、有无全身症状。

(二)生理状况
1.症状
(1)轻者无症状或症状轻微不易被发现,常表现为持续性下腹痛,活动或性交后加重;发热、阴道分泌物增多等。
(2)重者可表现为寒战、高热、头痛、食欲减退;月经期发病者可表现为经量增多、经期延长;腹膜炎者出现消化道症状,如恶心、呕吐、腹胀等;若脓肿形成,可有下腹包块及局部刺激症状。

2.体征
(1)急性面容、体温升高、心率加快。
(2)下腹部压痛、反跳痛及肌紧张。
(3)检查见阴道充血;大量脓性臭味分泌物从宫颈口外流;穹隆有明显触痛;宫颈充血、水肿、举痛明显;子宫体增大有压痛且活动受限;一侧或双侧附件增厚,有包块,压痛。

3.辅助检查
(1)实验室检查:宫颈黏液脓性分泌物,或阴道分泌物0.9%氯化钠溶液湿片中见到大量白细胞;红细胞沉降率升高;血C反应蛋白升高;宫颈分泌物培养或革兰染色涂片淋病奈瑟菌阳性或沙眼衣原体阳性。
(2)阴道超声检查:显示输卵管增粗,输卵管积液,伴或不伴有盆腔积液、输卵管卵巢肿块。
(3)腹腔镜检查:输卵管表面明显充血;输卵管壁水肿;输卵管伞端或浆膜面有脓性渗透物。
(4)子宫内膜活组织检查证实子宫内膜炎。

(三)高危因素
1.年龄
盆腔炎性疾病高发年龄为15~25岁。

2.性活动及性卫生
初次性交年龄小、有多个性伴侣、性交过频及性伴侣有性传播疾病;有使用不洁的月经垫、经期性交等。

3.下生殖道感染
性传播疾病,如淋病奈瑟菌性宫颈炎、衣原体性宫颈炎及细菌性阴道病。

4.子宫腔内手术操作后感染
刮宫术、输卵管通液术、子宫输卵管造影术、宫腔镜检查、人工流产、放置宫内节育器等手术时,消毒不严格或术前适应证选择不当,导致感染。

5.邻近器官炎症直接蔓延
如阑尾炎、腹膜炎等蔓延至盆腔。

6.复发
盆腔炎性疾病再次发作。

(四)心理-社会因素

1.对健康问题的感受

是否存在因无明显症状或症状轻,而不重视致延误治疗。

2.对疾病的反应

是否由于慢性疾病过程长,患者思想压力大而产生焦虑、烦躁情绪;若病情严重,则担心预后,患者往往有恐惧、无助感。

3.家庭、社会及经济状况

是否存在因炎症反复发作,严重影响妇女生殖健康甚至导致不孕,且增加家庭与社会经济负担。

二、护理诊断

(一)疼痛

其与感染症状有关。

(二)体温过高

其与盆腔急性炎症有关。

(三)睡眠形态紊乱

其与疼痛或心理障碍有关。

(四)焦虑

其与病程长治疗效果不明显或不孕有关。

(五)知识缺乏

其与缺乏经期卫生知识有关。

三、护理措施

(一)症状护理

1.密切观察

分泌物增多,观察阴道分泌物颜色、性状、气味及量,选择合适的药液进行阴道冲洗。在不清楚阴道炎的种类时,不可滥用冲洗液,指导患者勤换会阴垫及内裤,保持外阴清洁干燥。

2.支持疗法

卧床休息,取半卧位,有利于脓液积聚于直肠子宫陷凹,使炎症局限;给高热量、高蛋白、高维生素饮食或半流质饮食,以及时补充丢失的液体;对出现高热的患者,采取物理降温,出汗时及时更衣,保持身体清洁舒服;若患者腹胀严重,应行胃肠减压。

3.症状观察

密切监测生命体征,测体温、脉搏、呼吸、血压,每 4 小时 1 次;物理降温后 30 分钟测体温,以观察降温效果。若患者突然出现腹痛加剧、寒战、高热、恶心、呕吐、腹胀,应立即报告医师,同时做好剖腹探查的准备。

(二)用药护理

1.门诊治疗

指导患者遵医嘱用药,了解用药方案并告知注意事项。常用方案:头孢西丁钠 2 g,单次肌内注射,同时口服丙磺舒 1 g,然后改为多西环素 100 mg,每天 2 次,连服 14 天,可同时加服甲硝唑

400 mg,每天 2～3 次,连服 14 天;或选用其他第三代头孢菌素与多西环素、甲硝唑合用。

2.住院治疗

严格遵医嘱用药,了解用药方案并密切观察用药反应。

(1)头霉素类或头孢菌素类药物:头孢西丁钠 2 g,静脉滴注,每 6 小时 1 次。头孢替坦二钠 2 g,静脉滴注,每 12 小时 1 次。加多西环素 100 mg,每 12 小时 1 次,静脉输注或口服。对不能耐受多西环素者,可用阿奇霉素替代,每次 500 mg,每天 1 次,连用 3 天。对输卵管卵巢脓肿患者,可加用克林霉素或甲硝唑。

(2)克林霉素与氨基糖苷类药物联合方案:克林霉素 900 mg,每 8 小时 1 次,静脉滴注;庆大霉素先给予负荷量(2 mg/kg),然后予维持量(1.5 mg/kg),每 8 小时 1 次,静脉滴注;临床症状、体征改善后继续静脉应用 24～48 小时,克林霉素改口服,每次 450 mg,1 天 4 次,连用 14 天;或多西环素 100 mg,每 12 小时1 次,连续用药 14 天。

3.观察药物疗效

若用药后 48～72 小时,体温持续不降,患者症状加重,应及时报告医师处理。

4.中药治疗

主要为活血化瘀、清热解毒药物。可遵医嘱指导服中药或用中药外敷腹部,若需进行中药保留灌肠,按保留灌肠操作规程完成。

(三)手术护理

1.药物治疗无效

经药物治疗 48～72 小时,体温持续不降,患者中毒症状加重或包块增大者。

2.脓肿持续存在

经药物治疗病情好转,继续控制炎症数天(2～3 周),包块仍未消失但已局限化。

3.脓肿破裂

突然腹痛加剧,寒战、高热、恶心、呕吐、腹胀,检查腹部拒按或有中毒性休克表现。

(四)心理护理

(1)关心患者,倾听患者诉说,鼓励患者表达内心感受,通过与患者进行交流,建立良好的护患关系,尽可能满足患者的合理需求。

(2)加强疾病知识宣传,解除患者思想顾虑,增加其对治疗的信心。

(3)与家属沟通,指导家属关心患者,与患者及家属共同探讨适合个人的治疗方案,取得家人的理解和帮助,减轻患者心理压力。

四、健康指导

(一)讲解疾病知识

向患者讲解盆腔炎性疾病的疾病知识,告知及时就诊和规范治疗的重要性。

(二)个人卫生指导

保持会阴清洁做好经期、孕期及产褥期的卫生宣传。

(三)性生活指导及性伴侣治疗

注意性生活卫生,月经期禁止性交。

(四)饮食生活指导

给予高热量、高蛋白、高维生素饮食,增加营养,积极锻炼身体,注意劳逸结合,不断提高机体抵抗力。

(五)随访指导

对于抗生素治疗的患者,应在 72 小时内随诊,明确有无体温下降、反跳痛减轻等临床症状改善。若无改善,需做进一步检查。对沙眼衣原体及淋病奈瑟菌感染者,可在治疗后 4～6 周复查病原体。

五、注意事项

(一)倾听患者主诉

应仔细倾听患者主诉,全面了解患者疾病史,认真阅读治疗方案,制订相应的护理计划,配合完成相应治疗和处理。

(二)预防宣传

(1)注意性生活卫生,减少性传播疾病。

(2)及时治疗下生殖道感染。

(3)进行公共卫生教育,提高公民对生殖道感染的认识,明白预防感染的重要性。

(4)严格掌握妇科手术指征,做好术前准备,严格无菌操作,预防感染。

(5)及时治疗盆腔炎性疾病,防止后遗症发生。

(王　婷)

第四节　经前紧张综合征

经前紧张综合征是指妇女在月经来潮前出现的一系列异常现象,如头痛、乳房胀痛、失眠、情绪不稳定、抑郁、焦虑、全身水肿等。严重时影响正常的生活和社会活动。

一、护理评估

(一)病史

经前紧张综合征常发生于 30～40 岁的妇女,年轻女性很少出现。症状在排卵后即开始,月经来潮前几天达高峰,经血出现后消失。

(二)身心状况

主要表现为紧张、烦躁易怒、抑郁、焦虑、失眠、注意力不集中、疲乏无力、头痛等。有些妇女出现手足及面部水肿、乳房胀痛,少数妇女因肠黏膜水肿而出现腹泻现象。

(三)检查

盆腔检查及实验室检查均属正常。

二、护理诊断

(一)焦虑

其与一系列精神症状及不被人理解有关。

(二)体液过多

其与水钠潴留有关。

三、护理目标

让患者正确认识经前紧张综合征,以减轻症状。

四、护理措施

(1)进行关于经前紧张综合征的有关知识的教育和指导,避免经前过度紧张,注意休息和充足的睡眠。

(2)帮助患者适当控制食盐和水的摄入。

(3)给患者服用适当的镇静剂如安定,也可服用谷维素来控制神经和精神症状,还可服用适当的利尿剂减轻水肿,以改善头痛等不适。

(4)遵医嘱用孕激素或雄激素拮抗雌激素与醛固酮的作用。

五、评价

(1)患者能够了解经前紧张综合征的相关知识。

(2)患者症状减轻,自我控制能力增强。

(王　婷)

第五节　痛　经

痛经是指在行经前、后或月经期出现下腹疼痛、坠胀伴腰酸及其他不适,严重影响生活和工作质量者。痛经分为原发性痛经与继发性痛经两类。前者指生殖器官无器质性病变的痛经,称功能性痛经;后者指盆腔器质性病变引起的痛经,如子宫内膜异位症等。本节仅叙述原发性痛经。

一、护理评估

(一)健康史

原发性痛经常见于青少年,多发生在有排卵的月经周期,精神紧张、恐惧、寒冷刺激及经期剧烈运动可加重疼痛。评估时需了解患者的年龄和月经史、疼痛特点及与月经的关系、伴随症状和缓解疼痛的方法等。

(二)身体状况

1.痛经

痛经是主要症状,多自月经来潮后开始,最早出现在月经来潮前12小时,月经第1天疼痛最剧烈,持续2～3天后逐渐缓解。疼痛呈痉挛性,多位于下腹正中,常放射至腰骶部、外阴与肛门,少数人的疼痛可放射至大脚内侧。可伴面色苍白、出冷汗、恶心、呕吐、腹泻、头晕、乏力等。痛经多于月经初潮后1～2年发病。

2.妇科检查

生殖器官无器质性病变。

(三)心理-社会状况

患者缺乏痛经的相关知识,担心痛经可能影响健康及婚后的生育能力,表现为情绪低落、烦躁、焦虑;伴随着月经的疼痛,常常使患者抱怨自己是女性。

(四)辅助检查

B超检查生殖器官有无器质性病变。

(五)处理要点

以解痉、镇痛等对症治疗为主,并注意对患者的心理治疗。

二、护理问题

(一)急性疼痛

与经期宫缩有关

(二)焦虑

与反复疼痛及缺乏相关知识有关。

三、护理措施

(一)一般护理

(1)下腹部局部可用热水袋热敷。

(2)鼓励患者多饮热茶、热汤。

(3)注意休息,避免紧张。

(二)病情观察

(1)观察疼痛的发生时间、性质、程度。

(2)观察疼痛时的伴随症状,如恶心、呕吐、腹泻。

(3)了解引起疼痛的精神因素。

(三)用药护理

遵医嘱给予解痉、镇痛药,常用药物有前列腺素合成酶抑制剂(如吲哚美辛、布洛芬等),亦可选用避孕药或中药治疗。

(四)心理护理

讲解有关痛经的知识及缓解疼痛的方法,使患者了解经期下腹坠胀、腰酸、头痛等轻度不适是生理反应。原发性痛经不影响生育,生育后痛经可缓解或消失,从而消除患者紧张、焦虑的情绪。

(五)健康指导

进行经期保健的教育,包括注意经期清洁卫生,保持精神愉快,加强经期保护,避免剧烈运动及过度劳累,防寒保暖等。疼痛难忍时一般选择非麻醉性镇痛药治疗。

(王 婷)

第六节　围绝经期综合征

绝经是每一个妇女生命过程中必然发生的生理过程。绝经提示卵巢功能衰退,生殖功能终止,绝经过渡期是指围绕绝经前、后的一段时期,包括从绝经前出现与绝经有关的内分泌、生理学和临床特征起,至最后一次月经后一年。

围绝经期综合征(menopausal syndrome,MPS)以往称为更年期综合征,是指妇女在绝经前、后由于卵巢功能衰退、雌激素水平波动或下降所致的以自主神经功能紊乱为主,伴有神经心理症状的一组症候群。多发生于 45～55 岁,约 2/3 的妇女出现不同程度的低雌激素血症引发的一系列症状。绝经分为自然绝经和人工绝经。自然绝经是指卵巢内卵泡生理性耗竭所致的绝经;人工绝经是指双侧卵巢经手术切除或受放射线损坏导致的绝经,后者更易发生围绝经期综合征。

一、护理评估

(一)健康史

了解患者的发病年龄、职业、文化水平及性格特征,询问月经情况及生育史,有无卵巢切除或盆腔肿瘤放疗,有无心血管疾病及其他疾病病史。

(二)身体状况

1.月经紊乱

半数以上妇女出现 2～8 年无排卵性月经,表现为月经频发、不规则子宫出血、月经稀发(月经周期超过 35 天)以至绝经,少数妇女可突然绝经。

2.雌激素下降相关征象

(1)血管舒缩症状:主要表现为潮热、出汗,是血管舒缩功能不稳定的表现,是围绝经期综合征最突出的特征性症状。潮热起自前胸,涌向头颈部,然后波及全身。在潮红的区域患者感到灼热,皮肤发红,紧接着大量出汗。持续数秒至数分钟不等。此种血管功能不稳定可历时 1 年,有时长达 5 年或更长。

(2)精神神经症状:常有焦虑、抑郁、激动、喜怒无常、脾气暴躁、记忆力下降、注意力不集中、失眠多梦等。

(3)泌尿生殖系统症状:出现阴道干燥、性交困难及老年性阴道炎,排尿困难、尿频、尿急、尿失禁及反复发作的尿路感染。

(4)心血管疾病:绝经后妇女冠状动脉粥样硬化性心脏病(简称冠心病)、高血压和脑出血的发病率及死亡率逐渐增加。

(5)骨质疏松症:绝经后妇女约有 25% 患骨质疏松症、腰酸背痛、腿抽搐、肌肉关节疼痛等。

3.体格检查

全身检查注意血压、精神状态、皮肤、毛发、乳房改变及心脏功能,妇科检查注意生殖器官有无萎缩、炎症及张力性尿失禁。

(三)心理-社会状况

因家庭和社会环境的变化或绝经前曾有精神状态不稳定等,更易引起患者心情不畅、忧虑、多疑、孤独等。

(四)辅助检查

根据患者的具体情况不同,可选择血常规、尿常规、心电图及血脂检查、B超、宫颈刮片及诊断性刮宫等。

(五)处理要点

1.一般治疗

加强心理治疗及体育锻炼,补充钙剂,必要时选用镇静剂、谷维素。

2.激素替代疗法

补充雌激素是关键,可改善症状、提高生活质量。

二、护理问题

(一)自我形象紊乱

与对疾病不正确认识及精神神经症状有关。

(二)知识缺乏

缺乏性激素治疗相关知识。

三、护理措施

(一)一般护理

改善饮食,摄入高蛋白质、高维生素、高钙饮食,必要时可补充钙剂,能延缓骨质疏松症的发生,达到抗衰老效果。

(二)病情观察

(1)观察月经改变情况,注意经量、周期、经期有无异常。

(2)观察面部潮红时间和程度。

(3)观察血压波动、心悸、胸闷及情绪变化。

(4)观察骨质疏松症的影响,如关节酸痛、行动不便等。

(5)观察情绪变化,如情绪不稳定、易怒、易激动、多言多语、记忆力降低。

(三)用药护理

指导应用性激素。

1.适应证

主要用于治疗雌激素缺乏所致的潮热多汗、精神症状、老年性阴道炎、尿路感染,预防存在高危因素的心血管疾病、骨质疏松症等。

2.药物选择及用法

在医师指导下使用,尽量选用天然性激素,剂量个体化,以最小有效量为佳。

3.禁忌证

原因不明的子宫出血、肝胆疾病、血栓性静脉炎及乳腺癌等。

4.注意事项

(1)雌激素剂量过大可引起乳房胀痛、白带多、头痛、水肿、色素沉着、体重增加等,可酌情减量或改用雌三醇。

(2)用药期间可能发生异常子宫出血,多为突破性出血,但应排除子宫内膜癌。

(3)较长时间的口服用药可能影响肝功能,应定期复查肝功能。

(4)单一雌激素长期应用,可使子宫内膜癌危险性增加,雌、孕激素联合用药能够降低风险。坚持体育锻炼,多参加社会活动;定期健康体检,积极防治围绝经期妇女常见病。

(四)心理护理

使患者及其家属了解围绝经期是必然的生理过程,介绍减轻压力的方法,改变患者的认知、情绪和行为,使其正确评价自己。

(五)健康指导

(1)向围绝经期妇女及其家属介绍绝经是一个生理过程,绝经发生的原因及绝经前、后身体将发生的变化,帮助患者消除因绝经变化产生的恐惧心理,并对将发生的变化做好心理准备。

(2)介绍绝经前、后减轻症状的方法,适当的摄取钙质和维生素 D;坚持锻炼如散步、骑自行车等。合理安排工作,注意劳逸结合。

(3)定期普查,更年期妇女最好半年至一年进行 1 次体格检查,包括妇科检查和防癌检查,有选择地做内分泌检查。

(4)绝经前行双侧卵巢切除术者,宜适时补充雌激素。

(王　婷)

第七节　子宫脱垂

子宫脱垂是指子宫从正常位置沿阴道下降,子宫颈外口达到坐骨棘水平以下,甚至子宫部分或全部脱出阴道口外,常伴有阴道前后壁膨出。

一、护理评估

(一)健康史

1.病因与发病机制

(1)分娩损伤:分娩损伤是最主要的原因。在分娩过程中,产妇过早屏气,第二产程延长或经阴道手术助产,盆底肌肉、筋膜以及子宫韧带过度伸展,甚至撕裂,分娩后未及时修补或修补不佳。产褥期产妇过早体力劳动,过高的腹压会压迫子宫向下移位发生脱垂。

(2)长期腹压增加:如长期慢性咳嗽、习惯性便秘、久站、久蹲等使腹内压增高,迫使子宫向下移位,导致脱出,产褥期腹压增加更容易导致子宫脱垂。

(3)盆底组织发育不良或退行性变:子宫脱垂偶见于未产妇女,主要为先天性盆底组织发育不良所致。老年妇女盆底组织萎缩退化或支持组织削弱,也可发生子宫脱垂。

2.病史评估

了解患者分娩史,评估其有无第二产程延长、阴道助产等难产史,产后恢复情况;了解患者有无慢性病病史,如长期慢性咳嗽等;是否存在先天性盆底组织发育不良。

(二)身心状况

1.症状

子宫脱垂轻度时(Ⅰ度)可无自觉症状,加重后(Ⅱ度、Ⅲ度)出现以下症状。

(1)下坠感及腰背酸痛:常在久站、走路与重体力劳动时加重,卧床休息后症状减轻。

(2)肿物自阴道脱出:走路、蹲或排便等腹压增加时,阴道口有一肿物脱出。轻者平卧休息后可自行恢复,重者不能自行恢复,需用手还纳,甚至用手也难以还纳,行走不便。

(3)阴道分泌物增多:脱出的子宫及阴道壁由于反复摩擦而发生感染,有脓血性分泌物渗出。

(4)大小便异常:由于膀胱、尿道膨出,患者常伴有尿频、尿急甚至尿潴留或压力性尿失禁。直肠膨出的患者可伴有便秘和排便困难等。

2.体征

患者取膀胱截石位,根据患者向下用力屏气时子宫下降的程度,将子宫脱垂分为三度。

Ⅰ度:轻型为子宫颈外口距处女膜处小于 4 cm,但未达处女膜缘;重型为宫颈外口已达处女膜缘,检查时在阴道口可见子宫颈。

Ⅱ度:轻型为宫颈已脱出阴道口,但宫体仍在阴道内;重型为宫颈或部分宫体脱出阴道口外。

Ⅲ度:子宫颈及宫体全部脱出至阴道口外。脱出的子宫及阴道壁由于长期暴露摩擦,导致宫颈及阴道壁可见溃疡,有少量阴道出血或脓性分泌物。

3.心理-社会状况

由于长期的子宫脱垂使患者行动不便,不能从事体力劳动,使工作和生活受到影响,患者感到烦恼、痛苦;严重会影响性生活,患者常出现烦躁、焦虑、情绪低落等。

二、辅助检查

注意检查血常规,注意张力性尿失禁及妇科检查情况。

三、护理诊断及合作性问题

(1)焦虑:与长期的子宫脱出影响日常生活和工作有关。

(2)舒适的改变:与子宫脱出影响行动有关。

(3)组织完整性受损:与外露子宫、阴道前后壁长期摩擦有关。

四、护理目标

(1)患者情绪稳定,能配合治疗、护理活动。

(2)患者病情缓解,舒适感增加。

(3)患者组织完整,无受损。

五、护理措施

(一)一般护理

(1)指导患者保持外阴干燥、清洁,每天用流水冲洗外阴,禁止使用刺激性强的药液。有溃疡者每天用 0.02% 高锰酸钾液坐浴 1～2 次,每次 20～30 分钟,勤换内衣裤。

(2)有肿块脱出者及早就医,及时回纳脱出物并教会患者正确的回纳手法,病情重不能回纳者,应卧床休息,减少下地活动次数和时间。

(3)教给患者做盆底肌肉锻炼,如做提肛运动;指导患者避免增加腹压的因素,如咳嗽、久站及久蹲等;保持大便通畅,每天进食蔬菜应保持 500 g。

(4)每天为患者提供酸性果汁,可保持尿液呈酸性,不利于细菌生长;指导患者练习卧床排尿;若有肿块脱出影响排尿,指导患者排尿前先将脱出物还纳;尿潴留留置尿管者,应间歇放尿以训练膀胱功能。排尿功能恢复正常后,鼓励患者每天饮水 2 000 mL 以上。

(5)嘱患者加强营养,进食高蛋白、高维生素食物,增强体质。

(二)心理护理

帮助患者树立战胜疾病的信心,耐心讲解子宫脱垂的知识和预后,鼓励病友间交流沟通,促进积极因素。

(三)病情监护

观察患者有无外阴异物感,子宫脱垂的程度;注意阴道分泌物的颜色、气味、性状。

(四)治疗护理

1.治疗原则

治疗以安全、简单、有效为原则。

(1)非手术治疗:用于Ⅰ度轻型子宫脱垂,年老不能耐受手术或需要生育者。①支持疗法:注意休息,增加营养,保持大便通畅,避免重体力劳动,治疗增加腹压的疾病,加强盆底肌的锻炼。②子宫托:子宫托是一种支持子宫和阴道壁使其维持在阴道内不脱出的工具,适用于各度子宫脱垂及阴道前后壁膨出的患者。重度子宫脱垂伴盆底肌明显萎缩以及宫颈或阴道壁有炎症或有溃疡者均不宜使用,经期和妊娠期停用。

(2)手术治疗:适用于非手术治疗无效或Ⅱ度、Ⅲ度子宫脱垂者。手术方式主要包括:阴道前后壁修补术;阴道前后壁修补加主韧带缩短及宫颈部分切除术,也叫曼彻斯特手术;经阴道子宫全切除及阴道前后壁修补术;阴道纵隔成形术等。

2.治疗配合及特殊专科护理

(1)支持治疗的护理:教会患者做盆底肌肉锻炼增强盆底肌肉张力。做缩肛运动,用力收缩 3～10 秒,放松 5～10 秒,每次连续 5～10 分钟,每天 3～4 次,持续 3 个月。

(2)教会患者使用子宫托(图 8-2)。①放托:患者排空直肠、膀胱,洗净双手,取半卧位或蹲位,双腿分开,一手持子宫托盘呈倾斜位进入阴道内,将托柄向内、向上旋转,直至托盘达子宫颈,向下屏气,使托盘吸附于宫颈,托柄弯曲度朝前,对正耻骨弓后面。②取托:手指捏住托柄轻轻摇晃,待负压消失后向后外方牵拉取出。③注意事项:放置子宫托之前阴道应有一定水平的雌激素作用,绝经后的妇女可用阴道雌激素霜剂,4～6 周后再使用子宫托;经期和妊娠期停用;选择大小合适的子宫托,以放置后不脱出又无不适为宜;每晚取出洗净,次晨放入,切忌久置不取,以免过久压迫导致生殖道糜烂、溃疡甚至瘘;放托后,分别于第 1、3、6 个月时到医院检查 1 次,以后每 3～6 个月到医院复查。

(3)做好术前、术后护理。术前护理同外阴、阴道手术护理。术后除按外阴、阴道手术患者的护理外,应卧床休息 7～10 天,留尿管 10～14 天。避免增加腹压,坚持肛提肌锻炼。

六、健康指导

休息 3 个月,3 个月内禁止性生活、盆浴,半年内避免重体力劳动;术后 2 个月、3 个月分别门诊复查;宣传产后护理保健知识,进行产后体操锻炼和盆底肌锻炼,增强体质;积极治疗便秘、慢性咳嗽等长期性疾病;实行计划生育。

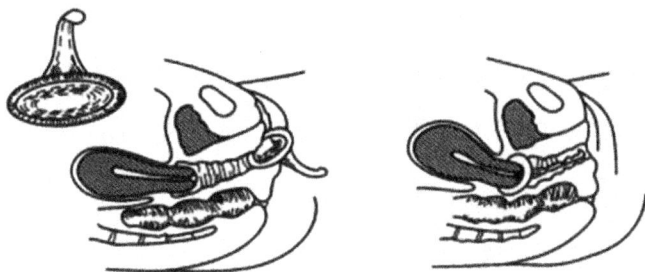

图 8-2 喇叭形子宫托及放置

七、护理评价

评价护理目标是否达到,护理措施的实施情况,健康指导是否落实到位,有无新的护理问题出现。

(徐 娜)

第八节 子宫内膜异位症

子宫内膜异位症是指具有生长功能的子宫内膜生长在子宫腔内壁以外引起的症状和体征。异位的子宫内膜绝大多数局限在盆腔内的生殖器官和邻近器官的腹膜面,故临床上称为盆腔子宫内膜异位症。当子宫内膜生长在子宫肌层内称子宫腺肌病,部分患者两者可合并存在。

子宫内膜异位症的发病率近年来明显增高,是目前常见的妇科病之一。多见于 30～40 岁的妇女。本病为良性病变,但有远距离转移和种植能力。初潮前无发病者,绝经后异位的子宫内膜组织可逐渐萎缩吸收,妊娠或使用性激素抑制卵巢功能可暂时阻止本病的发展,因此,子宫内膜的发病与卵巢的周期性变化有关。也发生周期性出血,引起周围组织纤维化、粘连,病变局部形成紫蓝色硬结或包块。卵巢的子宫内膜异位症最为常见,卵巢内的异位内膜因反复出血而形成多个囊肿,但以单个多见,故又称为卵巢子宫内膜异位囊肿。囊肿内含暗褐色黏稠的陈旧血,状似巧克力液体,故又称为卵巢巧克力囊肿。

一、护理评估

(一)病史

1.月经史

初潮年龄,月经周期、经期、经量是否正常,有无痛经或其他伴随症状。痛经的性质,是否为进行性加重。

2.婚育史

结婚年龄,婚次,夫妻性生活情况,有无经期性交,生育情况,足月产、早产、流产次数,现有子女数等。

151

3.既往病史

有无先天性生殖道畸形、子宫手术或经期盆腔检查等情况。

(二)身心状态

1.身体状态

(1)痛经:痛经是子宫内膜异位症的典型症状,其特点为继发性和进行性加重。疼痛多位于下腹部和腰骶部,可放射至阴道、会阴、肛门或大腿,常于月经来潮前1～2天开始,经期第一天最为剧烈,以后逐渐减轻,至月经干净时消失。

(2)月经失调:部分患者有经量增多和经期延长,少数出现经前期点滴出血。月经失调可能与卵巢无排卵、黄体功能不足等有关。

(3)性交痛:由于异位的内膜出现在子宫直肠陷凹或病变导致子宫后倾固定,性交时子宫颈受到碰撞及子宫收缩和向上提升,可引起疼痛。

(4)不孕:占40%左右,其不孕的原因可能与盆腔内器官和组织广泛粘连和输卵管的蠕动减弱,影响卵子的排出、摄取和受精卵的运行有关。

2.心理状态

由于疼痛、不孕造成患者顾虑重重,心理压力大,需要手术的患者会有紧张、恐惧等心理问题。

(三)诊断性检查

1.妇科检查

典型者子宫后倾固定,盆腔检查可扪及盆腔内有触痛性结节或子宫旁有不活动的囊性包块。

2.辅助检查

(1)B超检查:可确定卵巢子宫内膜异位囊肿的位置、大小和形状。

(2)腹腔镜检查:可发现盆腔内器官或子宫直肠陷凹、子宫骶骨韧带等处有紫蓝色结节。

二、护理诊断

(一)焦虑

其与不孕和需要手术有关。

(二)知识缺乏

其与缺乏自我照顾及与手术相关的知识有关。

(三)舒适改变

其与痛经及手术后伤口有关。

三、护理目标

(1)患者能正确认识疾病的性质及发生原因,解除紧张、恐惧的心理,坚定治疗信心。

(2)患者自觉疼痛症状缓解。

四、护理措施

(1)心理护理:许多年轻患者因顽固的痛经、不孕等情况而焦虑。护理人员应多关心和理解患者,说明该病只要坚持用药或采取必要的手术便可改善症状,鼓励患者树立信心,积极配合治疗,对尚未生育的患者应给予指导和帮助,促使其尽早受孕。

（2）做好卫生宣传教育工作,防止经血逆流,如有先天性生殖道畸形或后天性炎性阴道狭窄、宫颈粘连等应及时手术。凡进入宫腔内的经腹手术,应保护腹壁切口和子宫切口,防止子宫内膜种植到腹壁切口或子宫切口。经期应避免盆腔检查和性交。

（3）使用激素治疗患者,应介绍服药的注意事项及用后可能出现的反应(恶心、食欲缺乏、闭经、乏力或体重增加等),使其解除思想顾虑,提高治疗效果。

（4）用药期间注意有无卵巢子宫内膜异位囊肿破裂的征象,如出现急性腹痛应及时通知医师,并做好剖腹探查的各项准备。

（5）对需要手术者应按腹部手术做好术前准备和术后护理。

（6）出院健康教育,加强患者对病程及治疗的认识,指导伤口处理和康复教育,术后6周避免盆浴和性生活,6周后来院复查。

五、评价

（1）患者无焦虑的表现并对治疗充满信心。

（2）患者能按时服药并了解药物的反应。

（3）自觉症状缓解和消失。

（徐　娜）

第九节　子宫腺肌病

子宫腺肌病是指当子宫内膜腺体和间质侵入子宫肌层时,形成弥漫或局限性的病变,是妇科常见病。多发生于 30~50 岁经产妇;约 15％的患者同时合并子宫内膜异位症;约 50％的患者合并子宫肌瘤;临床病理切片检查,发现 10％~47％子宫肌层中有子宫内膜组织,但 35％无临床症状。

多次妊娠及分娩、人工流产、慢性子宫内膜炎等造成子宫内膜基底层损伤,子宫内膜自基底层侵入子宫肌层内生长,可能是主要原因。此外,由于内膜基底层缺乏黏膜下层的保护,在解剖机构上子宫内膜易于侵入肌层。腺肌病常合并子宫肌瘤和子宫内膜增生,提示高水平雌孕激素刺激,也可能是促进内膜向肌层生长的原因之一。

应视患者症状、年龄、生育要求而定。药物治疗,适用于症状较轻,有生育要求和接近绝经期的患者;年轻或希望生育的子宫腺肌瘤患者,可试行病灶挖除术;症状严重、无生育要求或药物治疗无效者,应行全子宫切除术。

一、护理评估

(一)健康史

了解患者年龄、婚姻、月经史、婚育史、生育史、出现典型症状的情况以及对患者身心的影响,了解患者既往患病史。子宫腺肌病多发生于生育年龄的经产妇,常合并内异症和子宫肌瘤,有多次妊娠及分娩或过度刮宫史。生殖道阻塞,如单角子宫、宫颈阴道不通畅患者等常同时合并腺肌病。

(二)生理状况

1.症状

询问患者是否有经量过多、经期延长和逐渐加重的进行性痛经。

2.体征

妇科检查时子宫均匀性增大或局限性隆起、质硬且有压痛。

3.辅助检查

阴道 B 超提示子宫增大,肌层中不规则回声增强;盆腔 MRI 可协助诊断;宫腔镜下取子宫肌肉活检,可确诊。

(三)高危因素

1.年龄

40 岁以上的经产妇。

2.子宫损伤

多次妊娠、人工流产、慢性子宫内膜炎等造成子宫内膜基底层损伤。

3.先天不足

生殖道阻塞,如单角子宫、宫颈阴道不通、有子宫无阴道的先天畸形等。

4.卵巢功能失调

高水平雌孕激素刺激者,如子宫肌瘤、子宫内膜增生患者。

(四)心理-社会因素

了解患者对疾病的认知,是否存在焦虑、恐惧等表现;了解患者家庭关系,是否因不孕或继发不孕影响夫妻、家庭关系;了解患者的经济水平等。

二、护理诊断

(一)焦虑

其与月经改变和痛经有关。

(二)知识缺乏

其与缺乏自我照顾及与手术相关的知识有关。

(三)舒适改变

其与痛经有关。

三、护理目标

(1)患者能正确认识疾病的性质及发生原因,解除紧张、恐惧的心理,坚定治疗信心。

(2)患者自觉疼痛症状缓解。

四、护理措施

(一)症状护理

1.月经改变

经量增多者,指导患者使用透气棉质卫生巾,保留卫生巾称重,以评估月经量;经期延长者,早晚用温开水清洗外阴各 1 次,以防逆行感染。若合并贫血,需指导患者遵医嘱服用药物,观察贫血的改善情况。

2.痛经

询问患者疼痛部位、性质、疼痛开始时间及持续时间。疼痛轻者,指导患者腹部热敷、卧床休息;疼痛重者,遵医嘱给予前列腺素合成酶抑制剂。

(二)用药护理

1.口服避孕药

其适用于轻度内异症患者,常用低剂量高效孕激素和炔雌醇复合制剂,用法为每天1片,连续用6~9个月,护士需观察药物疗效,观察有无恶心、呕吐等不良反应。

2.促性腺激素释放激素激动剂

常用药物:亮丙瑞林3.75 mg,月经第1天皮下注射后,每隔28天注射1次,共3~6次。需观察有无潮热、阴道干燥、性欲减退和骨质丢失等不良反应,停药后可消失。连续用药3个月以上者,需添加小剂量雌激素和孕激素,以防止骨质丢失。

3.左炔诺黄体酮宫内节育器(LNG-ZUS)

治疗初期部分患者会出现淋漓出血、下移甚至脱落等,需加强随访。

(三)手术护理

1.保守手术

如小病灶挖除术或子宫肌壁楔形切除术,可明显减轻症状并增加妊娠概率。指导其术后6个月受孕。

2.子宫切除术

年轻或未绝经的患者可保留卵巢;绝经后或合并严重子宫内膜异位症者,可行双卵巢切除术。

(四)心理护理

(1)痛经、月经改变以及贫血者影响生活质量,患者焦虑烦躁,向患者说明月经时轻度疼痛不适是生理反应,给予舒缓的音乐、舒适的环境,保证足够的休息和睡眠,患者及家属、护士共同制订规律而适度的锻炼计划,家属督促患者适度锻炼,可缓解患者的心理压力。

(2)手术患者担心预后和性生活,说明子宫切除术后症状可基本消失,生活质量会得到改善。此外,子宫是月经来潮和孕育胎儿的器官,切除子宫不会男性化,增加对治疗的信心。

(五)健康指导

(1)指导患者随访:手术患者出院后3个月到门诊复查,了解术后康复情况。

(2)保守手术和子宫切除患者,术后休息1~3个月,3个月之内避免性生活及阴道冲洗,避免提举重物,防止正在愈合的腹部肌肉用力,并应逐渐加强腹部肌肉的力量。未经医护人员许可避免从事可增加盆腔充血的活动,如跳舞、久站等。

(3)有生殖道阻塞疾病时,嘱患者积极治疗,实施整形手术。

(4)对实施保守手术治疗的患者,指导其术后6个月受孕。

(5)注意高危因素与妇科疾病的相关性,定期做好妇科病普查。

五、评估

(1)医务人员避免过度刮宫,减少内膜碎片进入肌层的机会。

(2)药物治疗过程中如出现严重的绝经期症状,可酌情反向添加治疗提高雌激素水平,降低相关血管症状和骨质疏松的发生,也可提高患者的顺应性。

(徐　娜)

第十节 子宫肌瘤

子宫肌瘤是女性生殖器官中最常见的一种良性肿瘤。主要由子宫平滑肌组织增生而成,其间还有少量的纤维结缔组织。多见于 30～50 岁女性。由于肌瘤生长速度慢,对机体影响不大。所以,子宫肌瘤的临床报道发病率远比真实的要低。

一、护理评估

(一)健康史

了解患者一般情况,评估月经史、婚育史,是否有不孕、流产史;询问有无长期使用雌激素类药物。如果接受过治疗,还应了解治疗的方法及所用药物的名称、剂量、用法及用药后的反应等。

(二)身体状况

1.症状

了解有无月经异常、腹部肿块、白带增多或贫血、腹痛等临床表现,了解出现症状的时间及具体表现。

2.体征

了解妇科检查结果,子宫是否均匀或不规则增大、变硬,阴道有无子宫肌瘤脱出等情况。了解 B 超检查所示结果中肌瘤的大小、个数及部位等。

(三)心理-社会状况

患者及家属对子宫肌瘤缺乏认识,担心肿瘤为恶性,对治疗方案的选择犹豫不决,对需要手术治疗而焦虑不安,担心手术切除子宫可能会影响其女性特征,影响夫妻生活。

二、护理诊断

(1)营养失调:低于机体需要量:与月经改变、长期出血导致贫血有关。
(2)知识缺乏:缺乏子宫肌瘤疾病发生、发展、治疗及护理知识。
(3)焦虑:与月经异常,影响正常生活有关。
(4)自我形象紊乱:与手术切除子宫有关。

三、护理目标

(1)患者获得子宫肌瘤及其健康保健知识。
(2)患者贫血得到纠正,营养状况改善。
(3)患者出院时,不适症状缓解。

四、护理措施

(一)心理护理

评估患者对疾病的认知程度,尊重患者,耐心解答患者提出的问题,告知患者和家属子宫肌瘤是妇科最常见的良性肿瘤,手术或药物治疗都不会影响今后日常生活和工作,让患者消除顾虑,纠正错误认识,配合治疗。

(二)缓解症状

对出血多需住院的患者,护士应严密观察并记录其生命体征变化情况,协助医师完成血常规及凝血功能检查、备血、核对血型、交叉配血等。注意收集会阴垫,评估出血量。按医嘱给予止血药和子宫收缩剂,必要时输血、补液、抗感染或刮宫止血。巨大子宫肌瘤者常出现局部压迫症状,如排尿不畅者应予以导尿;便秘者可用缓泻剂缓解不适症状。带蒂的浆膜下肌瘤发生扭转或肌瘤红色变性时应评估腹痛的程度、部位、性质,有无恶心、呕吐、体温升高征象。需剖腹探查时,护士应迅速做好急诊手术前准备和术中术后护理。保持患者的外阴清洁干燥,如黏膜下肌瘤脱出宫颈口者,应保持其局部清洁,预防感染,为经阴道摘取肌瘤者做好术前准备。

(三)手术护理

经腹或腹腔镜下行肌瘤切除或子宫切除术的患者按腹部手术患者的一般护理,并要特别注意观察术后阴道流血情况。经阴道黏膜下肌瘤摘除术常在蒂部留置止血钳24～48小时,取出止血钳后需继续观察阴道流血情况,按阴道手术患者进行护理。

(四)健康教育

1.保守治疗的患者

需定期随访,护士要告知患者随访的目的、意义和随访时间。应3～6个月定期复查,期间监测肌瘤生长状况、了解患者症状的变化,如有异常及时和医师联系,修正治疗方案。对应用激素治疗的患者,护士要向患者讲解用药的相关知识,使患者了解药物的治疗作用、使用剂量、服用时间、方法、不良反应及应对措施,避免擅自停药和服药过量引起撤退性出血和男性化。

2.手术后的患者

出院后1个月门诊复查,了解患者术后康复情况,并给予术后性生活、自我保健、日常工作恢复等健康指导。任何时候出现不适或异常症状,需及时随诊。

五、结果评价

(1)患者能叙述子宫肌瘤保守治疗的注意事项或术后自我护理措施。

(2)患者面色红润,无疲倦感。

(3)患者出院时,能列举康复期随访时间及注意问题。

（徐　娜）

第十一节　子宫肉瘤

子宫肉瘤是来源于子宫肌层或肌层内结缔组织和子宫内膜间质的恶性程度较高的女性生殖器官肿瘤。

一、护理评估

(一)临床表现

早期症状不明显,随着病情发展,可出现下列表现。

(1)阴道不规则出血。

(2)阴道分泌物增多或排液。

(3)原有子宫肌瘤短期内增大,腹痛、腹部包块。

(4)可有膀胱或直肠压迫症状。

(5)体征:子宫增大外形不规则,可见脱出宫颈口及阴道内赘生物,晚期可呈冰冻骨盆、腹水、贫血及恶病质。

(二)治疗

治疗以手术为主,术后加用放疗或化疗。

(三)康复

(1)做好心理护理,鼓励患者表达自己感受。

(2)遵医嘱用药。

(3)定期随访,及时发现异常。

二、护理诊断

(一)绝望

其与疾病的诊断有关。

(二)疼痛

其与疾病及手术有关。

(三)睡眠形态紊乱

其与疾病的诊断及环境改变有关。

(四)知识缺乏

其与对疾病知识及术前术后注意事项不了解有关。

三、护理目标

(1)患者能提高对本病的认识,消除绝望心理,增强治疗信心。

(2)减轻缓解疼痛。

(3)改善睡眠质量,适应术前术后环境。

(4)了解疾病知识及术前术后注意事项。

四、护理措施

(一)术前护理

(1)向患者介绍有关子宫肉瘤的医学常识,介绍诊治过程中出现的各种情况及应对措施。

(2)遵医嘱做好术前护理,饮食以高蛋白易消化为主。

(二)协助术后康复

(1)连续心电监护,每小时观察并记录一次生命体征及血氧饱和度。

(2)注意输液速度,记录出入量。

(3)保持尿管、盆腔引流管通畅,认真观察引流物性状及量。

(4)观察伤口有无渗出,腹带松紧适宜,减轻伤口张力。

(5)遵医嘱给予止痛剂。

（6）指导患者进行床上肢体活动,防止静脉血栓及压疮发生。

(三)健康指导

（1）保持外阴清洁干燥。

（2）术后禁止性生活3个月。

（3）遵医嘱每个月入院化疗。

（4）应定期进行肺部检查。

五、评价

（1）患者能列举常用的缓解心理应激的措施,心情平稳,积极配合治疗。

（2）患者术后疼痛逐渐缓解或消失。

（3）患者能叙述影响睡眠的因素及应对技巧。

（4）患者出院时,能列举康复期随访事宜。

（徐　娜）

第十二节　子宫颈癌

子宫颈癌又称宫颈浸润癌,是除乳腺癌以外最常见的妇科恶性肿瘤。虽然它的发病率很高,但是宫颈癌有较长的癌前病变阶段,加上近40年来国内外已经普遍开展宫颈细胞防癌普查,使宫颈癌和癌前病变得以早期诊断和早期治疗,宫颈癌的发病率和死亡率也随之不断下降。

一、分类及病理

宫颈癌的好发部位是位于宫颈外口处的鳞-柱状上皮交界区。根据发生癌变的组织不同,宫颈癌可分为:鳞状细胞浸润癌,占宫颈癌的80%～85%;腺癌,占宫颈癌的15%～20%;鳞腺癌,由鳞癌和腺癌混合构成,占宫颈癌的3%～5%,少见,但恶性度最高,预后最差。

本节原位癌、浸润癌指的都是鳞癌。鳞癌与腺癌在外观上并无特殊差别,因为鳞状细胞与柱状细胞都可侵入对方领域,所以,两者均可发生在宫颈阴道部或宫颈管内。

(一)巨检

在发展为浸润癌以前,鳞癌肉眼观察无特殊异常,类似一般的宫颈糜烂(主要是环绕宫颈外口有较粗糙的颗粒状糜烂区,或有不规则的溃破面,触之易出血),随着浸润癌的出现,子宫颈可以表现为以下4种不同类型(图8-3)。

1.外生型

外生型又称增生型或菜花型,癌组织开始向外生长,最初呈息肉样或乳头状隆起,继而又发展为向阴道内突出的大小不等的菜花状赘生物,质地脆,易出血。

2.内生型

内生型又称浸润型,癌组织向宫颈深部组织浸润,宫颈变得肥大而硬,甚至整个宫颈段膨大像直筒一样。但宫颈表面还比较光滑或是仅有浅表溃疡。

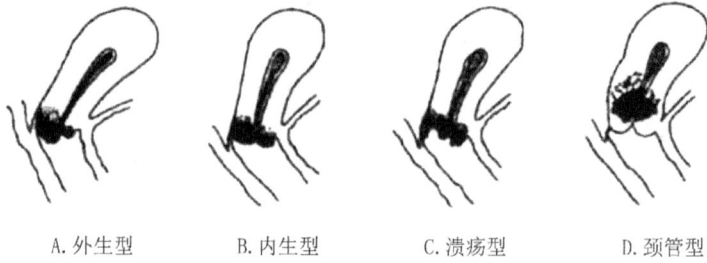

A.外生型 　　 B.内生型 　　 C.溃疡型 　　 D.颈管型

图 8-3　子宫颈癌类型(巨检)

3.溃疡型

不论外生型还是内生型,当癌进一步发展时,肿瘤组织发生坏死脱落,可形成凹陷性溃疡,有时整个子宫颈都为空洞所代替,形如火山口样。

4.颈管型

癌灶发生在宫颈外口内,隐蔽在宫颈管,侵入宫颈及子宫峡部供血层以及转移到盆壁的淋巴结。不同于内生型,后者是由特殊的浸润性生长扩散到宫颈管。

(二)显微镜检

1.宫颈上皮内瘤样病变(CIN)

在移行带区形成过程中,未分化的化生鳞状上皮代谢活跃,在一些物质(精子、精液组蛋白、人乳头瘤病毒等)的刺激下,可发生细胞分化不良、排列紊乱,细胞核异常、有丝分裂增加,形成宫颈上皮内瘤样病变,包括宫颈不典型增生和宫颈原位癌。这两种病变是宫颈浸润癌的癌前病变。

通过显微镜下的观察,宫颈癌的进展可分为以下几个阶段(图 8-4)。

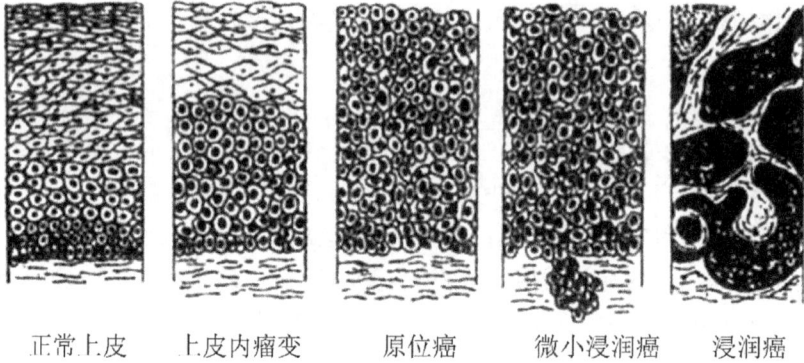

正常上皮 　　 上皮内瘤变 　　 原位癌 　　 微小浸润癌 　　 浸润癌

图 8-4　宫颈正常上皮-上皮内瘤变-浸润癌

(1)宫颈不典型增生:指上皮底层细胞增生活跃、分化不良,从正常的1～2层增生至多层,甚至占据了大部分上皮组织,而且细胞排列紊乱,细胞核增大、染色加深、染色质分布不均,出现很多核异质改变,称为不典型增生。又可分为轻、中、重 3 种不同程度。重度时与原位癌不易区别。

(2)宫颈原位癌:鳞状上皮全层发生癌变,但是基底膜仍然保持完整,称原位癌。不典型增生和原位癌均局限于上皮内,所以合称子宫颈上皮内瘤样病变(CIN)。

2.宫颈早期浸润癌

原位癌继续发展,已有癌细胞穿过鳞状上皮基底层进入间质,但浸润不深<5 mm,并未侵犯血管及淋巴管,癌灶之间孤立存在未出现融合。

3.宫颈浸润癌

癌继续发展,浸润深度>5 mm,且侵犯血管及淋巴管,癌灶之间呈网状或团块状融合。

二、转移途径

以直接蔓延和淋巴转移为主,血行转移极少见。

(一)直接蔓延

直接蔓延最常见。癌组织直接侵犯邻近组织和器官,向下蔓延至阴道壁。向上累及到子宫腔;向两侧扩散至主韧带、阴道旁组织直至骨盆壁;向前、后可侵犯膀胱、直肠、盆壁等。

(二)淋巴转移

癌组织局部浸润后侵入淋巴管形成瘤栓,随淋巴液引流进入局部淋巴结,在淋巴管内扩散。淋巴转移一级组包括宫旁、宫颈旁、闭孔、髂内、髂外、髂总、骶前淋巴结;二级组包括腹股沟深浅淋巴结、腹主动脉旁淋巴结。

(三)血行转移

血行转移极少见,晚期可转移至肺、肝或骨骼等。

三、临床分期

采用国际妇产科联盟(FIGO,2000 年)修订的宫颈癌临床分期,大体分为 5 期(表 8-2)。

表 8-2　子宫颈癌的临床分期(FIGO,2000 年)

期别	肿瘤累及范围
0 期	原位癌(浸润前癌)
Ⅰ 期	癌灶局限于宫颈(包括累及宫体)
Ⅰ$_a$ 期	肉眼未见癌灶,仅在显微镜下可见浸润癌。
Ⅰ$_{a1}$ 期	间质浸润深度≤3 mm,宽度≤7 mm
Ⅰ$_{a2}$ 期	间质浸润深度>3 至≤5 mm,宽度≤7 mm
Ⅰ$_b$ 期	肉眼可见癌灶局限于宫颈,或显微镜下可见病变>Ⅰ$_{a2}$ 期
Ⅰ$_{b1}$ 期	肉眼可见癌灶最大直径≤4 cm
Ⅰ$_{b2}$ 期	肉眼可见癌灶最大直径>4 cm
Ⅱ 期	癌灶已超出宫颈,但未达盆壁。癌累及阴道,但未达阴道下 1/3
Ⅱ$_a$ 期	无宫旁浸润
Ⅱ$_b$ 期	有宫旁浸润
Ⅲ 期	癌肿扩散至盆壁和/或累及阴道下 1/3,导致肾盂积水或无功能肾
Ⅲ$_a$ 期	癌累及阴道下 1/3,但未达盆壁
Ⅲ$_b$ 期	癌已达盆壁,或有肾盂积水或无功能肾
Ⅳ 期	癌播散超出真骨盆,或癌浸润膀胱黏膜及直肠黏膜
Ⅳ$_a$ 期	癌播散超出真骨盆或癌浸润膀胱黏膜或直肠黏膜
Ⅳ$_b$ 期	远处转移

四、临床表现

(一)症状

早期,可无症状;随着癌细胞的进展,可出现以下表现。

1.阴道流血

流血由癌灶浸润间质内血管所致,出血量根据病灶大小、受累间质内血管的情况而定。年轻患者常表现为接触性出血,即性生活后或妇科检查后少量出血。也有表现为经期延长、周期缩短、经量增多等。年老患者常表现为绝经后不规则阴道流血。

一般外生型癌出血较早,量多;内生型癌出血较晚,量少。一旦侵犯较大血管可引起致命大出血。

2.阴道排液

一般发生在阴道出血之后,白色或血性,稀薄如水样或米泔样。初期量不多、有腥臭;晚期,癌组织坏死、破溃,继发感染则出现大量脓性或米汤样恶臭白带。

3.疼痛

疼痛为癌晚期症状。当宫旁组织明显浸润,并已累及盆壁、神经,可引起严重的腰骶部或坐骨神经痛。盆腔病变严重时,可以导致下肢静脉回流受阻,引起下肢肿胀和疼痛。

4.其他

(1)邻近器官受累症状。①压迫或侵犯膀胱、尿道及输尿管:排尿困难、尿痛、尿频、血尿、尿闭、膀胱阴道瘘、肾盂积水、尿毒症等。②累及直肠:里急后重、便血、排便困难、便秘或肠梗阻、直肠阴道瘘。③宫旁组织受侵:组织增厚、变硬、弹性消失,可直达盆壁,子宫固定不动,可形成"冰冻盆腔"。

(2)恶病质:晚期癌症,长期消耗,出现身心交瘁、贫血、低热、消瘦、虚弱等全身衰竭表现。

(二)体征

早期宫颈癌局部无明显病灶,宫颈光滑或轻度糜烂与一般宫颈炎肉眼难以区别。随着病变的发展,类型不同,体征也不同。外生型宫颈上有赘生物呈菜花状、乳头状,质脆易出血。内生型宫颈肥大、质硬、如桶状,表面可光滑。晚期癌组织坏死脱落可形成溃疡或空洞。阴道受累时,阴道壁变硬弹性减退,有赘生物生长。若侵犯宫旁组织,三合诊检查可扪及宫颈旁组织增厚、变硬、呈结节状,甚至形成冰冻骨盆。

五、治疗原则

以手术治疗为主,配合放疗和化疗。

(一)手术治疗

手术治疗适用于 I_A 期~ II_A 期无手术禁忌证患者。根据临床分期不同,可选择全子宫切除术、子宫根治术和盆腔淋巴结清扫术。年轻患者可保留卵巢及阴道。

(二)放射治疗

放射治疗适用于各期患者,主要是年老、严重并发症或Ⅲ期以上不能手术的患者。分为腔内和体外照射两种方法。早期以腔内放射为主、体外照射为辅;晚期则以体外照射为主、腔内放射为辅。

(三)手术加放射治疗

手术加放射治疗适用于癌灶较大,先行放疗局限病灶后再行手术治疗;或手术后疑有淋巴或宫旁组织转移者,放疗作为手术的补充治疗。

(四)化学治疗

化学治疗用于晚期或有复发转移的患者,也可用于手术或放疗的辅助治疗,目前多主张联合化疗方案。

六、护理评估

(一)健康史

详细了解年轻患者有无接触性出血、年老患者绝经后阴道不规则流血情况。评估患者有无患病的高危因素存在,如慢性宫颈炎的病史及是否有 HPV、巨细胞病毒等的感染;婚育史、性生活史、高危男子性接触史等。

(二)身体状况

1.症状

详细了解患者阴道流血的时间、量、质、色等,有无妇科检查或性生活后的接触性出血;阴道排液的性状、气味;有无邻近器官受累的症状;有无疼痛,疼痛的部位、性质、持续时间等。全身有无贫血、消瘦、乏力等恶病质的表现。

2.体征

评估妇科检查的结果,如宫颈有无异常、有无糜烂和赘生物,宫颈是否出血、肥大、质硬、宫颈管外形呈桶状等。

(三)心理-社会状况

子宫颈癌确诊早期,患者常因无症状或症状轻微,往往对诊断表示怀疑和震惊而四处求医,希望否定癌症诊断;当诊断明确,患者会感到恐惧和绝望,害怕疼痛和死亡,迫切要求治疗,以减轻痛苦、延长寿命。另外,恶性肿瘤对患者身体的折磨会给患者带来巨大的心理应激,而且手术范围大,留置尿管的时间长,疾病和手术对身体的损伤大,恢复时间长,患者很长时间不能正常地生活、工作。

(四)辅助检查

宫颈癌发展过程长尤其是癌前病变阶段,所以应该积极开展防癌普查,提倡“早发现、早诊断,早治疗”。早期宫颈癌因无明显症状和体征,需采用以下辅助检查。

1.宫颈刮片细胞学检查

普查宫颈癌的主要方法,也是早期发现宫颈癌的主要方法之一。注意在宫颈外口鳞-柱上皮交界处取材,防癌涂片用巴氏染色。结果分 5 级:Ⅰ级正常、Ⅱ级炎症、Ⅲ级可疑、Ⅳ级高度可疑癌、Ⅴ级癌。巴氏Ⅲ级及以上细胞,需行活组织检查。

2.碘试验

将碘溶液涂于宫颈和阴道壁,观察其着色情况。正常宫颈阴道部和阴道鳞状上皮含糖原丰富,被碘溶液染成棕色或深赤褐色。若不染色为阳性,说明鳞状上皮不含糖原。瘢痕、囊肿、宫颈炎或宫颈癌等鳞状上皮不含糖原或缺乏糖原,均不染色,所以本试验对癌无特异性。碘试验主要识别宫颈病变危险区,以便确定活检取材部位,提高诊断率。

3.阴道镜检查

宫颈刮片细胞学检查Ⅲ级或以上者,应行阴道镜检查,观察宫颈表面上皮及血管变化,发现病变部位,指导活检取材,提高诊断率。

4.宫颈和宫颈管活组织检查

确诊宫颈癌和癌前病变的金标准。

可在宫颈外口鳞-柱上皮交界处 3、6、9、12 点 4 处取材或碘试验不着色区、阴道镜病变可疑区取材做病理检查。宫颈活检阴性时,可用小刮匙刮取宫颈管组织送病理检查。

七、护理诊断

(1)排尿异常:与宫颈癌根治术后对膀胱功能影响有关。

(2)营养失调:与长期的阴道流血造成的贫血及癌症的消耗有关。

(3)焦虑:与子宫颈癌确诊带来的心理应激有关。

(4)恐惧:与宫颈癌的不良预后有关。

(5)自我形象紊乱:与阴道流恶臭液体及较长时间留置尿管有关。

八、护理目标

(1)患者能接受诊断,配合各种检查、治疗。

(2)出院时,患者排尿功能恢复良好。

(3)患者能接受现实,适应术后生活方式。

九、护理措施

(一)心理护理

多陪伴患者,经常与患者沟通,了解其心理特点,与患者、家属一起寻找引起不良心理反应的原因,教会患者缓解心里应激的措施,学会用积极的应对方法,如寻求别人的支持和帮助、向别人倾诉内心的感受等,使患者能以最佳的心态接受并积极配合治疗。

(二)饮食与营养

根据患者的营养状况、饮食习惯协助制订营养食谱,鼓励患者进食高能量、高维生素及营养素全面的饮食,以满足机体的需要。

(三)阴道、肠道准备

术前 3 天需每天行阴道冲洗 2 次,冲洗时动作应轻柔,以免损伤子宫颈脆性癌组织引起阴道大出血。肠道按清洁灌肠来准备。另外,术前教会患者进行肛门、阴道肌肉的缩紧与舒张练习,掌握锻炼盆底肌肉的方法。

(四)术后帮助膀胱功能恢复

由于手术范围大,可能损伤支配膀胱的神经,膀胱功能恢复缓慢,所以,一般留置尿管 7～14 天,甚至 21 天。

1.盆底肌肉的锻炼

术前教会患者进行盆底肌肉的缩紧与舒张练习,术后第 2 天开始锻炼,术后第 4 天开始锻炼腹部肌肉,如抬腿、仰卧起坐等。有资料还报道改变体位的肌肉锻炼有利排尿功能的恢复,锻炼的强度应逐渐增加。

2.膀胱肌肉的锻炼

在拔除尿管前 3 天开始定时开放尿管,每 2～3 小时放尿 1 次,锻炼膀胱功能,促进排尿功能的恢复。

3.导残余尿

在膀胱充盈的情况下拔除尿管,让患者立即排尿,排尿后,导残余尿,每天 1 次。如残余尿连续 3 次在 100 mL 以下,证明膀胱功能恢复尚可,不需再留置尿管;如残余尿超过 100 mL,应及时给患者再留置尿管,保留 3～5 天后,再行拔管,导残余尿,直至低于 100 mL 以下。

(五)保持负压引流管的通畅

手术创面大,渗出多,同时淋巴回流受阻,术后常在盆腔放置引流管,应密切注意引流管是否通畅,引流液的量、色、质,一般引流管于 48～72 小时后拔除。

(六)出院指导

(1)定期随访:护士应向出院患者和家属说明随访的重要性及随访要求。第 1 年内,出院后 1 个月首次随访,以后每 2～3 个月随访 1 次;第 2 年每 3～6 个月随访 1 次;第 3～5 年,每半年随访 1 次;第 6 年开始每年随访 1 次。如有不适随时就诊。

(2)少数患者出院时尿管未拔,应教会患者留置尿管的护理,强调多饮水、外阴清洁的重要性,勿将尿袋高于膀胱口,避免尿液倒流,继续锻炼盆底肌肉、膀胱功能,及时到医院拔尿管、导残余尿。

(3)康复后应逐步增加活动强度,适当参加社交活动及正常的工作等,以便恢复原来的角色功能。

十、结果评价

(1)患者住院期间能以积极态度配合诊治全过程。

(2)出院时,患者无尿路感染症状,拔管后已经恢复正常排尿功能。

(3)患者能正常与人交往,正确树立自我形象。

(徐　娜)

第九章

产 科 护 理

第一节 异位妊娠

受精卵在于子宫体腔以外着床称为异位妊娠,习称宫外孕。异位妊娠依受精卵在子宫体腔外种植部位不同分为输卵管妊娠、卵巢妊娠、腹腔妊娠、阔韧带妊娠和宫颈妊娠(图 9-1)。

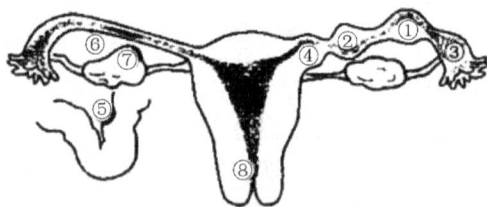

①输卵管壶腹部妊娠;②输卵管峡部妊娠;③输卵管伞部妊娠;④输卵管间质部妊娠;⑤腹腔妊娠;⑥阔韧带妊娠;⑦卵巢妊娠;⑧宫颈妊娠

图 9-1 异位妊娠的发生部位

异位妊娠是妇产科常见的急腹症,发病率约 1%,是孕产妇的主要死亡原因之一。以输卵管妊娠最常见。输卵管妊娠占异位妊娠 95% 左右,其中壶腹部妊娠最多见,约占 78%,其次为峡部、伞部、间质部妊娠较少见。

一、病因

(一)输卵管炎症

此是异位妊娠的主要病因。可分为输卵管黏膜炎和输卵管周围炎。输卵管黏膜炎轻者可发生黏膜皱褶粘连、管腔变窄。或使纤毛功能受损,从而导致受精卵在输卵管内运行受阻并于该处着床;输卵管周围炎病变主要在输卵管浆膜层或浆肌层,常造成输卵管周围粘连、输卵管扭曲、管腔狭窄、蠕动减弱而影响受精卵运行。

(二)输卵管手术史输卵管绝育史及手术史者

输卵管妊娠的发生率为 10%~20%。尤其是腹腔镜下电凝输卵管及硅胶环套术绝育,可因输卵管瘘或再通而导致输卵管妊娠。曾经接受输卵管粘连分离术、输卵管成形术(输卵管吻合术或输卵管造口术)者,在再次妊娠时输卵管妊娠的可能性亦增加。

(三)输卵管发育不良或功能异常

输卵管过长、肌层发育差、黏膜纤毛缺乏、双输卵管、输卵管憩室或有输卵管副伞等,均可造成输卵管妊娠。输卵管功能(包括蠕动、纤毛活动以及上皮细胞分泌)受雌、孕激素调节。若调节失败,可影响受精卵正常运行。

(四)辅助生殖技术

近年,由于辅助生育技术的应用,使输卵管妊娠发生率增加,既往少见的异位妊娠,如卵巢妊娠、宫颈妊娠、腹腔妊娠的发生率增加。1998 年,美国报道因助孕技术应用所致输卵管妊娠的发生率为 2.8%。

(五)避孕失败

宫内节育器避孕失败,发生异位妊娠的机会较大。

(六)其他

子宫肌瘤或卵巢肿瘤压迫输卵管,影响输卵管管腔通畅,使受精卵运行受阻。输卵管子宫内膜异位可增加受精卵着床于输卵管的可能性。

二、病理

(一)输卵管妊娠的特点

输卵管管腔狭小,管壁薄且缺乏黏膜下组织,其肌层远不如子宫肌壁厚与坚韧,妊娠时不能形成完好的蜕膜,不利于胚胎的生长发育,常发生以下结局:

1.输卵管妊娠流产

多见于妊娠 8～12 周输卵管壶腹部妊娠。受精卵种植在输卵管黏膜皱襞内,由于蜕膜形成不完整,发育中的胚泡常向管腔突出,最终突破包膜而出血,胚泡与管壁分离,若整个胚泡剥离落入管腔,刺激输卵管逆蠕动经伞端排出到腹腔,形成输卵管妊娠完全流产,出血一般不多。若胚泡剥离不完整,妊娠产物部分排出到腹腔,部分尚附着于输卵管壁,形成输卵管妊娠不全流产,滋养细胞继续侵蚀输卵管壁,导致反复出血,形成输卵管血肿或输卵管周围血肿,血液不断流出并积聚在直肠子宫陷窝形成盆腔血肿,量多时甚至流入腹腔。

2.输卵管妊娠破裂

多见于妊娠 6 周左右输卵管峡部妊娠。受精卵着床于输卵管黏膜皱襞间,胚泡生长发育时绒毛向管壁方向侵蚀肌层及浆膜,最终穿破浆膜,形成输卵管妊娠破裂。输卵管肌层血管丰富。短期内可发生大量腹腔内出血,使患者出现休克。其出血量远较输卵管妊娠流产多,腹痛剧烈;也可反复出血,在盆腔与腹腔内形成血肿。孕囊可自破裂口排出,种植于任何部位。若胚泡较小则可被吸收;若过大则可在直肠子宫陷凹内形成包块或钙化为石胎。

输卵管间质部妊娠虽少见,但后果严重,其结局几乎均为输卵管妊娠破裂。由于输卵管间质部管腔周围肌层较厚、血运丰富,因此破裂常发生于孕 12～16 周。其破裂犹如子宫破裂,症状较严重,往往在短时间内出现低血容量休克症状。

3.陈旧性宫外孕

输卵管妊娠流产或破裂,若长期反复内出血形成的盆腔血肿不消散,血肿机化变硬并与周围组织粘连,临床上称为陈旧性宫外孕。

4.继发性腹腔妊娠

无论输卵管妊娠流产或破裂,胚胎从输卵管排入腹腔内或阔韧带内,多数死亡,偶尔也有存活者。若存活胚胎的绒毛组织附着于原位或排至腹腔后重新种植而获得营养,可继续生长发育,形成继发性腹腔妊娠。

(二)子宫的变化

输卵管妊娠和正常妊娠一样,合体滋养细胞产生 HCG 维持黄体生长,使类固醇激素分泌增加,致使月经停止来潮、子宫增大变软、子宫内膜出现蜕膜反应。若胚胎受损或死亡,滋养细胞活力消失,蜕膜自宫壁剥离而发生阴道流血。有时蜕膜可完整剥离,随阴道流血排出三角形蜕膜管型;有时呈碎片排出。排出的组织见不到绒毛,组织学检查无滋养细胞,此时血 β-HCG 下降。子宫内膜形态学改变呈多样性,若胚胎死亡已久,内膜可呈增生期改变,有时可见 Arias-Stella(A-S)反应,镜检见内膜腺体上皮细胞增生、增大,细胞边界不清,腺细胞排列成团突入腺腔,细胞极性消失,细胞核肥大、深染,细胞质有空泡。这种子宫内膜过度增生和分泌反应,可能为类固醇激素过度刺激所引起;若胚胎死亡后部分深入肌层的绒毛仍存活,黄体退化迟缓,内膜仍可呈分泌反应。

三、临床表现

输卵管妊娠的临床表现与受精卵着床部位、有无流产或破裂,以及出血量多少与时间长短等有关。

(一)症状

典型症状为停经后腹痛与阴道流血。

1.停经

除输卵管间质部妊娠停经时间较长外,多有 6～8 周停经史。有 20％～30％患者无停经史,将异位妊娠时出现的不规则阴道流血误认为月经。或由于月经过期仅数天而不认为是停经。

2.腹痛

腹痛是输卵管妊娠患者的主要症状。在输卵管妊娠发生流产或破裂之前,由于胚胎在输卵管内逐渐增大,常表现为一侧下腹部隐痛或酸胀感。当发生输卵管妊娠流产或破裂时,突感一侧下腹部撕裂样疼痛,常伴有恶心、呕吐。若血液局限于病变区,主要表现为下腹部疼痛,当血液积聚于直肠子宫陷凹时,可出现肛门坠胀感。随着血液由下腹部流向全腹,疼痛可由下腹部向全腹部扩散,血液刺激膈肌,可引起肩胛部放射性疼痛及胸部疼痛。

3.阴道流血

胚胎死亡后。常有不规则阴道流血,色暗红或深褐,量少呈点滴状,一般不超过月经量,少数患者阴道流血量较多,类似月经。阴道流血可伴有蜕膜管型或蜕膜碎片排出,系子宫蜕膜剥离所致。阴道流血一般常在病灶去除后方能停止。

4.晕厥与休克

由于腹腔内出血及剧烈腹痛,轻者出现晕厥,严重者出现失血性休克。出血量越多越快,症状出现越迅速越严重,但与阴道流血量不成正比。

5.腹部包块

输卵管妊娠流产或破裂时所形成的血肿时间较久者,由于血液凝同并与周围组织或器官(如子宫、输卵管、卵巢、肠管或大网膜等)发生粘连形成包块,包块较大或位置较高者,腹部可扪及。

(二)体征

根据患者内出血的情况,患者可呈贫血貌。腹部检查:下腹压痛、反跳痛明显,出血多时,叩诊有移动性浊音。

四、处理原则

处理原则以手术治疗为主,其次是药物治疗。

(一)药物治疗

1.化学药物治疗

主要适用于早期输卵管妊娠、要求保存生育能力的年轻患者。符合下列条件可采用此法:①无药物治疗的禁忌证;②输卵管妊娠未发生破裂或流产;③输卵管妊娠包块直径≤4 cm;④血β-HCG＜2 000 U/L;⑤无明显内出血,常用甲氨蝶呤(MTX),治疗机制是抑制滋养细胞增生,破坏绒毛,使胚胎组织坏死、脱落、吸收。但在治疗中若病情无改善,甚至发生急性腹痛或输卵管破裂症状,则应立即进行手术治疗。

2.中医药治疗

中医学认为本病属血瘀少腹,不通则痛的实证。以活血化瘀、消癥为治则,但应严格掌握指征。

(二)手术治疗

手术治疗分为保守手术和根治手术。保守手术为保留患侧输卵管,根治手术为切除患侧输卵管。手术治疗适用于:①生命体征不稳定或有腹腔内出血征象者;②诊断不明确者;③异位妊娠有进展者(如血β-HCG处于高水平,附件区大包块等);④随诊不可靠者;⑤药物治疗禁忌证者或无效者。

1.保守手术

此适用于有生育要求的年轻妇女,特别是对侧输卵管已切除或有明显病变者。

2.根治手术

此适用于无生育要求的输卵管妊娠内出血并发休克的急症患者。

3.腹腔镜手术

这是近年治疗异位妊娠的主要方法。

五、护理

(一)护理评估

1.病史

应仔细询问月经史,以准确推断停经时间。注意不要将不规则阴道流血误认为末次月经,或由于月经仅过期几天,不认为是停经。此外,对不孕、放置宫内节育器、绝育术、输卵管复通术、盆腔炎等与发病相关的高危因素应予高度重视。

2.身心状况

输卵管妊娠发生流产或破裂前,症状及体征不明显。当患者腹腔内出血较多时呈贫血貌,严重者可出现面色苍白,四肢湿冷,脉快、弱、细,血压下降等休克症状。体温一般正常,出现休克时体温略低,腹腔内血液吸收时体温略升高,但不超过 38 ℃。下腹有明显压痛、反跳痛,尤以患侧为重,肌紧张不明显,叩诊有移动性浊音。血凝后下腹可触及包块。

由于输卵管妊娠流产或破裂后,腹腔内急性大量出血及剧烈腹痛,以及妊娠终止的现实都将是孕妇出现较为激烈的情绪反应。可表现为哭泣、自责、无助、抑郁和恐惧等行为。

3.诊断检查

(1)腹部检查:输卵管妊娠流产或破裂者,下腹部有明显压痛或反跳痛,尤以患侧为甚,轻度腹肌紧张;出血多时,叩诊有移动性浊音;如出血时间较长,形成血凝块,在下腹可触及软性肿块。

(2)盆腔检查:输卵管妊娠未发生流产或破裂者,除子宫略大较软外,仔细检查可能触及胀大的输卵管并有轻度压痛。输卵管妊娠流产或破裂者,阴道后穹隆饱满,有触痛。将宫颈轻轻上抬或左右摇动时引起剧烈疼痛,称为宫颈抬举痛或摇摆痛,是输卵管妊娠的主要体征之一。子宫稍大而软,腹腔内出血多时子宫检查呈漂浮感。

(3)阴道后穹隆穿刺:是一种简单、可靠的诊断方法,适用于疑有腹腔内出血的患者。由于腹腔内血液易积聚于子宫直肠陷凹,抽出暗红色不凝血为阳性,说明存在血腹症。无内出血、内出血量少、血肿位置较高或子宫直肠陷凹内有粘连者,可能抽不出血液,因而穿刺阴性不能排除输卵管妊娠存在。如有移动性浊音,可做腹腔穿刺。

(4)妊娠试验:放射免疫法测血中 HCG,尤其是 β-HCG 阳性有助诊断。虽然此方法灵敏度高,异位妊娠的阳性率一般可达 80%～90%,但 β-HCG 阴性者仍不能完全排除异位妊娠。

(5)血清孕酮测定:对判断正常妊娠胚胎的发育情况有帮助,血清孕酮<5 ng/mL 应考虑宫内妊娠流产或异位妊娠。

(6)超声检查:B 超显像有助于诊断异位妊娠。阴道 B 超检查较腹部 B 超检查准确性高。诊断早期异位妊娠。单凭 B 超现象有时可能会误诊。若能结合临床表现及 β-HCG 测定等,对诊断的帮助很大。

(7)腹腔镜检查:适用于输卵管妊娠尚未流产或破裂的早期患者和诊断有困难的患者,腹腔内有大量出血或伴有休克者,禁做腹腔镜检查。在早期异位妊娠患者,腹腔镜可见一侧输卵管肿大,表面紫蓝色,腹腔内无出血或有少量出血。

(8)子宫内膜病理检查:诊刮仅适用于阴道流血量较多的患者,目的在于排除宫内妊娠流产。将宫腔排出物或刮出物做病理检查,切片中见到绒毛,可诊断为宫内妊娠,仅见蜕膜未见绒毛者有助于诊断异位妊娠。现已经很少依靠诊断性刮宫协助诊断。

(二)护理诊断

1.潜在并发症

出血性休克。

2.恐惧

与担心手术失败有关。

(三)预期目标

(1)患者休克症状得以及时发现并缓解。

(2)患者能以正常心态接受此次妊娠失败的事实。

(四)护理措施

1.接受手术治疗患者的护理

(1)护士在严密监测患者生命体征的同时,配合医师积极纠正患者休克症状,做好术前准备。手术治疗是输卵管异位妊娠的主要处理原则。对于严重内出血并发休克的患者,护士应立即开放静脉,交叉配血,做好输血输液的准备。以便配合医师积极纠正休克,补充血容量,并按急症手术要求迅速做好手术准备。

（2）加强心理护理：护士于术前简洁明了地向患者及家属讲明手术的必要性，并以亲切的态度和切实的行动赢得患者及家属的信任，保持周围环境的安静、有序，减少和消除患者的紧张、恐惧心理，协助患者接受手术治疗方案。术后，护士应帮助患者以正常的心态接受此次妊娠失败的现实，向她们讲述异位妊娠的有关知识，一方面可以减少因害怕再次发生移位妊娠而抵触妊娠的不良情绪，另一方面也可以增加和提高患者的自我保健意识。

2.接受非手术治疗患者的护理

对于接受非手术治疗方案的患者，护士应从以下几方面加强护理。

（1）护士需密切观察患者的一般情况、生命体征，并重视患者的主诉，尤应注意阴道流血量与腹腔内出血量不成比例，当阴道流血量不多时，不要误认为腹腔内出血量亦很少。

（2）护士应告诉患者病情发展的一些指征，如出血增多、腹痛加剧、肛门坠胀感明显等，以便当患者病情发展时，医患均能及时发现，给予相应处理。

（3）患者应卧床休息，避免腹部压力增大，从而减少异位妊娠破裂的机会。在患者卧床期间，护士需提供相应的生活护理。

（4）护士应协助正确留取血标本，以检测治疗效果。

（5）护士应指导患者摄取足够的营养物质，尤其是富含铁蛋白的食物，如动物肝脏、肉类、豆类、绿叶蔬菜以及黑木耳等，以促进血红蛋白的增加，增强患者的抵抗力。

3.出院指导

输卵管妊娠的预后在于防治输卵管的损伤和感染，因此护士应做好妇女的健康保健工作，防止发生盆腔感染。教育患者保持良好的卫生习惯，勤洗浴、勤换衣，性伴侣稳定。发生盆腔炎后须立即彻底治疗，以免延误病情。另外，由于输卵管妊娠者中约有 10% 的再发生率和 50%～60% 的不孕率。因此，护士需告诫患者，下次妊娠时要及时就医，并且不宜轻易终止妊娠。

（五）护理评价

（1）患者的休克症状得以及时发现并纠正。

（2）患者消除了恐惧心理，愿意接受手术治疗。

（徐　娜）

第二节　过　期　妊　娠

一、概述

（一）定义

平时月经周期规则，妊娠达到或超过 42 周（≥294 天）尚未分娩者，称为过期妊娠，其发生率占妊娠总数的 3%～15%。

（二）发病机制

各种原因引起的雌孕激素失调导致孕激素优势，分娩发动延迟，胎位不正，头盆不称，胎儿、子宫不能密切接触，反射性子宫收缩减少，引起过期妊娠。

(三)处理原则

妊娠 40 周以后胎盘功能逐渐下降,42 周以后明显下降,因此,在妊娠 41 周以后,即应考虑终止妊娠,尽量避免过期妊娠。应根据胎儿安危状况、胎儿大小、宫颈成熟度综合分析,选择恰当的分娩方式。

(1)促宫颈成熟:目前常用的促宫颈成熟的方法主要有 PGE_2 阴道制剂和宫颈扩张球囊。

(2)人工破膜可减少晚期足月和过期妊娠的发生。

(3)引产术:常用静脉滴注缩宫素,诱发宫缩直至临产;胎头已衔接者,通常先人工破膜,1 小时后开始滴注缩宫素引产。

(4)适当放宽剖宫产指征。

二、护理评估

(一)健康史

详细询问患者病史,准确判断预产期、妊娠周数等。

(二)症状、体征

孕期达到或超过 42 周,通过胎动、胎心率、B 超检查、雌孕激素测定、羊膜镜检查等确定胎盘功能是否正常。

(三)辅助检查

B 超检查、雌孕激素测定、羊膜镜检查;胎儿监测的方法包括 NST、CST、生物物理评分(BPP)、改良 BPP(NST+羊水测量)。尽管 41 周及以上孕周者应行胎儿监测,但采用何种方法及以何频率目前都尚无充分的资料予以确定。

(四)高危因素

高危因素包括初产妇、既往过期妊娠史、男性胎儿、孕妇肥胖。对双胞胎的研究也提示遗传倾向对晚期或过期妊娠的风险因素占 23%～30%。某些胎儿异常可能也与过期妊娠相关,如无脑儿和胎盘硫酸酯酶缺乏,但并不清楚两者之间联系的确切原因。

(五)心理-社会因素

过期妊娠加大胎儿、新生儿及孕产妇风险,导致个人、家庭成员产生紧张、焦虑、担忧等不良情绪。

三、护理措施

(一)常规护理

(1)查看历次产检记录,准确核实孕周。

(2)听胎心,待产期间每 4 小时听 1 次或遵医嘱;交接班必须听胎心;临产后按产程监护常规进行监护;每天至少进行一次胎儿电子监护,特殊情况随时监护。

(3)重视自觉胎动并记录于入院病历中。

(二)产程观察

(1)加强胎心监护。

(2)观察胎膜是否破裂,以及羊水量、颜色、性状等。

(3)注意产程进展、观察胎位变化。

(4)不提倡常规会阴侧切。

(三)用药护理

1.缩宫素静脉滴注

缩宫素作用时间短,半衰期为 5～12 分钟。

(1)静脉滴注中缩宫素的配制方法:应先用生理盐水或乳酸钠林格注射液 500 mL,用 7 号针头行静脉滴注,按每分钟 8 滴调好滴速,然后再向输液瓶中加入 2.5 U 缩宫素,将其摇匀后继续滴入。切忌先将 2.5 U 缩宫素溶于生理盐水或乳酸钠林格注射液中直接穿刺行静脉滴注,因此法初调时不易掌握滴速,可能在短时间内使过多的缩宫素进入体内,不够安全。

(2)合适的浓度与滴速:因缩宫素个体敏感度差异极大,静脉滴注缩宫素应从小剂量开始循序增量,起始剂量为 2.5 U 缩宫素溶于 500 mL 生理盐水或乳酸钠林格注射液中,即 0.5% 缩宫素浓度,以每毫升 15 滴计算,相当于每滴液体中含缩宫素 0.33 mU。从每分钟 8 滴开始,根据宫缩、胎心情况调整滴速,一般每隔 20 分钟调整 1 次。应用等差法,即从每分钟 8 滴(2.7 mU/min)调整至 16 滴(5.4 mU/min),再增至 24 滴(8.4 mU/min);为安全起见,也可从每分钟 8 滴开始,每次增加 4 滴,直至出现有效宫缩。

(3)有效宫缩的判定标准:10 分钟内出现 3 次宫缩,每次宫缩持续 30～60 秒,伴有宫颈的缩短和宫口扩张。最大滴速不得超过每分钟 40 滴,即 13.2 mU/min,如达到最大滴速,仍不出现有效宫缩时可增加缩宫素浓度,但缩宫素的应用量不变。增加浓度的方法是 500 mL 生理盐水或乳酸钠林格注射液中加 5 U 缩宫素,即 1% 缩宫素浓度,先将滴速减半,再根据宫缩情况进行调整,增加浓度后,最大增至每分钟 40 滴(26.4 mU),原则上不再增加滴数和缩宫素浓度。

(4)注意事项:①要有专人观察宫缩强度、频率、持续时间及胎心率变化并及时记录,调好宫缩后行胎心监护,破膜后要观察羊水量及有无胎粪污染及其程度。②警惕变态反应。③禁止肌内、皮下、穴位注射及鼻黏膜用药。④输液量不宜过大,以防止发生水中毒。⑤宫缩过强时应及时停用缩宫素,必要时使用宫缩抑制剂。⑥引产失败:缩宫素引产成功率与宫颈成熟度、孕周、胎先露高低有关,如连续使用 2～3 天仍无明显进展,应改用其他引产方法。

2.前列腺素制剂促宫颈成熟

常用的促宫颈成熟的药物主要是前列腺素制剂。目前常在临床使用的前列腺素制剂如下。

(1)可控释地诺前列酮栓:一种可控制释放的前列腺素 E_2(PGE$_2$)栓剂,含有 10 mg 地诺前列酮,以 0.3 mg/h 的速度缓慢释放,需低温保存,可以控制药物释放,在出现宫缩过频时能方便取出。

1)应用方法:外阴消毒后将可控释地诺前列酮栓置于阴道后穹隆深处,并旋转 90°,使栓剂横置于阴道后穹隆,宜于保持原位。在阴道口外保留 2～3 cm 终止带,以便于取出。在药物置入后,嘱孕妇平卧 20～30 分钟,以利栓剂吸水膨胀;2 小时后复查,若栓剂仍在原位孕妇可下地活动。

2)出现以下情况时应及时取出:①出现规律宫缩(每 3 分钟 1 次的宫缩)并同时伴随有宫颈成熟度的改善,宫颈 Bishop 评分大于等于 6 分。②自然破膜或行人工破膜术。③子宫收缩过频(每 10 分钟有 5 次及以上的宫缩)。④置药 24 小时。⑤有胎儿出现不良状况的证据:胎动减少或消失、胎动过频、胎儿电子监护结果分级为 II 类或 III 类。⑥出现不能用其他原因解释的母体不良反应,如恶心、呕吐、腹泻、发热、低血压、心动过速或者阴道流血增多。取出至少 30 分钟后方可静脉滴注缩宫素。

3)禁忌证:包括哮喘、青光眼、严重肝肾功能不全等;有急产史或有 3 次以上足月产史的经产妇;瘢痕子宫妊娠;有子宫颈手术史或子宫颈裂伤史;已临产;Bishop 评分大于等于 6 分;急性盆腔炎;前置胎盘或不明原因阴道流血;胎先露异常;可疑胎儿窘迫;正在使用缩宫素;对地诺前列酮或任何赋形剂成分敏者。

(2)米索前列醇:一种人工合成的前列腺素 E_1(PGE_1)制剂,有 100 μg 和 200 μg 两种片剂,美国食品与药品监督管理局(FDA)于 2002 年批准米索前列醇用于妊娠中期促宫颈成熟和引产,而用于妊娠晚期促宫颈成熟虽未经 FDA 和中国国家食品药品监督管理总局认证,但美国 ACOG 于 2009 年又重申了米索前列醇在产科领域使用的规范。参考美国 ACOG 2009 年的规范并结合我国米索前列醇的临床使用经验,经中华医学会妇产科学分会产科学组多次讨论,米索前列醇在妊娠晚期促宫颈成熟的应用常规如下:用于妊娠晚期未破膜而宫颈不成熟的孕妇,是一种安全有效的引产方法。每次阴道放药剂量为 25 μg,放药时不要将药物压成碎片。如 6 小时后仍无宫缩,在重复使用米索前列醇前应行阴道检查,重新评价宫颈成熟度,了解原放置药物是否溶化、吸收,如未溶化和吸收则不宜再放。每天总量不超过 50 μg,以免药物吸收过多。如需加用缩宫素,应该在最后一次放置米索前列醇后再过 4 小时以上,并行阴道检查证实米索前列醇已经吸收才可以加。使用米索前列醇者应在产房观察,监测宫缩和胎心率,一旦出现宫缩过频,应立即进行阴道检查,并取出残留药物。

1)优点:价格低、性质稳定、易于保存、作用时间长,尤其适合基层医疗机构应用。一些前瞻性随机临床试验和荟萃分析表明,米索前列醇可有效促进宫颈成熟。母体和胎儿使用米索前列醇产生的多数不良后果与每次用药量超过 25 μg 相关。

2)禁忌证与取出指征:应用米索前列醇促宫颈成熟的禁忌证及药物取出指征与可控释地诺前列酮栓相同。

(四)产程处理

进入产程后,应鼓励产妇取左侧卧位、吸氧。产程中最好连续监测胎心,注意羊水形状,必要时取胎儿头皮血测 pH,及早发现胎儿宫内窘迫,并及时处理。过期妊娠时,常伴有胎儿窘迫、羊水粪染,分娩时应做相应准备。胎儿娩出后立即在直接喉镜指引下行气管插管,吸出气管内容物,以减少胎粪吸入综合征的发生。

(五)心理护理

(1)为孕产妇提供心理支持,帮助其建立母亲角色。

(2)安抚产妇家属,帮助产妇家庭应对过期妊娠分娩。

(3)接纳可能出现的难产,行胎头吸引、产钳助产等。

四、健康指导

(1)合理、适当地休息、饮食、睡眠等。

(2)情绪放松、身体放松。

(3)适当运动,无其他特殊情况时取自由体位待产。

(4)讲解临产征兆、自觉胎动计数等,指导产妇如何积极配合治疗。

(5)讲解过期妊娠分娩及过期产儿护理原则。

五、注意事项

应急处理:做好正常分娩、难产助产、剖宫产准备。

(徐　娜)

第三节　多胎妊娠

一、概述

(一)定义

一次妊娠宫腔内同时有两个或两个以上的胎儿时为多胎妊娠,以双胎妊娠为多见。随着辅助生殖技术广泛开展,多胎妊娠发生率明显增高。

(二)类型特点

多胎妊娠包括由一个卵子受精后分裂而形成的单卵双胎妊娠和由两个卵子分别受精而形成的双卵双胎妊娠,双卵双胎妊娠约占双胎妊娠的70%,两个卵子可来源于同一成熟卵泡或两侧卵巢的成熟卵泡。

(三)治疗原则

1.妊娠期

及早诊断出双胎妊娠者并确定羊膜绒毛性,增加其产前检查次数,注意休息,加强营养,注意预防贫血、妊娠期高血压疾病的发生,防止早产、羊水过多、产前出血等。

2.分娩期

观察产程和胎心变化,如发现有宫缩乏力或产程延长,应及时处理。第一个胎儿娩出后,应立即断脐,助手扶正第二个胎儿的胎位,使其保持纵产式,等待15~20分钟后,第二个胎儿自然娩出。如等待15分钟仍无宫缩,则可人工破膜或静脉滴注催产素促进宫缩。如发现有脐带脱垂或怀疑胎盘早剥时,即手术助产。如第一个胎儿为臀位,第二个胎儿为头位,应注意防止胎头交锁导致难产。

3.产褥期

第二个胎儿娩出后应立即肌内注射或静脉滴注催产素,腹部放置沙袋,防止腹压骤降引起休克,同时预防发生产后出血。

二、护理评估

(一)健康史

评估本次妊娠的双胎羊膜绒毛膜性,孕妇的早孕反应程度,食欲、呼吸情况,以及下肢水肿、静脉曲张程度。

(二)生理状况

1.孕妇的并发症

妊娠期高血压疾病、妊娠期肝内胆汁淤积症、贫血、羊水过多、胎膜早破、宫缩乏力、胎盘早剥、产后出血、流产等。

2.围产儿并发症

早产、脐带异常、胎头交锁、胎头碰撞、胎儿畸形以及单绒毛膜双胎特有的并发症,如双胎输血综合征、选择性生长受限、一胎无心畸形等;极高危的单绒毛膜单羊膜囊双胎,由于两个胎儿共

175

用一个羊膜腔,两胎儿间无羊膜分隔,因脐带缠绕和打结而发生宫内意外的可能性较大。

(三)辅助检查

1.B超检查

B超检查可以早期诊断双胎、畸胎,能提高双胎妊娠的孕期监护质量。在妊娠6~9周,可通过孕囊数目判断绒毛膜性;妊娠10~14周,可以通过双胎间的羊膜与胎盘交界的形态判断绒毛膜性。单绒毛膜双胎羊膜分隔与胎盘呈"T"征,而双绒毛膜双胎胎膜融合处夹有胎盘组织,所以胎盘融合处表现为"双胎峰"(或"λ"征)。

妊娠18~24周,最晚不要超过26周,对双胎妊娠进行超声结构筛查。双胎容易因胎儿体位的关系影响结构筛查质量,有条件的医院可根据孕周分次进行包括胎儿心脏在内的结构筛查。

2.血清学筛查

唐氏综合征在单胎与双胎妊娠孕中期血清学筛查的检出率分别为60%~70%和45%,其假阳性率分别为5%和10%。由于双胎妊娠筛查检出率较低,而且假阳性率较高,目前并不推荐单独使用血清学指标进行双胎的非整倍体筛查。

3.有创性产前诊断

双胎妊娠有创性产前诊断操作带来的胎儿丢失率要高于单胎妊娠,以及后续的处理如选择性减胎等也存在危险性,建议转诊至有能力进行宫内干预的产前诊断中心进行。

(四)高危因素

多胎妊娠者可出现妊娠期高血压疾病、妊娠肝内胆汁淤积症、贫血、羊水过多、胎膜早破、宫缩乏力、胎盘早剥、产后出血、流产等多种并发症。

(五)心理-社会因素

双胎妊娠的孕妇在孕期必须适应两次角色转变,首先是接受妊娠,其次当被告知是双胎妊娠时,必须适应第二次角色转变,即成为两个孩子的母亲;双胎妊娠属于高危妊娠,孕妇既兴奋又常常担心母儿的安危,尤其担心胎儿的存活率。

三、护理措施

(一)常规护理

(1)增加产前检查的次数,每次监测宫高、腹围和体重。

(2)注意休息;卧床时最好取左侧卧位,增加子宫、胎盘的血供,减少早产的机会。

(3)加强营养,尤其是注意补充铁、钙、叶酸等,以满足妊娠的需要。

(二)症状护理

双胎妊娠孕妇胃区受压致食欲减退,因此应鼓励孕妇少量多餐,满足孕期需要,必要时给予饮食指导,如增加铁、叶酸、维生素的供给。因双胎妊娠的孕妇腰背部疼痛症状较明显,应注意休息,可指导其做骨盆倾斜运动,局部热敷也可缓解症状。采取措施预防静脉曲张的发生。

(三)用药护理

双胎妊娠可能出现妊娠期高血压疾病、妊娠肝内胆汁淤积症、贫血、羊水过多、胎膜早破、胎盘早剥等多种并发症,按相应用药情况护理。

(四)分娩期护理

(1)阴道分娩时严密观察产程进展和胎心率变化,及时处理问题。

(2)防止第二胎儿胎位异常、胎盘早剥;防止产后出血的发生;产后腹部加压,防止腹压骤降引起的休克。

（3）如行剖宫产,需要配合医师做好剖宫术前准备和产后双胎新生儿护理准备;如系早产,产后应加强对早产儿的观察和护理。

(五)心理护理

帮助双胎妊娠的孕妇完成两次角色转变,使其接受成为两个孩子母亲的事实。告知双胎妊娠虽属高危妊娠,但孕妇不必过分担心母儿的安危,说明保持心情愉快、积极配合治疗的重要性,指导家属准备双份新生儿用物。

四、健康指导

护士应指导孕妇注意休息,加强营养,注意阴道流血量和子宫复旧情况,防止产后出血。并指导产妇正确进行母乳喂养,选择有效的避孕措施。

五、注意事项

合理营养,注意补充铁剂,防止妊娠期贫血,妊娠晚期特别注意避免疲劳,加强休息,预防早产和分娩期并发症。

（徐　娜）

第四节　前　置　胎　盘

妊娠 28 周后,胎盘附着于子宫下段,甚至胎盘下缘达到或覆盖宫颈内口,其位置低于胎先露部,称为前置胎盘。前置胎盘是妊娠晚期严重并发症,也是妊娠晚期阴道流血最常见的原因。其发病率国外报道 0.5%,国内报道 0.24%~1.57%。

一、病因

目前尚不清楚,高龄初产妇(年龄>35 岁)、经产妇及多产妇、吸烟或吸毒妇女为高危人群。其病因可能与下述因素有关。

(一)子宫内膜病变或损伤

多次刮宫、分娩、子宫手术史等是前置胎盘的高危因素。上述情况可损伤子宫内膜,引起子宫内膜炎或萎缩性病变,再次受孕时子宫蜕膜血管形成不良、胎盘血供不足,刺激胎盘面积增大延伸到子宫下段。前次剖宫产手术瘢痕可妨碍胎盘在妊娠晚期向上迁移。增加前置胎盘的可能性。据统计发生前置胎盘的孕妇,85%~95%为经产妇。

(二)胎盘异常

双胎妊娠时胎盘面积过大,前置胎盘发生率较单胎妊娠高 1 倍;胎盘位置正常而副胎盘位于子宫下段接近宫颈内口;膜状胎盘大而薄,扩展到子宫下段,均可发生前置胎盘。

(三)受精卵滋养层发育迟缓

受精卵到达子宫腔后,滋养层尚未发育到可以着床的阶段,继续向下游走到达子宫下段,并在该处着床而发育成前置胎盘。

二、分类

根据胎盘下缘与宫颈内口的关系,将前置胎盘分为 3 类(图 9-2)。

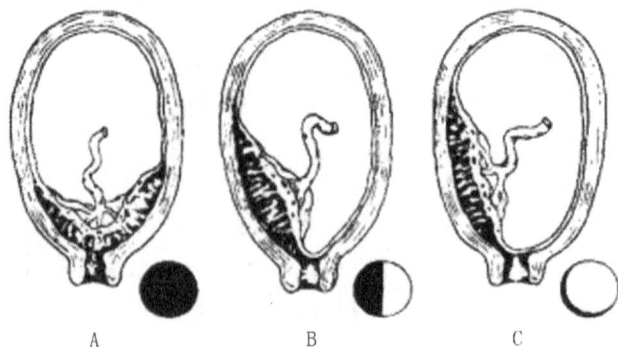

图 9-2 前置胎盘的类型
A.完全性前置胎盘;B.部分性前置胎盘;C.边缘性前置胎盘

(1)完全性前置胎盘又称中央性前置胎盘,胎盘组织完全覆盖宫颈内口。

(2)部分性前置胎盘宫颈内口部分为胎盘组织所覆盖。

(3)边缘性前置胎盘胎盘附着于子宫下段,胎盘边缘到达宫颈内口,未覆盖宫颈内口。

胎盘位于子宫下段,与胎盘边缘极为接近,但未达到宫颈内口,称为低置胎盘。胎盘下缘与宫颈内口的关系可因宫颈管消失、宫口扩张而改变。前置胎盘类型可因诊断时期不同而改变,如临产前为完全性前置胎盘,临产后因口扩张而成为部分性前置胎盘。目前临床上均依据处理前最后一次检查结果来决定其分类。

三、临床表现

(一)症状

前置胎盘的典型症状是妊娠晚期或临产时,发生无诱因、无痛性反复阴道流血。妊娠晚期子宫下段逐渐伸展,牵拉宫颈内口,宫颈管缩短;临产后规律宫缩使宫颈管消失成为软产道的一部分。宫颈外口扩张,附着于子宫下段及宫颈内口的胎盘前置部分不能相应伸展而与其附着处分离,血窦破裂出血。前置胎盘出血前无明显诱因,初次出血量一般不多,剥离处血液凝固后,出血自然停止;也有初次即发生致命性大出血而导致休克的。由于子宫下段不断伸展,前置胎盘出血常反复发生,出血量也越来越多。阴道流血发生的迟早、反复发生次数、出血量多少与前置胎盘类型有关。完全性前置胎盘初次出血时间早,多在妊娠28 周左右,称为"警戒性出血"。边缘性前置胎盘出血多发生于妊娠晚期或临产后,出血量较少。部分性前置胎盘的初次出血时间、出血量及反复出血次数,介于两者之间。

(二)体征

患者一般情况与出血量有关,大量出血呈现面色苍白、脉搏增快微弱、血压下降等休克表现。腹部检查:子宫软,无压痛,大小与妊娠周数相符。由于子宫下段有胎盘占据,影响胎先露部入盆,故胎先露高浮,易并发胎位异常。反复出血或一次出血量过多,使胎儿宫内缺氧,严重者胎死宫内。当前置胎盘附着于子宫前壁时,可在耻骨联合上方听到胎盘杂音。临产时检查见宫缩为阵发性,间歇期子宫完全松弛。

四、处理原则

处理原则是抑制宫缩、止血、纠正贫血和预防感染。根据阴道流血量、有无休克、妊娠周数、胎位、胎儿是否存活、是否临产及前置胎盘类型等综合作出决定。

(一)期待疗法

应在保证孕妇安全的前提下尽可能延长孕周,以提高围生儿存活率。适用于妊娠<34周、胎儿体重<2 000 g、胎儿存活、阴道流血量不多、一般情况良好的孕妇。

尽管国外有资料证明,前置胎盘孕妇的妊娠结局住院与门诊治疗并无明显差异,但我国仍应强调住院治疗。住院期间密切观察病情变化,为孕妇提供全面优质护理是期待疗法的关键措施。

(二)终止妊娠

1.终止妊娠指征

(1)孕妇反复发生多量出血甚至休克者,无论胎儿成熟与否,为了母亲安全应终止妊娠。

(2)期待疗法中发生大出血或出血量虽少,但胎龄达孕36周以上,胎儿成熟度检查提示胎儿肺成熟者。

(3)胎龄未达孕36周,出现胎儿窘迫征象,或胎儿电子监护发现胎心异常者。

(4)出血量多,危及胎儿。

(5)胎儿已死亡或出现难以存活的畸形,如无脑儿。

2.剖宫产

剖宫产可在短时间内娩出胎儿,迅速结束分娩,对母儿相对安全,是处理前置胎盘的主要手段。剖宫产指征应包括完全性前置胎盘,持续大量阴道流血;部分性和边缘性前置胎盘出血量较多,先露高浮,短时间内不能结束分娩;胎心异常。术前应积极纠正贫血、预防感染等,备血,做好处理产后出血和抢救新生的准备。

3.阴道分娩

边缘性前置胎盘、枕先露、阴道流血不多、无头盆不称和胎位异常,估计在短时间内能结束分娩者,可予以试产。

五、护理

(一)护理评估

1.病史

除个人健康史外,在孕产史中尤其注意识别有无剖宫产术、人工流产术及子宫内膜炎等前置胎盘的易发因素。此外妊娠中特别是孕28周后,是否出现无痛性、无诱因、反复阴道流血症状,并详细记录具体经过及医疗处理情况。

2.身心状况

患者的一般情况与出血量的多少密切相关。大量出血时可见面色苍白、脉搏细速、血压下降等休克症状。孕妇及其家属可因突然阴道流血而感到恐惧或焦虑,既担心孕妇的健康,更担心胎儿的安危,可能显得恐慌、紧张、手足无措。

3.诊断检查

(1)产科检查:子宫大小与停经月份一致,胎儿方位清楚,先露高浮,胎心可以正常,也可因孕妇失血过多致胎心异常或消失。前置胎盘位于子宫下段前壁时,可于耻骨联合上方听见胎盘血管杂音。临产后检查,宫缩为阵发性,间歇期子宫肌肉可以完全放松。

(2)超声波检查:B超断层相可清楚看到子宫壁、胎头、宫颈和胎盘的位置,胎盘定位准确率达95%以上,可反复检查,是目前最安全、有效的首选检查方法。

(3)阴道检查:目前一般不主张应用。只有在近临产期出血不多时,终止妊娠前为除外其他出血原因或明确诊断决定分娩方式前考虑采用。要求阴道检查操作必须在输血、输液和做好手术准备的情况下方可进行。怀疑前置胎盘的个案,切忌肛查。

(4)术后检查胎盘及胎膜:胎盘的前置部分可见陈旧血块附着呈黑紫色或暗红色,如这些改变位于胎盘的边缘,而且胎膜破口处距胎盘边缘<7 cm,则为部分性前置胎盘。如行剖宫产术,术中可直接了解胎盘附着的部分并确立诊断。

(二)护理诊断

1.潜在并发症

出血性休克。

2.有感染的危险

有感染的危险与前置胎盘剥离面靠近子宫颈口、细菌易经阴道上行感染有关。

(三)预期目标

(1)接受期待疗法的孕妇血红蛋白不再继续下降,胎龄可达或更接近足月。

(2)产妇产后未发生产后出血或产后感染。

(四)护理措施

根据病情须立即接受终止妊娠的孕妇,立即安排孕妇去枕侧卧位,开放静脉,配血,做好输血准备。在抢救休克的同时,按腹部手术患者的护理进行术前准备,并做好母儿生命体征监护及抢救准备工作。接受期待疗法的孕妇的护理措施如下。

1.保证休息

减少刺激孕妇需住院观察,绝对卧床休息,尤以左侧卧位为佳,并定时间断吸氧,每天3次,每次1小时,以提高胎儿血氧供应。此外,还需避免各种刺激,以减少出血可能。医护人员进行腹部检查时动作要轻柔,禁做阴道检查和肛查。

2.纠正贫血

除采取口服硫酸亚铁、输血等措施外,还应加强饮食营养指导,建议孕妇多食高蛋白及含铁丰富的食物,如动物肝脏、绿叶蔬菜和豆类等,一方面有助于纠正贫血,另一方面还可以增强机体抵抗力,同时也促进胎儿发育。

3.监测生命体征

及时发现病情变化严密观察并记录孕妇生命体征,阴道流血的量、色,流血事件及一般状况,检测胎儿宫内状态。按医嘱及时完成实验室检查项目,并交叉配血备用。发现异常及时报告医师并配合处理。

4.预防产后出血和感染

(1)产妇回病房休息时严密观察产妇的生命体征及阴道流血情况,发现异常及时报告医师处理,以防止或减少产后出血。

(2)及时更换会阴垫,以保持会阴部清洁、干燥。

(3)胎儿分娩后,以及早使用宫缩剂,以预防产后大出血;对新生儿严格按照高危儿处理。

5.健康教育

护士应加强对孕妇的管理和宣教。指导围孕期妇女避免吸烟、酗酒等不良行为,避免多次刮宫、引产或宫内感染,防止多产,减少子宫内膜损伤或子宫内膜炎。对妊娠期出血,无论量多少均应就医,做到及时诊断、正确处理。

（五）护理评价

（1）接受期待疗法的孕妇胎龄接近（或达到）足月时终止妊娠。

（2）产妇产后未出现产后出血和感染。

（徐　娜）

第五节　胎盘早剥

妊娠20周以后或分娩期正常位置的胎盘在胎儿娩出前部分或全部从子宫壁剥离,称为胎盘早剥。胎盘早剥是妊娠晚期严重并发症,具有起病急、发展快特点,若处理不及时可危及母儿生命。胎盘早剥的发病率:国外 $1\% \sim 2\%$,国内 $0.46\% \sim 2.1\%$。

一、病因

胎盘早剥确切的原因及发病机制尚不清楚,可能与下述因素有关。

（一）孕妇血管病变

孕妇患严重妊娠期高血压疾病、慢性高血压、慢性肾脏疾病或全身血管病变时,胎盘早剥的发生率增高。妊娠合并上述疾病时,底蜕膜螺旋小动脉痉挛或硬化,引起远端毛细血管变性坏死甚至破裂出血,血液流至底蜕膜层与胎盘之间形成胎盘后血肿。致使胎盘与子宫壁分离。

（二）机械性因素

外伤尤其是腹部直接受到撞击或挤压;脐带过短（<30 cm）或脐带围绕颈、绕体相对过短时,分娩过程中胎儿下降牵拉脐带造成胎盘剥离;羊膜穿刺时刺破前壁胎盘附着处,血管破裂出血引起胎盘剥离。

（三）宫腔内压力骤减

双胎妊娠分娩时,第一胎儿娩出过速;羊水过多时,人工破膜后羊水流出过快,均可使宫腔内压力骤减,子宫骤然收缩,胎盘与子宫壁发生错位剥离。

（四）子宫静脉压突然升高

妊娠晚期或临产后,孕妇长时间仰卧位,巨大妊娠子宫压迫下腔静脉,回心血量减少,血压下降。此时子宫静脉淤血、静脉压增高、蜕膜静脉床淤血或破裂,形成胎盘后血肿,导致部分或全部胎盘剥离。

（五）其他一些高危因素

如高龄孕妇、吸烟、可卡因滥用、孕妇代谢异常、孕妇有血栓形成倾向、子宫肌瘤（尤其是胎盘附着部位肌瘤）等与胎盘早剥发生有关。有胎盘早剥史的孕妇再次发生胎盘早剥的危险性比无胎盘早剥史者高10倍。

二、分类及病理变化

胎盘早剥主要病理改变是底蜕膜出血并形成血肿,使胎盘从附着处分离。按病理类型,胎盘早剥可分为显性、隐性及混合性3种(图9-3)。若底蜕膜出血量少,出血很快停止,多无明显的临床表现,仅在产后检查胎盘时发现胎盘母体面有凝血块及压迹。若底蜕膜继续出血,形成胎盘后血肿,胎盘剥离面随之扩大,血液冲开胎盘边缘并沿胎膜与子宫壁之间经过颈管向外流出,称为显性剥离或外出血。若胎盘边缘仍附着于子宫壁或由于胎先露部固定于骨盆入口,使血液积聚于胎盘与子宫壁之间,称为隐性剥离或内出血。由于子宫内有妊娠产物存在,子宫肌不能有效收缩,以压迫破裂的血窦而止血,血液不能外流,胎盘后血肿越积越大,子宫底随之升高。当出血达到一定程度时,血液终会冲开胎盘边缘及胎膜外流,称为混合型出血。偶有出血穿破胎膜溢入羊水中成为血性羊水。

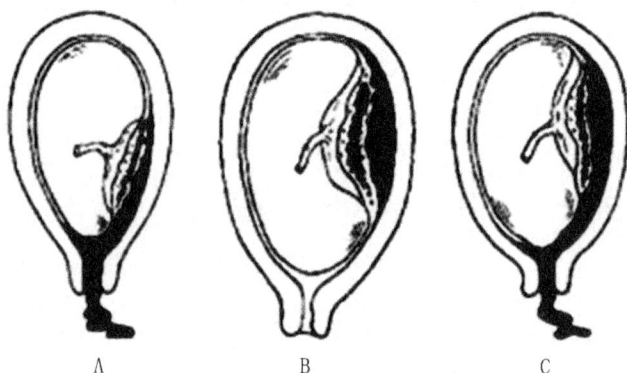

图9-3 胎盘早剥类型
A.显性剥离;B.隐性剥离;C.混合性剥离

胎盘早剥发生内出血时,血液积聚于胎盘与子宫壁之间,随着胎盘后血肿压力的增加,血液浸入子宫肌层,引起肌纤维分离、断裂甚至变性,当血液渗透至子宫浆膜层时,子宫表面现紫蓝色瘀斑,称为子宫胎盘卒中,又称为库弗莱尔子。有时血液还可渗入输卵管系膜、卵巢生发上皮下、阔韧带内。子宫肌层由于血液浸润、收缩力减弱,造成产后出血。

严重的胎盘早剥可以引发一系列病理生理改变。从剥离处的胎盘绒毛和蜕膜中释放大量组织凝血活酶,进入母体血循环,激活凝血系统,导致弥散性血管内凝血(DIC),肺、肾等脏器的毛细血管内微血栓形成,造成脏器缺血和功能障碍。胎盘早剥持续时间越长,促凝物质不断进入母血,激活纤维蛋白溶解系统,产生大量的纤维蛋白原降解产物(FDP),引起继发性纤溶亢进。发生胎盘早剥后,消耗大量凝血因子,并产生高浓度FDP,最终导致凝血功能障碍。

三、临床表现

根据病情严重程度,Sher将胎盘早剥分为3度。

(一)Ⅰ度

Ⅰ度多见于分娩期,胎盘剥离面积小,患者常无腹痛或腹痛轻微,贫血体征不明显。腹部检查见子宫软,大小与妊娠周数相符,胎位清楚,胎心率正常。产后检查见胎盘母体面有凝血块及压迹即可诊断。

（二）Ⅱ度

Ⅱ度为胎盘剥离面为胎盘面积1/3左右。主要症状为突然发生持续性腹痛、腰酸或腰背痛，疼痛程度与胎盘后积血量成正比。无阴道流血或流血量不多，贫血程度与阴道流血量不相符。腹部检查见子宫大于妊娠周数，子宫底随胎盘后血肿增大而升高。胎盘附着处压痛明显（胎盘位于后壁则不明显），宫缩有间歇，胎位可扪及，胎儿存活。

（三）Ⅲ度

Ⅲ度为胎盘剥离面超过胎盘面积1/2。临床表现较Ⅱ度重。患者可出现恶心、呕吐、面色苍白、四肢湿冷、脉搏细数、血压下降等休克症状，且休克程度大多与阴道流血量不成正比。腹部检查见子宫硬如板状，宫缩间歇时不能松弛，胎位扪不清，胎心消失。

四、处理原则

纠正休克、及时终止妊娠是处理胎盘早剥的原则。患者入院时，情况危重、处于休克状态，应积极补充血容量，及时输入新鲜血液，尽快改善患者状况。胎盘早剥一旦确诊，必须及时终止妊娠。终止妊娠的方法根据胎次、早剥的严重程度、胎儿宫内状况及宫口开大等情况而定。此外，对并发症如凝血功能障碍、产后出血和急性肾衰竭等进行紧急处理。

五、护理

（一）护理评估

1.病史

孕妇在妊娠晚期或临产时突然发生腹部剧痛，有急性贫血或休克现象，应引起高度重视。护士需结合有无妊娠期高血压疾病或高血压病史、胎盘早剥史、慢性肾炎史、仰卧位低血压综合征史及外伤史，进行全面评估。

2.身心状况

胎盘早剥孕妇发生内出血时，严重者常表现为急性贫血和休克症状，而无阴道流血或有少量阴道流血。因此对胎盘早剥孕妇除进行阴道流血的量、色评估外，应重点评估腹痛的程度、性质，孕妇的生命体征和一般情况，以及时、准确地了解孕妇的身体状况。胎盘早剥孕妇入院时情况危急，孕妇及其家属常常感到高度紧张和恐惧。

3.诊断检查

（1）产科检查：通过四步触诊判断胎方位、胎心情况、宫高变化、腹部压痛范围和程度等。

（2）B型超声检查：正常胎盘B型超声图像应紧贴子宫体部后壁、前壁或侧壁，若胎盘与子宫体之间有血肿时，在胎盘后方出现液性低回声区，暗区常不止一个，并见胎盘增厚。若胎盘后血肿较大时，能见到胎盘胎儿面凸向羊膜腔，甚至能使子宫内的胎儿偏向对侧。若血液渗入羊水中，见羊水回声增强、增多，系羊水混浊所致。当胎盘边缘已与子宫壁分离，未形成胎盘后血肿，则见不到上述图像，故B型超声检查诊断胎盘早剥有一定的局限性。重型胎盘早剥时常伴胎心、胎动消失。

（3）实验室检查：主要了解患者贫血程度及凝血功能。重型胎盘早剥患者应检查肾功能与二氧化碳结合力。若并发DIC时进行筛选试验（血小板计数、凝血酶原时间、纤维蛋白原测定），结果可疑者可做纤溶确诊试验（凝血酶时间、优球蛋白溶解时间、血浆鱼精蛋白副凝时间）。

(二)可能的护理诊断

1.潜在并发症

弥散性血管内凝血。

2.恐惧

此与胎盘早剥引起的起病急、进展快,危及母儿生命有关。

3.预感性悲哀

此与死产、切除子宫有关。

(三)预期目标

(1)孕妇出血性休克症状得到控制。

(2)患者未出现凝血功能障碍、产后出血和急性肾衰竭等并发症。

(四)护理措施

胎盘早剥是一种妊娠晚期严重危及母儿生命的并发症,积极预防非常重要。护士应使孕妇接受产前检查,预防和及时治疗妊娠期高血压疾病、慢性高血压、慢性肾病等;妊娠晚期避免仰卧位及腹部外伤;施行外倒转术时动作要轻柔;处理羊水过多和双胎者时,避免子宫腔压力下降过快等。对于已诊断为胎盘早剥的患者,护理措施如下。

1.纠正休克

改善患者的一般情况护士应迅速开放静脉,积极补充其血容量,及时输入新鲜输血。既能补充血容量,又可补充凝血因子。同时密切监测胎儿状态。

2.严密观察病情变化

及时发现并发症凝血功能障碍表现为皮下、黏膜或注射部位出血,子宫出血不凝,有时有尿血、咯血及呕血等现象;急性肾衰竭可表现为尿少或无尿。护士应高度重视上述症状,一旦发现,及时报告医师并配合处理。

3.为终止妊娠做好准备

一旦确诊,应及时终止妊娠,以孕妇病情轻重、胎儿宫内状况、产程进展、胎产式等具体状态决定分娩方式,护士需为此做好相应准备。

4.预防产后出血

胎盘早剥的产妇胎儿娩出后易发生产后出血,因此分娩后应及时给予宫缩剂,并配合按摩子宫,必要时按医嘱做切除子宫的术前准备。未发生出血者,产后仍应加强生命体征观察,预防晚期产后出血的发生。

5.产褥期的处理

患者在产褥期应注意加强营养,纠正贫血。更换消毒会阴垫,保持会阴清洁,预防感染。根据孕妇身体情况给予母乳指导。死产者及时给予退乳措施,可在分娩后 24 小时内尽早服用大剂量雌激素,同时紧束双乳,少进汤类;水煎生麦芽当茶饮;针刺足临泣、悬钟等穴位等。

(五)护理评价

(1)母亲分娩顺利,婴儿平安出生。

(2)患者未出现并发症。

(徐　娜)

第六节　胎膜早破

胎膜早破(premature rupture of membranes,PROM)是指在临产前胎膜自然破裂。它是常见的分娩期并发症,妊娠满 37 周的发生率为 10%,妊娠不满 37 周的发生率为 2.0%～3.5%。胎膜早破可引起早产及围生儿死亡率增加,亦可导致孕产妇宫内感染率和产褥期感染率增加。

一、病因

一般认为胎膜早破与以下因素有关,常为多因素所致。

(一)上行感染
可由生殖道病原微生物上行感染,引起胎膜炎,使胎膜局部张力下降而破裂。

(二)羊膜腔压力增高
常见于多胎妊娠、羊水过多等。

(三)胎膜受力不均
胎先露高浮、头盆不称、胎位异常可使胎膜受压不均导致破裂。

(四)营养因素
缺乏维生素 C、锌及铜,可使胎膜张力下降而破裂。

(五)宫颈内口松弛
常因手术创伤或先天性宫颈组织薄弱,宫颈内口松弛,胎膜进入扩张的宫颈或阴道内,导致感染或受力不均,而使胎膜破裂。

(六)细胞因子
IL-1、IL-6、IL-8、TNF-α 升高,可激活溶酶体酶,破坏羊膜组织,导致胎膜早破。

(七)机械性刺激
创伤或妊娠后期性交也可导致胎膜早破。

二、临床表现

(一)症状
孕妇突感有较多液体自阴道流出,有时可混有胎脂及胎粪,无腹痛等其他产兆,当咳嗽、打喷嚏等腹压增加时,羊水可少量间断性排出。

(二)体征
肛诊或阴检时,触不到羊膜囊,上推胎儿先露部可见到羊水流出。如伴羊膜腔感染时,可有臭味,并伴有发热、母儿心率增快、子宫压痛,以及白细胞计数增多、C 反应蛋白升高。

三、对母儿的影响

(一)对母亲的影响
胎膜早破后,生殖道病原微生物易上行感染,通常感染程度与破膜时间有关。羊膜腔感染易发生产后出血。

(二)对胎儿的影响

胎膜早破经常诱发早产,早产儿易发生呼吸窘迫综合征。羊膜腔感染时,可引起新生儿吸入性肺炎,严重者发生败血症、颅内感染等。脐带受压、脐带脱垂时可致胎儿窘迫。胎膜早破发生的孕周越小,胎肺发育不良发生率越高,围生儿死亡率越高。

四、处理原则

预防感染和脐带脱垂,如有感染、胎窘征象,及时行剖宫产终止妊娠。

五、护理

(一)护理评估

1.病史

询问病史,了解是否有发生胎膜早破的病因,确定具体的胎膜早破的时间、妊娠周数,是否有宫缩、见红等产兆,是否出现感染征象,是否出现胎窘现象。

2.身心状况

观察孕妇阴道流液的色、质、量,是否有气味。孕妇常可能因为不了解胎膜早破的原因,而对不可自控的阴道流液形成恐慌,可能担心自身与胎儿的安危。

3.辅助检查

(1)阴道流液的 pH 测定:正常阴道液 pH 为 4.5~5.5,羊水 pH 为 7.0~7.5。若 pH>6.5,提示胎膜早破,准确率 90%。

(2)肛查或阴道窥阴器检查:肛查时未触到羊膜囊,上推胎儿先露部,有羊水流出。阴道窥阴器检查时见液体自宫口流出或可见阴道后穹隆有较多混有胎脂和胎粪的液体。

(3)阴道液涂片检查:阴道液置于载玻片上,干燥后镜检可见羊齿植物叶状结晶为羊水,准确率 95%。

(4)羊膜镜检查:可直视胎先露部,看不到前羊膜囊,即可诊断。

(5)胎儿纤维结合蛋白(fetal fibronectin,fFN)测定:fFN 是胎膜分泌的细胞外基质蛋白。当宫颈及阴道分泌物内 fFN 含量>0.05 mg/L 时,胎膜抗张能力下降,易发生胎膜早破。

(6)超声检查:羊水量减少可协助诊断,但不可确诊。

(二)护理诊断

(1)有感染的危险:与胎膜破裂后,生殖道病原微生物上行感染有关。

(2)知识缺乏:缺乏预防和处理胎膜早破的知识。

(3)有胎儿受伤的危险:与脐带脱垂、早产儿肺部发育不成熟有关。

(三)护理目标

(1)孕妇无感染征象发生。

(2)孕妇了解胎膜早破的知识如突然发生胎膜早破,能够及时进行初步应对。

(3)胎儿无并发症发生。

(四)护理措施

1.预防脐带脱垂的护理

胎膜早破并胎先露未衔接的孕妇绝对卧床休息,多采用左侧卧位,注意抬高臀部防止脐带脱垂造成胎儿宫内窘迫。注意监测胎心变化,进行肛查或阴检时,确定有无隐性脐带脱垂,一旦发生,立即通知医师,并于数分钟内结束分娩。

2.预防感染

保持床单位清洁。使用无菌的会阴垫于外阴处,勤于更换,保持清洁干燥,防止上行感染。更换会阴垫时观察羊水的色、质、量、气味等。嘱孕妇保持外阴清洁,每天对其会阴擦洗2次。同时观察产妇的生命体征,血生化指标,了解是否存在感染征象。按医嘱一般破膜大于12小时给予抗生素防止感染。

3.监测胎儿宫内情况

密切观察胎心率的变化,嘱孕妇自测胎动。如有混有胎粪的羊水流出,即为胎儿宫内缺氧的表现,应及时予以吸氧,左侧卧位,并根据医嘱做好相应的护理。

若胎膜早破孕周小于35周者。根据医嘱予地塞米松促进胎肺成熟。若孕周小于37周并已临产,或孕周大于37周。胎膜早破大于12～18小时后仍未临产者,可根据医嘱尽快结束分娩。

4.健康教育

孕期时为孕妇讲解胎膜早破的定义与原因,并强调孕期卫生保健的重要性。指导孕妇,如出现胎膜早破现象,无须恐慌,应立即平卧,及时就诊。孕晚期禁止性交,避免腹部碰撞或增加腹压。指导孕期补充足量的维生素和锌、铜等微量元素。如宫颈内口松弛者,应多卧床休息,并遵医嘱根据需要于孕14～16周时行宫颈环扎术。

（徐　娜）

第七节　胎儿窘迫

胎儿窘迫是指孕妇、胎儿、胎盘等各种原因引起的胎儿宫内缺氧,影响胎儿健康甚至危及生命。胎儿窘迫是一种综合征,主要发生在临产过程。也可发生在妊娠后期。发生在临产过程者,可以是妊娠后期的延续和加重。

一、病因

胎儿窘迫的病因涉及多方面,可归纳为三大类。

(一)母体因素

妊娠妇女患有高血压疾病、慢性肾炎、妊娠高血压综合征、重度贫血、心脏病、肺源性心脏病、高热、吸烟、产前出血性疾病和创伤、急产或子宫不协调性收缩、缩宫素使用不当、产程延长、子宫过度膨胀、胎膜早破等;或者产妇长期仰卧位,镇静药、麻醉药使用不当等。

(二)胎儿因素

胎儿心血管系统功能障碍、胎儿畸形,如严重的先天性心血管疾病、母婴血型不合引起的胎儿溶血、胎儿贫血、胎儿宫内感染等。

(三)脐带、胎盘因素

脐带因素有长度异常、缠绕、打结、扭转、狭窄、血肿、帆状附着;胎盘因素有植入异常、形状异常、发育障碍、循环障碍等。

二、病理生理

胎儿窘迫的基本病理生理变化是缺血、缺氧引起的一系列变化。缺氧早期或者一过性缺氧时。机体主要通过减少胎盘和自身耗氧量代偿,胎儿则通过减少对肾与下肢血供等方式来保证心脑血流量,不产生严重的代偿障碍及器官损害。缺氧严重则可引起严重的并发症。缺氧初期通过自主神经反射兴奋交感神经,使肾上腺儿茶酚胺及皮质醇分泌增多,引起血压上升及心率加快。此时胎儿的大脑、肾上腺、心脏及胎盘血流增加,而肾、肺、消化系统等血流减少,出现羊水减少、胎儿发育迟缓等。若缺氧继续加重,则转为兴奋迷走神经,血管扩张,有效循环血量减少,主要器官的功能由于血流不能保证而受损,于是胎心率减慢。缺氧继续发展下去可引起严重的器官功能损害,尤其可以引起缺血缺氧性脑病甚至胎死宫内。此过程基本是低氧血症至缺氧,然后至代谢性酸中毒,主要表现为胎动减少、羊水少、胎心监护基线变异差、出现晚期减速甚至呼吸抑制。由于缺氧时肠蠕动加快,肛门括约肌松弛引起胎粪排出。此过程可以形成恶性循环,更加重母体及胎儿的危险。不同原因引起的胎儿窘迫表现过程可以不完全一致,所以应加强监护、积极评价、及时发现高危征象并积极处理。

三、临床表现

胎儿窘迫的主要表现为胎心音改变、胎动异常及羊水胎粪污染或羊水过少,严重者胎动消失。根据其临床表现,胎儿窘迫可以分为急性胎儿窘迫和慢性胎儿窘迫。急性胎儿窘迫多发生在分娩期,主要表现为胎心率加快或减慢;CST或者OCT等出现频繁的晚期减速或变异减速;羊水胎粪污染和胎儿头皮血pH下降,出现酸中毒。羊水胎粪污染可以分为三度:Ⅰ度羊水呈浅绿色;Ⅱ度羊水呈黄绿色,浑浊;Ⅲ度羊水呈棕黄色,稠厚。慢性胎儿窘迫发生在妊娠末期,常延续至临产并加重,主要表现为胎动减少或消失、NST基线平直、胎儿发育受限、胎盘功能减退、羊水胎粪污染等。

四、处理原则

急性胎儿窘迫者,应积极寻找原因并给予及时纠正。若宫颈未完全扩张、胎儿窘迫情况不严重者,给予吸氧,嘱产妇左侧卧位,若胎心率变为正常,可继续观察;若宫口开全、胎先露部已达坐骨棘平面以下3 cm者,应尽快助产经阴道娩出胎儿;若因缩宫素使宫缩过强造成胎心率减慢者。应立即停止使用,继续观察,病情紧迫或经上述处理无效者立即剖宫产结束分娩。慢性胎儿窘迫者,应根据妊娠周数、胎儿成熟度和窘迫程度决定处理方案。首先应指导妊娠妇女采取左侧卧位,间断吸氧,积极治疗各种并发症或并发症,密切监护病情变化。若无法改善,则应在促使胎儿成熟后迅速终止妊娠。

五、护理评估

(一)健康史

了解妊娠妇女的年龄、生育史、内科疾病史如高血压疾病、慢性肾炎、心脏病等;本次妊娠经过,如妊娠高血压综合征、胎膜早破、子宫过度膨胀(如羊水过多和多胎妊娠);分娩经过,如产程延长(特别是第二产程延长)、缩宫素使用不当。了解有无胎儿畸形、胎盘功能的情况。

(二)身心状况

胎儿窘迫时,妊娠妇女自感胎动增加或停止。在窘迫的早期可表现为胎动过频(每 24 小时大于 20 次);若缺氧未纠正或加重,则胎动转弱且次数减少,进而消失。胎儿轻微或慢性缺氧时,胎心率加快(>160 次/分);若长时间或严重缺氧。则会使胎心率减慢。若胎心率<100 次/分则提示胎儿危险。胎儿窘迫时主要评估羊水量和性状。

孕产妇夫妇因为胎儿的生命遭遇危险而产生焦虑,对需要手术结束分娩产生犹豫、无助感。对于胎儿不幸死亡的孕产妇夫妇,其感情上受到强烈的创伤,通常会经历否认、愤怒、抑郁、接受的过程。

(三)辅助检查

1.胎盘功能检查

出现胎儿窘迫的妊娠妇女一般 24 小时尿 E_3 值急骤减少 30%～40%,或于妊娠末期连续多次测定在每 24 小时 10 mg 以下。

2.胎心监测

胎动时胎心率加速不明显,基线变异率<3 次/分,出现晚期减速、变异减速等。

3.胎儿头皮血血气分析

pH<7.20。

六、护理诊断/诊断问题

(一)气体交换受损(胎儿)

气体交换受损(胎儿)与胎盘子宫的血流改变、血流中断(脐带受压)或血流速度减慢(子宫-胎盘功能不良)有关。

(二)焦虑

焦虑与胎儿宫内窘迫有关。

(三)预期性悲哀

预期性悲哀与胎儿可能死亡有关。

七、预期目标

(1)胎儿情况改善,胎心率在 120～160 次/分。

(2)妊娠妇女能运用有效的应对机制控制焦虑。

(3)产妇能够接受胎儿死亡的现实。

八、护理措施

(1)妊娠妇女左侧卧位,间断吸氧。严密监测胎心变化,一般每 15 分钟听 1 次胎心或进行胎心监护,注意胎心变化。

(2)为手术者做好术前准备,如宫口开全、胎先露部已达坐骨棘平面以下 3 cm 者,应尽快阴道助产娩出胎儿。

(3)做好新生儿抢救和复苏的准备。

(4)心理护理:①向孕产妇提供相关信息,包括医疗措施的目的、操作过程、预期结果及孕产妇需做的配合;将真实情况告知孕产妇,有助于其减轻焦虑,也可帮助产妇面对现实。必要时陪伴产妇,对产妇的疑虑给予适当的解释。②对于胎儿不幸死亡的父母亲,护理人员可安排一个远离其他婴儿和产妇的单人房间,陪伴他们或安排家人陪伴他们,勿让其独处;鼓励其诉说悲伤,接纳其哭泣及抑郁的情绪,陪伴在旁提供支持及关怀;若他们愿意,护理人员可让他们看看死婴并同意他们为死产婴儿做一些事情,包括沐浴、更衣、命名、拍照或举行丧礼,但事先应向他们描述死婴的情况,使之有心理准备。解除"否认"的态度而进入下一个阶段,提供足印卡、床头卡等作为纪念,帮助他们使用适合自己的压力应对技巧和方法。

九、结果评价

(1)胎儿情况改善,胎心率在 120～160 次/分。

(2)妊娠妇女能运用有效的应对机制来控制焦虑,叙述心理和生理上的感受。

(3)产妇能够接受胎儿死亡的现实。

(徐　娜)

第八节　羊　水　栓　塞

羊水栓塞(amniotic fluid embolism,AFE)是指在分娩过程中,羊水突然进入母体血循环而引起的急性肺栓塞、休克和弥散性血管内凝血(DIC)、肾衰竭和猝死的严重分娩并发症。其起病急、病情凶险,是造成孕产妇死亡的重要原因之一,发生于足月分娩者死亡率高达 70%～80%。也可发生在妊娠早、中期的流产,但病情较轻,死亡率较低。

一、病因

羊水栓塞是由污染羊水中的有形物质(胎儿毳毛、角化上皮、胎脂、胎粪)进入母体血循环引起。通常有以下几个原因。

(1)羊膜腔内压力增高(子宫收缩过强),胎膜与宫颈壁分离或宫颈口扩张引起宫颈黏膜损伤时,静脉血窦开放,羊水进入母体血循环。

(2)宫颈裂伤、子宫破裂、前置胎盘、胎盘早剥或剖宫产术中羊水通过病理性开放的子宫血窦进入母体血循环。

(3)羊膜腔穿刺或钳刮术时子宫壁损伤处静脉窦也可以成为羊水进入母体通道。

二、病理生理

近年来研究认为,羊水栓塞主要是变态反应。羊水进入母体循环后,通过阻塞肺小血管,引起变态反应而导致凝血机制异常,使机体发生一系列的病理生理变化。

(一)肺动脉高压

羊水内的有形物质如胎儿毳毛、胎脂、胎粪、角化上皮细胞等直接形成栓子。一方面,羊水的有形物质激活凝血系统,使小血管内形成广泛的血栓而阻塞肺小血管,反射性引起迷走神经兴奋,使肺小血管痉挛加重。另一方面,羊水内有形物质经肺动脉进入肺循环,阻塞小血管,引起肺内小支气管痉挛,支气管内分泌物增加,使肺通气、换气量减少,反射性地引起肺小血管痉挛,肺小管阻塞而引起肺动脉压增高,导致急性右心衰竭,继而发生呼吸和循环功能衰竭、休克,甚至死亡。

(二)过敏性休克

羊水中有形物质成为致敏原,作用于母体,引起变态反应所导致的过敏性休克,多在羊水栓塞后立即出现血压骤降甚至消失,甚至心、肺功能衰竭的表现。

(三)弥散性血管内凝血(DIC)

妊娠时母体血液呈高凝状态。羊水中含有大量促凝物质可激活母体凝血系统,进入母血循环后,在血管内产生大量的微血栓,消耗大量的凝血因子和纤维蛋白原,从而导致 DIC。同时纤维蛋白原下降时,可激活纤溶系统,由于大量凝血物质的消耗和纤溶系统的激活,产妇血液系统由高凝状态转变为纤溶亢进,血液不凝固,极易发生严重的产后出血及失血性休克。

(四)急性肾衰竭

由于休克和 DIC,导致肾脏急剧缺血,进一步发生肾衰竭。

三、临床表现

(一)症状

羊水栓塞起病急骤、来势凶险,多发生于分娩过程中,尤其发生在胎儿娩出前后的短时间内。临床经过可分为以下 3 个阶段。

1.急性休克期

在分娩过程中。尤其是刚破膜不久,产妇突感寒战、烦躁不安、气急、恶心、呕吐等先兆症状,继而出现呛咳、呼吸困难、发绀、抽搐、昏迷,迅速出现循环衰竭,进入休克或昏迷状态。病情严重者仅在数分钟内死亡。

2.出血期

患者渡过呼吸、循环衰竭和休克而进入凝血功能障碍阶段,表现为难以控制的大量出血,血液不凝,身体其他部位出血如切口渗血、全身皮肤黏膜出血、血尿、消化道大出血或肾脏出血,产妇可死于出血性休克。

3.急性肾衰竭

后期存活的患者出现少尿、无尿和尿毒症的症状。主要为循环功能衰竭引起的肾脏缺血,DIC 早期形成的血栓堵塞肾内小血管,引起肾脏缺血、缺氧,导致肾脏器质性损害。

(二)体征

心率增快,血压骤降,肺部听诊可闻及湿啰音。全身皮肤黏膜有出血点及瘀斑,阴道流血不止,切口渗血不凝。

四、处理原则

及时处理,立即抢救,抗过敏,纠正呼吸、循环系统衰竭和改善低氧血症,抗休克,防止 DIC 和肾衰竭的发生。

五、护理

(一)护理评估

1.病史

评估发生羊水栓塞临床表现的各种诱因,有无胎膜早破或人工破膜,前置胎盘或胎盘早剥,宫缩过强或强直性宫缩,中期妊娠引产或钳刮术,羊膜腔穿刺术等病史。

2.身心状况

胎膜破裂后,胎儿娩出后或手术中产妇突然出现寒战、呛咳、气急、烦躁不安、尖叫、呼吸困难、发绀、抽搐、出血不凝、不明原因休克等症状和体征,血压下降或消失,应考虑为羊水栓塞,立即进行抢救。

3.辅助检查

(1)血涂片查找羊水有形物质:采集下腔静脉血,镜检见到羊水有形成分可确诊。

(2)床旁胸部 X 线片:可见肺部双侧弥漫性点状、片状浸润影,沿肺门分布,伴轻度肺不张和右心扩大。

(3)床旁心电图或心脏彩色多普勒超声检查:提示有心房、有心室扩大,ST 段下降。

(4)若患者死亡,行尸检时,可见肺水肿、肺泡出血。心内血液查到有羊水有形物质,肺小动脉或毛细血管有羊水有形成分栓塞,子宫或阔韧带血管内查到羊水有形物质。

(二)护理诊断

(1)气体交换受损:与肺血管阻力增加、肺动脉高压、肺水肿有关。

(2)组织灌注无效:与弥散性血管内凝血及失血有关。

(3)有胎儿窘迫的危险:与羊水栓塞、母体血循环受阻有关。

(三)护理目标

(1)实施抢救后,患者胸闷、气急、呼吸困难等症状有所改善。

(2)患者心率、血压恢复正常,出血量减少,肾功能恢复正常。

(3)新生儿无生命危险。

(四)护理措施

1.羊水栓塞的预防

加强产前检查,及时注意有无诱发因素,及时发现前置胎盘、胎盘早剥等并发症并予以积极处理。严密观察产程进展情况,正确掌握缩宫素的使用方法,防止宫缩过强。严格掌握人工破膜的指征和时间,宜在宫缩间歇期行人工破膜术,破口要小,并注意控制羊水流出的速度。

2.配合医师,并积极抢救患者

(1)吸氧:最初阶段是纠正缺氧。给予患者半卧位,加压给氧,必要时给予气管插管或者气管切开,减轻肺水肿,改善脑缺氧。

(2)抗过敏:根据医嘱,尽快给予大剂量肾上腺糖皮质激素抗过敏、解除痉挛,保护细胞。可予地塞米松 20～40 mg 静脉推注,以后根据病情可静脉滴注维持。氢化可的松 100～200 mg 加入 5%～10%葡萄糖注射液 50～100 mL 快速静脉滴注,后予 300～800 mg 加入 5%葡萄糖注射液 250～500 mL 静脉滴注,日用上限可达 500～1 000 mg。

(3)缓解肺动脉高压:解痉药物能改善肺血流灌注,预防有心衰竭所致的呼吸循环衰竭。首选盐酸罂粟碱,30～90 mg 加入 25%葡萄糖注射液 20 mL 缓慢推注,能松弛平滑肌,扩张冠状动脉、肺和脑动脉,降低小血管阻力。与阿托品合用扩张小动脉效果更佳。其次使用阿托品,阿托品能阻断迷走神经反射所导致的肺血管和支气管痉挛。1 mg 阿托品加入 10%～25%葡萄糖注射液 10 mL,每 15～30 分钟静脉推注1次。直至症状缓解,微循环改善为止。第三,使用氨茶碱。氨茶碱具有松弛支气管平滑肌、解除肺血管痉挛的作用,250 mg 氨茶碱加入 25%葡萄糖注射液 20 mL 缓慢推注。第四,酚妥拉明为 α 肾上腺素能抑制剂,能解除肺血管痉挛,降低肺动脉阻力,消除肺动脉高压。可用 5～10 mg 加入 10％葡萄糖注射液100 mL静脉滴注。

(4)抗休克。①补充血容量、使用升压药物:扩容常使用右旋糖酐-40 静脉滴注,并且补充新鲜的血液和血浆。在抢救过程中,监测中心静脉压,了解心脏负荷情况,并据此调节输液量和输液速度。升压药物可用多巴胺 20 mg 加入 5％葡萄糖溶液 250 mL 静脉滴注,随时根据血压调节滴速。②纠正酸中毒:根据血氧分析和血清电解质结果,判断是否存在酸中毒。一旦发现,5％碳酸氢钠 250 mL 静脉滴注。及时应用可纠正休克和代谢失调,并根据血清电解质,及时纠正电解质紊乱。③纠正心力衰竭消除肺水肿:使用毛花苷 C 或毒毛花苷 K 静脉滴注。同时使用呋塞米静脉推注,有利于消除肺水肿,防止急性肾衰竭。

(5)防治 DIC:DIC 阶段应早期抗凝,补充凝血因子,及时输注新鲜血液和血浆、纤维蛋白原等;应用肝素,尤其在羊水栓塞时其血液呈高凝状态时短期内使用。用药过程中监测出凝血时间,如使用肝素过量(凝血时间＞30 分钟),则出现出血倾向,如伤口渗血、血肿、阴道流血不止等,可用鱼精蛋白对抗。

DIC 晚期纤溶时期,抗纤溶可使用氨基己酸、氨甲苯酸、氨甲环酸抑制纤溶激活酶,使纤溶酶原不被激活,从而抑制纤维蛋白溶解。抗纤溶的同时补充纤维蛋白原和凝血因子,防止大出血。

(6)预防肾衰竭:抢救的同时注意尿量,如补足血容量后仍然少尿或无尿,需要及时使用呋塞米等利尿剂,预防与治疗肾衰竭。

(7)预防感染:使用肾毒性较小的抗生素防止感染。

(8)产科处理:第一产程发病的产妇应立即考虑行剖宫产终止妊娠,去除病因。第二产程发病者,及时行阴道助产结束分娩,并且密切观察出血量、出凝血时间等,如果发生产后出血不止,应及时配合医师,做好子宫切除术的准备。

3.提供心理支持

如果在发病抢救过程中,产妇神志清醒,应给予产妇鼓励,安抚其紧张和恐惧的心理,使其配合医师抢救;对于家属要表示理解和抚慰,向家属解释产妇的病情,争取家属的支持和配合。在产妇病情稳定的情况下,可允许家属探视并且陪伴产妇,同时,病情稳定的康复期,可与产妇和家属一起制定康复计划,适时地给予相应的健康教育。

(徐　娜)

第九节　产后出血

产后出血是指胎儿娩出后 24 小时内失血量超过 500 mL。它是分娩期的严重并发症。居我国围产妇死亡原因首位。其发病率占分娩总数 2％～3％,其中 80％以上在产后 2 小时内发生产后出血。

一、病因

临床上产后出血的主要原因有子宫收缩乏力、胎盘因素、软产道裂伤及凝血功能障碍等,这些病因可单一存在,也可互相影响,共同并存。

(一)子宫收缩乏力

子宫收缩乏力是产后出血的最主要、最常见的病因,占产后出血总数的 70%~80%。

1.全身因素

产妇对分娩有恐惧心理,精神高度紧张;产程过长,造成产妇体力衰竭;产妇合并慢性全身性疾病;临产后过多地使用镇静剂、麻醉剂或子宫收缩抑制剂。

2.局部因素

(1)子宫过度膨胀,肌纤维过度伸展:多胎妊娠、巨大儿、羊水过多等。

(2)子宫肌水肿或渗血:前置胎盘、胎盘早剥、妊娠期高血压、宫腔感染等。

(3)宫肌壁损伤:剖宫产史、子宫肌瘤剔除术后、急产等。

(4)子宫病变:子宫肌瘤、子宫畸形等。

(二)胎盘因素

1.胎盘滞留

胎盘大多在胎儿娩出后 15 分钟内娩出,如 30 分钟后胎盘仍不娩出,胎盘剥离面血窦不能关闭而导致产后出血。常见于膀胱充盈,使已剥离的胎盘滞留宫腔;宫缩剂使用不当,使剥离后的胎盘嵌顿于宫腔内;第三产程时过早牵拉脐带或挤压宫底,影响胎盘正常剥离。胎盘剥离不全部位血窦开放而出血。

2.胎盘粘连或胎盘植入

胎盘绒毛仅穿入子宫壁表层为胎盘粘连。胎盘绒毛穿入子宫壁肌层为胎盘植入。部分性胎盘粘连或植入表现为胎盘部分剥离,部分未剥离,导致子宫收缩不良,已剥离面的血窦开放而致出血。完全性胎盘粘连或植入因胎盘未剥离而无出血。

3.胎盘部分残留

当部分胎盘小叶、胎膜或副胎盘残留于宫腔时,影响子宫收缩而出血。

(三)软产道裂伤

常因为急产、子宫收缩过强、产程进展过快、软产道未经充分扩张、软产道组织弹性差、巨大儿分娩、会阴助产不当、未做会阴侧切或会阴侧切切口过小等,在胎儿娩出时可致软产道撕裂。

(四)凝血功能障碍

任何原因引起的凝血功能异常均可导致产后出血。

(1)妊娠合并凝血功能障碍性疾病:如血小板减少症、白血病、再生障碍性贫血、重症肝炎等。

(2)妊娠并发症导致凝血功能障碍:如重度妊娠期高血压疾病、胎盘早剥、死胎、羊水栓塞等均可影响凝血功能,从而发生弥散性血管内凝血(DIC),导致子宫大量出血。

二、临床表现

产后出血主要表现为阴道大量流血及失血性休克导致的相关症状和体征。

(一)症状

产后出血产妇会出现休克症状,面色苍白、冷汗淋漓、口渴、心悸、头晕、烦躁、畏寒、寒战,甚至表情淡漠、呼吸急促,很快会陷入昏迷状态。

胎儿娩出后立即出现鲜红色的阴道流血,应为软产道裂伤;胎儿娩出数分钟后出现暗红色阴道流血,可能是胎盘因素引起;胎盘娩出后见阴道流血较多,可能为子宫收缩乏力或胎盘、胎膜残留;胎儿娩出后阴道持续流血并且有出血不凝的现象,可能发生凝血功能障碍;如果产妇休克症状明显,但阴道流血量不多,可能发生软产道裂伤而造成阴道壁血肿,此类产妇会有尿频或明显的肛门坠胀感。

(二)体征

产妇会出现脉压缩小、血压下降、脉搏细速,子宫收缩乏力和胎盘因素所致产后出血的产妇,子宫轮廓不清、触不到宫底,按摩后子宫可收缩变硬,停止按摩子宫又变软,按摩子宫时会有大量出血。如有宫腔积血或胎盘滞留,宫底可升高,按摩子宫并挤压宫底部等刺激宫缩时,可使胎盘或者积血排出。若腹部检查宫缩较好、子宫轮廓清晰,但阴道流血不止,可考虑为软产道裂伤或凝血功能障碍所致。

三、处理原则

针对出血原因,迅速止血,补充血容量。纠正失血性休克。同时防止感染。

四、护理评估

(一)病史

评估产妇有无与产后出血相关的病史。例如,孕前有无出血性疾病,有无重症肝炎,有无子宫肌壁损伤史,有无多次人流史,有无产后出血史。孕期产妇有无妊娠合并妊娠期高血压疾病、前置胎盘、胎盘早剥、多胎妊娠,产妇有无合并内科疾病。分娩期产妇有无过多使川镇静剂,情绪是否稳定,是否产程过长或者急产,有无产妇衰竭、有无软产道裂伤等情况。

(二)身心状况

评估产妇产后出血所导致症状和体征的严重程度。产后出血发生初期,产妇有代偿功能,症状、体征可能不明显,待机体出现失代偿情况,可能很快进入休克期,并且容易发生感染。当产妇合并有内科疾病时,可能出血不多,也会很快进入休克状态。

(三)辅助检查

1.评估产后出血量

注意阴道流血是否凝固,同时估计出血量。通常有以下3种方法。

(1)称重法:失血量(mL)=[胎儿娩出后所有使用纱布、敷料总重(g)－使用前纱布、敷料总重(g)]/1.05(血液比重g/mL)。

(2)容积法:用产后接血容器收集血液后,放入量杯测量失血量。

(3)面积法:可按接血纱布血湿面积粗略估计失血量。

2.测量生命体征和中心静脉压

观察血压下降的情况;呼吸短促,脉搏细速,体温开始低于正常后升高,通过观察体温情况来判断有无感染征象。中心静脉压测定结果若低于 1.96×10^{-2} kPa 提示右心房充盈压力不足,即血容量不足。

3.实验室检查

抽取产妇血进行生化指标化验,如血常规、出凝血时间、凝血酶原时间、纤维蛋白原测定等。

五、护理诊断

(一)潜在并发症

出血性休克。

(二)有感染的危险

与出血过多、机体抵抗力下降有关。

(三)恐惧

与出血过多、产妇担心自身预后有关。

六、护理目标

(1)及时补充血容量,产妇生命体征尽快恢复平稳。

(2)产妇无感染症状发生,体温、血常规指标等正常。

(3)产妇能理解病情,并且预后无异常。

七、护理措施

(一)预防产后出血

1.妊娠期

加强孕前及孕期保健,如有凝血功能障碍等相关疾病的产妇,应积极治疗后再孕,定期接受产检,及时治疗高危妊娠。对有产后出血危险的高危妊娠者,应提早入院,住院待产。

2.分娩期

第一产程严密观察产妇的产程进展,鼓励产妇进食和休息,防止疲劳和产妇衰竭,同时合理使用宫缩剂,防止产程延长或急产,适当使用镇静剂以保证产妇休息。第二产程严格执行无菌技术,指导产妇正确使用腹压;严格掌握会阴切开的时机,保护会阴,避免胎儿娩出过快,胎儿娩出后立即使用宫缩剂,以加强子宫收缩,减少出血。第三产程时,不可过早牵拉脐带,挤压子宫,待胎盘剥离征象出现后及时协助胎盘娩出,并仔细检查胎盘、胎膜,软产道有无裂伤或血肿。若阴道出血量多,应查明原因,及时处理。

3.产后观察

产后 2 小时产妇仍于产房观察,80%的产后出血发生在这一期间。注意观察产妇子宫收缩,恶露的色、质、量,会阴切口处有无血肿,定时测量产妇的生命体征,发现异常,及时处理。督促产妇及时排空膀胱,以免因膀胱充盈影响宫缩致产后出血。尽可能进行早接触、早吸吮,可刺激子宫收缩,减少阴道出血量。重视产妇主诉,同时对有高危因素的产妇,保持静脉通畅。做好随时急救的准备。

(二)针对出血原因,积极止血,纠正失血性休克,防止感染

1.子宫收缩乏力

子宫收缩乏力所致产后出血,可加强子宫收缩,通过使用宫缩剂、按摩子宫、宫腔填塞或结扎血管等方法止血。

(1)使用宫缩剂:胎儿、胎盘娩出后即刻使用宫缩剂促进子宫收缩。可用缩宫素肌内注射或静脉滴注,卡前列甲酯栓纳肛、地诺前列酮宫肌内注射射等均可促进子宫收缩,用药前注意产妇有无禁忌证。

(2)按摩子宫:胎盘娩出后,一手置于产妇腹部触摸子宫底部,拇指在前,其余四指在后,均匀而有节律地按摩子宫,促使子宫收缩,直至子宫收缩正常为止(图 9-4)。如效果不佳,可采用腹部-阴道双手压迫子宫方法。一手在子宫体部按摩子宫体后壁。另一手戴无菌手套深入阴道握拳置于阴道前穹隆处,顶住子宫前壁,两手相对紧压子宫,均匀而有节律地按摩,不仅可以刺激子宫收缩且可压迫子宫内血窦,减少出血(图9-5)。

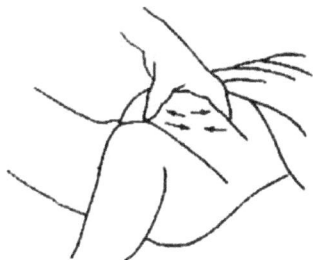

图9-4 按摩子宫

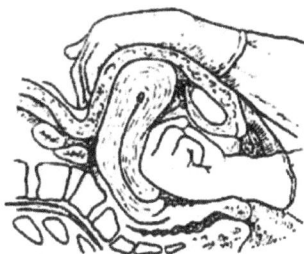

图9-5 腹部-阴道双手压迫子宫

(3)宫腔填塞:一种是宫腔纱条填塞法:应用无菌纱布条填塞宫腔,有明显的局部止血作用,适用于子宫全部松弛无力,以及经过子宫按摩、应用宫缩剂仍然无效者。术者用卵圆钳将无菌纱布条送入宫腔内,自宫底由内向外填紧宫腔。压迫止血,助手在腹部固定子宫。一般于24小时后取出纱条,填塞纱条后要严密观察子宫收缩情况,观察生命体征,警惕填塞不紧,若留有空隙,可造成隐匿性出血,以及宫腔内继续出血、积血而阴道不流血的假象。24小时后取出纱条,取出前应先使用宫缩剂。另一种是宫腔填塞气囊。宫腔纱布条填塞可能会造成填塞不均匀、填塞不紧等情况而造成隐性出血,纱条填塞无效时或可直接使用宫腔气囊填塞。在气泵的作用下向气球囊充气配合止血辅料对子宫腔进行迅速止血,它对宫腔加压均匀,并且止血效果较好,操作简单,便于抢救时能及时使用。

(4)结扎盆腔血管:如遇子宫收缩乏力、前置胎盘等严重产后出血的产妇,上述处理无效时,可经阴道结扎子宫动脉上行支或结扎髂内动脉。

(5)动脉栓塞:在超声提示下,行股动脉穿刺插入导管至髂内动脉或子宫动脉,注入吸收性明胶海绵栓塞动脉。栓塞剂可于2~3周自行吸收,血管恢复畅通,但需要在产妇生命体征平稳时进行。

(6)子宫切除:如经积极抢救无效者,危及产妇生命,根据医嘱做好全子宫切除术的术前准备。

2.胎盘因素

怀疑有胎盘滞留时应立即做阴道检查或宫腔探查,做好必要的刮宫准备。胎盘已剥离者,可协助产妇排空膀胱,牵拉脐带,按压宫底,协助胎盘娩出。若胎盘部分剥离、部分粘连时,可徒手进入宫腔,协助剥离胎盘后取出。若胎盘部分残留者。徒手不能取出胎盘,使用大刮匙刮取残留胎盘;胎盘植入者,不可强行剥离,做好子宫切除的准备。

3.软产道裂伤

应及时准确地进行修复缝合。如果出现血肿,则需要切开血肿、清除积血、缝合止血,同时补充血容量,必要时可置橡皮引流。

4.凝血功能障碍

排除以上各种因素后,根据血生化报告,针对不同病因治疗,及时补充新鲜全血,补充血小板、纤维蛋白原、或凝血酶原复合物、凝血因子等。如果发生弥散性血管内凝血应进行抗凝与抗纤溶治疗。积极抢救。

5.失血性休克

对失血量多的产妇,其休克程度与出血量、出血速度和产妇自身状况有关。在抢救的同时,尽可能正确地判断出血量,判断出血程度,并补充相同的血量为原则,止血治疗的同时进行休克抢救。建立有效的静脉通路,测量中心静脉压,根据医嘱补充晶体和胶体,纠正低血压。给予产妇安静的环境,平卧,吸氧并保暖,纠正酸中毒,同时观察产妇的意识状态、皮肤颜色、生命体征和尿量。根据医嘱使用广谱抗生素防止感染。

(三)健康指导

(1)产后出血后,产妇抵抗力下降、活动无耐力,医护人员应主动给予产妇关心,使其增加安全感,并且帮助产妇进行生活护理,鼓励产妇说出内心感受,针对产妇的情况,逐步改善饮食,纠正贫血,逐步增加活动量,促进预后。

(2)指导产妇加强营养和适度活动等自我保健知识,同时宣教关于自我观察子宫复旧和恶露情况,自我护理会阴伤口、功能锻炼等方法,指导其定时产后检查,随时根据医师的检查结果调节产后自我恢复的方案。向产妇提供产后避孕指导,产褥期禁止盆浴,禁止性生活。晚期产后出血可能发生于分娩 24 小时之后,于产褥期发生大量出血,也可能发生于产后 1~2 周,应予以高度警惕。

（徐　娜）

第十章

老年病科护理

第一节 老年期痴呆

一、概述

老年期痴呆是指发生在老年期由大脑的退行性病变、脑血管性病变和脑外伤、肿瘤、感染、中毒或代谢障碍等病因所致的以痴呆为主要临床表现的一组疾病。老年期痴呆是脑功能障碍而产生的获得性智能损害综合征。主要包括阿尔茨海默病(Alzheimer's disease,AD,简称老年性痴呆)、血管性痴呆(vascular dementia,VD)、混合性痴呆和其他类型痴呆,如帕金森病、酒精依赖、外伤等引起的痴呆。其中以 AD 和 VD 为主,占全部痴呆的 70%～80%。AD 是一组病因未明的原发性退行性脑变性疾病。AD 起病可在老年前期(早老性痴呆),但老年期的(老年性痴呆)发病率更高。VD 是指由各种脑血管病导致脑循环障碍后引发的脑功能降低所致的痴呆。VD 大都在 70 岁以后发病,在男性、高血压和/或糖尿病患者、吸烟过度者中较为多见。如能控制血压和血糖、戒烟等,一般能使进展性血管性痴呆的发展有所减慢。研究表明,老年期痴呆的发病可能与下列因素有关。①遗传因素:早发家族性 AD(FAD)与第 1、14、21 号染色体存在基因异常有关,65%～75%散发 AD 及晚发 FAD 与第 19 号染色体 $ApoE\varepsilon4$(载脂蛋白 ε4)基因有关。②神经递质乙酰胆碱减少,影响记忆和认知功能。③免疫功能障碍:老年斑中淀粉样蛋白原纤维中发现有免疫球蛋白存在。④慢性病毒感染。⑤铝的蓄积。⑥高龄。⑦文化程度低。

二、护理评估

(一)健康史

评估患者有无 AD 的发病因素。询问患者有无脑外伤、心脑血管疾病、糖尿病、既往卒中史、吸烟等。

(二)身体状况

AD 和 VD 在临床上均有构成痴呆的记忆障碍和精神症状的表现,但二者又在多方面存在差异,见表 10-1。

表 10-1　AD 与 VD 的鉴别

鉴别点	AD	VD
起病	隐袭	起病迅速
病程	缓慢持续进展,不可逆	呈阶梯式进展
认知功能	可出现全面障碍	有一定的自知力
人格	常有改变	保持良好
神经系统体征	发生在部分患者中,多在疾病后期发生	在痴呆的早期就有明显的脑损害的局灶性症状体征

此外,VD 的临床表现除了构成痴呆的记忆障碍及精神症状外,还有脑损害的局灶性神经精神症状,如偏瘫、感觉丧失、视野缺损等,并且 VD 的这些临床表现与病损部位、大小及发作次数关系密切。

AD 则根据病情演变,一般分为三期。

1.第一期(遗忘期,即初期)

(1)首发症状为记忆减退,尤其是近期记忆减退明显,不能学习和保留新信息。

(2)语言能力下降,不能用合适的词语表达思维内容,甚至出现孤立性失语。

(3)定向力障碍,空间定向不良,易于迷路。

(4)抽象思维和判断能力受损。

(5)情绪不稳,情感幼稚,易激惹、偏执、急躁、缺乏耐心、易怒等。

(6)认知能力障碍,人格改变,如主动性减少、活动减少、孤僻、自私、对周围环境兴趣减少、对人缺乏热情,敏感多疑。本期能保持日常生活自理能力,一般不需特别照顾。病程可持续 1～3 年。

2.第二期(混乱期,即中期)

(1)完全不能学习和回忆新信息,远期记忆受损但未完全丧失。

(2)注意力不集中。

(3)定向力进一步丧失,常去向不明或迷路,并出现失语、失认、失用、失写、失计算。

(4)日常生活能力下降,如洗漱、梳头、进食、穿衣及大小便等需别人协助。

(5)人格进一步改变,如兴趣更加狭窄,对人冷漠,甚至对亲人漠不关心,言语粗俗,无故打骂家人,缺乏羞耻感和伦理感,行为不顾社会规范,不修边幅,不知整洁,将他人之物据为己有,争吃抢喝类似孩童,随地大小便,当众裸体,甚至发生违法行为。

(6)行为紊乱,如精神恍惚,无目的的翻箱倒柜;收藏废物,视为珍宝,怕被盗窃,东藏西藏;无目的徘徊,甚至出现攻击行为;动作日渐减少,端坐一隅,呆若木鸡。本期患者不能独立生活,需要特别照顾,是护理照管中最困难的时期,多在起病后的 2～10 年。

3.第三期(极度痴呆期,即末期)

(1)生活完全不能自理,卧床不起,大小便失禁。

(2)智能完全丧失。

(3)无自主运动,缄默不语,不会吞咽,成为植物人状态。常因吸入性肺炎、压疮、泌尿系统感染等并发症而死亡。本期多在发病后的 8～12 年。

(三)心理-社会状况

1.心理方面

老年痴呆患者大多数时间限制在家里,常感到孤独、寂寞、羞愧、抑郁,甚至有自杀行为。

2.社会方面

痴呆患者患病时间长、自理缺陷、人格障碍,需家人付出大量时间和精力进行照顾,常给家庭带来很大的烦恼,也给社会添加了负担,尤其是付出与效果不成正比时,有些家属会失去信心,甚至冷落、嫌弃老年人。

(四)辅助检查

1.影像学检查

对于 AD 患者,CT 或 MRI 显示有脑萎缩,且进行性加重;正电子发射体层摄影(PET)可测得大脑的葡萄糖利用和灌流在大脑某些区域(在疾病早期阶段的顶叶和颞叶,以及后期阶段的额前区皮层)有所降低。对 VD 患者,CT 或 MRI 检查发现有多发性脑梗死,或多发性腔隙性脑梗死,多位于丘脑及额颞叶,或有皮质下动脉硬化性脑病表现。

2.心理测验

简易智能精神状态检查量表(MMSE)、长谷川痴呆量表可用于筛查痴呆;韦氏记忆量表和临床记忆量表可测查记忆;韦氏成人智力量表可进行智力测查。

采用 Hachinski 缺血量表(表 10-2)可对 AD 和 VD 进行鉴别。

表 10-2　Hachinski 缺血量表

临床表现	分数	临床表现	分数
1.突然起病	2	8.情感脆弱	1
2.病情逐步恶化	1	9.高血压病史	1
3.病程有波动	2	10.卒中发作史	2
4.夜间意识模糊明显	1	11.合并动脉硬化	2
5.人格相对保存完整	1	12.神经系统局灶症状	2
6.情绪低落	1	13.神经系统局灶性体征	2
7.躯体性不适的主诉	1		

注:Hachiski 法评定:满分为 18 分,≤4 分为 AD,≥7 分为 VD。

三、护理诊断

(一)记忆受损

与记忆进行性减退有关。

(二)自理缺陷

与认知行为障碍有关。

(三)思维过程紊乱

与思维障碍有关。

(四)语言沟通障碍

与思维障碍有关。

(五)照顾者角色紧张

与老年人病情严重和病程的不可预测及照顾者照顾知识欠缺、身心疲惫有关。

四、护理目标

(1)患者能最大限度地保持记忆力和沟通能力,能满意地使用改变后的方式进行交流。

（2）患者在最大限度上恢复和达到自理，日常生活自理能力提高，能较好地发挥残存功能，生活质量提高，患者恢复最佳活动功能，身体活动能力增强。患者能保持良好的营养状态。

（3）家庭照顾者能应对患者的各种变化，提供良好的照顾。

五、护理措施

(一)日常生活护理及照顾指导

1.饮食护理

（1）饮食要清淡，品种多样化，保证蛋白质的供应，多食富含维生素、纤维素的食物，少食动物脂肪类食物。

（2）饮食要低盐、低糖，节制饮食，不可过饱，防止暴饮暴食。戒烟、适量饮酒。

（3）进餐定时、定量，与家人共同进餐。偏食的患者，注意平衡膳食。

（4）患者进餐困难时，可协助进餐，亦可使用特别设计的碗筷，方便患者使用，必要时予以喂食。食物尽量简单，防止噎食及呛咳、误咽。

（5）避免铝的摄入。

（6）定时饮水。

2.穿衣

（1）患者衣物尽量简单、宽松、柔软。选用不系带的鞋子。

（2）避免太多纽扣，以拉链取代纽扣，以弹性裤带取代皮带。

（3）说服患者接受合适的衣着，并给予鼓励。

3.睡眠

生活有规律，保证足够的睡眠，坚持午睡，看电视时间不宜过长。

(二)自我照顾能力的训练

对于轻、中度痴呆患者，应尽可能给予自我照顾的机会，并进行生活技能训练，如反复练习洗漱，穿、脱衣服，用餐，如厕等，以提高老年人的自尊。应理解老年人的动手困难，鼓励并表扬其尽量自理的行为。

(三)专人护理

患者完全不能自理时应专人护理，注意营养的补充，防止感染等并发症的发生。

(四)用药护理

老年痴呆的药物治疗以口服为主，胆碱酯酶抑制剂在疾病的早期阶段可改善记忆和学习能力，银杏叶提取物可改善 AD 或 VD 患者的记忆丧失与其他症状，积极治疗脑血管疾病以预防和缓解 VD 症状。护理老年痴呆患者用药应注意以下几点。

（1）初、中期患者常忘记服药、服错药，或服药后再次服用，所以患者服药时必须有人协助其将药全部服下，以免遗忘或错服。痴呆患者常不承认自己有病，或因幻觉、多疑而认为服用的是毒药，常拒绝服药。此时需耐心说服，向患者解释，可以将药研碎拌在饭中吃下，对拒绝服药的患者，一定要看着患者把药吞下，防止患者在无人看管时将药吐掉。

（2）重症患者吞咽困难，不宜吞服片剂，最好研碎后溶于水中服用，昏迷患者可由胃管给药。

（3）痴呆老年人服药后常不能诉说不适，要细心观察患者有何不良反应，及时报告医师，调整给药方案。

（4）药品管理：对伴有抑郁症、幻觉和自杀倾向的痴呆老年人，一定要把药品管理好，放到患者拿不到或找不到的地方。

(五)智能康复训练

1.记忆训练

鼓励患者回忆过去的生活经历,帮助其认识目前生活中的人和事,以恢复记忆并减少错误判断;鼓励患者参加一些力所能及的社交活动,通过动作、语言、声音、图像等信息刺激,提高记忆力。对于记忆障碍严重者,通过编写日常生活活动安排表、制定作息计划、挂放日历等,帮助记忆。对容易忘记的事或经常出错的程序,设立提醒标志,以帮助记忆。

2.智力训练

如拼图游戏,归纳和分类图片、实物、单词,由易到难的数字概念和计算能力训练等。

3.理解和表达能力训练

在讲述一件事情后,提问让患者回答,或让其解释一些词语的含义。

4.社会适应能力的训练

结合日常生活常识,训练患者自行解决日常生活中的问题。

(六)安全护理

1.生活环境固定

尽量避免变更患者的生活环境,当患者要到陌生地时,应有他人陪同,直至患者熟悉了新的环境和路途。

2.佩戴标志

患者外出时最好有人陪同或佩戴写有患者姓名和电话的卡片或手镯,以免丢失。

3.防止意外

老年痴呆患者常可发生跌倒、烫伤、烧伤、误服、自伤或伤人等意外。应将患者的日常生活用品置于患者方便之处。地面要做防滑处理,以防跌伤骨折。去除烫伤、烧伤、误服、自伤或伤人等危险因素。

(七)心理护理

1.陪伴关心老年人,消除孤独、寂寞感

鼓励家人经常陪伴患者,给予老年人各方面必要的帮助,陪老年人外出散步,或参加一些学习和力所能及的社会、家庭活动,使之感到家庭的温馨和生活的快乐。遇到患者情绪悲观时,应耐心询问原因,解释,安慰,给予支持、鼓励。

2.维护患者的自尊,尊重患者的人格

耐心倾听,回答询问时语速要缓慢,使用简单、直接、形象的语言;多鼓励、赞赏、肯定患者在自理和适应方面作出的任何努力,切忌使用刺激性语言。

(八)照顾者的支持指导

教会照顾者和家属自我放松方法,合理休息,寻求社会支持,适当利用家政服务机构和社区卫生服务机构及医院和专门机构的资源,组织有痴呆患者的家庭进行相互交流,相互联系与支持。

(九)健康指导

1.早期预防痴呆

老年痴呆的预防应从中年做起。

(1)积极用脑、劳逸结合,保护大脑,保证充足睡眠,注意脑力活动多样化。

（2）培养广泛的兴趣爱好和开朗性格。

（3）培养良好的卫生饮食习惯,合理膳食,低盐饮食,选择富含锌、锰、硒、锗类的健脑食物,如海产品、贝壳类、鱼类、乳类、豆类、坚果类等,适当补充维生素 E。

（4）戒烟限酒,预防脑动脉硬化。

（5）不用铝制炊具。

（6）积极防治高血压、脑血管病、糖尿病等慢性病。

（7）按摩或针灸有补肾填精助阳、防止衰老和预防痴呆的效果。

（8）某些药物可引起中枢神经系统不良反应,包括精神错乱和倦怠,尽可能避免使用镇静剂、抗胆碱能药物、抗组胺制剂、抗精神病药物等。

2.早期发现痴呆

大力开展科普宣传,普及有关老年痴呆的预防知识和痴呆早期症状即轻度认知障碍和记忆障碍知识。全社会参与防治痴呆,让公众掌握痴呆早期症状的识别。重视对痴呆前期的及时发现,鼓励凡有记忆减退主诉的老年人应及早就医,以利于及时发现介于正常老化和早期痴呆之间的轻度认知损伤,对老年痴呆做到早期诊断和干预。

六、护理评价

通过治疗和护理干预后,患者的认知能力有所提高;能最大限度地保持社交能力和日常生活自理能力,生活质量有所提高;家庭照顾者的压力减轻,能主动照顾患者。

（蒋晓珊）

第二节　老年人咯血

一、疾病简介

咯血是指喉部以下的呼吸器官出血,经咳嗽动作从口腔出。咯血首先须与口腔、咽、鼻出血鉴别。口腔与咽部出血易观察到局部出血灶。鼻腔出血多从前鼻孔流出,常在鼻中隔前下方发现出血灶,诊断较易。有时鼻腔后部出血量较多,可被误诊为咯血,如用鼻咽镜检查见血液从后鼻孔沿咽壁下流,即可确诊。大量咯血还须与呕血相鉴别。前者常有肺结核、肺癌、支气管扩张、心脏病等病史,出血前有咳嗽、喉部痒感、胸闷感,咯出血液为鲜红色,混有泡沫痰,一般无柏油样便;后者常有消化性溃疡、胃溃疡、胃癌等病史,出血前有上腹部不适、恶心、呕吐等症状,呕出血液为棕黑色或暗红色、有时为鲜红色,混有食物残渣、胃液,有柏油样便,可在呕血停止后仍持续数天。

二、主要表现

（一）年龄

青壮年咯血多见于肺结核、支气管扩张症、风湿性心瓣膜病二尖瓣狭窄等。40 岁以上有长期大量吸烟史(纸烟 20 支/天×20 年以下)者,要高度警惕支气管肺癌。

(二)咯血量

大量咯血主要见于肺结核空洞、支气管扩张症,支气管肺癌的咯血主要表现为持续或间断痰中带血,少有大咯血。

(三)颜色与性状

肺结核、支气管扩张症咯血颜色鲜红;铁锈色血痰主要见于肺炎菌大叶性肺炎和肺泡出血;砖红色胶冻样血痰主要见于肺炎克雷伯杆菌肺炎。二尖瓣狭窄咯血一般为暗红色,左心衰竭肺水肿时咳浆液性粉红色泡沫样血痰。

(四)咯血的伴随症状

1.咯血伴发热

咯血伴发热见于肺结核、肺炎、肺脓肿。

2.咯血伴胸痛

咯血伴胸痛见于肺结核、肺梗死、支气管肺癌等。

3.咯血伴呛咳

咯血伴呛咳见于支气管肺癌、支原体肺炎。

4.咯血伴脓痰

咯血伴脓见于支气管扩张症、肺脓肿、肺结核空洞等。

5.咯血伴皮肤、黏膜出血

咯血伴皮肤、黏膜出血应考虑血液病、流行性出血热、肺出血型钩端螺旋体病。

6.咯血伴杵状指(趾)

咯血伴杵状指(趾)见于支气管扩张症、肺脓肿、支气管肺癌。

7.咯血伴黄疸

须注意钩端螺旋体病、大叶性肺炎、肺梗死等。

三、治疗要点

(1)镇静、休息:小量咯血无须特殊处理,仅需休息、对症治疗。中量以上咯血需卧床休息,患侧卧位或平卧位。对精神紧张、恐惧不安者,应解除其顾虑,必要时可给予少量镇静药。咳嗽剧烈的大咯血者,可适当给予镇咳药,但禁用吗啡,以免过度抑制咳嗽引起窒息。

(2)加强护理,密切观察中量以上咯血者,应定时测量血压、脉搏和呼吸。鼓励轻咳,将血液咳出,以免滞留于呼吸道内。保持呼吸道畅通,保持大便通畅。

(3)大咯血应开放静脉,备血,必要时补充血容量。

(4)止血药的应用。①垂体后叶素:能收缩肺小动脉,使局部血流减少、血栓形成而止血。②酚妥拉明:通过直接扩张血管平滑肌,降低肺动静脉压而止血。③普鲁卡因:有扩张血管和镇静作用。④止血药。氨基己酸(6-氨基己酸):抑制纤溶酶原激活为纤溶酶,从而抑制纤维蛋白溶解。酚磺乙胺(止血敏):增强血小板和毛细血管功能。卡巴克络(安络血):增强毛细血管对损伤的抵抗力。维生素K:促进肝脏合成凝血酶原,促进凝血。纤维蛋白原:可在凝血酶作用下形成许多纤维蛋白单体,后者在凝血因子Ⅻ的作用下形成纤维蛋白,促进止血。云南白药:0.3~0.5 g,每天3次,口服。

(5)类固醇皮质激素:具有非特异性抗感染作用,减少血管通透性,可短期少量应用。

四、护理措施

(一)病情观察

(1)患者的呼吸、血压、脉搏、心率、神志、尿量、皮肤及甲床色泽,及时发现休克。

(2)咯血颜色和量,并记录。

(3)止血药物的作用和不良反应。

(4)窒息的先兆症状:咯血停止、发绀、自感胸闷、心慌、大汗淋漓、喉痒有血腥味及精神高度紧张等情况。

(二)护理要点

(1)宜卧床休息,保持安静,避免不必要的交谈。及时清除血污物品,保持床单位整洁。

(2)护士应向患者做必要的解释,使其放松身心,配合治疗,鼓励将血轻轻咯出。

(3)一般静卧休息,使小量咯血自行停止。大咯血患者应绝对卧床休息,减少翻动,协助患者取患侧卧位,头侧向一边,有利于健侧通气,对肺结核患者还可防止病灶扩散。

(4)保证静脉通路通畅,并正确计算每分钟滴速。

(5)准确记录出血量和每小时尿量。

(6)应备齐急救药品及器械。如止血剂、强心剂,呼吸中枢兴奋剂等药物。此外应备开口器、金属压舌板、舌钳、氧气筒或氧气枕、电动吸引器等急救器械。

(7)药物应用。①止血药物:咯血量较大者常用垂体后叶素 50 U 加入 10% 葡萄糖 40 mL 缓慢静脉推注,或用垂体后叶素加入葡萄糖氯化钠中静脉滴注。注意观察用药不良反应。高血压,冠心病,孕妇禁用。②镇静剂:对烦躁不安者常用镇静剂,如地西泮 5~10 mg 肌内注射。禁用吗啡、哌替啶,以免抑制呼吸。③止咳剂:大咯血伴剧烈咳嗽时可用少量止咳药。

(8)咯血者暂禁食,小咯血者宜进少量凉或温的流质饮食,避免饮用浓茶、咖啡、酒等刺激性饮料,多饮水及多食富含纤维素食物,以保持大便通畅。便秘时可给缓泻剂以防诱发其咯血。

(9)窒息的预防及抢救配合:①应向患者说明咯血时不要屏气,否则易诱发喉头痉挛,如出血引流不畅形成血块,将造成呼吸道阻塞。应尽量将血轻轻咯出,以防窒息。②准备好抢救用品如吸痰器、鼻导管、气管插管和气管切开包。③一旦出现窒息,开放气道是抢救的关键一环,上开口器立即挖出口腔、鼻腔内血凝块,用吸引器吸出呼吸道内的血液及分泌物。④迅速抬高患者床脚,使成头低足高位。⑤如患者神志清楚,鼓励患者用力咳嗽,并用手轻拍患侧背部促使支气管内淤血排出。⑥如患者神志不清则应速将患者上半身垂于床边并一手托扶,另一手轻拍患侧背部。⑦清除患者口、鼻腔内之淤血。用压舌板刺激其咽喉部,引起呕吐反射,使能咯出阻塞咽喉部的血块,对牙关紧闭者用开口器及舌钳协助。⑧如以上措施不能使血块排出,则应立即用吸引器吸出淤血及血块,必要时立即行气管插管或气管镜直视下吸取血块。气道通畅后,若患者自主呼吸未恢复,应行人工呼吸,给高流量吸氧或按医嘱应用呼吸中枢兴奋剂。

五、保健

(1)向患者讲解保持大便通畅的重要性。

(2)不要过度劳累,避免剧烈咳嗽。

(3)适当锻炼,避免剧烈运动。

(蒋晓珊)

第三节　老年人肺炎

一、疾病简介

老年人感染性疾病中,肺部感染最为常见,是老年人的重要死亡原因之一。老年人由于机体抵抗力降低及患慢性支气管炎、肺气肿、糖尿病等基础疾病者较多,肺炎的发生率和病死率较一般人群高,今后 65 岁以上的老年人逐年增多,老年人肺炎的诊治必将会受到重视。

老年人肺炎的病因绝大多数由微生物引起,其中以细菌性肺炎最为多见,如肺炎球菌、金黄色葡萄球菌、革兰阴性菌、真菌等。病毒、支原体也是老年肺炎的常见病原体。这些病原体常常是复合致病。近年来,革兰阴性菌在老年人肺炎中的发病率有所增加,其中以铜绿假单胞菌、克雷伯杆菌为多见。此外,放射、物理、化学等因素也可引起肺炎。老年人解剖结构有生理功能变化引起上呼吸道保护性反射减弱,病原体易进入下呼吸道;免疫功能下降;口咽部细菌寄生增加,也更易进入下呼吸道发生肺炎。临床中常遇到的无明显诱因而发生吸入性肺炎,多见于年老体弱,各系统及器官功能下降,行动障碍或长期卧床及吞咽动作不协调者,易误吸而致的肺部感染。

二、主要表现

大多数特别是老年人症状不典型,起病多缓慢而隐袭。发热不显著或有中度不规则发热,很少畏寒或寒战。全身症状较重,乏力倦怠、食欲锐减。轻度咳嗽,痰多黏稠,咳出困难,量不大,有些患者的起始症状是嗜睡或意识模糊、腹泻。脉速、呼吸急促,肺突变体征不典型,常发现呼吸音减低,肺底部啰音。

本病可并发心力衰竭和休克,严重者可出现弥散性血管内凝血、急性肾衰竭等并发症。

三、治疗要点

(一)控制感染

细菌性肺炎合理的治疗应该做痰培养及药敏试验,痰培养是哪种细菌,对哪种抗菌药敏感,就选用哪种抗生素,这样在治疗上才有针对性。但在痰培养结果未出现以前或因某些因素的影响,培养不出阳性结果,经验治疗也很重要。临床上一般地细菌性肺炎分为革兰阳性球菌肺炎和革兰阴性杆菌肺炎。起病急剧,血白细胞计数明显增高、中性粒细胞计数增高,再结合临床表现,一般可考虑为革兰阳性球菌肺炎,可选用哌拉西林钠、头孢唑林钠、阿米卡星、环丙沙星等药物治疗。年老体弱、久病卧床,白细胞计数不增高或略增高,一般以革兰阴性杆菌肺炎的可能性大,选用氨基苷类加第二代头孢菌素或第三代头孢菌素等药物治疗。

(二)支持疗法

患者应卧床休息。鼓励其翻身、咳嗽、咳痰,对痰黏稠不易咳出者加用止咳化痰药。有缺氧及呼吸困难症状者给予吸氧。给予高热量、高蛋白、高维生素饮食,酌情静脉给予清蛋白、血浆、氨基酸等。

(三)并发症治疗

老年肺炎并发症有时可引起严重后果,积极治疗并发症极为重要。呼吸衰竭发病率较高,应加强氧疗,如仍不改善可行气管插管,机械通气。心力衰竭是肺炎死亡的重要原因,一旦发生心力衰竭应立即给予强心、利尿治疗。休克多见于低血容量休克和感染性休克,应补充血容量,并合理选用血管活性药物。

四、护理措施

在老年肺炎整个过程中精心护理极为重要。

(1)急性期应多卧床休息,活动困难者应定时翻身,急性期后应加强活动。

(2)严密观察病情变化 注意的神志改变警惕感染性休克的发生。定时测生命体征,记出入量,注意出入量平衡。

(3)给予高蛋白、高维生素、高热量流质饮食,适当食用纤维蔬菜水果以保持大便通畅,鼓励多饮水。

(4)对急性期,应加强氧疗,给予低流量持续吸氧。

(5)高热者应给予物理降温 如乙醇擦浴、冰袋。使体温控制在 38 ℃以下,必要时可给予药物降温。

(6)鼓励咳嗽,咳出痰液 房间空气湿化,给予祛痰药或雾化吸入,定时进行叩背、咳嗽练习,以利排痰。

(7)留取痰标本的方法:尽量在抗生素使用前或停止使用抗生素 2 天以上留取痰标本,患者晨起用白开水漱口 3~4 次,用力从肺深部咳出痰液,留置在消毒痰盒中,及时送检。

五、保健

避免受寒,过度疲劳,酗酒等诱发因素,老年人应重视合理饮食,保证充足营养,坚持户外活动,并学会心理调节,对增强体质,预防呼吸道感染都非常重要。对于易感人群如慢性肺疾病,糖尿病慢性肝病,以及年老体弱者,应使用多价肺炎球菌疫苗、流感病毒疫苗,对提高免疫力预防或减轻疾病的发生,都会产生积极的效果。

(蒋晓珊)

第四节　老年人肺癌

一、疾病概念

原发性支气管肺癌简称肺癌,肿瘤细胞源于支气管黏膜或腺体,常有区域性淋巴结和血行转移,早期常有刺激性干咳和痰中带血等呼吸道症状,病情进展速度与细胞的生物特性有关。

二、流行病学资料

据世界卫生组织国际癌症研究中心统计,2002 年全球肺癌新发病例为 1 332 132 例,占全部新发癌症病例总数的 12.3%,居第一位。近年的流行病学调查数据显示,肺癌为我国癌症发病率和死亡率上升最快的肿瘤。相关研究显示,58% 的肿瘤患者年龄超过 65 岁,30% 以上的肿瘤患者死亡年龄大于或等于 80 岁。因此,伴随着人口老龄化问题,肺癌也将成为老年肿瘤疾病中的最大威胁。

三、临床表现与并发症

肺癌的临床表现与肿瘤发生部位、大小、类型、发展阶段、有无并发症或转移有密切关系。有 5%～15% 的患者于发现肺癌时无症状。

(一)由原发肿瘤引起的症状和体征

1.咳嗽

咳嗽是最常见的症状,以咳嗽为首发症状者占 35%～75%。可表现为刺激性干咳或少量黏液痰。肿瘤引起支气管狭窄,咳嗽加重,多为持续性,呈高调金属音,是一种特征性的阻塞性咳嗽。当继发感染时,痰量增多,呈黏液脓性。

2.咯血

痰中带血或咯血亦是肺癌的常见症状,以此为首发症状者约占 30%。多见于中央型肺癌,癌组织血管丰富,局部组织坏死常引起咯血。多为痰中带血或间断血痰。偶因较大血管破裂、大的空洞形成或肿瘤破溃入支气管与肺血管而导致难以控制的大咯血。

3.胸闷、气短

约有 10% 的患者以此为首发症状,肿瘤导致支气管狭窄,肺门淋巴结转移时肿大的淋巴结压迫主支气管或隆嵴,转移至胸膜及心包引起大量胸腔积液和心包积液,或有上腔静脉阻塞、膈麻痹及肺部广泛受累,均可引起胸闷、气短。

4.体重下降

消瘦为恶性肿瘤的常见症状之一。肿瘤发展到晚期,由于肿瘤毒素、长期消耗、感染及疼痛导致食欲减退,患者消瘦明显,表现为恶病质。

5.发热

以此首发症状者占 20%～30%。肿瘤组织坏死引起发热,多数发热的原因是继发肺炎所致。

(二)肿瘤局部扩展引起的症状和体征

1.胸痛

以胸痛为首发症状者约占 25%。因肿瘤直接侵犯胸膜、肋骨和胸壁,引起不同程度的胸痛。若肿瘤位于胸膜附近,可产生不规则的钝痛或隐痛,于呼吸或咳嗽时加重。如发生肋骨和脊柱的转移,则有压痛点,与呼吸、咳嗽无关。肿瘤压迫肋间神经,胸痛可累及分布区。

2.呼吸困难

约有 10% 的患者以此为首发症状,肿瘤压迫大气道引起的呼吸困难。

3.咽下困难

肿瘤侵犯或压迫食管可引起咽下困难,亦可引起支气管-食管瘘,继发肺部感染。

4.声音嘶哑

肿瘤直接压迫或转移至纵隔淋巴结压迫喉返神经(多见左侧),可引起声音嘶哑。

5.上腔静脉阻塞综合征

肿瘤侵犯纵隔压迫上腔静脉,使上腔静脉回流受阻,产生头面部、颈部、上肢水肿,以及胸前部淤血和静脉曲张。可引起头痛、头晕或眩晕。

6.Horner 综合征

位于肺尖部的肺癌称肺上沟癌,若压迫颈部交感神经,引起病侧眼睑下垂、瞳孔缩小、眼球内陷、同侧额部与胸壁无汗或少汗。若压迫臂丛神经造成以腋下为主、向上肢内侧放射的火灼样疼痛,在夜间尤甚。

(三)肺外转移引起的症状和体征

1.中枢神经系统转移

可发生头痛、呕吐、眩晕、复视、共济失调、脑神经麻痹、一侧肢体无力甚至偏瘫等神经系统表现。严重时出现颅内高压的症状。

2.骨转移

特别是肋骨、脊椎、骨盆转移时,可有局部疼痛和压痛。

3.肝转移

表现为厌食、肝区疼痛、肝大、黄疸和腹水等。

4.淋巴结转移

锁骨上淋巴结是肺癌转移的常见部位,可无症状。

(四)癌作用于其他系统引起的肺外表现

包括内分泌、神经肌肉、结缔组织、血管系统和血管的异常改变,又称伴癌综合征。如肥大性肺性骨关节病。分泌促性腺激素引起男性乳房发育,分泌促肾上腺皮质激素样物引起 Cushing 综合征,分泌抗利尿激素引起稀释性低钠血症,分泌异生性甲状旁腺样激素导致高钙血症。神经肌肉综合征(小脑变性、周围神经病变、重症肌无力等)。

四、治疗原则

肺癌的治疗是根据患者的机体状况、肿瘤的病理类型、侵犯的范围和发展趋向,合理地、有计划地应用现有的治疗手段,以期较大幅度地提高治愈率和患者的生活质量。

肺癌综合治疗的原则:①小细胞肺癌,以化学药物治疗(简称化疗)为主,辅以手术和/或放疗(简称放疗)。②非小细胞肺癌,早期患者以手术治疗为主,病变局部可切除的晚期患者采取新辅助化疗＋手术治疗±放疗;病变局部不可切除的晚期患者采取化疗与放疗联合治疗;远处转移的晚期患者以姑息治疗为主。

(一)手术治疗

肺功能是评估患者能够耐受手术治疗的重要因素。若用力肺活量超过 2 L 且 FEV_1 占用力肺活量的 50% 以上,可考虑手术治疗。当今手术治疗的新进展是扩大手术治疗适应证、缩小手术切除范围及支气管隆突成形术。手术的方式取决于病变的部位和肿瘤的大小,常见的手术方式有肺叶切除术、肺段切除术和全肺切除术等。

(二)化学药物治疗

对小细胞肺癌治疗的效果显著,是其主要的治疗方法。常用的化疗药物有:依托泊苷(VP-16,足叶乙苷)、顺铂(DDP)、卡铂(CBP)、环磷酰胺(CTX)、阿霉素(ADM)、长春新碱(VCR)、异环磷酰胺(IFO)、去甲长春碱(NVB)、吉西他滨(GEM)、紫杉醇(TXL)、丝裂霉素(MMC)、长春地辛(VDS)等。为了获得更好的疗效和最低的不良反应,通常选择 2 种或 2 种以上的药物组成联合方案,如 EF(VP-16 ＋ DDP)、CAV(CTX ＋ ADM ＋ VCR)、CAVP-16(CTX ＋ ADM ＋

VP-16)、VP-CP(CBP＋VP-16)等方案。非小细胞肺癌的治疗应以手术治疗为主,化疗主要作为不能手术及术后复发患者的姑息性治疗或作为手术治疗及放疗的辅助治疗。

(三)放疗

放射线对癌细胞有杀伤作用,放疗对小细胞肺癌效果最好,其次为鳞癌和腺癌。放疗对控制骨转移性疼痛、脊髓压迫、上腔静脉阻塞综合征、支气管阻塞及脑转移引起的症状有较好的疗效。放疗分为根治性和姑息性两种,根治性用于病灶局限、因解剖原因不便手术或患者不愿意手术者。姑息性放疗的目的在于抑制肿瘤的发展,延迟肿瘤扩散和缓解症状。常见的放射线有直线加速器产生的高能 X 线及^{60}钴产生的 γ 线。

(四)生物反应调节剂(BRM)

作为辅助治疗,如干扰素、转移因子、左旋咪唑等。能增加机体对化疗、放疗的耐受性,提高疗效。

(五)其他疗法

如中医治疗、冷冻治疗、支气管动脉灌注及栓塞治疗、经纤支镜电刀切割癌体或行激光治疗,以及经纤支镜引导腔内置入放疗源作近距离照射等,对缓解患者的症状和控制肿瘤的发展有较好效果。

五、护理干预

(一)心理护理

评估患者有无血压增高、失眠、紧张、烦躁不安、心悸等恐惧表现。评估患者的心理状态和对诊断及治疗的了解程度。要根据患者的年龄、职业、文化程度及性格等情况,给予不同的沟通和支持。确诊后,可据患者对病情的关心和知晓程度、心理承受能力和家属的意见,以适当的方式和语言与患者讨论病情、检查和治疗方案,引导患者面对现实,积极配合检查及治疗。家属有特别要求时,应协同家属采取保护性措施,合理隐瞒。尽量给患者创造一个清静和谐的环境,建立良好的护患关系,取得患者的信任。

(二)疼痛护理

评估疼痛的部位、性质、程度及止痛效果;评估疼痛加重或减轻的因素:疼痛持续、缓解或再发的时间;评估影响患者表达疼痛的因素:如性别、年龄、文化背景、教育程度和性格等;评估疼痛对睡眠、进食、活动等日常生活的影响程度。避免加重疼痛的因素:预防上呼吸道感染,尽量避免咳嗽,必要时给止咳剂;指导和协助胸痛患者用手或枕头护住胸部,以减轻深呼吸、咳嗽、或变换体位所引起的疼痛。遵医嘱应用止痛药物,观察用药效果。倾听患者的诉说教会患者正确表述疼痛的程度及转移疼痛的注意力和技巧,帮助患者找出适宜的减轻疼痛的方法。

(三)饮食护理

向患者及家属强调增加营养与促进康复、配合治疗的关系,与患者和家属共同制订既适合患者饮食习惯,又有利于疾病康复的饮食计划。原则是给予高蛋白、高热量、高维生素、易消化的食物,动、植物蛋白应合理搭配,如蛋、鸡头、大豆等。避免产气食物,如地瓜、韭菜等。并注意调配好食物的色、香、味。有吞咽困难者应给予流质饮食,进食宜慢,取半卧位以免发生吸入性肺炎或呛咳,甚至窒息,因化疗而引起严重胃肠道反应而影响进食者,应根据情况做相应处理。病情危重者可采取喂食、鼻饲增加患者的摄入量。对进食不能满足机体需要的患者,给予静脉输注复方氨基酸、全血、血浆或清蛋白等改善营养状况。

(四)呼吸功能锻炼

对于施行过肺癌切除术的患者应尽早进行呼吸功能锻炼,做扩胸运动,同时深呼吸,通过扩胸动作增加通气功能,做腹式呼吸,挺胸时深吸气,收腹时深呼气,改善胸腔的有效容量和呼吸功能。

(五)化疗药物不良反应的护理

1.皮肤毒性

某些化疗药物如阿霉素或长春碱类从血管外渗周围组织时,有可能发生严重的皮肤溃疡或坏死,甚至外渗部位关节僵硬。

2.局部刺激性

化疗前应先用注射器吸生理盐水做好静脉穿刺,确保药液不外渗后,再接化疗药物注入,最后再用生理盐水冲管,可减轻局部刺激性。

3.药物外渗

不同药物外渗可引起不同程度的局部损害。在注射过程中,需注意以下事项。

(1)注射过程中,注意观察注射部位有无肿胀,当患者诉说注射部位疼痛时应停止注射,检查药液是否发生血管外渗。若怀疑药物外渗,应立即停止输注。

(2)若注射刺激性较强的药物外渗,除立即停止注射外,还要将针头保留并接注射器回抽后,从原针头注入解毒剂,然后在渗出的皮下注入解毒剂。

(3)化疗药物外渗或疼痛剧烈者,可用冰敷局部,外涂氢化可的松软膏或用50%硫酸镁湿敷,药物渗出24小时内,切忌热敷,但植物碱类化疗药除外,如长春新碱、长春碱、依托泊苷等化疗药不宜冰敷,草酸铂也不宜冰敷。要做好交班,密切观察局部变化,根据具体情况进行治疗。

(4)水疱的处理:对多发性小水疱注意保持水疱的完整性,避免摩擦和热敷,保持局部皮肤清洁,待水疱自然吸收;对直径>2 cm的大水疱,应在严格消毒后用5号针头在水疱的边缘穿刺抽吸使皮肤贴附;对皮肤破溃者要做外科换药处理;一旦发生化疗药物外渗,保守疗法失效,溃疡形成,可用生理盐水清洗,无菌纱布浸透庆大霉素或无菌纱布浸透1∶5 000呋喃西林溶液敷于创面,严格无菌操作。严重的经久不愈的溃疡需请整形外科会诊处理;另外,发生外渗所致静脉炎的患肢应抬高并禁止静脉注射,患处勿受压。恢复期要鼓励患者多做肢体活动,以促进血液循环。

4.静脉炎

化疗引起静脉炎时可外涂多磺酸黏多糖乳膏(喜疗妥),也可做氦氖激光治疗或频谱仪照射。

5.色素沉着

有局部或全身皮肤色素沉着、甲床色素沉着、指甲变形者,应做好心理护理,减轻患者焦虑。

6.骨髓抑制

化疗药物均可引起不同程度的骨髓抑制,引起白细胞计数减少,增加感染的危险性。

(1)化疗期间注意观察患者血常规变化,对白细胞计数低于$1.0×10^9$/L以下者应进行保护性隔离,入住单间病室并每天用紫外线灯照射消毒病室2次;严格控制探病,预防交叉感染。有条件的医院,患者应安置住层流室。教育患者注意个人卫生的重要性,保持床单干燥,衣服清洁,勤洗澡。操作时严格遵守无菌操作,预防并发症和压疮的发生。

(2)按医嘱使用升白细胞、红细胞药物,给予成分输血,并加强支持治疗。贫血患者多有乏力症状,应多休息、少活动。站立时,动作应尽量慢,可减轻头晕等直立性低血压症状,预防跌倒。

（3）血小板计数低的患者要防止身体受伤,避免用牙签剔牙,防止齿龈损伤出血。在注射针头拔出后,应局部压迫止血。

（4）注意观察患者的变化,如发热、出血等应立即通知医师检查处理。高热者应做血培养和可疑感染部位分泌物的培养,及时按医嘱使用抗生素。

（5）避免接触感染源,嘱咐患者不要到人多的公共场所,外出时戴口罩。

7.消化道反应

（1）恶心、呕吐:常在用药后数小时内发生,发生率达70％～80％,是患者最担心的化疗不良反应之一,可严重影响患者的生活质量。饮食上宜给予清淡易消化的食物,少量多餐,鼓励进食。当有恶心感时,嘱患者多做深呼吸,分散注意力,同时保持室内空气清新无异味。恶心、呕吐严重的患者,化疗前按医嘱使用止吐药物,注意休息,并尽可能减少活动。患者发生呕吐时应给予扶助,呕吐后立即漱口,给予舒适体位,注意观察患者呕吐物的颜色、性质和量,并要做好护理记录。

（2）口腔黏膜炎:由于化疗药物减轻了口腔黏膜的再生能力导致口腔黏膜炎的发生。随着口腔黏膜炎的加重,口腔黏膜可出现假膜、溃疡,伴有疼痛、感染、出血等,并影响进食。饭前、饭后要漱口,睡前及晨起用软毛牙刷刷牙,避免损伤口腔黏膜,忌使用有蜡、有薄荷味的牙线。有活动性义齿的患者,尽量减少戴义齿的时间,减轻齿龈负荷。有溃疡者可喷双料喉风散等,有疼痛的患者用0.5％普鲁卡因溶液或1％丁卡因溶液含漱以减轻疼痛,帮助进食。饮食上宜进食温流质或无刺激性软食,注意维生素及蛋白质的摄入。

（3）腹泻:有些化疗药物可以引起癌症患者腹泻。腹泻患者应少吃水果、冷饮、多渣食物,减少饮食的纤维含量,及时补充水分。因腹泻频繁,粪便刺激而使肛门周围皮肤受损,每次排便后应用温水洗净,并喷洒赛肤润溶液保护肛周皮肤。护士应密切观察粪便性质、颜色及排便次数并做好记录,按医嘱及时静脉补充水分、电解质等。

8.脱发

化疗后不一定每个患者都有毛发脱落现象,脱发程度亦不尽相同。做好解释工作,告诉患者脱发只是一种暂时现象,治疗结束后头发会重新长出。化疗前10分钟可给患者戴上冰帽,使头皮冷却,局部血管收缩,减少药物到达毛囊,对减轻脱发有一定的预防作用。但头皮转移癌、白血病、多发性骨髓瘤等禁用冰帽。脱发后,头皮很敏感,不应使用有刺激性的香皂或洗发水,不要染发和烫发,也不要用温度太高的吹风机吹头发。每天晨、晚间护应注意将床上的脱发打扫干净,减少对患者的刺激。

六、延续护理

延续护理旨在利用一切可能的资源,纵向延伸护理服务的时间,横向拓宽照护层次,以尽量满足患者自医院回归家庭和社会后的健康需求。对于老年肺癌患者,护理人员应制订相应的护理计划,为患者及家属提供切实有效的指导。

（一）成立延续护理管理小组

包括患者的主治医师、责任护士、药剂师等,保证小组成员对延续护理的积极性,并进行规范化培训。

（二）确定延续护理的方式

建立延续护理患者的随访资料档案,根据患者的临床资料制订延续护理计划,由小组成员在患者出院后的第1、7、14天、1月时通过电话随访、微信、上门访视等途径,全面了解患者的身体适应状况及护理情况,适时调整护理计划,并通过网络平台为患者及家属提供疾病相关的健康指导。

(三)延续护理的主要内容

1.用药指导

告知患者及家属不同药物的机制、使用方法、不良反应等,嘱患者按时、按量服用,注意观察药物不良反应。

2.饮食指导

食用质软、易消化的高蛋白、高维生素、高纤维素的食物,避免食用辛辣、刺激、不容易消化的食物。

3.症状管理与识别

嘱患者家属密切观察患者病情,有无咳嗽、咳痰、咯血情况、活动后呼吸有无气促、化疗后血常规有无异常、血管通路(PICC、PORT)的自我护理(定期维护、并发症的观察与处理),及时反馈给小组成员。

4.心理干预

评价患者的角色、认知、情绪和社会功能,结合癌症患者心理分期的特点执行针对性的心理干预路径。

5.专题讲座

定时由医护人员在医院开展肺癌专题讲座,利用 PPT 或 DVD 光碟等为门诊、在院或出院的患者及家属进行肺癌患者护理知识讲座并详细答疑。

七、居家护理

(一)改善居住环境

保持居室清洁、明亮、空气流通,选择适宜的温湿度,夏季宜在 38~40 ℃,冬季一般 20 ℃,湿度在 50%~60%;光线要柔和,避免强光刺激;保持床的清洁干燥,及时更换潮湿、污染的被罩床单等;减少居家环境中的噪声。

(二)心理-社会情况

提高家庭人员的心理承受能力,用轻松愉快的心情面对患者,善于理解患者的郁闷,用家里发生的趣事、喜事分散患者的注意力,缓解疼痛与不适,鼓励患者树立战胜疾病的信心。鼓励患者做一些力所能及的活动。

(三)饮食护理

患者用餐的环境应清洁、卫生、整齐、空气新鲜、气氛轻松愉快。由于肺癌患者往往有味觉改变、味觉减退、厌食等现象,家人在饮食上要不厌其烦,细心调整饮食。肺癌的患者宜选用质软、易消化的高蛋白、高维生素、高纤维素的食物,如牛奶、鸡蛋、鸡肉、鱼、瘦肉、动物肝脏、豆制品、新鲜的蔬菜、水果等。可以少吃多餐,三餐中间加点心,使患者营养丰富,增强抵抗力。

(四)发热护理

1.补充营养和水分

多饮温开水、淡盐水和橘汁之类含维生素 C、钾的饮料。体温较高者,可用温开水或 50%乙醇擦浴;加强体温观察,随时测量和记录;必要的降温措施有冰块冷敷、乙醇擦拭;告知患者注意休息。

2.加强皮肤护理

高热患者在退烧时,往往会大汗淋漓,应及时擦干汗液,更换干燥清洁的衣物和床单,防止感冒。

3.压疮的护理

"五勤":勤翻身、勤擦洗、勤换洗、勤整理、勤检查。使用保护性物品,如海绵圈、气圈、气垫,保持局部皮肤清洁干燥,局部按摩。局部红肿溃破者,可涂红药水收敛或外贴压疮贴。患者卧床日久,易导致肌肉萎缩,应适当活动肢体,家属应为患者按摩肌肉。加强营养,进食富含蛋白质、维生素的食物。

4.加强口腔护理

患者如果长期发热,由于涎腺的分泌减少,口腔黏膜干燥,加上抵抗力下降,极容易引起口腔炎或口腔黏膜溃疡。应帮助患者早晚及餐后漱口或用生理盐水清洁口腔。

(五)恶心、呕吐护理

保持空气清新,然后多听舒缓的音乐,分散患者的注意力,饮食高营养、清淡、少油腻,避免过甜的食物,少食多餐。及时清理呕吐物,协助患者漱口,清除口腔内异味。呕吐频繁时,在4~8小时内禁饮食,然后缓慢进流质饮食,避免大量饮水,可选用清淡的肉汤、菜汤等,以保证营养需要。

(六)便秘的护理

指导患者养成定时大便习惯,每天及时督促其定时大便。每天在起床前和睡觉前用双手顺结肠方向按摩,自右向左轻揉腹部数十次。还可用缓泻剂帮助通便,如服用通便灵、液状石蜡、麻仁丸等。对于便秘严重者,用开塞露塞肛、灌肠液润肠通便。调整饮食:适当增加含纤维素的食物,如粗粮、芹菜、韭菜、菠菜、豆芽、水果等。适当增加饮水量,每天饮水量2 000 mL左右,保持胃肠道足量的水分,软化大便。另外,可适当增加脂肪食物,如花生油、芝麻油等。在身体状况允许下,进行适量的体育活动,促进肠蠕动,卧床患者给予被动运动。

(七)疼痛护理

疼痛会引起一系列心理变化,如焦虑、恐惧、悲哀、绝望等,易失去生存的信心。家人要随时观察并与患者沟通思想,重视其心理活动。鼓励患者说出自己的痛苦,以便准确了解病情,消除对止痛药物"成瘾"的思想顾虑,正确用药。营造舒适的入眠环境,避免光、噪声干扰。疼痛困扰常使患者不能良好睡眠,应联系医务人员,调整药物,有效止痛,保证睡眠。注意止痛药物的不良反应,阿片类止痛药是最常用的止痛药物,主要不良反应有便秘、恶心呕吐、呼吸抑制。

(八)咳嗽、咯血、呼吸困难的护理

注意观察咳嗽、咳痰的情况,观察痰的颜色、量、性质,做好祛痰工作使痰液及时排出体外。咳嗽伴有咯血时,应立刻平卧,头偏向一侧,亦可取患侧卧位,减少肺的活动,有利于止血,同时也可避免窒息,防止血流向健侧。家属要沉着、冷静,尽量使患者放松,避免不必要的危险。及时除去血迹,减少刺激。联系医务人员,及时送往医院救治。患者呼吸困难时,家属要协助患者采用合适的体位以减轻呼吸困难,如背部加垫被褥使其身体与床呈45°,有条件者背部垫支架,可使膈肌位置下降,有利于呼吸肌活动,利于气体交换,改善呼吸困难。

(蒋晓珊)

第五节　老年人慢性肺源性心脏病

一、疾病简介

患有多年慢性支气管炎的中老年人可并发阻塞性肺气肿,常可出现逐渐加重的呼吸困难,初时往往在活动后气短,渐至休息时也感气促,在寒冷季节常因呼吸道感染使症状加重,甚至发生发绀或呼吸衰竭。由于长期反复咳嗽使肺泡膨胀、压力增高、肺泡周围毛细血管受压而阻力加大,加重了心脏负担,久之可导致肺源性心脏病。

肺源性心脏病是老年常见病。简单地说就是肺源性心脏病的简称,慢性支气管炎反复发作,支气管黏膜充血、水肿,大量黏液性渗出物阻塞小气道,气道不通畅,造成肺泡间隔断裂,影响气体交换功能,就会出现肺气肿。由于支气管炎不断发作,甚至引起支气管周围炎和肺炎,炎症波及附近的肺动脉和支气管动脉,致使这些动脉的管壁增厚、管腔变得狭窄,就会引起肺动脉压力增高,进而引起右心室和右心房肥大。发展成为阻塞性肺气肿,最后导致肺源性心脏病。支气管炎→肺气肿→肺源性心脏病,这就是本病演变的 3 个阶段。

二、主要表现

(一)原有肺部疾病的表现

有长期的咳嗽、咯痰、气促和哮喘等症状和肺气肿体征,如桶状胸,肺部叩诊呈高清音,肺下界下移。听诊呼吸音减弱或有干、湿啰音,心浊音界不易叩出,心音遥远,某些患者可伴有杵状指。

(二)心脏受累的表现

肺部疾病累及心脏的过程是逐渐的长期的,早期仅为疲劳后感到心悸气短,以及肺动脉高压及右心室肥大,如肺动脉第二心音亢进。剑突下有较明显的心脏搏动。叩诊可能肺动脉及心浊音界扩大,但多数因伴有肺气肿而不易查出,随病程进展逐渐出现心悸,气急加重,或有发绀。后期可出现右心衰竭的表现,如颈静脉怒张、肝大和压痛、下肢水肿和腹水。心悸常增快,可有相对性二尖瓣关闭不全,在三尖瓣区或剑突下可闻及收缩期吹风样杂音,或心前区奔马律。

(三)呼吸衰竭的表现

病变后期如继发感染,往往出现严重的呼吸困难、咳喘加重。白黏痰增多或咳黄绿色脓痰,发绀明显,头痛,有时烦躁不安,有时神志模糊,或嗜睡,或谵语,四肢肌肉抖动即所谓"肺性脑病";其原因是血氧减少,二氧化碳潴留中毒,酸碱平衡失调,电解质紊乱及脑组织 pH 下降等一系列内环境紊乱所致。

三、治疗要点

(一)基础疾病和发病诱因的治疗

在治疗肺实质性疾病引起的肺源性心脏病时,应积极有效地控制感染。根据临床表现和痰细菌培养及药物敏感试验结果合理选用抗生素。感染细菌不明确时应使用兼顾球菌和杆菌的抗菌药物。保持呼吸道通畅,鼓励咯痰,气道局部湿化或用祛痰药排痰,应用支气管扩张药,包括β受体激动药、茶碱及抗胆碱药物等。合理实施氧疗,合并呼吸衰竭伴中度以上二氧化碳潴留的宜用持续性控制性给氧,以达到既能将血氧含量提高到生命安全水平,又能避免二氧化碳过度升高对呼吸的抑制。氧流量通常控制在 $0.8 \sim 1.5$ L/min,使氧分压调整在 $6.7 \sim 8.0$ kPa ($50 \sim 60$ mmHg);往往病情愈重,氧流量控制愈严格。若在前述治疗过程中神志状态恶化,呼吸明显抑制,咳嗽反射减弱,二氧化碳分压>10.7 kPa(80 mmHg)时,可试用呼吸兴奋药。对其效果尚有不同的看法。常用药物的疗效依次为多沙普仑、香草酸二乙胺、氨苯噻唑、巴豆丙酰胺及尼可刹米。重症呼吸衰竭经保守治疗 $12 \sim 24$ 小时无效时,应及时实施机械通气治疗。经鼻腔插管比经口腔或气管切开有更多的优点,已被普遍应用。在治疗肺血管病引起的肺源性心脏病时,对肺血栓形成或栓塞宜应用口服抗凝药(如华法林)或肺动脉血栓摘除术治疗;活动性肺血管炎需抗炎或服用肾上腺皮质激素。

(二)肺动脉高压的降压治疗

降低肺动脉压为一辅助治疗,常用的血管扩张药有钙通道阻滞剂(硝苯地平)、肼屈嗪、肾上腺能受体阻断药(酚苄明、酚妥拉明、妥拉唑林、哌唑嗪)、硝酸盐制剂及血管紧张素转换酶抑制剂(后者只用于缺氧性肺源性心脏病)。血管扩张药可产生某些不良反应,特别重症,可引起低血压、低氧加重、矛盾性肺动脉压升高,甚至猝死,因此,应在密切监护下使用。

(三)心力衰竭的治疗

与一般心力衰竭的治疗基本相同,可慎用地高辛,使用利尿药、血管扩张药和血管紧张素转换酶抑制剂(卡托普利、依那普利)等。当并存有重度呼吸衰竭时,应侧重于使呼吸通畅,注意防止过度利尿引起排痰困难。

(四)稳定期的康复治疗

康复治疗的目的是稳定情绪,逆转的心理和心理病理状态,并尽可能提高心肺功能和生活质量。常用的疗法如下。

1.教育

对及其家庭成员进行有关肺源性心脏病的卫生常识教育和医护指导,以调动战胜疾病的主动精神。

2.长期家庭氧疗

每天吸氧至少 15 小时以上,长期坚持。这不仅能降低肺动脉压力,增加心排血量,缓解症状,增强体质,改善预后,甚至可使增厚的肺血管改变逆转。

3.中药扶正固本、活血化瘀治疗

常用的药物有黄芪、党参、白术、防风、茯苓、麦冬、五味子、紫河车、丹参、当归、川芎等。

4.预防感冒、及时控制肺部感染

可用肺炎球菌疫苗和流感病毒疫苗预防肺内感染,也可试服黄芪或间歇注射核酪以提高机体的免疫功能。继发于病毒感染的呼吸道细菌感染以流感嗜血杆菌、肺炎链球菌及部分革兰阴性杆菌最为常见,因此,应及时选用对这些细菌比较敏感的抗生素进行治疗。

5.改善心肺功能

常用的药物有肾上腺能受体激动药和茶碱类药物,部分可试用皮质激素。其他尚有气功疗法、呼吸治疗及物理治疗等。

四、护理措施

(一)心理护理

因长期患病,对治疗失去信心,护士应经常与谈心,解除对疾病的忧虑和恐惧,增强与疾病斗争的信心;同时要解决实际困难,使其安心治疗。

(二)生活护理

心肺功能代偿良好时,可让适当参加体能锻炼,但不易过度活动,还应注意休息。当出现呼吸困难、发绀、水肿等症状加重时、心肺功能失代偿时,应绝对卧床休息或半坐卧位,抬高床头减轻呼吸困难,给低流量持续氧气吸入,生活上满足需求,做好生活护理,加强巡视病情。

(三)基础护理

病室保持整洁、光线充足,经常开窗,空气对流,温湿度要适当。对长期卧床应预防压疮发生,保持皮肤清洁,每4小时按摩受压部位或给气垫床,骨突部位给棉垫圈或气圈,每天早晚用温水擦洗臀部,经常为翻身,更换衣服。保证营养供给,做好口腔护理,防止口腔溃疡、细菌侵入,必要时用复方硼砂溶液漱口。减少院内感染,提高护理质量。

(四)饮食指导

肺源性心脏病是慢性疾病,应限制钠盐摄入,鼓励进高蛋白、高热量、多维生素饮食,同时忌辛辣刺激性食物,戒烟、酒,出汗多时应给钾盐类食物,不能进食者可行静脉补液,速度不宜过快,以减轻心脏负担。

(五)控制感染

控制呼吸道感染是治疗肺源性心脏病的重要措施。应保持呼吸道通畅,可给氧气吸入,痰多时可行雾化吸入,无力排痰者及时吸痰,协助患者翻身;按医嘱给抗生素,注意给药方法和用药时间,输液时应现用现配,以免失去疗效;做好24小时出入量记录,对于全身水肿,注射针眼处应压迫片刻,以防感染。用利尿剂时,需观察有无水、电解质紊乱及给药效果。

(六)密切观察病情,提高对病情的观察能力

要认真观察神志、发绀,注意体温、脉搏、呼吸、血压及心率变化,输液速度不宜过快,一般以20~30滴/分为宜,以减轻心脏负担。护士夜间加强巡视,因肺源性心脏病的死亡多发生夜间0~4时,询问病情要详细,观察有无上消化道出血及肺性脑病的征象,警惕晚期合并弥散性血管内凝血,发现情况及时报告医师,所以护士在抢救治疗肺源性心脏病中起着重要作用。

五、保健

(1)严寒到来时,要及时增添衣服,尽量避免着凉,不能让自己有畏寒感,外出时更要注意穿暖。因一旦受凉,支气管黏膜血管收缩,加之肺源性心脏病免疫功能低下,很容易引起病毒和细菌感染。一般先是上呼吸道,而后蔓延至下呼吸道,引起肺炎或支气管肺炎。此外,脚的保暖对肺源性心脏病也十分重要,不可忽视。

(2)多参加一些户外活动,接触太阳光。天气晴朗时早上可到空气新鲜处如公园或树林里散散步,做一些力所能及的运动,如打太极拳、做腹式呼吸运动,以锻炼膈肌功能,并要持之以恒。出了汗及时用干毛巾擦干,并及时更换内衣。研究结果表明,长期坚持力所能及的运动,可提高机体免疫功能,能改善肺功能。运动量以不产生气促或其他不适为前提。避免到空气污浊的地方去。

（3）保持室内空气流通。早上应打开窗户,以换进新鲜空气。在卧室里烧炭火或煤火尤其是缺乏排气管时,对肺源性心脏病不利,应尽量避免。

（4）生活要有规律。每天几点钟起床,几点钟睡觉,何时进餐,何时大便,何时外出散步,都要有规律。中午最好睡睡午觉。心情要舒畅,家庭成员要和睦相处。肺源性心脏病由于长期受疾病折磨,火气难免大些,应尽量克制,不要发脾气。

（5）吸烟者要彻底戒烟,甚至不要和吸烟者一起叙谈、下棋、玩牌等,因被动吸烟对肺源性心脏病同样有害。有痰要及时咳出,以保持气道清洁。

（6）要补充营养。肺源性心脏病多有营养障碍,消瘦者较多,但又往往食欲不好。原则上应少食多餐,还可适当服一些健胃或助消化药。不宜进食太咸的食品。

（7）肺源性心脏病并发下呼吸道感染的表现往往很不典型,发热、咳嗽等症状可能不明显,有时仅表现为气促加重、痰量增多或痰颜色变浓。这都应及时到医院就诊,不要耽误。

（8）自己不要滥用强心、利尿和普萘洛尔类药物。因用药不当可加重病情,甚至发生意外。

（9）有条件者可进行家庭氧疗,这对改善缺氧,提高生活质量和延长寿命都有所裨益。

（10）为提高机体免疫功能,在严寒到来之前可肌内注射卡介苗注射液,每次 1 mL,每周2 次,共 3 个月。这样可减少感冒和上呼吸道感染发生。

（蒋晓珊）

第六节　老年人心包炎

一、疾病简介

心脏外面有脏层和壁层两层心包膜,如它们发生炎症改变即为心包炎,可使心脏受压而舒张受限制。心包炎可分为急性和慢性两类,慢性心包炎较严重的类型是缩窄性心包炎。

二、主要表现

症状可能为原发性疾病如感染时的发冷、发热、出汗、乏力等症状所掩盖。心包炎本身的症状有以下几方面。

(一)心前区疼痛

主要见于炎症变化的纤维蛋白渗出阶段。心前区疼痛常于体位改变、深呼吸、咳嗽、吞咽、卧位尤其当抬腿或左侧卧位时加剧,坐位或前倾位时减轻。疼痛通常局限于胸骨下或心前区,常放射到左肩、背部、颈部或上腹部,偶向下颌,左前臂和手放射。右侧斜方肌嵴的疼痛系心包炎的特有症状,但不常见。

(二)心脏压塞的症状

可出现呼吸困难、面色苍白、烦躁不安、发绀、乏力、上腹部疼痛、水肿甚至休克。

(三)心包积液对邻近器官压迫的症状

肺、气管、支气管和大血管受压迫引起肺淤血,肺活量减少,通气受限制,加重呼吸困难,使呼吸浅而速。常自动采取前卧坐位,使心包渗液向下及向前移位,以减轻压迫症状。气管受压可产生咳嗽和声音嘶哑。食管受压可出现咽下困难症状。

(四)全身症状

心包炎本身亦可引起发冷、发热、心悸、出汗、乏力等症状,与原发疾病的症状常难以区分。

三、治疗要点

治疗原发病,改善症状,解除循环障碍。

(一)一般治疗

急性期应卧床休息,呼吸困难者取半卧位,吸氧,胸痛明显者可给予镇痛剂,必要时可使用可待因或哌替啶。加强支持疗法。

(二)病因治疗

结核性心包炎给予抗结核治疗,用药方法及疗程与结核性胸膜炎相同,也可加用泼尼松每天15～30 mg,以促进渗液的吸收减少粘连。风湿性者应加强抗风湿治疗。

(三)解除心包压塞

大量渗液或有心包压塞症状者,可施行心包穿刺术抽液减压。

四、护理措施

(一)病情观察

(1)疼痛:急性心包炎主要表现为心前区尖锐的剧痛或沉重的闷痛。可放射至左肩,疼痛可随呼吸或咳嗽加剧。应十分重视的主诉并及时给予处理。

(2)呼吸困难:为急性心包性渗液时最突出症状,为慢性缩窄性心包炎最主要症状。护理人员应密切观察呼吸频率及节律,及时与医师联系。

(3)当出现心包压塞征象时可出现静脉压升高,动脉压降低,严重者可出现休克。由于渗液积聚还可出现体循环淤血征,如肝-颈回流征阳性、胸腹水,面部及下肢水肿。常有奇脉,并注意有无心律失常发生。

(二)护理要点

1.休息与卧位

应卧床休息,取半卧位,认真做好一级护理。

2.饮食

给予高热量、高蛋白、高维生素饮食。

3.高热护理

及时做好降温处理,及时更换衣裤,定时测量体温并做好记录。

五、保健

(1)加强个人卫生,预防各种感染。

(2)遵医嘱及时、准确地使用药物并定时随访。

(蒋晓珊)

第七节　老年人心肌病

一、疾病简介

心肌病通常指病因不能明确的心肌疾病,称特发性心肌病,主要为扩张型心肌病、肥厚型心肌病、限制型心肌病和致心律失常型心肌病。其中以扩张型心肌病和肥厚型心肌病较为常见。病因明确的或断发于全身疾病的为特异性心肌病。心肌病分类如下。

(一)特异性心肌病

特异性心肌病指伴有特异性心脏或特异性系统性疾病的心肌疾病。

1.缺血性心肌病

缺血性心肌病表现为扩张型心肌病伴收缩功能损伤,而不能以冠状动脉病变或缺血损伤的范围来解释。

2.瓣膜性心肌病

瓣膜性心肌病表现为心室功能障碍而超过了其异常负荷。

3.高血压性心肌病

高血压性心肌病常表现为左心室肥大伴扩张型或限制型心肌病心力衰竭的特点。

4.炎症性心肌病

炎症性心肌病为心肌炎伴心功能不全。已知的炎症性心肌病有特异性、自身免疫性及感染性。

5.代谢性心肌病

(1)内分泌性:如甲状腺功能亢进、减退,肾上腺皮质功能不全,嗜铬细胞瘤,肢端肥大症和糖尿病。

(2)家族性累积性和浸润性疾病:如血色病、糖原累积病、Hurler 综合征、Refsum 综合征、Neimann-Pick 病、Hand-Christian 病、Fabry-Anderson 病及 Morquio-Ullrich 病。

(3)缺乏性心肌病:如钾代谢紊乱、镁缺乏症、营养障碍(如恶性营养不良、贫血、维生素 B_1 缺乏症及硒缺乏症)。

(4)淀粉样变性:如原发性、继发性、家族性及遗传性心脏淀粉样变,家族性地中海热及老年性淀粉样变。

6.全身系统疾病

全身系统疾病包括结缔组织病,如系统性红斑狼疮、结节性多动脉炎、风湿性关节炎、硬皮病和皮肌炎;浸润和肉芽肿,如结节病及白血病。

7.肌营养不良

肌营养不良包括 Duchenne 肌营养不良、Becker 肌营养不良、强直性肌营养不良。

8.神经肌肉病变

神经肌肉病变包括遗传性共济失调、Noonan 综合征及着色斑病。

9.过敏及中毒反应

过敏及中毒反应包括对乙醇、儿茶酚胺、蒽环类药物、放射线等损害的反应。酒精性心肌病有可能为过量饮酒,现今尚不能确定乙醇是致病性还是条件性作用,也尚无确切的诊断标准。

10.围生期心肌病

可首次在围生期发病,可能为一组不同的疾病。

(二)特发性心肌病

心肌病是指伴有心功能障碍的心肌疾病,可分为扩张型心肌病、肥厚型心肌病、限制型心肌病和致心律失常型心肌病。

1.扩张型心肌病

左心室或双侧心室扩张及收缩功能障碍,可以是特发性、家族性或遗传性、病毒性和/或免疫性、酒精性或中毒性,以及并发于已知的心血管疾病,但其心功能损伤程度不能以异常负荷或缺血损伤的范围来解释。组织学改变是非特异性的。临床表现通常伴有心力衰竭,且呈进行性,常有心律失常、血栓栓塞及猝死,并可发生在病程中的任何一期内。

2.肥厚型心肌病

特点为左心室或右心室肥厚,通常是非对称性,并侵及室间隔。典型者左心室容量正常或减低,常有收缩期压力阶差。家族性通常为常染色体显性遗传,本病由肌质网收缩蛋白基因突变所致。典型形态学改变为心肌细胞肥大和排列紊乱,周围疏松结缔组织增多。多发生心律失常及早年猝死。

3.限制型心肌病

其特点为一侧或两侧心室有限制充盈及舒张期容量减少,其收缩功能正常或接近正常,心室壁增厚,可能伴增生的间质纤维化。可以是特发性的或伴发于其他疾病(如淀粉样变性,伴或不伴嗜酸性粒细胞增多症的心内膜心肌病)。

4.致心律失常型右心室心肌病

其特点为右心室心肌进行性被纤维脂肪组织所代替,初始为局限性,逐渐发展为全右心受累,有时左心室也受累,而室间隔相对不受侵犯。多为家族性,属常染色体显性遗传及不完全性外显,有时为隐性型。表现为心律失常,常可猝死,尤其是年轻患者。

5.不定型心肌病

不定型心肌病包括不能分入任何组织的少数患者(如弹力纤维增生症,未侵及心肌,收缩功能有障碍,只有轻度扩张,线粒体受波及)。

有些疾病可表现为一型以上的心肌病(如淀粉样变、高血压)。心律失常和传导系统疾病可以为原发性心肌异常,现尚未归入心肌病内。

二、主要表现

(一)扩张型心肌病

扩张型心肌病又称充血性心肌病,病理上以心肌变性、纤维化、心腔扩张为突出,其主要特征是心肌收缩功能障碍,进而发生心功能不全。患者容易合并各种心律失常及栓塞,甚或发生猝死。多有心悸、气急、胸闷、心前区憋痛不适等症状。重者出现水肿、端坐呼吸、肝大伴压痛等充血性心力衰竭的表现。

（二）肥厚型心肌病

肥厚型心肌病以心肌非对称性肥厚、心室腔缩小为特征。可有心悸、气促、胸闷胸痛、劳力性呼吸困难等症状。重者发生头晕及晕厥。伴有流出道梗阻时,在起立时或运动中常诱发眩晕,甚至有神志丧失的表现。

（三）限制型心肌病

限制型心肌病以心内膜纤维增生为主,致使心脏的收缩及舒张功能都受影响。以右心回流障碍、右心衰竭显著,可出现心悸、呼吸困难、水肿、颈静脉怒张、肝大及腹水等表现。

三、治疗要点

（一）病因防治

积极处理各种病毒感染。

（二）促进心肌代谢

给予肌苷、大剂量维生素 C 和极化液等。

（三）控制心力衰竭

应用利尿剂及强心苷,剂量宜由小至大,逐步增加。

（四）纠正心律失常

根据不同类型的心律失常选抗心律失常药物。

四、护理措施

（一）心理护理

及时了解和家属的心理状态,根据存在的不同心理状态,给予相应的心理疏导,介绍有关注意事项、关心体贴询问病情,主动了解需要,用热情和蔼的态度取得他们的信任,使其解除思想顾虑和精神紧张,以最佳的精神状态接受和配合治疗。同时还应注意在情绪稳定期间及时给予保健指导,讲解出院后的饮食、休息及注意事项。

（二）生活护理

建立良好的护患关系,满足生活上的必要需求。饮食给予低盐、低脂、清淡易消化吸收的食物,补充适量纤维素、新鲜水果蔬菜,进食量不可过饱,以防增加心脏负担。便秘时适当口服缓泻剂,告诫切忌屏气用力,以免加重心脏的负担,诱发心肌缺血,教育在排便时呼气或含服硝酸甘油,每天按肠蠕动方向按摩腹部数次,以促进排便。

（三）高危因素的护理

1.晕厥的治疗和护理

晕厥是猝死的先兆,应引起临床重视。临床护理不容忽视,护士应详细询问有无晕厥发作史,了解晕厥发生的次数、每次持续的时间、与体位的关系及发作前是否有前驱症状,如面色苍白、恶心、呕吐、头晕、眼黑、出冷汗等。嘱适当卧床休息,避免剧烈活动、情绪激动,协助做好生活护理。外出检查时由专人陪送。避免因心率加快、心肌收缩加重梗阻,导致脑供血下降发生晕厥。同时,肥厚型心肌病多服用 β 受体阻滞剂普萘洛尔和钙通道阻滞剂维拉帕米等,负性肌力药物抑制心肌收缩,减轻流出道阻塞。护士要注意观察上述药物对血压和心率的不良影响,避免晕厥的发生。

2.猝死的预防及护理

肥厚型心肌病在发生猝死前往往尚未明确诊断或新近确诊而不易预知,而猝死仅为首发的临床表现。护理上应密切注意的自觉症状,注意心率和心律的变化,尤其是任何室性心律失常的发生。值班护士应熟练掌握除颤器的使用和紧急心肺复苏。对各种心电图变化、心律失常的图形能准确判断,以便尽早做好抢救准备工作,争取抢救时间。

3.心律失常的护理

评估心律失常可能引起的临床症状,如心悸、乏力、胸闷、头晕、晕厥等,注意观察和询问这些症状的程度、持续时间及给日常生活带来的影响。定期测量心率和心律。及时进行心电监护,密切观察有无心律失常的发生。其次为高度房室传导阻滞、三束支传导阻滞。多数传导阻滞可恢复,必要时安置起搏器。护士应掌握心电图机的使用方法,在心律失常突然发作时及时描记心电图并标明日期和时间。如需持续心电监测的,应注意观察发作次数、持续时间、治疗效果等情况。必要时准备好急救药品、抢救设备,及时给予急救。教育注意劳逸结合,生活规律,保持情绪稳定,避免摄入刺激性食物,如咖啡、浓茶、烈性酒、可乐等;心动过缓应避免屏气用力动作,如用力排便等,以免因兴奋迷走神经而加重心动过缓。

4.心力衰竭的护理

尚未发生心力衰竭的要避免劳累,注意预防呼吸道感染,戒烟、酒。一旦发生心力衰竭应注意充分休息,给予低盐或无盐、高维生素易消化饮食,宜少食多餐,合理补给维生素 B_1 及维生素 C,低钾适当增加蔬菜、瓜果、肉汤及橘子汁等。给予氧气吸入,严密观察患者生命体征变化、呼吸困难程度、咳嗽、咯痰情况及肺内啰音变化。遵医嘱服药,用药过程中密切观察的面色、心率、心律、血压、尿量、神志等变化,使用利尿剂时,应严格记录出入量,监测电解质变化情况,如低钾、低钠等;使用血管扩张剂要控制输液速度并监测血压,做好护理记录,延缓病情恶化。

肥厚型心肌病的进展缓慢,但如病情进展迅速或心室舒张末期血压过高则预后较差。除严格、持续合理安排活动量、坚持治疗外,还应注意保持情绪稳定,避免剧烈运动、持重、屏气动作,以减少猝死的发生。此外,对直系亲属进行超声心动图检查可及早发现病情。

五、保健

(1)积极治疗可能导致心肌病的原发病。

(2)根据心功能情况,适当活动,但切忌不可过累,应多休息,病情严重时应卧床休息。

(3)饮食宜清淡,有心力衰竭时应控制钠、水摄入,生活规律,避免受寒而诱发疾病加重。

(蒋晓珊)

第八节　老年人冠状动脉粥样硬化性心脏病

一、疾病概念

冠状动脉粥样硬化性心脏病指冠状动脉粥样硬化使管腔狭窄或阻塞,导致心肌缺血、缺氧而引起的心脏病,为动脉粥样硬化导致器官病变的最常见类型。它和冠状动脉功能性改变即冠状动脉痉挛一起,统称冠状动脉性心脏病(coronary heart disease,CHD),简称冠心病,亦称缺血性心脏病。本病可分为五种临床类型:无症状性心肌缺血型、心绞痛型、心肌梗死型、缺血性心肌病型、猝死型。其中以心绞痛及心肌梗死型较常见。

二、流行病学资料

冠状动脉粥样硬化性心脏病在老年人中普遍存在并随着年龄的增长进行性加重。尸解发现,50 岁以上的个体半数以上至少存在一支冠状动脉的明显狭窄,狭窄的严重程度和数量随着年龄增加。性别与心血管的关系在 65 岁以后逆转,65 岁以前,男性心血管病发病率高于女性,65 岁以后女性超过男性,半数以上的急性心肌梗死发生在 65 岁以上和女性患者。

三、临床表现与并发症

(一)心绞痛型的临床表现

1.症状

心绞痛以发作性胸痛为主要临床表现,疼痛的特点如下。

(1)部位:主要在胸骨体上段或中段之后,可波及心前区,常放射至左肩,或至颈、咽或下颌部。

(2)性质:胸痛常为压迫、发闷或紧锁性,也可有烧灼感,但不尖锐,不像针刺或刀扎样痛,偶伴濒死的恐惧感。发作时,患者往往不自觉地停止原来的活动,直至症状缓解。

(3)诱因:发作常由体力劳动或情绪激动所激发,饱食、寒冷、吸烟、心动过速、休克等亦可诱发。

(4)持续时间:疼痛出现后常逐步加重,然后在 3~5 分钟逐渐消失,一般在停止原来诱发症状的活动后缓解。舌下含用硝酸甘油也能在几分钟之内使之缓解。

2.体征

心绞痛发作时常见心率增快、血压升高,表情焦虑、皮肤冷或出汗,有时出现第四或第三心音奔马律。缺血发作时可有暂时性心尖部收缩期杂音。可有第二心音逆分裂或出现交替脉。部分患者可出现肺部啰音。

(二)心肌梗死型的临床表现

1.症状和体征

典型的症状为剧烈的、胸骨后压榨性或紧缩性疼痛,可放射至左臂,常伴有濒死感。这种不适类似于心绞痛,但其程度更高,持续时间更长(常大于 20 分钟),且休息和硝酸甘油不能缓解。疼痛可放射至颈、颌、背、肩、右臂和上腹部。

2.伴随症状

可包括出汗、呼吸困难、乏力、头昏、心悸、精神错乱、消化不良、恶心或呕吐。

(三)心绞痛并发症

心律失常、心肌梗死、心力衰竭。

(四)心肌梗死的并发症

乳头肌功能失调或断裂、心脏破裂、室壁瘤、栓塞、心肌梗死后综合征。

四、治疗原则

(一)心绞痛的治疗

治疗有两个主要目的,一是预防心肌梗死和猝死,改善预后;二是减轻症状和缺血发作,提高生活质量。

1.一般治疗

发作时立刻休息,一般患者在停止活动后症状即可消除。平时应尽量避免各种确知的诱发因素,如过度的体力活动、情绪激动、饱餐等,冬天注意保暖。调节饮食,特别是一次进食不宜过饱,避免油腻饮食,禁绝烟酒。调整日常生活与工作量;减轻精神负担;保持适当的体力活动,以不致发生疼痛症状为度;治疗高血压、糖尿病、贫血、甲状腺功能亢进症等相关疾病。

2.药物治疗

药物治疗首先考虑预防心肌梗死和死亡,其次是缓解症状、减轻缺血及改善生活质量。

(1)抗心绞痛和抗缺血治疗:①硝酸酯类药物,这类药物能降低心肌需氧,同时增加心肌供氧,从而缓解心绞痛。②β肾上腺素受体阻滞剂,机制是阻断拟交感胺类对心率和心收缩力的刺激作用,减慢心率、降低血压,减低心肌收缩力和耗氧量,从而缓解心绞痛的发作。③钙通道阻滞剂,本类药物可抑制心肌收缩,减少心肌氧耗;扩张冠状动脉,解除冠状动脉痉挛,改善心内膜下心肌的供血;扩张周围血管,降低动脉压,减轻心脏负荷;还降低血黏度,抗血小板聚集,改善心肌的微循环。

(2)预防心肌梗死和死亡的药物治疗:①抗血小板治疗,抗血小板治疗可抑制血小板在动脉粥样硬化斑块上的聚集,防止血栓形成。②降脂药物,降脂药物在治疗冠状动脉粥样硬化中起重要作用。他汀类药物可以使动脉粥样硬化斑块消退,显著延缓病变进展,减少不良心血管事件。③血管紧张素转换酶抑制剂,ACEI能逆转左室肥厚、血管增厚,延缓动脉粥样硬化进展,能减少斑块破裂和血栓形成,另外,还有利于心肌供氧/氧耗平衡和心脏血流动力学,并降低交感神经活性。

(二)心肌梗死的治疗

1.阿司匹林和口服抗血小板治疗

除非患者有明确的阿司匹林过敏史,所有急性心肌梗死患者都应立即给予阿司匹林治疗。

2.吸氧

对所有怀疑急性心肌梗死的患者均给予鼻导管吸氧。对有严重肺水肿或心源性休克的患者应给予面罩吸氧或气管插管给氧。

3.硝酸甘油

在考虑给予再灌注治疗前,应舌下含服硝酸甘油(0.4 mg)以判断ST段的抬高是否为冠状动脉痉挛所致。

4.再灌注治疗

急性心肌梗死的首要治疗目标是尽快给予再灌注治疗。所有症状发生12小时内就诊、有ST段抬高或新发左束支传导阻滞的心肌梗死患者均应考虑给予再灌注治疗。

五、护理干预

(一)心绞痛

1.活动与休息

心绞痛发作时应立即停止正在进行的活动,休息片刻即可缓解。

2.心理护理

安慰患者,解除紧张不安情绪,以减少心肌耗氧。

3.疼痛观察

评估患者疼痛的部位、性质、程度、持续时间,给予心电监护,描记疼痛发作时的心电图,严密监测生命体征变化,观察患者有无面色苍白、大汗、恶心、呕吐等。

4.用药护理

心绞痛发作时给予患者舌下含服硝酸甘油,用药后注意观察患者胸痛变化情况,如服药后3~5分钟仍不缓解可重复使用。用药过程中,注意观察药物不良反应,避免血压过低。

5.减少或避免诱因

疼痛缓解后,与患者一起分析引起心绞痛发作的诱因,如过劳、情绪激动、寒冷刺激等。注意调节饮食,禁烟酒。保持排便通畅,切忌用力排便,以免诱发心绞痛。

(二)心肌梗死

1.饮食与休息

起病后4~12小时内给予流质饮食,以减轻胃扩张。随后过渡到低脂、低胆固醇清淡饮食,提倡少食多餐。发病12小时内应绝对卧床休息,保持环境安静,限制探视。

2.给氧

遵医嘱给予氧疗,以增加心肌氧的供应,减轻缺血和疼痛。

3.心理护理

疼痛发作时应有专人陪伴,允许患者表达内心感受,给予心理支持,鼓励患者战胜疾病的信心。将监护仪的报警声尽量调低,以免影响患者休息。

4.止痛治疗的护理

遵医嘱给予吗啡或哌替啶止痛,注意有无呼吸抑制等不良反应。

5.活动

急性期24小时内绝对卧床休息,若病情稳定无并发症,24小时后可允许患者坐床边椅。指导患者进行腹式呼吸、关节被动与主动运动,逐渐过渡到床边活动。

6.排便

避免屏气用力排便,若出现排便困难,应立即告知医护人员,必要时应用缓泻剂或开塞露。

7.急性期严密心电监护

监测电解质和酸碱平衡状况,因电解质紊乱和酸碱失衡时更容易并发心律失常。准备好急救药物和抢救设备,随时准备抢救。

六、延续护理

延续性护理通常是指从医院到家庭的护理延续,包括经由医院制订的出院计划、转诊、患者回归家庭或社区后的持续性随访和指导。

(一)成立延续护理管理小组

老年冠心病患者的延续性护理团队由患者的主治医师、责任护士、临床药师等组成,保证小组成员对延续护理的积极性,并进行规范化培训。

(二)确定延续护理的方式

患者出院前,准确、详细记录患者的相关信息,建立随访资料档案。老年冠心病延续性护理小组旨在为老年患者提供全方面的家庭护理指导,包括用药指导、饮食指导、康复指导、运动指导、病情自我监测指导等。由小组成员在出院后2周之内采用电话回访的形式实施。

(三)延续护理的主要内容

1.心绞痛

(1)合理膳食:宜摄入低热量、低脂、低胆固醇、低盐饮食,多食蔬菜、水果和粗纤维食物如芹菜、糙米等,避免暴饮暴食,注意少量多餐。

(2)控制体重:在饮食治疗的基础上,结合运动和行为治疗等综合治疗。

(3)适当运动:运动方式以有氧运动为主,注意运动的强度和时间因病情和个体差异而不同,必要时在医师指导下进行。

(4)戒烟限酒。

(5)减轻精神压力:逐渐改变性急易怒的性格,保持平和的心态,可采取放松技术或与他人交流的方式缓解压力。

(6)避免诱发因素:告知患者及家属过劳、情绪激动、饱餐、寒冷刺激等都是心绞痛发作的诱因,应注意尽量避免。

(7)病情自我监测指导:教会患者及家属心绞痛发作时的缓解方法,胸痛发作时应立即停止活动或舌下含服硝酸甘油。如服用硝酸甘油不缓解或心绞痛发作比以往频繁、程度加重、疼痛时间延长,应立即到医院就诊,警惕心肌梗死的发生。

(8)用药指导:指导患者出院后遵医嘱服药,不要擅自增减药量,自我监测药物的不良反应。外出时随身携带硝酸甘油以备急需。

(9)定期复查:告知患者应遵医嘱定期到医院复查心电图、血糖、血脂等。

2.心肌梗死

除心绞痛患者延续护理内容外,还应注意以下几点。

(1)饮食调节:急性心肌梗死恢复后的所有患者均应采用饮食调节,即低饱和脂肪和低胆固醇饮食。

(2)戒烟:戒烟是心肌梗死后的二级预防的重要措施,研究表明急性心肌梗死后继续吸烟再梗死和死亡危险性增高22%～47%,积极劝导患者戒烟,并实施戒烟计划。

(3)心理指导:心肌梗死后患者焦虑情绪多来自对今后工作能力和生活质量的担心,应予以充分理解并指导患者保持乐观、平和的心情,正确对待自己的病情。

(4)康复指导:建议患者出院后进行康复训练,适当运动可以提高患者的心理健康水平和生活质量、延长存活时间。运动中以达到患者最大心率的60%～65%的低强度长期锻炼是安全有效的。运动方式包括步行、慢跑、太极拳、骑自行车、游泳、健美操等,每周运动3～4天,开始时每次10～15分钟,逐渐延长到每天30分钟以上,避免剧烈活动、竞技性活动、活动时间过长。个人卫生活动、家务劳动、娱乐活动等也对患者有益。

(5)用药指导:指导患者遵医嘱用药,告知药物的作用和不良反应,并教会患者自行监测脉搏,定期门诊随诊。若胸痛发作频繁、程度加重、时间延长、服用硝酸酯类药物疗效下降时,提示急性心血管事件,应及时就医。

(6)照顾者指导:心肌梗死是心脏性猝死的高危因素,应教会家属心肺复苏的基本技术以备急用。

七、居家护理

(一)心绞痛

(1)按医嘱用药治疗:告知患者药物治疗的重要性,不可随意增减药量,外出随身携带硝酸甘油等药物以备急用。硝酸甘油见光易分解,应避光保存。

(2)植入支架患者,应定时来院复诊。

(3)保持乐观的心态:保持健康的生活方式,开朗乐观的心情,避免情绪激动。

(4)改变不良生活方式:保证充足睡眠、劳逸结合。戒烟、限酒。

(5)监测血压:每天监测血压两次,保持收缩压在 16.0～18.7 kPa(120～140 mmHg)。

(6)饮食指导:养成良好的饮食习惯,细嚼慢咽,避免饱餐。

(7)适当身体锻炼:运动时间选择上午 10 点或下午 2 点,运动方式为步行、慢跑、太极拳等。

(8)身体不适及时就医:因老年患者疼痛反应迟钝,居家出现牙疼、咽部发紧、胃痛、肩痛、上臂发麻等情况,应高度警惕为心绞痛的不典型表现,应及时就医。

(9)避免各种诱发因素:防止受凉和感冒,避免过劳和情绪激动、饱餐、排便用力。积极治疗高血压、高血脂、糖尿病等。

(二)心肌梗死

1.提高服药依从性

指导患者出院后遵医嘱服药,自我检测药物的不良反应,不要擅自调整药量,随身携带硝酸甘油、速效救心丸等药物以备急用。

2.病情自我监测,按时随诊

监测血压、心率,不适症状,若出现心绞痛或心肌梗死症状,应及时就医。定期复查,监测心电图、血糖、血脂等结果。

3.改变生活方式

日常饮食保证低盐低脂,避免饱餐,戒烟限酒,控制体重,根据自身情况适度运动,以慢走、太极拳等有氧运动为主。

4.避免诱发因素

(1)不搬过重的物品,避免屏气用力诱发心肌梗死。

(2)保持心情愉悦,避免情绪激动。

(3)不在饱餐或饥饿时洗澡,水温与体温相当,洗澡时间不宜过长。

(4)注意气候变化,随着气温变化增减衣物。

5.家庭简易急救

(1)心肌梗死先兆识别:如患者在家中自觉心前区剧烈、持久疼痛,向手臂或肩部放射,伴随恶心呕吐黑矇等症状,或出现胃部不适、牙痛等症状,可能为心肌梗死先兆,应引起患者及家属重视。

(2)简易应急措施:立即停止任何体力活动、平息激动情绪,拨打 120,服用硝酸甘油或速效救心丸等急救药物,缓慢坐靠沙发休息,尽量减少不必要的体位变动,以减轻心肌耗氧,在救援到来之前可做深呼吸、用力咳嗽动作,效果类似于胸外按压,是有效的自救方法。

(蒋晓珊)

229

第九节　老年人低血压

一、疾病简介

什么是低血压？无论是由于生理或病理原因造成血压收缩压低于 13.3 kPa(100 mmHg)，那就会形成低血压，平时我们讨论的低血压大多为慢性低血压。慢性低血压据统计发病率为 4% 左右，老年人群中可高达 10%。慢性低血压一般可分为 3 类：①体质性低血压，一般认为与遗传和体质瘦弱有关，多见于 20～50 岁的妇女和老年人，轻者可无如何症状，重者出现精神疲惫、头晕、头痛，甚至昏厥。夏季气温较高时更明显。②直立性低血压患者是从卧位到坐位或直立位时，或长时间站立出现血压突然下降超 2.7 kPa(20 mmHg)，并伴有明显症状。这些症状包括头昏、头晕、视力模糊、乏力、恶心、认识功能障碍、心悸、颈背部疼痛。直立性低血压与多种疾病有关，如多系统萎缩、糖尿病、帕金森病、多发性硬化病、围绝经期障碍、血液透析、手术后遗症、麻醉、降压药、利尿药、催眠药、抗精神抑郁药等，或其他如久病卧床，体质虚弱的老年人。③继发性低血压是由某些疾病或药物引起的低血压，如脊髓空洞症、风湿性心脏瓣膜病、降压药、抗抑郁药和慢性营养不良症、血液透析患者。

二、主要表现

病情轻微症状可有头晕、头痛、食欲缺乏、疲劳、脸色苍白、消化不良、晕车船等；严重症状包括直立性眩晕、四肢冷、心悸、呼吸困难、共济失调、发音含糊，甚至昏厥，需长期卧床。这些症状主要因血压下降，导致血液循环缓慢，远端毛细血管缺血，以致影响组织细胞氧气和营养的供应，二氧化碳及代谢废物的排泄。尤其影响了大脑和心脏的血液供应。长期如此使机体功能大大下降，主要危害包括视力、听力下降，诱发或加重老年性痴呆，头晕、昏厥、跌倒、骨折发生率大大增加。乏力、精神疲惫、心情压抑、忧郁等情况经常发生，影响了患者生活质量。据国外专家研究显示，低血压可能导致脑梗死和心肌梗死。直立性低血压患者病情严重后，可出现每当变换体位时血压迅速下降，发生晕厥，以致被迫卧床不起，另外，还会诱发脑梗死、心肌缺血，给患者、家庭和社会带来严重问题。

三、治疗要点

低血压轻者如无任何症状，无须药物治疗。主要治疗为积极参加体育锻炼，改善体质，增加营养，多喝水，多吃汤，每天食盐略多于常人。重者伴有明显症状，必须给予积极治疗，改善症状，提高生活质量，防止严重危害发生。近年来推出 α 受体激动剂管通，具有血管张力调节功能，可增加外周动、静脉阻力，防止下肢大量血液瘀滞，并能收缩动脉血管，达到提高血压，加大脑、心脏等重要脏器的血液供应，改善低血压的症状，如头晕、乏力、易疲劳等症状。其他药物还有麻黄碱、双氢麦角碱、氟氢可的松等，中药治疗等效果和不良反应有待进一步考察。

四、护理措施

(1)适当增加食盐用量,同时多饮水,较多的水分进入血液后可增加血容量,从而可提高血压。

(2)增加营养,吃些有利于调节血压的滋补品,如人参、黄芪、生脉饮等。此外,适当喝些低度酒也可提高血压。

(3)加强体育锻炼,提高机体调节功能。体育锻炼无论对高血压或低血压都有好处。

(4)为防止晕倒,老年低血压平时应注意动作不可过快过猛,从卧位或坐位起立时,动作应缓慢一点。排尿性低血压还应注意,在排尿时最好用手扶住一样较牢固的东西,以防摔倒。

(5)药物治疗,可选用米多君、哌甲酯、麻黄碱等升压药及三磷酸腺苷、辅酶 A、B 族维生素及维生素 C,以改善脑组织代谢功能。

五、保健

(1)平时养成运动的习惯,均衡的饮食,培养开朗的个性,及足够的睡眠。所以低血压的人,应过规律的生活。

(2)低血压入浴时,要小心防范突然起立而晕倒,泡温泉也尽量缩短时间。

(3)对血管扩张剂、镇静降压药等慎用。

(4)有直立性低血压的人可以穿弹性袜。夜间起床小便或早晨起床之前先宜活动四肢,或伸一下懒腰,这样活动片刻之后再慢慢起床,千万不要一醒来就猛然起床,以预防短暂性大脑缺血。也可以在站立之前,先闭合双眼,颈前屈到最大限度,而后慢慢站立起来,持续 10 秒后再走动,即可达到预防直立性低血压的目的。

(蒋晓珊)

第十节　老年人胃癌

一、疾病概念

胃癌是我国最常见的消化道肿瘤,占恶性肿瘤死亡率的第一位。

二、流行病学资料

好发年龄在 50 岁以上,男女发病率之比为 2∶1。危险因素如下。

(一)饮食因素

通过不良饮食习惯和方式摄入某些致癌物质,如亚硝胺、亚硝酸盐、硝酸盐类等。

(二)幽门螺杆菌感染

胃癌高发区成人 Hp 感染率明显高于低发区。

(三)癌前病变

癌前病变是指一些增高胃癌发病危险的良性胃病和病理改变。

（四）遗传和基因

胃癌患者有血缘关系的亲属为癌发病率高于对照组。

三、临床表现与并发症

（一）一般表现

（1）早期多数人无明显表现，少数人有恶心、呕吐或是类似溃疡病的上消化道症状。

（2）进展期疼痛与体重减轻是最常见症状。常见有较为明显的上消化道症状，如进食后饱胀感、上腹部不适，逐渐会出现上腹疼痛加剧、食欲下降、乏力、消瘦、恶心呕吐症状加重等表现。

（二）并发症

根据肿瘤位置不同，会出现特别的临床表现：贲门胃底癌可出现胸骨后疼痛和进行性吞咽困难；幽门附近肿瘤会导致幽门梗阻表现；肿瘤破坏血管后会出现呕血、黑便等消化道出血症状；肿瘤扩展超出胃壁会出现腹部持续疼痛。

（三）老年胃癌特点

随着老龄化社会的形成，老年胃癌患者的年龄逐渐增，老年人各脏器储备功能下降，并合并多种基础疾病，因此，在术前护理时应对患者营养、皮肤、活动及安全等情况进行全面评估。据研究显示老年胃癌患者男性居多，比例明显高于非老年组，老年胃癌常见为胃底贲门癌，临床表现上常伴有明显消瘦症状，此症状比例明显高于非老年组，并且起病比较隐匿，这与老年人储备能力及营养情况下降，痛觉减退，自觉症状轻微等特点相关。

四、治疗原则

以外科手术为主。

（一）手术治疗

1.根据术式分类

早期胃癌因病变淋巴结转移较少，行 D2 以下的胃切除术即可治愈。局部进展期胃癌行 D2 淋巴结清扫的胃癌根治术已被认为是标准模式。扩大的胃癌根治术适用于胃癌浸及周围组织脏器。胃癌根治术可分为开腹及腹腔镜辅助两种术式。开腹手术优点在于术野暴露更彻底，便于病灶切除、淋巴结清扫、术中止血等。腹腔镜辅助下胃癌根治术可有效减轻术后疼痛，加快术后肺功能恢复，对于老年患者，明显降低了术后出血、感染等并发症的发生率。不同的手术方式由患者病灶位置、大小、手术范围、患者病情及术中情况而定。

2.根据消化道重建方式

（1）Billorth Ⅰ式吻合：为胃剩余部分与十二指肠断端缝合。

（2）Billorth Ⅱ式吻合：十二指残端闭合，而将胃的剩余部分与空肠上段吻合。

（3）病灶范围较大者行胃全切手术，术后可行食管空肠吻合，或是十二指肠食管间空肠间置手术。

3.根据淋巴结清扫范围

胃周围淋巴结可分为五站，根据胃癌的分化及转移程度，决定淋巴结清扫范围。第一站未全部清除者为 D0，第一站淋巴结全部清除为 D1 术，第二站淋巴结完全清除称为 D2 术，依次为 D3、D4。

(二)姑息性胃切除术

即原发病灶无法切除,为了减轻各种并发症引起的症状,如梗阻、穿孔、出血等。

(三)化疗

用于根治性手术的术前、术中和术后。晚期胃癌患者采用适量化疗,能减缓肿瘤的发展速度,改善症状。

五、护理干预

(一)胃癌术前护理

1.评估患者营养状况

老年胃癌患者储备能力下降,且受病变影响,出现食欲缺乏、呕吐等症状易发生水、电解质紊乱、营养缺乏等,因此术前评估患者营养情况较重要。指导患者进食清淡易消化的高营养食物,遵医嘱给予患者术前肠内或肠外营养支持。

2.协助完善各项检查

除一般常规检查外,胃癌患者还应进行胃镜、X线钡餐、腹部超声、腹部增强CT等检查,以便更好地了解肿瘤具体情况。

3.术前胃肠道准备

术前一天患者进食低渣流食,并应用导泻药物进行肠道清理。导泻药物为机械性刺激肠腔使其蠕动排便,目前临床常用口服聚乙二醇电解质散导泻,以减少对患者电解质平衡的影响。但老年胃癌患者术前本身就存在营养不良、乏力等症状,频繁腹泻会增加其跌倒、体力不支等风险,还会增加术前焦虑,甚至影响睡眠质量,因此在临床常适当减少药量或用110 mL甘油灌肠剂代替。有研究提到也可应用肠内营养乳剂辅助给予肠道准备,效果与聚乙二醇电解质散差异不大。

4.术前指导

指导患者练习深呼吸、咳嗽,以进行术后肺部护理。协助患者进行床上翻身、活动,并指导患者进行规律的下肢活动,自下向上活动脚趾、脚踝,屈膝,收缩股四头肌等。

5.皮肤护理

因老年患者皮肤松弛,长期处于营养缺乏状态,会出现消瘦,因此,在入院后应评估患者皮肤情况及影响皮肤受损的因素,避免出现压疮。指导患者注意翻身,保持床单位清洁、干燥。

6.心理护理

老年癌症患者对于病情及治疗带来的心理困扰中,带有"担心"条目所占比例最高(73.9%),其次是情绪低落(55.6%)、疼痛(54.2%)、经济问题(52.3%)、害怕(49.7%)。因此术前做好心理护理对于老年癌症患者及其家属十分重要,不仅让患者了解手术大致方案,术后注意事项,还应帮助患者树立自信心,对术后生活抱有希望。可以介绍相同病例的患者相互交流,提高其对"手术"的认知。对于不知病情的患者应遵从其自身及家人的要求,给予充分安慰。

(二)胃癌术后护理

1.全麻术后护理

麻醉未清醒时取去枕平卧位,协助患者头偏向一侧。麻醉清醒后,可指导患者半坐卧位。若患者主诉恶心,通知医师,及时用药。一旦患者发生呕吐,立即清理口腔等处的呕吐物,避免误吸。严密监测患者生命体征,若发生异常,及时通知医师。老年患者既往基础疾病较复杂,常伴高血压、肺功能下降、心律不齐、带有起搏器等特殊情况,应更加关注血压、心率、血氧饱和度的变化,有条件时应使用输液泵,控制总量和速度。

2.伤口和引流管的护理

(1)伤口护理:术后观察伤口情况,是否包扎完好,敷料表面有无渗血,若有异常及时通知医师给予换药。告知家属购买大小合适的腹带,环绕腹部,以保护伤口,减轻患者活动时对伤口的牵拉,同时可减轻疼痛。护士应及时协助患者整理腹带,保持平整及干净,同时观察伤口敷料变化。

(2)胃管护理:术后给予患者持续有效的胃肠减压,减少胃内积气、积液。术中刺激迷走神经和膈神经,术后留置胃管刺激胃壁或胃内积气、积液等因素诱发膈肌痉挛,可导致患者出现顽固性呃逆而感到不适。保持有效胃肠减压,可缓解此症状。但胃术后负压不可过大,最好维持在$-7\sim-5$ kPa($-52\sim-37$ mmHg),既能保证有效引流,又能避免引流管堵塞。胃管的有效固定十分重要,脱管或任意改变胃管末端在胃中位置均会影响手术效果。因此在临床中常用特定胶布在鼻翼处蝶形螺旋固定,并在脸颊处再次固定。术后24小时后,每天低压脉冲式冲洗胃管4~5次,保持胃管通畅。冲洗同时观察患者面色变化,倾听有无不适主诉。患者翻身活动时注意避免管路打折。若胃液为血性,引流速度大于100 mL/h,则提示可能有活动性出血,指导患者卧床休息,通知医师并监测生命体征。如术后经过顺利,一般在术后3~4天可拔除胃管,拔管指征:①肠蠕动恢复正常,肠鸣音恢复,肛门排气后。②胃肠引流液逐渐减少,24小时少于300~400 mL。③拔管前可行闭管试验,闭管后如无恶心、呕吐或腹胀,方可考虑拔管。

(3)引流管护理:胃癌根治术后常见引流管为十二指肠残端、吻合口等腹腔引流管。术后应评估引流管是否妥善固定,固定时采用胶带蝶形螺旋交叉固定法。老年人神志受麻醉影响较大,可能会出现谵妄、躁动等现象,必要时应给予有效约束。每天观察引流管引流情况,定时挤压引流管,避免打折、堵塞,患者下床活动时,协助患者将引流袋固定在腹部伤口以下,并向老年患者及家属或看护人员做好宣教,避免管路滑脱。每天更换引流袋,并准确记录引流量。密切观察引流液颜色及性质,正常情况下在术后第1天,腹腔引流管可引出,100~300 mL的血性渗液,以后逐日减少,一般在术后3~4天,每天引流量降至20 mL以下时,可以取下引流管。

(4)空肠造瘘术后妥善固定好空肠造口管,并注意固定空肠造瘘管时的管口端向上,防止逆流。翻身前后检查空肠管的位置,防止造瘘管的扭曲、打折或脱出,无菌敷料覆盖,胶布固定。第一次进行空肠灌注时抬高床头,少量慢速滴入,若条件允许,可使用灌注泵,速度少于30 mL/h。再滴入的同时,密切观察患者反应,若出现腹痛腹胀立即停止灌入。早期少量灌入能够起到刺激肠道蠕动的作用。后期营养治疗时根据患者情况调速和逐渐加量,护理原则为,先少后多,先慢后快,每天灌注总量至少于2 000 mL。由于肠内营养液黏稠、或粉碎不全的药物碎片黏附于管腔内而堵管,灌注前后及每4小时应冲洗一次管道。老年人理解记忆力会随着年龄增长而减低,因此术后给予不同治疗时,应有醒目标识区分,肠内灌注与静脉滴注或微量泵入等分杆挂置。营养液温度应加热到30~35 ℃再使用,加热仪器尽量夹在输注管下端,近患侧的一侧,但要避免烫伤患者。鼓励患者早期下床活动,促进肠道蠕动。

(5)三腔喂养管应用:三腔喂养管优势在于同一根管路可分别进行胃肠减压和肠内营养灌注。共三个腔:①"A"为负压吸引腔,96 cm长,用于胃肠减压;②"B"为小肠喂养腔,150 cm长,用于空肠喂养;③"C"为压力调节腔,打水、打气,防止减压腔吸附到胃壁上。三腔喂养管有以下禁忌证:食管静脉曲张;食管出血;肠道吸收障碍;严重肠梗阻;急腹症。留置最长时间不超过8周。其护理与空肠造瘘管相似,每天观察管路情况,避免堵管或管路脱落。

（6）尿管护理：术后持续观察患者尿液颜色、性质、量变化，严格计入 24 小时尿总量，评估患者出入量是否平衡。若 8 小时内患者尿量少于 300 mL，则应通知医师，给予对症处理。留置尿管期间每天给予患者会阴擦洗 2 次，并观察尿道口有无红肿、渗出脓性分泌物及尿管压疮等。

3.疼痛护理

评估患者疼痛因素，程度，频率等，及时给予药物支持，向患者及家属宣教术后麻醉泵的使用，或遵医嘱给予止疼药物。进行日常护理时操作动作轻，尽量集中操作。保持病房环境安静，做好晨、午、晚间护理，使床单位平整干净。

4.术后活动

手术当天协助患者床上翻身，并进行有效下肢活动，如活动脚踝，屈膝，收缩股四头肌等。术后 1 小时后协助患者翻身，避免受压部位皮肤发生压红或破溃。提倡腹部手术后患者次日尽早下床活动，但对于老年人可根据其术前活动情况，手术时长，术中出血等因素适当延缓下床时间。第一次下床活动前，护士应进行跌倒风险评估，下床活动前遵守"起床三部曲"，静卧半分钟，静坐半分钟，在护士搀扶下站立半分钟。首次下床活动时间最好不超过半小时，避免过度劳累或引发疼痛出血等意外。术后活动应遵守循序渐进原则。

5.下肢血栓的预防

老年患者普遍存在各种血管问题，一部分患者长期服用或注射一些降血脂、抗凝药物，为避免增加术中出血量，术前停止抗凝类药物的服用，并且受到术中麻醉、低温等影响，患者术后出现血栓概率增大。在术前应告知患者诱发血栓的危险因素，指导患者进行平卧时的下肢运动，评估患者掌握程度。手术当天帮助患者使用抗血栓梯度压力带（俗称预防血栓袜），并告知患者术后第三天后开始在夜间休息时脱去血栓袜。术后指导患者及家属下肢运动方法，并密切观察患者下肢皮肤温度、足背动脉搏动情况、是否发生下肢肿胀。若出现下肢麻、胀，并持续加重无缓解，应及时通知医师。术后 24 小时后遵医嘱应用抗凝、预防血栓药物。

6.营养支持

（1）肠外营养：患者长期禁食、持续胃肠减压，可能出现体液丢失，营养缺乏，水、电解质失衡等情况。术后应及时给予患者补充水、电解质及必需营养素。临床除葡萄糖、葡萄糖氯化钠注射液等晶体补液外，常见脂肪乳氨基酸葡萄糖混合注射液以补充营养。老年人经静脉大量补液时应注意输液速度不可过快。并评估患者心肾功能，准确记录出入量，保证出入量平衡。若患者出现尿少、主诉胸闷憋气、下肢水肿等现象及时通知医师，并减缓或暂停输液。老年胃癌患者外周血管情况较差，尽量选择粗直、弹性好的手臂血管。穿刺时应选择留置针，并给予妥善固定，密切观察穿刺点情况，避免外渗。若有条件，应选择深静脉进行输液。

（2）肠内营养：经空肠造瘘或三腔喂养管而进行肠内营养时注意管路的维护，防止脱管。灌注时注意患者有无腹痛腹胀等不适。老年患者本身胃肠蠕动功能较差，经历手术后，更应注意胃肠蠕动是否恢复，避免发生梗阻现象。传统观念认为胃肠术后患者应禁食至肛门排气后方可进食，但研究表明腹部手术后数小时就有肠蠕动，术后胃肠道麻痹仅局限于胃和结肠，术后 6～12 小时小肠就有消化、吸收功能。因此，早期进行肠内灌注可有效增强患者营养情况及免疫力。

7.并发症

（1）术后胃出血：术后从胃管可引流出暗红色或咖啡色胃液，属手术后正常现象。如果胃管内流出鲜血每小时 100 mL 以上，甚至呕血或黑便，多属吻合口活动性出血，应密切观察出血量及患者生命体征变化，必要时需要再次行手术止血。

(2)十二指肠残端破裂:表现为右上腹突发剧痛和局部明显压痛、腹肌紧张等急性弥漫性腹膜炎症状,需立即进行手术治疗,术后妥善固定引流管,持续负压吸引保持通畅,观察记录引流的性状、颜色和量。

(3)胃肠吻合口破裂或瘘:临床比较少见,多发生在术后5~7天,多数由于缝合不良,吻合口处张力过大、低蛋白血症、组织水肿等原因所致。一旦发生常引起严重的腹膜炎,必须立即进行手术修补。若周围组织已发生粘连,则形成局部脓肿和外瘘,应给予脓肿外引流,并加强胃肠减压,加强营养和支持疗法,促进吻合口瘘自愈,必要时再次手术。

(4)术后梗阻:按照梗阻部位可分为输入段、吻合口及输出段梗阻,表现为大量呕吐,不能进食。

(5)倾倒综合征:倾倒综合征一般表现为进食特别是进食甜的流食后,患者出现上腹部不适、心悸、乏力、出汗、头晕、恶心、呕吐,甚至虚脱,并伴有肠鸣音亢进和腹泻等。其原因是胃大部切除后丧失了幽门括约肌的约束作用,食物过快排入上段空肠,未经胃肠液充分混合、稀释而呈现高渗状态,将大量细胞外液吸入肠腔,循环血量骤减所致,也与肠腔突然膨胀,释放5-羟色胺,刺激肠蠕动剧增等因素有关。可通过饮食调节,告知患者进食高蛋白、高脂肪、低碳水化合物的食物,少食多餐,细嚼慢咽,避免饮用过甜过热的流质食物,餐后最好能平卧30分钟,经过调节后,该症状可逐步减轻或不再发作。

(6)低血糖综合征:低血糖综合征多发生在进食后2~4小时,表现为心慌、无力、眩晕、出汗、手抖、嗜睡,严重者可导致虚脱。其原因在于食物过快地进入空肠,葡萄糖被过快地吸收,血糖呈一过性增高,刺激胰腺分泌过多的胰岛素,随即引起了反应性低血糖。可通过饮食调节少食多餐,进食高蛋白、高脂肪和低碳水化合物饮食,通常在术后6个月至1年后能逐步自愈。

(7)心理护理:胃癌根治术后患者通常有过于敏感、过于关注自我、对生活缺乏乐观自信等表现,需得到医务人员及患者家属的支持与关心。术后要积极疏导患者敏感、焦虑等心理情绪,帮助其恢复对生活的信心和希望,并积极配合护理、治疗,以尽快康复出院。同时可鼓励患者多放松自己、多参加集体活动,通过愉悦自身而调整自己的心态,从而提高免疫力、尽早恢复健康。老年胃癌患者应根据患者的文化程度、对疾病的认识程度,有针对性地做好心理护理与心理疏导。可以介绍相同疾病患者相互讨论,增强患者归属感。老年人性格较易偏激、倔强,对于疾病或家人的照顾存在拒绝感,易逞强,因此在心理护理时首先要着重告知患者"可以做什么",而非"不能做什么"。

六、延续护理

(一)成立延续护理小组

统一规范化培训责任护士有关患者出院指导知识,根据老年人群特点制定完善的健康教育材料。

(二)延续护理的方式

在患者恢复期间,对其进行详细的出院指导,指导后向患者提问简单问题,评估患者对出院后注意事项掌握情况。并准确、详细记录患者相关信息,建立回访档案,根据患者不同手术方式及出院时的健康状况,在出院后10天进行回访,并给予相关健康宣教。

(三)延续护理的主要内容

1.饮食指导

饮食对胃癌术后恢复尤为重要,出院前对患者进行详细的饮食指导。不仅清楚地介绍饮食种类,如清流饮食、流食、半流食等,还要列举出每种饮食大致包含哪类食物。对于一些常食用的食物要详细讲解。强调饮食原则:少食多餐,循序渐进。

2.回访

告知患者定期复诊,有异常情况随时就诊。对出院后患者,在其出院10天后,进行电话回访,询问恢复情况,并对患者提出的疑问进行有效解答,若发现有就诊必要,应指导患者及时就诊。

3.特殊护理

对未拆线或带有管路出院的患者,在其回科换药、拆线、拔管时,进行相应恢复时间的健康饮食宣教。对带有PICC出院的患者,如本地患者,告知他来院换药的流程,以及发生意外事件后首要的处理方式;如外地患者,在电话随访时询问管路情况,有无并发症或意外事件发生,再次给予管路的护理指导。

七、居家护理

胃癌术后患者可能会因为饮食种类及习惯的改变与周围人群产生距离感,因此在进行饮食指导时不仅要详细,还要长远为患者简单制订饮食规划。为患者举例说明正确饮食的重要性,同时指导家属养成良好的家庭饮食环境,加强患者归属感,为其建立信心。出院后若无异常情况发生,则2年内每3个月复查一次,2～5年每半年复查一次。

(蒋晓珊)

第十一节 老年人肠结核

一、疾病简介

肠结核是结核杆菌侵入肠道引起的慢性特异性感染,多继发于肠外结核,特别是开放性肺结核,且好发于回盲部。其临床表现为腹痛,大便习惯改变,腹部包块及发热、盗汗、消瘦等结核毒性反应,但缺乏特异的症状和体征。本病治疗以抗结核药为主。通过合理、充分地用药,本病一般可获痊愈。

二、主要表现

肠结核女性多于男性。常有体弱、消瘦、贫血、食欲下降、不规则发热和盗汗等全身症状。但增殖型肠结核全身症状较轻。

(一)溃疡型

溃疡型肠结核的临床表现主要是肠炎症状。多有慢性右下腹痛及脐周痛,有时疼痛可波及全腹。腹痛为隐痛或痉挛性疼痛,餐后加重,排便后减轻。除腹痛外,常有腹泻和便秘交替出现。腹泻多为水泻或稀便。病变累及结肠时,可有黏液和脓血便及里急后重感。尚有低热、盗汗、消瘦、食欲减退等全身症状。体验时右下腹有压痛,肠鸣音活跃,伴有肠腔狭窄时可见肠型。急性穿孔时,可出现剧烈腹痛和弥漫性腹膜炎体征。

(二)增殖型

增殖型病变在临床上主要表现为慢性不完全性低位肠梗阻症状。随着肠腔的缩小,梗阻趋向完全,此时有典型的肠梗阻症状:有腹胀、阵发性腹痛,停止排便、排气,时有呕吐。体检时可见腹部胀气和肠型、肠鸣音亢进。有时也可扪及腹部肿块,肿块多位于右下腹、质地较硬,不易推动,较难与癌性肿块相鉴别。

三、治疗要点

(一)抗结核药物

常采用异烟肼 0.3 g,口服,每天 1 次;利福平 0.45 g,口服,每天 1 次,联合化疗,疗程6~9 个月。对严重肠结核或伴有肠外结核者,一般加用链霉素 0.75 g,肌内注射,每天 1 次,或吡嗪酰胺 0.5 g,口服,3 次/天,或乙胺丁醇 0.25 g,口服,3 次/天。

(二)全身支持疗法

加强营养支持。

(三)对症治疗

腹痛时用颠茄 16 mg,口服,3 次/天,或山莨菪碱 10 mg,肌内注射。腹泻严重应补液,纠正电解质紊乱。合并完全性肠梗阻、急性穿孔及大出血者,应及时采用外科手术治疗。

(四)手术治疗

伴有活动性肺结核的溃疡型肠结核患者不宜行外科治疗,因该型肠结核病变广泛,不易全部切除,术后复发可能甚大,且可导致结核播散。

四、护理措施

(一)疾病观察

(1)疼痛情况。

(2)腹泻及肠功能改变情况。

(3)消瘦及发热。

(二)护理要点

1.肠结核护理注意要点

应注意劳逸结合,避免劳累,应加强营养,进食富含多种维生素、蛋白质和热量的饮食,腹痛可口服阿托品 0.3~0.6 mg、颠茄合剂 10~15 mL;腹泻可口服止泻药及钙剂,严重腹泻者应注意维持水、电解质平衡。

2.疼痛的护理

(1)与患者多交流,分散其注意力。

(2)严密观察腹痛特点,正确评估病程进展状况。

(3)采用按摩、针灸方法,缓解疼痛。

(4)根据医嘱给患者解痉、止痛药物。

(5)如患者突然疼痛加剧,压痛明显,或出现便血等应及时报告医师并积极抢救。

3.营养失调的护理

(1)给患者解释营养对治疗肠结核的重要性。

(2)与患者及家属共同制订饮食计划。应给予高热量、高蛋白、高维生素饮食。

（3）严重营养不良者应协助医师进行静脉营养治疗，以满足机体代谢需要。

（4）每周测量患者的体重，并观察有关指标，如电解质、血红蛋白。

五、保健

（一）休息与营养

活动性肠结核，须卧床休息，积极改善营养，必要时给予静脉高营养治疗，以增强抵抗力。

（二）预防

主要是针对肠外结核，特别是肺结核的预防。对于肺结核应早期诊断、早期治疗，肺结核患者不要吞咽痰液。加强防治结核病的卫生宣传教育，牛奶要经过灭菌消毒，提倡分餐制，切实做好卫生监督。

（蒋晓珊）

第十二节　老年人骨关节炎

一、概念

骨关节炎是一种慢性、渐进性、退行性关节病变，常累及一个或多个关节，系由于衰老、肥胖、炎症、创伤、关节过度使用、代谢障碍及遗传等诸多因素引起的关节软骨的变性、破坏及骨质增生为特征的慢性关节病。骨关节炎又称骨关节病、退行性关节炎等。临床表现为缓慢发展的关节疼痛、压痛、僵硬、关节肿大、活动受限和关节畸形等。

二、流行病学资料

随着我国人口老龄化，骨关节炎越来越受到人们的重视。该病对健康的影响越来越大，造成的医疗费用也逐步增加，已渐渐成为影响人们生活质量的主要困扰。

65岁以上人群中骨关节炎患病率可达50%以上，而在75岁以上人群中，这一数值可达到80%左右。该病有一定的致残率。

目前导致骨关节炎的明确原因还不清楚，其发生与年龄、性别、体重、关节创伤及遗传因素等有关。衰老是导致骨关节炎的最重要原因，尤其是在50岁以上人群中，发病率逐年增加。肥胖也是导致发生骨关节炎的重要因素。

三、常见症状和体征

本病好发于膝、髋、手、足等负重或活动较多的关节。膝关节为最常见受累关节。

（一）关节疼痛及压痛

负重关节最易受累。一般早期为轻度隐痛，休息时好转，活动后加重。随病情进展可出现疼痛加重或者导致活动受限。阴冷、潮湿环境会加重病情。

（二）关节肿大

早期为关节周围的局限性肿胀，随病情进展可有关节弥漫性肿胀、滑囊增厚或伴关节积液。

后期可在关节部位触及骨赘。

（三）晨僵

晨起或长时间关节制动后会有关节僵直的表现，活动后可缓解。此为一过性的表现，一般不超过30分钟。

（四）关节摩擦音（感）

由于软骨破坏、关节表面粗糙等原因，出现关节活动时骨摩擦音（感）。膝关节常出现。

（五）关节活动受限

由于关节疼痛、肌肉萎缩等原因造成关节活动范围减小。

四、治疗原则

治疗目的在于缓解疼痛、阻止和延缓疾病的进展、保护关节功能、改善生活质量。治疗方案应个体化，充分考虑患者患病的危险因素、受累关节的部位、关节结构改变、炎症情况、疼痛程度、并发症等具体情况及病情。治疗原则应以非药物治疗联合药物治疗为主，必要时行手术治疗。

（一）非药物治疗

1.体育锻炼

主要目的为增强肌肉的力量和增加关节的稳定性。根据患者病情及健康状况制订个性化锻炼方案，循序渐进，量力而为，避免锻炼禁忌。

2.行动支持

主要减少受累关节负重，可采用拐杖、助步器等。

3.物理治疗

急性期物理治疗的主要目的是止痛、消肿和改善关节功能；慢性期物理治疗的目的是以增强局部血液循环和改善关节功能为主。物理治疗可以减轻疼痛症状和缓解关节僵直，包括针灸、按摩、推拿、热疗、经皮电刺激等。

（二）药物治疗

1.口服药

（1）非甾体抗炎药（NSAIDs）：NSAIDs既有止痛作用又有抗炎作用，是最常用的一类控制老年性骨关节炎症状的药物。主要发挥减轻关节炎症所致的疼痛及肿胀、改善关节活动的作用。其主要不良反应有胃肠道症状、肾或肝功能损害、影响血小板功能、可增加心血管不良事件发生的风险。

（2）对乙酰氨基酚：轻症患者可短期使用一般镇痛剂作为首选药物，如对乙酰氨基酚，主要不良反应有胃肠道症状和肝毒性。

（3）阿片类药物：尽量避免使用，但对于急性疼痛发作的患者，当对乙酰氨基酚及NSAIDs不能充分缓解疼痛或有用药禁忌时，可考虑用弱阿片类药物，如口服可待因或曲马朵等，应注意服药后的不良反应。

2.外用药

可短期缓解关节疼痛，使用时应注意避开眼睛和其他黏膜部位，以免损伤。

3.注射药

关节腔注射糖皮质激素或透明质酸等药物可缓解疼痛、减少渗出、改善关节功能，对轻中度的骨关节炎具有良好的疗效。但关节内注射药物存在引起出血及感染性关节炎的风险，因此在选择治疗时,应评估操作风险,慎重选择。

(三)手术治疗

手术治疗对于经内科治疗无明显疗效,病变严重及关节功能明显障碍的患者应行外科治疗,以校正畸形和改善关节功能。外科治疗手段有很多种,应充分评估患者病情后选择。主要的外科治疗有关节镜手术、截骨术和人工关节置换术。

1.关节镜手术

近些年广泛开展的微创手术,减轻关节疼痛,改善关节功能,延缓关节退变,具有创伤小、瘢痕少、康复快的优点。有手术适应证,不能完全替代关节切开手术。

2.截骨术

可恢复下肢正常力线,重新将承重压力分布到关节各部位,减轻关节疼痛,从而改善关节功能。

3.人工关节置换术

人工关节置换手术可以快速减轻退行性骨关节病患者关节疼痛等症状,长期疗效明显,但患者也会有发生并发症的风险,如关节假体感染、假体松动等,因此应慎重选择。

五、护理干预

(一)预防

(1)控制体重或减肥:肥胖是本病发生的重要原因,故应控制体重,防止肥胖。体重下降后能够防止或减轻关节的损害,并能减轻患病关节所承受的压力,有助于本病的治疗。

(2)及时和妥善治疗关节外伤、感染、代谢异常、骨质疏松等原发病。

(3)避免长时间站立及长距离行走。

(4)饮食护理:指导患者多食用高钙、高维生素、高蛋白、低脂肪的食物。由于骨关节病与肥胖、缺钙、缺乏维生素 A 和维生素 D 有关,因此在饮食上注意以下几点:①多进食高钙食品,以确保老年人骨质代谢的正常需要。老年人钙的摄取量一般较成年人增加 50% 左右,故宜多食乳制品、蛋、豆制品、蔬菜水果和海产品。含钙量较多的食品有乳制品(如鲜奶、酸奶、奶酪)、蛋类、豆制品(如豆浆、豆粉、豆腐、腐竹等)、蔬菜水果(如金针菜、胡萝卜、小白菜、小油菜等)及海产品(紫菜、海带、鱼、虾等)。②要增加多种维生素的摄入,如维生素 A、维生素 B_1、维生素 B_{12}、维生素 C 和维生素 D 等,比如奶制品、绿叶青菜、水果、豆类、蛋类、粗粮等,注意营养均衡。③禁食辛辣刺激的食物,如辣椒、咖啡、浓茶等。④肥胖患者应适当减重,应多食用低脂肪、富含膳食纤维的食物。

(5)坚持适量体育锻炼,防止骨质疏松。有规律的运动能够通过加强肌肉,肌腱和韧带的支持作用而有助于保护关节,预防骨关节病的发生。

(6)应多见阳光及补充维生素 D,以促进钙吸收。

(7)注意关节保暖。关节受凉常诱发本病的发生。

(二)护理干预措施

1.心理护理

大多数患者对本病认识不够完全,易产生焦虑、恐惧情绪,例如,对于疾病恢复期望值较高的患者来说,想到不一定能完全治愈,容易产生沮丧情绪;或者劳动能力的下降造成家庭收入的减少,也给患者造成巨大的思想负担,在护理过程中,应对患者正确实施心理护理。

患者出现心理问题时,护士应为患者营造一个舒适的环境,采用缓慢的呼吸锻炼方法,减缓焦虑,音乐疗法或者芳香疗法也可使患者调适心情和转换情绪。护士应多与患者沟通,耐心倾听患者产生焦虑的原因,并有针对性地进行排解指导,对患者提出的问题给予耐心解答。热情鼓励患者,增强患者的自信心,在进行护理操作前向患者耐心解释,取得患者的配合。

2.预防跌倒

跌倒危险性评估:护士及时对患者进行跌倒危险性评估,以确定是否为高危人群;且根据患者的病情发展进行动态评估,随时调整患者的安全风险程度,对高危患者及照顾者进行防跌倒宣教并加强巡视。

(1)环境设置:环境布局应合理、安全。病室要有充足的照明,夜间地灯开启,地面保持干燥、无水迹,物品放置有序且放置在易取用的地方。走道、楼梯、厕所需设有扶手。

(2)健康教育:及时向患者及照顾者宣教跌倒可能导致的不良后果,使患者及照顾者认识到跌倒的危害性,教会患者及照顾者识别跌倒危险因素及如何采取预防措施。告知对于步态不稳、软弱无力的患者,应随时有人陪伴与搀扶,并指导正确使用手杖或助步器等辅助用具;服用镇静、止痛、降压等药物后,需平卧半小时再起床活动,不要猛起猛站,下地活动前,应站稳后再移步;患者应穿着大小合适的衣裤及鞋子。鞋底应平稳、底厚、齿痕深、低跟,不穿薄底的拖鞋,鞋号大小适中,避免滑倒。

3.疼痛护理

患者入院、外科手术当天、术后3天内、主诉疼痛时及服用镇痛剂后均应评估疼痛,告知患者镇痛泵及镇痛药的作用及不良反应,观察镇痛效果。出现持续加重的疼痛,应及时通知医师。

4.生活护理

加强基础护理,保持患者头发、口腔、皮肤、会阴、指(趾)甲及床单位的清洁。

5.外科手术患者的护理要点

(1)伤口及引流管的保护和处理:保持伤口的清洁干燥,有渗血或者渗出液时及时通知医师。如有引流管,应适时挤压,保持引流管通畅,妥善固定,做好标识,观察引流量颜色、性质、量,准确记录,若引流量每小时大于100 mL,持续2小时应及时通知医师处理。

(2)术后应保持患肢功能位,观察患肢皮色、皮温,患肢动脉搏动,运动感觉有无受损,观察肿胀程度。

(3)冷疗时观察皮肤有无苍白、感觉有无麻木、刺痛等主诉,如有异常立即停止治疗。

(4)术后第一次下地,评估患者病情、倾听患者有无头晕、心慌、乏力、疼痛等主诉,避免跌倒,进行安全宣教。

6.功能锻炼

功能锻炼是通过患者主动活动或被动活动,促进肌肉、关节活动,防止肌肉萎缩、关节僵硬,促进血液循环,改善关节活动范围,增强肌力,提高关节稳定性,改善关节功能,预防畸形,最大限度地降低致残率。

进行功能锻炼的原则应为:量力而行、动作轻柔,由易到难,循序渐进。

对不同受累关节进行不同的锻炼,如手关节可做抓、握锻炼,膝关节在非负重情况下做屈伸活动等。疾病恢复早期,不同关节可采取的床上锻炼方式。

(1)踝泵运动:通过简单的屈伸脚踝,可以有效促进整个下肢的血液循环。患者躺或坐在床上,下肢伸展,大腿放松,缓缓勾起脚尖,尽力使脚尖朝向自己,至最大限度时保持5~10秒钟,然后脚尖缓缓下压,至最大限度时保持 5～10 秒钟,然后放松,这样一组动作完成。稍休息后可再次进行下一组动作。反复地屈伸踝关节,每 1～2 小时练习 5 分钟,每天练习 5～6 次。

(2)股四头肌收缩做法:在膝关节伸直的时候(坐、立、躺时都可以)主动收缩股四头肌,使其绷紧,保持 5 秒钟,然后放松 2 秒钟,如此反复。

(3)直腿抬高做法:大腿、小腿均保持完全伸直,下肢抬高至足跟离开床面 10～25 cm 处,保持此姿势 3～5 秒钟,然后慢慢放下。此方法可防止坐骨神经粘连,加强股四头肌的锻炼。

(4)屈膝练习:仰卧位,尽量屈髋、屈膝,保持 5～10 秒钟。被动膝关节屈伸练习:CPM 机辅助锻炼,从 0°～30°开始,逐渐增加到 0°～120°。

7.助行设施的使用

可使用拐杖、助步器等辅助用具来支撑体重、保持平衡和助行。使用时请确保地面清洁干燥,无水迹油腻,无障碍物,拐杖或助步器的支架脚底垫无磨损老化,防止跌倒。

(1)拐杖:①站立时支脚着地点为脚尖向前 10 cm、向外 10 cm 的位置,拐杖顶端与腋窝间留有 5～10 cm 的空隙,不能靠腋窝支撑身体,上肢用力,避免因腋窝受压造成臂丛神经的麻痹。②拐杖长度应为身高减去 40 cm。③手柄高度应为肘关节向内屈曲 25°～30°。④单拐及双拐使用方法。

(2)助步器:①调整高度,双臂自然下垂,双肘向内屈曲 25°～30°时助步器扶手与手腕高度平齐,或平齐患者股骨大转子的高度。助步器的四个支架处于同样的高度,平稳放置。②使用方法,护士协助患者站在助步器中心位置,左右扶手置于身体两侧;患者双手握紧扶手向前移动助步器一步后将其放置平稳;患肢先向前迈出一步,身体前倾,重心前移,双上肢有力支撑握住扶手,健肢再向前迈一步,使健侧足迈至患侧足平行处站稳,如此交替。

8.皮肤护理

老年患者皮肤皱褶多且皮肤干燥,皮下脂肪减少,血供较差,由于疾病活动受限,长时间卧床易导致受压部位出现压疮,应加强皮肤护理,预防压疮。

六、延续护理

(1)建立延续照护团队,主要由患者的医师、护士、康复师、营养师构成,并进行规范化培训。

(2)患者出院前一天对其进行全面评估,建立随访档案,根据患者的病情、心理状态、患肢功能状况制订个性化的延续性护理计划。

(3)定期进行电话回访,通过患者的恢复情况适当增加或减少患者的随访次数,给予延续性指导,也可通过微信或 QQ 等软件对患者实行移动医疗延续护理,采用文字、图片、视频等资料,有侧重的针对患者病情进行强化宣教。

(4)随访内容:①心理护理,患者出院后往往因为患肢疼痛不愿意实施初期康复锻炼,护士应理解患者情绪及态度,耐心解说康复锻炼重要性、消除患者恐惧心理,保持积极乐观的心态,建立战胜疾病的信心。②饮食指导,见骨关节病的预防。③了解关节功能恢复情况、每天锻炼时间及关节锻炼程度。根据患者需求进行个性化锻炼指导。随着训练时间的延长可以进行阻力锻炼,如可在足背上放沙袋,将腿伸直抬高训练腿部力量等。④了解患者使用助行设施的效果,并强调使用注意事项,纠正使用错误。

(5)了解病情恢复的情况,如有症状加重、手术后伤口疼痛、患肢肿胀、体温升高等现象,进行综合评估,如有异常通知患者及时就医。

(6)药物护理:①镇痛药物,患者出院后,医师常根据患者病情开具适量镇痛药物,服用镇痛药物后,指导患者自我观察有无恶心、呕吐、头晕等不适症状,因镇痛药物有镇静效果,服用后不宜进行活动,避免跌倒及其他不良反应发生。②预防骨质疏松药物,应遵医嘱坚持服用,不要自行停止,增强骨质密度,避免骨折。

(7)评估患者是否有良好的健康行为,是否按时服药,是否听从建议进行康复锻炼,是否养成良好的生活习惯,保证睡眠充足。

(8)安全防范:在家中保持地面干燥,在公共场所注意地面是否湿滑,提醒上、下楼抓稳扶手,有条件的家庭可于卫生间安装扶手避免如厕后跌倒。

(9)复查:如行手术治疗,术后一个月进行复查,或遵医嘱复查。

七、居家护理

(一)日常护理
保持心情愉快、戒烟、戒酒,养成良好的生活习惯。

(二)关节保暖
注意关节保暖防寒,在天气变化、气温下降时应注意添加衣物,必要时戴护膝、护踝等护具保护关节。

(三)正确的锻炼方法
(1)有氧训练:有氧训练的运动特点是负荷轻、有节律感、持续时间长,常用的训练方法有步行、慢跑、游泳、自行车、打太极拳等。有研究表明有氧运动在预防骨性关节炎的发展和症状控制方面,可以减轻疼痛,改善功能,促进关节健康,并可能在一定程度上减缓关节炎的进程。

(2)避免进行对关节不利的负重锻炼,具体包括:①爬山、爬楼,爬山、爬楼会对膝盖前方的髌骨产生很大的压力,特别是下山或下楼梯的压力又比向上爬的压力高。因此,应当尽量避免爬山、爬楼运动。②蹲起,因会加速髌骨软骨的磨损和损伤,加重患者的病情。③拎重物,拎或背重物会加重关节的负荷。

(3)活动时应穿合适的鞋,避免滑倒。女士不要穿高跟鞋。

(4)老年患者每天散步的时间宜在30分钟左右,每天早晚两次,每周安排2天左右的休息。或依据患者自身情况适当增减活动时间及强度。

(5)如果老年患者心肺功能和四肢关节功能允许,在室内进行娱乐性的体育活动,与同伴协同进行,既能保持心情愉快,又能提高对周围环境的顺应性。

(蒋晓珊)

第十三节　老年人脊柱退行性疾病

一、疾病概念

脊柱退行性疾病泛指因椎间盘及小关节的退行性改变所导致的病理状态,影像学上表现为椎间盘的变性狭窄、小关节的磨损和增生及椎体边缘的增生骨赘,常伴有不同程度的颈肩腰腿痛。常见疾病有以下 3 种。

（一）颈椎病

颈椎椎间盘退行性改变及其继发病理改变累及周围组织结构（神经根、脊髓、椎动脉、交感神经等），出现相应的临床表现。

（二）腰椎间盘突出症

腰椎间盘突出症是因椎间盘变性、纤维环破裂、髓核等结构突出刺激和压迫腰骶神经根和马尾神经所表现出的一种综合征。

（三）腰椎管狭窄症

由于腰椎椎管或椎间孔狭窄，引起腰椎神经组织受压、血液循环障碍、出现臀部或下肢疼痛、神经源性跛行、伴或不伴腰痛症状的一组综合征。

二、流行病学资料

脊柱退化性疾病是一种生理性的过程，也可以由多种环境因素的影响所造成，椎间盘退变所引起的腰背痛是全球范围内最常见的疾病之一，并且是一个重大的公共卫生问题。职业、体育运动、遗传与本病的发生相关，肥胖、吸烟等是易发因素。

三、临床表现与并发症

（一）颈椎退化性疾病

1.神经根型颈椎病

由于椎间盘退变、突出、骨质增生等原因在椎管内或椎间孔处刺激和压迫颈神经根所致。各型中发病率最高，表现为颈项痛和上肢疼痛、麻木。患肢感觉沉重、握力减退。

2.脊髓型颈椎病

由于颈椎退变压迫脊髓，为颈椎病诸型中症状最严重的类型。表现为上肢或下肢麻木无力、僵硬、双足踩棉花感，步态不稳、行走困难，精细动作难以完成。严重者可出现尿频或排尿、排便困难等大小便功能障碍。

3.混合型颈椎病

混合型颈椎病是指颈椎间盘及椎关节退变及其继发改变，压迫或刺激了相邻的脊髓、神经根、椎动脉、交感神经等两种或两种以上相关结构，引起了一系列相应的临床表现。

（二）腰椎退化性疾病

1.腰痛和坐骨神经痛

腰痛为大多数患者最先出现的症状，疼痛常为放射性神经根性痛。典型坐骨神经痛部位为腰骶部、臀部、大腿后外侧、小腿外侧至跟部或足背部。

2.麻木

麻木感觉区按受累神经区域皮节分布。

3.间歇性跛行

患者行走时，随着距离的增多而出现腰背痛或患侧下肢放射痛或麻木加重。

4.马尾综合征

患者可有左右交替出现的坐骨神经痛和会阴区的麻木感。严重的马尾综合征可出现双下肢不全瘫，括约肌功能障碍，大小便困难等症状。

四、治疗原则

治疗目的在于消除或缓解疼痛,增加活动幅度,恢复功能。针对患者个体情况,配合药物治疗,建立相适应的康复程序,病情严重者,选择手术治疗。

(一)非手术治疗

适用于病程较轻及休息后症状明显缓解者。

(1)休息:卧床休息可以减少椎间盘承受的压力,缓解椎间盘组织对神经根局限性的压迫。

(2)牵引:可使椎间隙增大及后纵韧带紧张,有利于突出的髓核部分还纳。

(3)推拿、按摩:可缓解肌痉挛、松解神经根粘连,减少对神经根的压迫,近期疗效肯定,远期疗效尚不明确。

(4)颈围、腰围等支具:增加脊椎稳定性。

(二)手术治疗

适用于保守治疗效果不好,下肢疼痛、症状严重影响生活;存在客观神经损害体征,如下肢肌力下降等;影像学检查证实椎间盘对神经等有明显严重压迫;椎间盘突出症并有椎管狭窄等患者。

常见手术方式有椎间孔镜髓核摘除术、椎间盘切除术、椎管减压术、腰椎内固定植骨融合术、颈椎前路减压椎间盘切除椎间融合术、颈椎后路椎管扩大椎板成形术等。

五、护理干预

(一)预防

(1)避免长时间工作、看书、上网、开车等,保持良好的坐姿,使用提供适当背部支撑的椅子或使用背部靠枕。

(2)乘车外出应系好安全带并避免在车上睡觉,以免急刹车因颈部肌肉松弛损伤颈椎。

(3)保证充足的睡眠,调整合适的睡眠姿势,可消除脊柱疲劳,床垫首选中等硬度的床垫。

(4)可适当通过运动减轻脊柱的劳累程度,避免长期做重复的动作。

(5)避免进行增加脊柱应力的高冲击性运动,如篮球、跳高、跳远等。避免反复旋转和扭脖、弯腰的运动。

(6)夏天避免风扇、空调直接吹向脊椎,尽量避免睡凉席及凉枕。

(7)身体质量指数(BMI)超标的患者进行减肥,吸烟者戒烟。

(二)护理干预措施

1.心理护理

消除患者顾虑、增加信心,保持良好的心态。

2.外科手术患者的护理要点

(1)伤口及引流管的保护和处理:保持伤口的清洁干燥,有渗血或者渗出液时及时通知医师。如有引流管,应适时挤压,保持引流管通畅,妥善固定,做好标识,观察引流量颜色、性质、量,准确记录,若引流量每小时>100 mL,持续2小时应及时通知医师处理。

(2)评估病情:颈椎术后观察患者呼吸有无困难,声音有无嘶哑,饮水有无呛咳,四肢感觉活动及肌力,有无肢体麻木、大小便功能;腰椎术后患者观察双下肢及双足感觉活动,足背动脉搏动情况,有无肢体麻木、酸胀等症状。并注意观察术后1～3天有无引流量增多、颜色变浅或转清,患者出现头痛、头晕、呕吐等症状,预防脑脊液漏。

（3）术后第一次下地,评估患者病情、倾听患者有无头晕、心慌、乏力、疼痛等主诉,预防跌倒,进行安全宣教。

3.翻身护理

指导并协助患者每2～4小时翻身一次,翻身时,保持头、颈、肩、臀、双下肢在一条直线上,轴线翻身,避免扭曲,防止脊髓神经损伤。

4.功能锻炼

目的:增强肌力,保持脊椎稳定,改善功能,增加脊椎活动范围,减少神经刺激,减轻肌肉痉挛,消除疼痛。

在发病最初的1～2周内应避免进行功能锻炼,症状不再随时间加重时,应遵医嘱进行锻炼,以适合患者、强度适度为原则,制订个性化训练方案,部分动作应在医务人员指导下进行,避免盲目追求锻炼效果导致脊髓神经损伤。

（1）颈椎退化性疾病功能锻炼:①上肢主动训练,可用握力器、拉力器等辅助锻炼。多做捏、握、夹、持等动作,增强手的灵活性。②下肢锻炼,直腿抬高。

（2）腰椎退化性疾病功能锻炼:①直腿抬高,每天3组,每组10～20个。②平躺拉伸,平趴于床上,手放于身体两侧,慢慢用双手撑起躯干,头微微向后仰,腹部肌肉收缩。③飞燕式,患者俯卧于床上,双上肢向背后伸,抬起头、胸及双上肢离开床面,双腿伸直向上抬起,离开床面,可交替进行抬起,同时后伸抬高;患者头、颈、胸及双下肢同时抬起,双上肢后伸,腹部着床,身体呈弓形。④四点爬姿,爬行姿势立于床上,双手、双膝支撑躯干,双手与双膝与肩同宽,慢慢抬起一侧下肢,与躯干平行,再抬起对侧上肢,与躯干平行,头微微向后仰。

六、延续护理

（1）建立延续照护团队,主要由患者的医师、护士、康复师、营养师构成,并进行规范化培训。

（2）患者出院前一天对其进行全面评估,建立随访档案,根据患者的病情、心理状态、患肢功能状况制订个性化的延续性护理计划。

（3）定期进行电话回访:通过患者的恢复情况适当增加或减少患者的随访次数,给予延续性指导,也可通过微信或QQ等软件对患者实行移动医疗延续护理,采用文字、图片、视频等资料,有侧重的针对患者病情进行强化宣教。

（4）随访内容:①日常生活,患者生活有规律,保证充足睡眠,修养环境应舒适、温度适宜,空气新鲜,保持心情愉快。②饮食护理,详见老年性骨关节炎。③功能锻炼,详见老年性骨关节炎。④注意事项,患者旋转运动时注意避免脊椎扭曲。腰椎患者术后3～6个月避免做弯腰、扭腰和搬、提重物等运动。

（5）支具的使用:①颈托,一般颈椎术后佩戴颈托不超过3个月或遵医嘱,佩戴及摘除颈托时应保持卧位,轴向翻身至侧卧位,先佩戴颈托后片,取平卧位,再佩戴颈托前片,前片压住后片,粘好尼龙贴。调节松紧度,以可伸入一指为宜。床旁坐起无不适后离床活动。②腰围,腰围佩戴不宜超过3个月或遵医嘱,佩戴及摘除时应保持卧位,患者轴线翻身至侧卧位,将腰围卷成筒状,放入患者身下,使腰围正中线与患者脊柱对齐,腰围的上缘平齐肋下缘,下缘平齐臀裂,轴向翻身至平卧位,先后将腰围的内、外固定片粘牢,调节松紧度,以可伸入一指为宜。患者床旁坐起无不适后离床活动。

(6)服药护理：见老年性骨关节炎。

(7)复查：如行手术治疗，术后一个月进行复查，或遵医嘱复查。

七、居家护理

(1)保持心情愉快。

(2)戒烟、戒酒，养成良好的生活习惯。

(3)颈部避免长时间低头姿势，不偏头耸肩，谈话看书时正面注视，保持脊柱的直立。

(4)枕头的适宜高度为 10 cm，避免高枕睡眠的不良习惯，高枕使头部前屈，增大颈椎的压力，有加速颈椎退变的可能。

(5)运动疗法：①有氧锻炼，散步、游泳、骑车、做体操等低冲击性的有氧运动。②身心锻炼，身心锻炼可促进患者肌力、柔韧性及平衡能力的改善，引导肢体放松，促进康复。

(6)3 个月内避免骑车、开车等活动。进行家务劳动时，工作台高度适宜，避免过度弯腰。

(7)定期复诊，不适随诊。

（蒋晓珊）

第十四节　老年人贫血

一、疾病简介

贫血是老年人临床常见的症状。随着年龄的增加，贫血发病率也会上升，因为老年人的某些生理特点与贫血的发生也有一定的关系。老年人贫血主要是缺铁性贫血和慢性疾病性贫血，其次为营养性巨幼细胞贫血。在经济条件较差的人群中易发生营养性贫血。老年人贫血的发生较为缓慢、隐蔽，常会被其他系统疾病症状所掩盖。如心悸、气短、下肢水肿及心绞痛等症状在贫血及心血管疾病时均可出现，临床上多考虑为心血管疾病而忽视了贫血的存在。实际上，也可能是贫血加重了心血管的负担，使原有的心脏病症状加重。此外，贫血时神经精神症状常较为突出，如淡漠、无欲、反应迟钝，甚至精神错乱，常被误诊为老年精神病。

贫血是一种症状，造成贫血的原因比较复杂，对老年人贫血应该寻找出造成贫血的真正原因。老年人贫血常见原因是营养不良或继发于其他全身性疾病。再生障碍性贫血及溶血性贫血不多见。营养不良性贫血中以缺铁性贫血最常见。食物缺铁，吸收不良或慢性失血均可造成铁的缺乏。老年人咀嚼困难，限制饮食，胃酸缺乏，吸烟喝酒，饭后饮茶等都可造成铁吸收障碍。慢性失血以胃溃疡出血、十二指肠溃疡出血、消化道肿瘤出血、痔疮、鼻出血及钩虫感染为常见。继发性贫血的常见原因是老年人肿瘤、肾炎和感染。有些药物如某些降糖、氯霉素、抗风湿药、利尿药等，除可直接对骨髓造血功能影响外，还可通过自身免疫机制造成溶血性贫血。

二、主要表现

老年人贫血进展缓慢，其症状、体征与贫血本身及由引起贫血的原发病共同所致，其表现与贫血的程度、发生的进度、循环血量有无改变有关。

(一)皮肤、黏膜

皮肤、黏膜苍白最为常见,苍白程度受贫血程度、皮内毛细血管的分布、皮肤色泽、表皮厚度及皮下组织水分多少的影响。苍白比较明显的部位有睑结膜、口唇、甲床、手掌及耳轮。

(二)肌肉

主要表现为疲乏无力,是由于骨骼肌缺氧所致。

(三)循环系统

表现为活动后心悸、气短,严重贫血可出现心绞痛、贫血性心脏病、心脏扩大乃至心力衰竭。

(四)呼吸系统

表现为气短和呼吸困难。

(五)中枢神经系统

缺氧可致头昏、头痛、耳鸣、眼花、注意力不集中及记忆力减退、困倦、嗜睡乃至意识障碍。

(六)消化系统

常见食欲减退、腹胀、恶心、腹泻、便秘、消化不良等。

三、治疗要点

老年人贫血的治疗原则与年轻人相同,首先针对病因。一般用药原则是针对性强,尽量单一用药,剂量要充足,切忌盲目混合使用多种抗贫血药。老年人贫血一般多为继发性贫血,当然是要以治疗原发病为主,只有治好了原发病,贫血症状才有可能得到纠正。

四、护理措施

(一)休息

可视贫血的严重程度及发生速度而定,对严重贫血并伴有临床症状的,要采取适当休息,限制下床活动,卧床或绝对卧床休息。对有一定代偿能力的,要给予一定的关照。休息的环境应清洁、安静、舒适、阳光充足,空气流通。温湿度适宜,并与感染隔离。

(二)病情观察

观察体温、脉搏、呼吸、血压情况的变化,及可能合并出现的出血与感染的早期临床表现,及时处理。

(三)营养

应给予高热量、高蛋白、高维生素及含无机盐丰富的饮食。通过适当调整饮食以协助改善胃肠道症状。

(四)症状护理

心悸、气短应尽量减少活动,降低氧的消耗,必要时吸氧。头晕系脑组织缺氧所致,应避免突然变换体位,以免造成晕厥后摔倒受伤。有慢性口腔炎及舌炎时应注意刷牙,用复方硼砂溶液定时漱口,口腔溃疡时可贴溃疡药膜。

(五)皮肤毛发护理

定期洗澡、擦澡、保持皮肤和毛发清洁。

(六)心理护理

耐心、细致地做好思想工作,关心体贴,解除的各种不良情绪反应及精神负担,增强战胜疾病的信心。心力衰竭或烦躁、易怒、淡漠、失眠,面色、手掌和黏膜苍白。

五、保健

(1)平时应注意膳食的均衡,食物中应有充足的新鲜蔬菜、肉类、奶类及蛋类制品,菠菜、芥蓝菜、黑木耳、桂圆、红枣、海带、猪肝富含铁质食物,经常调配食用,对预防营养不良性贫血有较好的作用。对已查明正在治疗原发病的贫血老人,有辅助配合治疗的效果。

(2)对老年人来讲,许多急性、慢性疾病,特别是常见的感染性疾病都可引起继发性贫血,如肿瘤、慢性支气管炎、结核、胆囊炎、肾盂肾炎、前列腺肥大、尿路感染、糖尿病及慢性肝炎或肝硬化等。因此,积极有效地预防这些疾病,一旦患有疾病应及时进行治疗,不让疾病长期不愈,就可减少继发性贫血的发生率。

(蒋晓珊)

第十一章

针灸康复科护理

第一节 慢性阻塞性肺疾病

慢性阻塞性肺疾病(COPD)是一种具有气流受限特征的肺部病证,气流受限不完全可逆,并呈进行性发作,与肺部对有刺激气体或有刺激颗粒的异常炎症反应有关。COPD 与慢性支气管炎和肺气肿密切相关。当慢性支气管炎、肺气肿患者肺功能检查出现气流受限,并且不完全可逆时,即属 COPD。如患者只有"慢性支气管炎"和(或)"肺气肿",而无气流受限,则不能诊断为COPD,可将具有咳嗽、咳痰症状的慢性支气管炎视为 COPD 的高危期。

COPD 属中医"哮证""喘证""肺胀"等疾病范畴,认为本病多因内伤久咳、支饮、哮喘、肺痨等慢性肺系疾病,迁延失治,痰浊潴留,气滞肺间,日久导致肺虚,复感外邪诱使病情发作加剧。

一、康复评定

(一)现代康复评定方法

1.病史

COPD 起病缓慢,病程较长。

2.症状

主要有慢性咳嗽、咳痰、喘息、胸闷、气短或呼吸困难等。同时,出现运动耐力下降,活动的范围、种类和强度减少甚至不能活动。

3.体征

本病早期体征不明显,随着病情的进展可出现桶状胸、呼吸变浅、频率加快、辅助呼吸肌活动增强。重症患者可出现呼吸困难或发绀。叩诊肺部过清音,心浊音界缩小,肺下界和肝浊音界下降。听诊两肺呼吸音减弱,呼气延长,平静呼吸时可闻及干啰音,肺底和其他部位可闻及湿啰音。

4.X 线检查

肺容积增大,膈肌位置下移,双肺透亮度增加,肋间隙增宽,肋骨走行扁平,心影呈垂直狭长。

5.呼吸功能徒手评定分级

大多数 COPD 患者都不同程度存在呼吸困难,通过让患者做一些简单的动作或短距离行走,根据患者出现气短的程度可初步评定其呼吸功能。徒手评定一般分为 0~5 级(表 11-1)。

表 11-1　呼吸功能的徒手评定分级方法

分级	表现
0	虽然不同程度的阻塞性肺气肿,但活动时无气短,活动能力正常,疾病对日常生活无明显影响
1	一般活动时出现气短
2	平地步行无气短,速度较快或登楼、上坡时,同龄健康人不觉气短而自己有气短
3	慢走 100 m 以内即有气短
4	讲话或穿衣等轻微活动时即有气短
5	安静时出现气短,不能平卧

6.肺功能测试

(1)用力肺活量(FVC):指深吸气至肺总量位,然后用力快速呼气直至残气位时的肺活量。

(2)第 1 秒用力呼气量(FEV_1):为尽力吸气后尽最大努力快速呼气,第 1 秒所能呼出的气体容量。

临床评价通气功能障碍的两项主要指标为:FEV_1 占预计值的百分比(即 $FEV_1\%$)和 FEV_1 占 FVC 的百分比(即 FEV_1/FVC)。通过这两项指标来评价气流的阻塞程度,用于 COPD 肺功能的分级(表 11-2)。

表 11-2　肺功能的分级标准

分级	$FEV_1\%$	$FEV_1/FVC(\%)$
基本正常	>80	>70
轻度减退	80~71	70~61
显著减退	70~51	60~41
严重减退	50~21	≤40
呼吸衰竭	≤20	

7.COPD 的严重程度分级

肺功能康复是慢性阻塞性肺疾病的康复的主要内容,根据慢性阻塞性肺疾病全球倡议,将本病的严重程度分为 5 级(表 11-3)。

表 11-3　COPD 严重程度分级

级别	分级标准
0(危险期)	有慢性咳嗽、咳痰症状;肺功能正常
Ⅰ(轻度)	伴或不伴慢性咳嗽、咳痰症状;$FEV_1/FVC<70\%$,$FEV_1≥80\%$预计值
Ⅱ(中度)	伴或不伴慢性咳嗽、咳痰、呼吸困难症状;$FEV_1/FVC<70\%$,$30\%≤FEV_1<80\%$预计值
Ⅲ(重度)	伴或不伴慢性咳嗽、咳痰、呼吸困难症状;$FEV_1/FVC<70\%$,$30\%≤FEV_1<850\%$预计值
Ⅳ(极重度)	伴慢性呼吸衰竭;$FEV_1/FVC<70\%$,$FEV_1<30\%$预计值

8.COPD 病程分期

(1)急性加重期:在疾病过程中,短期内咳嗽、咳痰、气短和(或)喘息加重、痰量增多,呈脓性或黏液脓性,可伴发热等症状。

(2)稳定期:患者咳嗽、咳痰、气短等症状稳定或症状轻微。

9.活动能力评定

(1)活动平板试验或功率车运动试验:通过活动平板或功率车进行运动试验可获得最大吸氧量、最大心率、最大代谢当量(MET)值、运动时间等量化指标来评定患者的运动能力,也可通过活动平板运动试验中患者主观劳累程度分级(Borg 分级)等半定量指标来评定患者的运动能力。

(2)定量行走评定(6 分钟步行试验):适用于不能进行活动平板试验的患者,让患者行走6 分钟,记录其所能行走的最长距离,以判断患者的运动能力及运动中发生低氧血症的可能性。

(3)日常生活活动能力评定:可根据需要进行 Barthel 指数、Katz 指数、修订的 Kenny 自理指数和 Pulses 等评定。

(二)传统康复辨证

1.病因病机

本病病位主要在肺、脾、肾及心,病变首先在肺,继而影响脾、肾,后期则病及于心。因肺主气、司呼吸,开窍于鼻,外合皮毛,故外邪从口鼻、皮毛入侵,多首先犯肺,以致肺之宣降功能不利,气逆于上而为咳,升降失常而为喘。久则肺虚,而致主气功能失常,影响呼吸出入,肺气壅滞,导致肺气胀满,张缩无力,不能敛降。若肺病及脾,子盗母气,脾失健运,则可导致肺脾两虚。肺为气之主,肾为气之根,若久病肺虚及肾,肺不主气,肾不纳气,可致咳喘日益加重,吸气尤为困难,呼吸短促难续,动则尤甚。肺与心同居胸中,经脉相通,肺气辅佐心脏治理,调节血脉的运行,心阳根于命门真火,故肺虚治节失职,或肾虚命门火衰,均可病及于心,使心气无力、心阳衰竭,甚则可以出现喘脱等危候。

2.四诊辨证

(1)稳定期分为肺虚、脾虚、肾虚 3 型进行康复评定。

肺虚型:偏气虚者易患感冒,自汗怕风,气短声低,或兼见轻度咳喘,痰白清稀;偏阴虚者,多见呛咳,痰少质黏,咽干口燥。

脾虚型:偏气虚者常常痰多,倦怠,气短,食少便溏;伴阳虚者,则可见形寒肢冷,泛吐清水等症状。

肾虚型:平素常短气息促,动则尤甚,吸气不利,腰膝酸软。

(2)急性加重期一般分为以下 2 型行康复评定。

外寒内饮型:咳逆喘满不得卧,气短气急,咳痰白稀、呈泡沫状,胸部膨满;或恶风寒,发热,口干不欲饮,周身酸楚,面色青黯,舌体胖大,舌质黯淡,舌苔白滑,脉浮紧或浮弦滑。

痰热郁肺型:咳逆喘息气粗,胸满烦躁,目睛胀突,痰黄或白、黏稠难咯;或发热微恶寒,溲黄便干,口渴欲饮,舌质红黯、苔黄或白黄厚腻,脉弦滑数或兼浮象。

二、康复策略

COPD 目前尚无有特效的治疗方法。其病程可长达数十年,在缓解期因症状轻微常被患者忽视,若出现并发症,如肺心病、肺性脑病、呼吸衰竭等往往预后不良。因此在缓解期进行康复治疗是非常必要的。

COPD 急性加重期病情严重者应住院治疗,采取控制性氧疗、抗感染、舒张支气管、纠正呼吸衰竭等多种方法对症治疗,不宜进行康复治疗。COPD 患者的传统康复治疗应在稳定期进行。

由于稳定期患者气流受限的基本特点仍持续存在,如果不做有效治疗,其病变长期作用的结果必然会导致肺功能的进行性恶化。因此,应重视 COPD 患者稳定期的传统康复治疗,采取综合性康复治疗措施,以减轻症状,减缓或阻止肺功能进行性降低为目标。

COPD 的传统康复治疗主要有针灸、推拿、中药疗法、食疗、运动疗法、情志康复等具有中医特色的治疗手段和方法。通过全面的传统康复治疗措施,可明显改善患者症状,增加呼吸运动效率,提高生活自理能力,减少住院次数,从而延长患者寿命,提高生活质量。

三、康复治疗

(一)中药疗法

1.内服法

(1)肺脾两虚者可见喘促短气,乏力,咳痰稀薄,自汗畏风,面色苍白,舌淡脉细弱,或见口干,盗汗,舌红苔少,脉细数,或兼食少便溏,食后腹胀不舒,肌肉消瘦,舌淡脉细。治以健脾益气,培土生金,方取补中益气汤加减。

(2)肺肾两虚者可见胸满气短,语声低怯,动则气喘,或见面色晦黯,或见面目水肿,舌淡苔白,脉沉弱。治以补肺益肾,止咳平喘,方取人参蛤蚧散加减。

(3)肺肾阴虚者可见咳嗽痰少,胸满烦躁,手足心热,动则气促,口干喜饮,舌红苔少,脉沉细。治以养阴清肺,方取百合固金汤加减。

(4)脾肾阳虚者可见胸闷气憋,呼多吸少,动则气喘,四肢不温,畏寒神怯,小便清长,舌淡胖,脉微细。治以补脾益肾,温阳纳气,方取金匮肾气丸加减。

2.外治法

白芥子、延胡索各 20 g,甘遂、细辛各 10 g,麝香 0.6 g,共为细末,用姜汁调和,在夏季三伏天时,每伏第一天外敷于肺俞、膏肓、颈百劳等腧穴,4 小时后除去,共分三次敷完。每年 1 个疗程。

3.药膳

药膳可以提高本病康复治疗效果,现介绍几种常用药膳。

(1)紫苏粥:紫苏叶 10 g、粳米 50 g、生姜 3 片,大枣 5 枚。具有祛风散寒,理气宽中的作用。

(2)枇杷饮:枇杷叶 10 g、鲜芦根 10 g。具有祛风清热,止咳化痰的作用。

(3)鲫鱼汤:鲫鱼 200 g 以上 1 条,肉豆蔻 3~5 g。具有健脾益肺的作用。

(4)梨子汤:梨子 200 g,川贝 10 g。具有养阴润肺化痰的作用。

(5)薏苡杏仁粥:薏米 50 g、杏仁(去皮尖)10 g。具有健脾祛湿,化痰止咳的作用。

(6)人参蛤蚧粥:蛤蚧粉 2 g、人参 3 g、糯米 75 g。具有补肺益肾,纳气定喘的作用。

(7)虫草全鸭汤:冬虫夏草 10 g、老雄鸭肉 300 g、黄酒 15 g、生姜 5 g、葱白 10 g、胡椒粉 3 g、食盐 3 g。具有补肺益肾,平喘止咳的作用。

(8)紫河车汤:紫河车 1 个,生姜 3~5 片。具有补肺疗虚的作用。

(二)针灸治疗

以毫针刺法、灸法为主,以疏通经络、宣肺止咳为原则。

1.毫针刺法

主穴:肺俞、脾俞、肾俞、膏肓、气海、足三里、太渊、太溪、命门。

配穴:合谷、天突、曲池、列缺。

操作方法:每次选 3~5 穴,常规方法针刺,用补法,隔天 1 次。

2.灸法

主穴:大椎、风门、肺俞、肾俞、膻中、气海。

操作方法:用麦粒灸,每穴每次灸 3～5 壮,10 天灸 1 次,3 次为 1 个疗程。

(三)推拿治疗

以疏通经络、宣肺止咳为原则,分部选择腧穴进行推拿治疗。

1.按天突

适用于阵咳不止或喉中痰鸣不易咳出,或气短不能平卧者。用拇指按压天突穴。注意拇指要从天突穴向胸骨柄内面按压,以有酸胀感为宜。按压 10 次。

2.叩定喘

适用于剧咳不出、气喘明显者。在该部用指尖叩击,症状常可缓解。

3.叩丰隆

功能化痰止咳。手握拳状,以指间关节背侧叩击该穴。

4.叩足三里

功能调理脾胃,手法同叩丰隆。

5.宽胸按摩

常用于呼吸烦闷不畅时。①抹胸:两手交替由一侧肩部由上而下呈斜线抹至对侧肋下角部,左右各10次;②拍肺:两手自两侧肺尖部开始沿胸廓自上而下拍打,两侧各重复 10 次;③捶背:两手握空拳,置于后背部,嘱患者配合呼吸,呼气时由内向外捶打,同时背稍前屈;吸气时由外向内拍打,同时挺胸,重复10次;④摩膻中:用掌根按于膻中穴,做顺、逆时针方向按摩各 36 次。

(四)传统运动疗法

常用的传统运动疗法如八段锦、易筋经、少林内功、五禽戏等。

四、护理要点

(一)饮食调理

饮食做到"三高四低","三高"即高蛋白、高维生素、高纤维素,故宜多食用瘦肉、豆制品、鱼类、乳类等含蛋白量较高食品,以及蔬菜、水果、菌类、粗粮等含维生素、纤维素较多的食物,经常食用有助于增加营养,改善体质,通畅大便,排出毒素。"四低"即饮食中应注意低胆固醇、低脂肪、低糖、低盐。

(二)调节情绪

对患者及时有效地运用语言疏导法,有助于病情的康复和生活质量的提高。首先要改善患者对本病的消极态度,协助其解脱因呼吸困难而产生的焦虑,又因焦虑而产生呼吸困难的恶性循环。其次,应鼓励患者参加适当的活动,改善其躯体功能。另外,要及时发现患者潜在的身体和心理方面的异常变化,防止患者因极度痛苦而感到绝望,甚至产生自杀行为。医护人员及家属要多与患者交流,以满足患者对关怀的需求,消除抑郁、孤独的情绪。

(三)吸氧

绝大多数患者有低氧血症,尤其夜间容易发生缺氧,吸氧可以使患者运动能力提高,也可以防止肺动脉高压的发展,及肺心病的发生。

(四)慎起居

平时要注意防寒保暖、忌烟酒、远房事、调情志、加强体育锻炼,增强体质,提高机体免疫力。

(陈媛媛)

第二节　糖　尿　病

糖尿病是一组以慢性血糖水平增高为特征的代谢性疾病群,是极为常见的内分泌代谢疾病之一,多见于中老年人。临床一般分 1 型糖尿病、2 型糖尿病、其他特殊类型糖尿病和妊娠糖尿病几种类型。

糖尿病的病因目前尚未完全阐明。目前公认糖尿病不是单一病因所致的疾病,而是多种因素所致的综合征。发病与遗传、自身免疫及环境因素有关。其基本的病理生理特点为绝对或相对性胰岛素分泌不足引起的糖、蛋白质、脂肪和水、电解质等的代谢紊乱。

糖尿病属中医"消渴"或"消瘅"范畴。中医认为本病多因素体禀赋不足,长期过食肥甘厚味,脾胃积热,化燥伤津;或长期精神刺激,气郁化火,消烁阴津;或劳欲过度,致五脏柔弱,久郁化火,积热伤津,火烁损阴,耗精伤肾引起。其主要病机为阴津亏损,燥热内盛。阴虚为本,燥热为标,两者互为因果,贯穿在消渴病的整个病变过程中。

糖尿病临床早期可无症状,以后多有烦渴、多饮、多食、多尿、疲乏、消瘦等表现,严重病例可发生酮症酸中毒或其他类型的急性代谢紊乱。常见的并发症和伴随症有急性感染、肺结核、动脉粥样硬化、肾和视网膜微血管病变及神经病变等。

一、康复评定

(一)现代康复评定方法

1.病史

病史较长,并且由于缺乏疾病的特异性标志,在出现代谢紊乱前不易发现。

2.症状和体征

多饮、多食、多尿、消瘦、皮肤瘙痒,女子外阴瘙痒是常见的症状。合并眼部并发症时可出现视力减退,眼底出血;合并肾病时可出现水肿、贫血;合并神经病变时可出现肢体酸痛、麻木、性欲减退、大小便失禁及膝腱反射、跟腱反射减弱或消失等。

3.尿糖测定

尿糖阳性是诊断糖尿病的重要线索。尿糖测定包括次尿糖与段尿糖的测定,次尿糖就是在尿前2.5 小时(应用口服降糖药物或胰岛素治疗的患者,应在用药前 0.5 小时)排空膀胱,留尿测定的尿糖,一天当中至少测 4 次,即三餐前与睡前,也可以根据患者情况测定任何时间次尿糖;段尿糖亦分为 4 段,第 1 段为早饭后至午饭前,不管有几次尿,均混在一起测尿糖;依此类推,午饭后至晚饭前为第 2 段;晚饭后至睡前为第 3 段;睡前至第 2 天早餐前为第 4 段。一般情况下,尿糖(＋)时,血糖<10.0 mmol/L;尿糖(＋～＋＋)时,血糖为 11.0～14.0 mmol/L;尿糖(＋＋～＋＋＋),血糖为 14.0～19.0 mmol/L;尿糖(＋＋＋～＋＋＋＋),血糖>19.0 mmol/L。以上情况都是针对肾糖阈正常的糖尿病患者而言,对肾糖阈不正常的患者,其尿糖不能如实反映血糖水平,应以血糖测定为准。

4.血糖测定

血糖测定是诊断糖尿病的主要指标,并可作为选择初始治疗方案的依据。正常空腹静脉血浆葡萄糖浓度为 3.9～6.0 mmol/L。用快速血糖仪测定毛细血管血糖是糖尿病检测的主要手段,通过监测 5 次血糖(即空腹、睡前及三餐后 2 小时)可观察治疗效果,调整口服降糖药物或胰岛素用量。

5.其他检查

如口服葡萄糖耐量试验(OGTT)、胰岛素释放试验、血清 C-肽浓度的测定、糖化血红蛋白A1(HbA1c)和糖化血清蛋白的测定、胰岛素抗体与胰岛素受体抗体的测定、胰岛细胞抗体的测定、尿酮体的测定、尿蛋白的测定等有助明确诊断。

(二)传统康复辨证

1.病因病机

本病涉及多个脏腑,但主要以上焦肺、中焦胃、下焦肾为主。其肺、脾胃、肾之间又常相互影响。如肺燥阴虚,津液失于输布,则胃失濡润,肾失滋养,胃热炽盛,灼伤肺津,反耗肾阴;肾阴不足,阴精源泉亏损,则阴虚火旺,灼伤肺胃,终至肺燥、胃热、肾虚同时存在,故多饮、多食、多尿相互并见。消渴日久,阴损及阳,或气阴两伤,可累及五脏和血行。如气虚不能推动血液运行,而致血瘀;阴虚发热,热邪内耗,久则炼血成瘀。瘀血内结,久则痰瘀互结,阻滞气机,犯至心脏则胸痹;犯至肢体则麻痹;犯至目则视矇;犯至脑脉则半身不遂;终至精血枯竭,燥热内蕴,阴竭阳衰。

2.四诊辨证

临床一般将本病分为以下 4 型。

(1)肝肾阴虚:可见尿频量多,浑浊如膏脂,或尿甜,腰膝酸软无力,头晕耳鸣,遗精多梦,皮肤干燥,全身瘙痒,舌红少苔,脉细数。

(2)气阴两虚:可见烦渴多饮,神疲乏力,动则汗出,心悸气短,手足心热,失眠多梦,舌红少苔,脉细数或细数无力。

(3)阴阳两虚:可见面色㿠白,形寒肢冷,耳鸣耳聋,腰膝酸软,口燥咽干,小便频数,混浊如膏,甚则饮一溲二。舌质淡胖,苔薄白,脉沉弱。

(4)阴虚燥热:可见口干、目涩、舌燥,烦渴多饮,尿频量多,多食易饥,大便秘结,疲乏、消瘦或肥胖者。舌质红或绛,苔黄或黄少津,脉弦滑或弦数。

二、康复治疗

(一)康复策略

糖尿病的康复治疗应在患者发病早期或病情减轻,尿糖控制不超过"＋",或糖尿病的症状减轻,但有大血管、微血管、神经病变或糖尿病足等并发症时进行。如糖尿病并发酮症酸中毒、高渗性非酮症糖尿病昏迷、或乳酸酸中毒时不宜进行康复治疗。

糖尿病的传统康复疗法主要有传统运动、饮食、药物等,通过传统康复治疗可以预防或延缓糖尿病并发症的发生、发展,改善或恢复患者代谢紊乱,减少糖尿病的致残率和致死率,提高患者日常生活质量。

针对糖尿病阴虚为本,燥热为标的基本病理,糖尿病的康复仍要以益气养阴,清热生津为基本康复原则。对于出现并发症的患者,除了采用糖尿病的康复治疗方法外,还要针对并发症采用相应的传统康复治疗方法。在康复治疗中,要贯彻综合调理,耐心守法的原则,综合运用多种传统康复疗法。

(二)治疗方法

1.推拿治疗

以疏通经络、活血化瘀为原则。目的在于加速血糖的利用,改善全身症状。

(1)头面部:选择推、按、揉、叩等手法,主要腧穴有承浆、风池、太阳、百会等。

(2)腹部:选择推、摩、震颤等手法,重点摩腹,促进腹部血液循环,促胰腺供血恢复,主要腧穴有气海、章门、中极、中脘、关元等。

(3)背部:选择推、按、拿、拍、捏脊等手法,以捏脊为主,主要腧穴有肺俞、脾俞、胃俞、肾俞等。

(4)四肢部:选择推、按、点、揉、搓、拿等手法,主要腧穴有曲池、劳宫、隐白、然谷、太溪、足三里等。

2.针灸治疗

一般常用的针灸治疗包括毫针刺法和灸法两种方法。

(1)毫针刺法:以疏通经络、行气活血、扶正祛邪为原则。

主穴:肺俞、胃俞、肾俞、风池、曲池、内关、足三里、三阴交、关元。

配穴:烦渴多饮者加承浆;多食便秘者加丰隆;多尿腰痛者加复溜;神疲乏力、少气懒言者加气海;肝郁烦躁易怒者加太冲。

(2)灸法:选取承浆、意舍、关冲、然谷等,每次每穴 5～10 壮,每天 1 次;或选取水沟、承浆、金津、玉液、曲池、劳宫、中冲、行间、商丘、然谷等,每次每穴 5～10 壮,每天 1 次。由于糖尿病患者多合并周围神经病变,灸疗时应注意避免烫伤。

3.传统运动疗法

传统运动疗法是治疗糖尿病的一项重要措施。适当的锻炼可使肌肉组织内葡萄糖得到充分利用,使血液中的葡萄糖迅速到达肌肉和其他组织内,从而使血糖降低。常用的传统运动疗法如易筋经、八段锦、少林内功等。

4.其他传统康复疗法

(1)中药内服:肝肾阴虚者,治以滋养肝肾,润燥填精,方选六味地黄汤加减;气阴两虚者,治以益气养阴,方选生脉散加减;阴阳两虚者,治以滋阴温阳,益气生津,方选金匮肾气丸加减;阴虚燥热者,治以滋阴清热,生津止渴,方选润燥生津方加减。

(2)中药外治:取石膏 5 g,知母 2 g,生地黄 0.6 g,党参 0.6 g,炙甘草 1 g,玄参 1 g,天花粉 0.2 g,黄连 0.3 g,粳米少许,制成粉剂,放置阴凉处保存备用。每次取粉 250 mg,加盐酸二甲双胍 40 mg,混合敷脐,上盖纱布 6～8 层,外用胶布固定。每 5～7 天换药 1 次,每 6 次为 1 个疗程。

5.饮食疗法

饮食疗法是治疗糖尿病首选的一种重要方法,糖尿病饮食康复的基本原则是:主食宜粗,不宜细;品种宜杂,不宜单;副食宜素,不宜荤;肉蛋宜少,不宜多;蔬菜宜多,不宜少;口味宜淡,不宜咸;吃饭宜慢,不宜急;嚼食宜细,不宜粗;吞咽宜慢,不宜快;饭量宜少,不宜多;喝水宜多,不宜少;忌食肥甘辛辣炙煿之品。

三、护理要点

(1)心胸宽、情绪稳、心情乐观、精神放松,避免紧张、激动、压抑、恐惧等不良情绪造成血糖升高。

（2）建立规律的生活制度,避风寒、慎起居、适当饮食。

（3）糖尿病患者应当禁烟酒。使用胰岛素治疗的患者,应当注意随身携带几块糖,当出现低血糖反应时可及时吃糖,防止低血糖的发生。

（4）糖尿病合并皮肤感染、溃疡、或孕妇患有糖尿病者,不宜用灸法治疗。

（陈媛媛）

第三节　脑　卒　中

脑卒中是脑中风的学名,是一种突然起病的脑血液循环障碍性疾病,又叫脑血管意外。其中缺血性脑卒中又称为脑梗死,包括脑血栓形成、脑栓塞和腔隙性脑梗死等。出血性脑卒中包括脑出血和蛛网膜下腔出血。

由于脑损害的部位、范围和性质不同,脑卒中发病后的表现不尽相同,多见一侧上下肢瘫痪无力,肌肤不仁,口眼㖞斜,时流口水,面色萎黄,舌强语謇。久之,则肢体逐渐痉挛僵硬,拘急不张,甚则肢体出现失用性强直、挛缩,进而导致肢体畸形和功能丧失等。可分为运动功能障碍、感觉功能障碍、言语功能障碍、认知障碍、心理障碍以及各种并发症,其中运动功能障碍以偏瘫最为常见。

传统医学认为本病的发生,主要因素在于患者平素气血亏虚,心、肝、肾三脏阴阳失调,兼之忧思恼怒,或饮酒饱食,或房室劳累,或外邪侵袭等因素,以致气血运行受阻,经脉痹阻,失于濡养;或阴亏于下,肝阳暴涨,阳化风动,血随气逆,夹痰夹火,横窜经络,蒙闭清窍而猝然仆倒,半身不遂。

传统康复疗法主要以针灸、推拿、中药和传统运动疗法等为手段,从而减轻结构功能缺损（残损）程度,在促进患者的整体康复方面发挥重要作用。

一、康复评定

（一）现代康复评定方法

1.整体评定内容

（1）全身状态的评定:患者的全身状态、年龄、并发症、主要脏器的功能状态和既往史等。

（2）功能状态的评定:意识、智能、言语障碍、神经损害程度及肢体伤残程度等。

（3）心理状态的评定:抑郁症、焦虑状态和患者个性等。

（4）患者本身素质及所处环境条件的评定:患者爱好、职业、所受教育、经济条件、家庭环境、患者与家属的关系等。

（5）其他:对其丧失功能的自然恢复情况进行预测。

2.具体康复评定

脑卒中康复评定是脑卒中康复的重要内容和前提,它对康复治疗目标和康复治疗效果起着决定作用,且有利于评估其预后。原则上,在脑卒中早期就应进行评定,之后应定期评定。康复评定涉及的内容包括有脑损害严重程度、脑卒中的功能障碍、言语功能、认知障碍、感觉、心理、步态分析、日常生活活动能力等评定。

(二)传统康复辨证

1.病因病机

中医认为本病的发生多因肝肾阴虚,肝阳偏亢,肝风内动为其根本,当风阳暴涨之际,夹气、血、痰、火,上升于巅,闭塞清窍,以致猝然昏迷,横窜经络,气血瘀阻,形成脑卒中。

2.辨证分型

临床上常将本病分为中脏腑与中经络两大类。中脏腑者,病位较深,病情较重,主要表现为神志不清,半身不遂,并且常有先兆及后遗症状出现。中经络者,病位较浅,病情较轻,一般无神志改变,仅表现为口眼㖞斜,语言不利,半身不遂。具体证型如下。

(1)风痰入络:肌肤不仁,手足麻木,突然发生口眼㖞斜,语言不利,口角流涎,舌强语謇,甚则半身不遂,或兼见手足拘挛,关节酸痛等症,舌苔薄白,脉浮数。

(2)阴虚风动:平素头晕耳鸣,腰酸,突然发生口眼㖞斜,言语不利,甚或半身不遂,舌红苔腻,脉弦细数。

(3)气虚血瘀:半身不遂,肢软无力,或见肢体麻木,患侧手足水肿,语言謇涩,口眼㖞斜,面色萎黄,或黯淡无华,舌色淡紫,瘀斑瘀点,苔白,脉细涩无力。

(4)风阳上扰:平素头晕头痛,耳鸣目眩,突然发生口眼㖞斜,舌强语謇,或手足重滞,甚则半身不遂等症,舌红苔黄,脉弦。

二、康复策略

(一)目标

脑卒中康复目标是采用一切有效的措施预防脑卒中后可能发生的残疾和并发症(如压疮、泌尿道感染、深静脉血栓形成等),改善受损的功能(如运动、语言、感觉、认知等),提高患者的日常活动能力和适应社会生活的能力。

(二)治疗原则

(1)只要患者神志清楚,生命体征平稳,病情不再发展,48小时后即可进行康复治疗。

(2)康复治疗注意循序渐进,需脑卒中患者的主动参与及家属的配合,并与日常生活和健康教育相结合。

(3)采用综合康复治疗,包括物理因子治疗、运动治疗、作业治疗、言语治疗、心理治疗、传统康复治疗和康复工程等。

(4)康复与治疗并进。脑卒中的特点是障碍与疾病共存,故康复应与治疗同时进行,并给予全面的监护与治疗。

(5)重建正常运动模式。在急性期,康复运动主要是抑制异常的原始反射活动(如良好姿位摆放等),重建正常运动模式;其次才是加强肌力的训练。脑卒中康复是一个改变"质"的训练,旨在建立患者的主动运动,保护患者,防止并发症的发生。

(6)重视心理因素。严密观察脑卒中患者有无抑郁、焦虑情绪,它们会严重影响康复治疗的进行和效果。

(7)预防复发,即做好二级预防工作,控制危险因素。

(8)根据患者功能障碍的具体情况,采取合理的药物治疗和必要的手术治疗。

(9)坚持不懈,康复是一个持续的过程,重视社区及家庭康复。

偏瘫恢复的不同阶段治疗方法不同。软瘫时以提高患侧肌张力、促进随意运动产生为主要治疗原则;痉挛时要注意降低肌张力,而在本阶段不恰当的针刺治疗易引起肌张力增高,故应特别注意。

三、康复治疗方法

脑卒中的传统康复疗法包括针灸、推拿、中药内服、中药熏洗和气功疗法等,既可单独使用,也可联合应用。多种康复疗法的综合应用,可以优势互补、提高疗效。药物与针灸结合是最常用的康复疗法,体针和头针结合也得到了普遍认可。推拿疗法在改善痉挛状态方面有独特的优势。在康复过程中应特别重视针灸对肌张力的影响。故传统康复技术与现代康复技术的配合应用,可提高脑卒中康复治疗的有效率。

针灸治疗以疏通经络、调畅气血、醒脑开窍为原则,可选用体针或头皮针法。

(一)体针法

1.中风脑出血闭证

以取督脉、十二井穴为主,用毫针泻法及三棱针点刺井穴出血。口眼喎斜者,初起单取患侧,久病取双侧,先针后灸,选地仓、颊车、合谷、内庭、承泣、阳白、攒竹等穴。半身不遂者初病可单刺患侧,久病则刺灸双侧,初病宜泻,久病宜补,选肩髃、曲池、合谷、外关、环跳、阳陵泉、足三里。

2.阳闭痰热盛者选穴

水沟、十二井、风池、劳宫、太冲、丰隆,十二井穴点刺放血,其他穴针用泻法,不留针。

3.阴闭痰涎壅盛者选穴

丰隆、内关、三阴交、水沟,针用泻法,每天1次,留针10分钟。

4.中风,并发高热、血压较高者选穴

十宣、大椎、曲池。十宣点刺放血,其他穴针用泻法,每天1次,不留针。

5.血压较高者选穴

曲池、三阴交、太冲、风池、足三里、百会,针用泻法,每天1次,留针10～20分钟。

6.语言不利选穴

哑门、廉泉、通里、照海,强刺激,每天1次,不留针。

7.口眼喎斜者选穴

翳风、地仓、颊车、合谷、牵正、攒竹、太冲、颧髎,强刺激,每天1次,留针20～30分钟。

8.石氏醒脑开窍法

(1)主穴:双侧内关、人中、患侧三阴交。

(2)副穴:患肢极泉、尺泽、委中。

(3)配穴:根据合并症的不同,配以不同的穴位。吞咽障碍配双侧风池、翳风、完骨;眩晕配天柱等。

(4)操作方法如下。①主穴:先针刺内关,直刺0.5～1.0寸,采用提插捻转结合的手法,施手法1分钟,继刺人中,向鼻中隔方向斜刺0.3～0.5寸,采用雀啄手法,以流泪或眼球湿润为度,再刺三阴交,沿胫前内侧缘与皮肤呈45°角斜刺,进针0.5～1.0寸,采用提插针法。针感传到足趾,下肢出现不能自控的运动,以患肢抽动三次为度。②副穴:极泉穴,原穴沿经下移2寸的心经上取穴,避开腋毛,术者用手固定患侧肘关节,使其外展,直刺0.5～0.8寸,用提插泻法,患者有麻胀并抽动的感觉,以患肢抽动3次为度。尺泽穴取法应屈肘,术者用手拖住患侧腕关节,直刺

0.5～0.8寸,行提插泻法,针感从肘关节传到手指或手动外旋,以手动3次为度。委中穴,仰卧位抬起患侧下肢取穴,医师用左手握住患者踝关节,医者肘部顶住患肢膝关节,刺入穴位后,针尖向外15°,进针1.0～1.5寸,用提插泻法,以下肢抽动3次为度。印堂穴向鼻根方向进针0.5寸,同样用雀啄泻法,最好能达到两眼流泪或湿润,但不强求;后用3寸毫针上星透百会,高频率(>120转/分)捻针,有明显酸胀感时留针;双内关穴同时用捻转泻法行针1分钟。每周三次。

治疗时可结合偏瘫不同时期的特点采用不同的治疗方法。如偏瘫Brunnstrom运动功能恢复分期,在出现联合反应之前,采用巨刺法,即针刺健侧;出现联合反应但尚无自主运动时,采用针刺双侧的方法;当患肢出现自主运动之后,则采用针刺患侧。巨刺法可促进联合反应和自主运动的出现。但有些脑卒中患者病变范围较广,巨刺法虽可诱发出联合反应,然而促使其出现明显的自主运动仍然比较困难。

(二)头皮针法

选择焦氏头针,按临床体征选瘫痪对侧的刺激区。运动功能障碍选运动区,感觉障碍选感觉区,下肢感觉运动功能障碍选用足运感区,肌张力障碍选舞蹈震颤控制区,运动性失语选言语一区,命名性失语选言语二区,感觉性失语选言语三区,完全性失语取言语一至三区,失用症选运用区,小脑性平衡障碍选平衡区。

操作方法:消毒,针与头皮呈30°斜刺,快速刺入头皮下推进至帽状腱膜下层,待指下感到不松不紧而有吸针感时,可行持续快速捻转2～3分钟,留针30分钟或数小时,期间捻转2～3次。行针及留针时嘱患者活动患侧肢体(重症患者可做被动活动)有助于提高疗效。急性期每天1次,10次为1个疗程,恢复期和后遗症期每天或隔天1次,5～7次为1个疗程,中间休息5～7天再进行下1个疗程。

不管是体针还是头针治疗,均可加用电针以提高疗效,但须注意选择电针参数。一般软瘫可选断续波,电流刺激后可见肌肉出现规律性收缩为度。痉挛期选密波,电流强度以患者耐受且肢体有细微颤动为度。通电时间面部10～20分钟,其他部位20～30分钟为宜。灸法、皮肤针法、拔罐疗法等也可用于偏瘫治疗,但临床上应用相对较少。

四、护理要点

(1)平时在饮食上宜食清淡易消化之物,忌肥甘厚味、辛辣刺激之品,并禁烟酒,保持心情舒畅,做到起居有常,饮食有节,避免疲劳,以防止卒中和复中;若有高血压家族史者,进入中年后尤要注意养生,注意检查血压、血脂等指标的变化。

(2)既病之后,加强护理。中脏腑昏迷时,须密切观察病情变化,尤其面色、呼吸、汗出等,以防向闭脱转化。加强口腔护理,及时清除痰涎,喂服或鼻饲中药时应少量多次频服。

(3)恢复期要加强偏瘫肢体的被动活动,进行各种功能锻炼,并配合针灸推拿、理疗等。偏瘫严重者,防止患肢受压而发生变形。语言不利者,宜加强语言锻炼。长期卧床者,床铺被褥须平整干燥,保护局部皮肤,防止发生压疮。

(4)本病日常饮食调养非常重要。平素宜多选食木耳、莲藕、芹菜、白萝卜、苦瓜、玉米、山楂、核桃蜂蜜、大蒜、雪梨等具有降脂、降压、软化血管和补益作用的食物。血压高者,最好不吃公鸡,因多有引发动风之虞。

(陈媛媛)

第四节　脑性瘫痪

　　小儿脑性瘫痪简称脑瘫,是自受孕开始至婴儿期非进行性脑损伤和发育缺陷所导致的综合征,主要表现为运动障碍及姿势异常,是小儿时期常见的中枢神经障碍综合征。现代医学认为本病的病因是多种因素造成的。而其中早产、窒息、核黄疸是本病的三大原因。

　　脑性瘫痪的主要功能障碍可表现为以下症状。①运动功能障碍:可出现痉挛、共济失调、手足徐动、帕金森病、肌张力降低等。②言语功能障碍:可表现为口齿不清,语速及节律不协调,说话时不恰当地停顿等。③智力功能障碍:可表现为智力低下。④其他功能障碍:发育障碍、精神障碍、心理障碍、听力障碍等。

　　本病在传统医学中属于"五迟""五软""五硬"和"痿证"的范畴。五迟是指立迟、行迟、发迟、齿迟、语迟;五软是指头颈软、口软、手软、脚软、肌肉软;五硬是指头颈硬、口硬、手硬、脚硬、肌肉硬。现代康复临床上按运动功能障碍的特点一般将本病分为痉挛性、不随意运动型、强直性、共济失调型、肌张力低下型和混合型。按瘫痪部位可将本病分为单瘫、双瘫、偏瘫、三肢瘫和四肢瘫。

一、康复评定

(一)现代康复评定方法

　　(1)粗大运动功能评定:常采用 GMFM 量表。

　　(2)肌张力评定:静止性肌张力测定(包括肌肉形态、硬度、关节伸展度等)、姿势性肌张力测定、运动性肌张力测定。

　　(3)肌力评定:多用徒手肌力检查法(manual muscle testing,MMT)。

　　(4)关节活动度评定。

　　(5)智能评定:智力测验(常用韦氏幼儿智力量表、韦氏儿童智力量表、盖塞尔发育量表等)、适应行为测验。

　　(6)反射发育评定:原始反射、病理反射、平衡反射等。

　　(7)姿势与运动发育评定。

　　(8)日常生活能力评定。

　　(9)其他评定:一般状况评定、精神评定、感知评定、认知能力评定、心理评定、言语评定、听力评定、步态分析等。

(二)传统康复辨证

1.病因病机

　　主要有 3 个方面。一是先天不足,多因父母精血亏虚、气血不足或者近亲通婚,导致胎儿先天禀赋不足、精血亏虚,不能濡养脑髓;母体在孕期营养匮乏、惊吓或是抑郁悲伤,扰动胎儿,以致胎儿发育不良;先天责之于肝肾不足,胎元失养,致筋骨失养,肌肉萎缩,日久颓废。二是后天失养,多因小儿出生,禀气怯弱,由于护理不当致生大病,伤及脑髓,累及四肢;后天责之于脾,久病伤脾,痰浊内生,筋骨肌肉失于濡养,日渐颓废。脑髓失养,而致空虚。三是其他因素,多为产程中损伤脑髓,或因脑部外伤、瘀血内阻、邪毒侵袭、高热久病、正虚邪盛,营血耗伤,伤及脑髓而致。

2.四诊辨证

通过四诊,临床一般将本病分为以下3型。

(1)肝肾不足型:发育迟缓,智力低下,五迟,面色无华,神志不清,精神呆滞,常伴有龟背、鸡胸、病久则肌肉萎缩,动作无力,舌淡苔薄,指纹色淡。

(2)瘀血阻络型:精神呆滞,神志不清,四肢、颈项及腰背部肌肉僵硬,活动不灵活、不协调,舌淡有瘀斑瘀点,苔腻,脉滑。

(3)脾虚气弱型:面色无华,形体消瘦,五软,智力低下,神疲乏力,肌肉萎缩,舌淡,脉细弱。

二、康复策略

为促进患儿正常的运动发育,抑制异常运动模式和姿势,最大限度地恢复功能,小儿脑瘫的康复应做到早诊断、早治疗,才能达到较好的康复效果。目前主要针对患儿的运动障碍采取综合治疗。在整体康复中,中国传统康复疗法有着举足轻重的作用。脑瘫的康复是一个长期复杂的过程,需要在中西医结合的理论指导下,医师、治疗师、护士、家长共同努力完成。

脑瘫传统康复治疗的目的主要在于减轻功能障碍,提高生活质量。大多以针灸、推拿为主要手段。针灸可以有效改善脑血流速度,促进脑组织的血液供应,从而进一步改善中枢神经功能,促进康复。有效的推拿方法对于运动和姿势异常而引发的继发性损害如关节挛缩等有良好的预防和康复治疗作用。

三、康复治疗方法

针灸治疗以疏通经络、行气活血、益智开窍为原则。《素问·痿论》提出"治痿独取阳明"的治法,常选取手足阳明经腧穴进行针刺,辅以头部腧穴。一般选择毫针刺法、灸法、头皮针法等。

(一)毫针刺法

主穴:四神聪、百会、夹脊、三阴交、肾俞。

配穴:肝肾不足加太溪、关元、阴陵泉、太冲;瘀血阻络加风池、风府、血海、膈俞;脾虚气弱加脾俞、气海;上肢瘫痪加肩髃、肩髎、肩贞、曲池、手三里、合谷、外关;下肢瘫痪加伏兔、血海、环跳、承山、委中、足三里、阳陵泉、解溪、悬钟、太冲、足临泣;言语不利加廉泉、哑门、通里;足下垂加昆仑、太溪;颈软加天柱、大椎;腰软加腰阳关;斜视加攒竹;流涎加地仓、廉泉;听力障碍加耳门、听宫、听会、翳风。

具体操作:选用28号毫针针刺。一般每次选2～3个主穴,5～6个配穴,平补平泻。廉泉向舌根方向刺0.5～1.0寸;哑门向下颌方向刺0.5～0.8寸,不可深刺,不可提插。每天或隔天1次,留针15分钟,15次为1个疗程,停1周后,再继续下1个疗程。

(二)灸法

选取四神聪、百会、夹脊、足三里、三阴交、命门、肾俞,上肢运动障碍配曲池、手三里、合谷、后溪;下肢运动障碍配环跳、足三里、阳陵泉、解溪、悬钟。使用艾条进行雀啄灸,每天1次,皮肤红晕为度;或者隔姜灸,每次选用3～5个腧穴,每穴灸3～10壮,每天或隔天1次,10次为1个疗程。

(三)头皮针疗法

运动功能障碍取健侧相应部位的运动区;感觉功能障碍取健侧相应部位的感觉区;下肢功能

运动和感觉障碍配对侧足运感区;平衡功能障碍配患侧或双侧的平衡区。听力障碍取晕听区;言语功能障碍,配言语 1、2、3 区(运动性失语选取运动区的下 2/5;命名性失语选取言语 2 区;感觉性失语选取言语 3 区)。

具体操作:一般用 1 寸毫针,头皮常规消毒,沿头皮水平面呈 30°角斜刺,深度达到帽状腱膜下,再压低针身进针,捻转,平补平泻,3 岁以内患儿不留针,每天 1 次,10 次为 1 个疗程。

四、护理要点

(1)注意脑瘫儿童的饮食。少吃多吃。每天喝 1～2 次淡盐水来补充水和电解质。饮食应该高热量、高蛋白质、高脂肪、高纤维素,以及维生素和微量元素的均衡饮食。钙和维生素也应该补充,以防止骨脱钙和骨质疏松症。饮食应该有 4 个特点:腐烂、精细、新鲜和柔软。脑瘫婴儿脑细胞的发育离不开蛋白质、脂肪、碳水化合物、维生素和矿物质。

(2)由于婴儿运动系统、神经系统正处于发育阶段,异常姿势运动还没有固化,所以临床上对于小儿脑瘫的治疗,应做到早诊断、早治疗,以达到最好的康复效果。提倡在出生后即进行评估,如存在脑瘫发病高危因素,则立即进行干预治疗;出生后 3～6 个月内确诊,如确诊,综合康复治疗应立即进行。康复治疗最佳时间不要超过 3 岁,其方法包括躯体训练、技能训练、物理治疗、针灸治疗、推拿手法治疗等。

(3)针灸治疗本病有较好的疗效。毫针治疗关键在于选择腧穴和针刺补泻手法,选取腧穴多以阳明经穴和奇穴为主,针刺手法以补法和平补平泻为主;头皮针治疗刺激量不宜太大;灸法注意防止烫伤;痉挛型脑瘫患儿的痉挛侧不宜用电针治疗。

(4)有效的推拿方法对于运动和姿势异常而引发的继发性损害,如关节挛缩等有良好的预防和康复治疗作用。但应掌握手法的灵活运用,操作时手法宜轻柔,力度不宜过大,特别是对挛缩关节的操作,更应注意手法的力度和幅度。

(陈媛媛)

第五节　面神经炎

面神经炎又称特发性面神经麻痹或 Bell 麻痹。常见病因多由病毒感染、面部受凉、神经源性病变、物理性损伤或中毒等引起一侧或者双侧耳后乳突孔内急性非化脓性面神经炎,受损的面神经为周围性,故在此以"周围性面神经麻痹"做重点介绍。本病以口眼㖞斜为主要特点,常在睡眠醒来时发现一侧面部肌肉板滞、麻木、瘫痪,额纹消失,眼裂变大,露睛流泪,鼻唇沟变浅,口角下垂歪向健侧,病侧不能皱眉、蹙额、闭目、露齿、鼓颊。部分患者初起时有耳后疼痛,还可出现患侧舌前 2/3 味觉减退或消失,听觉过敏等症。病程迁延日久,可因瘫痪肌肉出现挛缩,口角反牵向患侧,甚则出现面肌痉挛,形成"倒错"现象。发病急骤,以一侧面部发病为多,双侧面部发病少见。无明显季节性,多见于冬季和夏季,好发于 20～40 岁青壮年,男性居多。

本病属中医学之"口僻""面瘫""吊线风""口眼㖞斜""歪嘴风"等病证范畴。中医认为,"邪之所凑,其气必虚"。本病多由脉络空虚,风寒侵袭,以致经气阻滞,气血不和,瘀滞经脉,导致经络失于濡养,肌肉纵缓不收而发。

颅内炎症、肿瘤、血管病变、外伤等多种病变累及面神经所致的继发性面神经麻痹与前者不同,不是本节讨论的对象。

一、康复评定

(一)现代康复评定

1.病史

起病急,常有受凉吹风史,或有病毒感染史。

2.表现

一侧面部表情肌突然瘫痪、患侧额纹消失,眼裂不能闭合,鼻唇沟变浅,口角下垂,鼓腮,吹口哨时漏气,食物易滞留于患侧齿颊间,可伴患侧舌前 2/3 味觉丧失,听觉过敏,多泪等。

3.损害部位

耳后乳突孔以上影响鼓索支时,则有舌前 2/3 味觉障碍;若镫骨肌支以上部位受累时,除味觉障碍外,还出现同侧听觉过敏;损害在膝状神经,可有乳突部疼痛,外耳道和耳郭部的感觉障碍或出现疱疹;损害在膝状神经节以上,可有泪液、唾液减少。

4.脑 CT、MRI 检查

均正常。

5.实验室检查

急性感染性(风湿、骨膜炎等)面神经麻痹者可有:①外周血白细胞及中性粒细胞升高;②血沉增快;③大多数患者脑脊液检查正常,极少数患者脑脊液的淋巴细胞和单核细胞增多。

6.电生理检查

肌电图(EMG)可显示受损的面肌运动单位对神经刺激的反应,测知面神经麻痹程度及有无失神经反应,对确定治疗方针和判定预后及可能恢复的能力很有价值。通常可进行动态观察,在发病 2 周左右,应列为常规检查。神经传导速度(MCV)是判断面神经受损最有意义的指标,它对病情的严重程度、部位以及鉴别轴索与脱髓鞘损害,均有很大帮助。此外,电变性检查对判定面神经麻痹恢复时间更为客观,发病早期即病后 5~7 天,采用面神经传导检查,对完全性面瘫的患者进行预后判定,患侧诱发的肌电动作电位 M 波波幅为健侧的 30% 或以上时,则 2 个月内可望恢复;如为 10%~30%,常需 2~8 个月恢复,并有可能出现并发症;如仅为 10% 或以下,则需6~12 个月才能恢复,甚至更长时间,部分患者可能终生难以恢复,并多伴有面肌痉挛及连带运动等后遗症。病后 3 个月左右测定面神经传导速度有助判断面神经暂时性传导障碍,还是永久性的失神经支配。

7.功能障碍评定

面神经炎患侧功能障碍和面肌肌力的康复评定(表 11-4 和表 11-5)。

表 11-4　功能障碍分级

分级	肌力表现
0	相当于正常肌力的 0%,嘱患者用力使面部表情肌收缩,但检查者看不到表情肌收缩,用手触表情肌也无肌紧张感
1	相当于正常肌力的 10%,让患者主动运动(如皱眉、闭眼、示齿等动作),仅见患者肌肉微动
2	相当于正常肌力的 25%,面部表情肌做各种运动虽有困难,但主动运动表情肌有少许动作
3	相当于正常肌力的 50%,面部表情肌能做自主运动,但比健侧差,如皱眉比健侧眉纹少或抬额时额纹比健侧少

续表

分级	肌力表现
4	相当于正常肌力的 75％,面部表情肌能做自主运动,皱眉、闭眼等基本与健侧一致
5	相当于正常肌力的 100％,面部表情肌各种运动与健侧一致

表 11-5　肌力分级

分级	功能障碍情况
I	正常
II	轻度功能障碍,仔细检查才发现患侧轻度无力,并可察觉到轻微的联合运动
III	轻、中度功能障碍,面部两侧有明显差别,患侧额运动轻微运动,用力可闭眼,但两侧明显不对称
IV	中、重度功能障碍,患侧明显肌无力,双侧不对称,额运动轻微受限,用力也不能完全闭眼,用力时口角有不对称运动
V	重度功能障碍,静息时出现口角㖞斜,面部两侧不对称,患侧鼻唇沟变浅或消失,额无运动,不能闭眼(或最大用力时只有轻微的眼睑运动),口角只有轻微的运动
VI	全瘫,面部两侧不对称,患侧明显肌张力消失,不对称,不运动,无连带运动或患侧面部痉挛

(二)传统康复辨证

1.病因病机

中医对本病多从"内虚邪中"立论,认为"经络空虚,风邪入中,痰浊瘀血痹阻经络,以致经气运行失常,气血不和,经筋失于濡养,纵缓不收而发病"。

2.辨证

(1)风寒侵袭:见于发病初期,面部有受凉史。症见口眼㖞斜,伴头痛、鼻塞、面肌发紧,舌淡,苔薄白,脉浮紧。

(2)风热入侵:见于发病初期,多继发于感冒发热,症见口眼㖞斜,伴头痛、面热,面肌松弛、耳后疼痛,舌红,苔薄黄,脉浮数。

(3)气血不足:多见于恢复期或病程较长的患者。症见口眼㖞斜,日久不愈,肢体困倦无力,面色淡白、头晕等,舌淡,苔薄白,脉细无力。

二、康复治疗

面神经炎的中医治疗方法日趋多样化,有针灸、推拿、中药内服、外敷、皮肤针、电针、刺络拔罐、穴位注射、割治、埋线等。在临床中应注意诊断,及早治疗,充分发挥中医各种治法的优势,标本兼顾,内外治疗,并中西医结合,各取所长,以达到提高疗效、缩短病程、降低费用的良好效果。

(一)一般治疗

(1)治疗期间,可在局部用热毛巾热敷,每次 10 分钟,每天 2 次。

(2)眼睑闭合不全者,每天点眼药水 2~3 次,以防感染。

(3)患者应避免风寒侵袭,戴眼罩、口罩防护。

(4)患者宜自行按摩瘫痪的面肌,并适当地进行功能锻炼。

(5)治疗期间,忌长时间看电视、电脑,以防用眼过度,导致眼睛疲劳,影响疗效。

(二)针灸治疗

1.毫针法

治则:活血通络,疏调经筋。

处方:以面颊局部和手足阳明经腧穴为主。

主穴:阳白、四白、颧髎、攒竹、颊车、地仓、合谷(双)、翳风(双)。

随证配穴:风寒证加风池穴祛风散寒,风热证加曲池疏风泻热,鼻唇沟平坦加迎香,人中沟歪斜加人中、口禾髎,颏唇沟歪斜加承浆,味觉消失、舌麻加廉泉,乳突部疼痛加风池、外关,恢复期加足三里补益气血、濡养经筋。

2.电针法

取地仓、颊车、阳白、瞳子髎、太阳、合谷(双)等穴,接通电针仪,以断续波刺激 10~20 分钟,强度以患者面部肌肉微微跳动且能耐受为度。每天 1 次。适用于恢复期(病程已有 2 周以上)的治疗。

3.温针法

取地仓、颊车、阳白、四白、太阳、下关、牵正、合谷(双)等穴,将剪断的艾条(每段 1~1.5 cm)插到针柄上,使艾条距离皮肤 2~3 cm,将艾条点燃,持续温灸 10~20 分钟,注意在艾条与皮肤之间放置一小卡片(4 cm×5 cm),防止烧伤皮肤,温度以患者有温热感且能耐受为度。每天 1 次。

操作要求如下。①初期:亦称"急性期",为开始发病的第 1~7 天,此期症状有加重趋势,此乃风邪初入,脉络空虚,正邪交争,治以祛风通络为主。此期宜浅刺,轻手法,不宜使用电针法过强刺激。②中期:亦称"平静期",为发病第 7~14 天,此期症状逐渐稳定,乃外邪入里,络阻导致气血瘀滞,故治当活血通络。此期宜用中度刺激手法,可用电针法、温针法等强刺激手法。毫针法处方、随证配穴、操作等具体方法见上。其中电针法、温针法、穴位敷贴、穴位注射、皮肤针、耳针法等均可酌情选用。③后期:又称"恢复期",为发病16天至 6 个月,此后症状逐渐恢复,以调理气血为主。此期浅刺多穴多捻转有助促进面部微循环,营养面神经及局部组织,同时激活神经递质冲动,利于松肌解痉,恢复面肌正常运动,类似"补法",有别于初期浅刺泄邪之"泻法"。若辅以辨证配穴,补气益血,祛风豁痰,则更显相得益彰。毫针法处方、随证配穴、操作等具体方法见上。可酌情选用电针法、温针法、穴位敷贴、穴位注射、皮肤针、耳针法等。④联动期和痉挛期:发病 6 个月以上(面肌连带运动出现以后),此期培补肝肾、活血化瘀、舒筋养肌、息风止痉。采用循经取穴配用面部局部三线法取穴针灸治疗。在电针法、温针法、穴位敷贴、穴位注射、皮肤针、耳针法无效下可选择手术治疗。

三、护理要点

(1)多食新鲜蔬菜、粗粮、黄豆制品、大枣、瘦肉等。

(2)平时面瘫患者需要减少光源刺激,如电脑、电视、紫外线等。

(3)需要多做功能性锻炼,如抬眉、鼓气、双眼紧闭、张大嘴等。

(4)每天需要坚持穴位按摩。

(5)睡觉之前用热水泡脚,有条件的话,做些足底按摩。

(6)面瘫患者在服药期间,忌辛辣刺激食物。如白酒、大蒜、海鲜、浓茶、麻辣火锅等。

(7)用毛巾热敷脸,每晚 3~4 次,勿用冷水洗脸,遇到寒冷天气时,需要注意头部保暖。

(8)应注意保持良好心情。心理因素是引发面神经麻痹的重要因素之一。面神经麻痹发生前,有相当一部分患者存在身体疲劳、睡眠不足、精神紧张及身体不适等情况。所以保持良好的心情,就必须保证充足的睡眠,并适当进行体育运动,增强机体免疫力。

(9)要注意面神经麻痹只是一种症状或体征,必须仔细寻找病因,如果能找出病因并及时进行处理,如重症肌无力、结节病、肿瘤或颞骨感染,可以改变原发病及面瘫的进程。面神经麻痹也可能是一些危及生命的神经科疾病的早期症状,如脊髓灰质炎或 Guillian-Barre 综合征,如能早期诊断,可以挽救生命。

(陈媛媛)

第六节　脊　髓　损　伤

脊髓损伤主要是因直接暴力(砸伤、摔伤、刺伤、枪伤等)造成脊柱过度屈曲、骨折、脱位伤及脊神经,其次是因脊髓感染、变性、肿瘤侵及脊髓引起。本节重点介绍外伤性脊髓损伤。

外伤性脊髓损伤根据损伤水平和程度差异,可分为脊髓震荡、脊髓挫伤、椎管内出血和脊髓血肿 4 种类型。本病多造成严重瘫痪致残。胸、腰髓损伤引起双下肢和躯干的部分瘫痪称截瘫,C_4 以上损伤上肢受累则称四肢瘫。可伴有损伤水平以下躯干、肢体、皮肤感觉、运动反射完全消失、大小便失禁等症状。

中医认为脊髓损伤多为督脉损伤,从而导致督脉和其他经络、脏腑、气血之间的功能紊乱,出现一系列临床表现。中医古籍中无脊髓损伤这样的病名,也缺乏与脊髓损伤相关疾病的完整记载。《灵枢·寒热病》:"身有所伤,血出多……若有所堕坠四肢懈惰不收,名为体惰。"本句描述了外伤所致的截瘫与脊髓损伤极为类似,提出了中医病名"体惰",可被认为是对本病的最早病名记载。

一、康复评定

(一)现代康复评定方法

康复评定通过对患者功能障碍的性质与程度进行评估,为医师在治疗前制订康复治疗策略做准备。同时,通过治疗前后评估客观指标的变化比较,体现治疗效果,有助于进一步康复治疗与策略的修改。康复评定一般分为初期评定(入院后 1 周)、中期评定(治疗 1 个月后)和末期评定(出院前 1 周)。具体评定项目如下。

1.脊柱脊髓功能评定

脊柱脊髓功能评定包括脊柱骨折类型与脊柱稳定性及脊柱矫形器评定,根据美国脊髓损伤学会(ASIA)标准对脊髓损伤程度的评定,根据肌力评定与感觉评定对脊髓损伤水平的评定。

2.躯体功能评定

躯体功能评定包括关节功能评定,肌肉功能评定,上肢功能评定,下肢功能评定,自助具与步行矫形器的评定,泌尿与性功能评定,心肺功能评定,疼痛评定等。

3.心理功能评定

心理功能评定包括心理状态评定,性格评定等。

4.日常生活活动能力评定

可采用 Barthel 指数评定或独立生活能力评定(FIM)。

5.社会功能评定

一般包括生活能力评定,就业能力评定等。

(二)传统康复辨证

1.病因病机

本病属于中医之"痿证""痿证""痿躄""体惰"的范畴。坠落、摔伤、挤压、车祸、砸伤及战时火器伤,造成督脉损伤,肾阳不足;迁延日久,阳损及阴,使肝肾亏损。督脉受损,阳气不足,导致临证多变。总之,脊髓损伤病位在督脉;累及肾、脾、肝、肺。在病理性质方面,以经络瘀阻、阳气不足为主,甚则阳损及阴,导致阴阳两虚。故其病因为"瘀血",病机为"督脉枢机不利"。

2.辨证

瘀血阻络证;脾肾阳虚证;肝肾亏虚证。

二、康复策略

确定各种不同损伤水平患者的康复目标,使患者使用尚有功能的肌肉,学习相关的技术,完成尽可能独立地进行自理生活的各种活动,完成从一个地方到另一个地方的转移,甚至要努力重新就业。

康复治疗在很大程度上可以预防或降低脊髓损伤所引起的一系列严重的并发症,如肺部感染、尿路感染、压疮、关节僵硬和挛缩、精神抑郁等。通过装配和使用辅助设施使患者最大限度地恢复日常生活活动和工作、学习娱乐等能力。

脊髓损伤康复在早期即应开始。在受伤后有两种情况:一是需手术治疗,一是保守治疗。只要病情稳定、无其他合并损伤,康复即应开始。当然早期活动不能影响手术效果。主要是活动身体各个关节,保持关节正常活动度,每天活动 2～3 次,每个关节活动不少于 1 分钟。另外,在医师允许情况下,在护士指导下进行体位更换,也就是定时翻身,防止压疮产生,一般 2 小时一次,突出骨部分(如肩胛骨、足跟、后背部、骶尾骨、双肢部)加软垫垫起,注意大小便排出通畅,注意体温变化,经常安慰患者,改善患者心理,注意伙食的营养,定时饮水。如果早期康复做得好,会为今后进行全面康复训练创造良好基础。

传统康复治疗对脊髓损伤患者,不论在缩短康复疗程、提高生活自理能力,还是在解除患者病痛方面,都有着不容忽视的作用。它可使脊髓损伤患者的肌力得到不同程度的提高,降低痉挛性瘫痪患者的肌张力,对痉挛有一定的缓解作用,减轻患肢疼痛;改善尿便排泄功能,改善性功能,对泌尿系统感染、继发性骨质疏松和压疮等并发症有很好的防治作用。

脊髓损伤所导致的各种功能障碍和并发症,需采用不同的治疗原则。截瘫或四肢瘫宜疏通督脉,通达阳气;痉挛宜疏通督脉,养血柔肝散寒;骨质疏松应补肾通经,行气活血;直立性低血压应补脾益肾;便秘宜调理肠胃,行滞通便;尿潴留应疏调气机,通利小便;泌尿系统感染宜利尿通淋;脊髓损伤神经痛应通经活血行气止痛。

三、康复治疗方法

(一)针灸治疗

1.毫针刺法

毫针刺法是治疗脊髓损伤中应用广泛的一种疗法。以疏通经络、活血化瘀为原则。临床一般常用循经取穴和对症取穴施术。

（1）循经取穴：以足阳明胃经脉、足太阳膀胱经脉、足少阳胆经脉、督脉、任脉为主。胃经取梁门、天枢、水道、归来、髀关、阴市、足三里、上下巨虚；膀胱经取各背俞穴及膈俞；胆经取京门、环跳、风市、阳陵泉、悬钟、丘墟、足临泣；督脉取大椎、陶道、身柱、神道、至阳、筋缩、脊中、悬枢、命门、腰阳关；任脉选中脘、建里、水分、气海、关元、中极。也可酌选足三阴经穴，如章门、三阴交、地机、血海、涌泉等。

（2）对症取穴。①二便障碍：选取八髎、天枢、气海、关元、中极、三阴交；②下肢瘫：下肢前侧选取髀关、伏兔、梁丘，下肢外侧选取风市、阳陵泉、足三里、绝骨，下肢后侧选取承扶、殷门、昆仑；③足下垂选取解溪、商丘、太冲；④足外翻选取照海，足内翻选取申脉；⑤上肢瘫选取肩髃、肩髎、臂臑、曲池、手三里、外关透内关、阳溪、合谷。

另外，还可按脊髓损伤节段取穴：$C_{5\sim7}$节段损伤取手太阴经或手阳明经的穴位，$C_8\sim T_2$节段损伤取手少阴经或手太阳经的穴位；$T_{4\sim5}$节段损伤取双乳头连线相平的背部俞穴；$T_{7\sim9}$损伤取平肋缘或肋缘下方的背部俞穴；T_{10}损伤取脐两旁腰部的穴位；$L_{1\sim5}$损伤取足阳明经和足太阴经的穴位；$S_{1\sim3}$损伤取足太阳经和足少阳经穴位。临床还常用华佗夹脊疗法，一般选取从受损脊柱两侧上1～2椎体至第5骶椎夹脊穴为主。

（3）具体操作：各经腧穴，轮流交替使用。常规方法针刺上述穴位，软瘫宜用补法，痉挛性瘫痪宜用泻法，针感差者常加电刺激。留针30分钟，每天或隔天1次，30次为1个疗程。1个疗程结束后休息1周再进行下1个疗程。

2.头皮针疗法

以疏通经络、行气活血为原则。选择焦氏头针进行治疗，截瘫选取双侧运动区上1/5，感觉区上1/5；四肢瘫选取双侧运动区上1/5、中2/5，感觉区上1/5、中2/5及足运感区。痉挛者加取舞蹈震颤区。

具体操作：采用大幅度捻转手法，每次捻针15～20分钟，隔天1次。

3.电针疗法

选择损伤脊髓平面上下的椎间隙处督脉穴位，选穴时应避开手术瘢痕。

具体操作：取督脉穴沿棘突倾斜方向进针，针刺的深度以达硬膜外为止，针刺颈段和上胸段时尤应慎重，不可伤及脊髓。针刺到位后，上下两针的针柄上分别连接直流脉冲电针仪的两个输出电极。弛缓性瘫痪，以疏波为主，输入电极正极在下，负极在上；痉挛性瘫痪以密波为主，输入电极正极在上，负极在下。打开开关，电刺激频率为1～5 Hz，电流强度宜从小到大逐渐加大，以引起肌肉明显收缩，患者能够耐受而无痛苦或者以患者下肢出现酸、麻、胀、轻度触电样等感觉为度。对高位损伤的患者强度不宜过大。每天治疗1次，每次30分钟，30次为1个疗程。1个疗程结束后，可休息1～2周再进行下1个疗程的治疗。

四、护理要点

（一）心理护理

脊髓损伤发生以后会导致患者行动不便，使得患者有极大的心理压力，患者在治疗的过程中应注意给患者做好心理护理工作，多给患者以鼓励，耐心地去倾听患者的心声。

（二）生活护理

对于患有脊髓损伤的患者来说，他们是没有自理能力的，患者的日常洗漱、饮食、大小便等都是帮忙的,因此,护理时一定要有耐心,这对于患者身体的康复有很大帮助。

(三)皮肤和肢体护理

脊髓损伤患者因为长期卧床会导致身体血液循环不畅,因此,患者在恢复的过程中要注意给患者翻身,这样可以使得血液更加通畅,还应给患者做好皮肤的清洁工作,以防止感染。

(四)尿路护理

脊髓损伤的患者一般都会出现大小便失禁的现象,在护理这类患者时要注意给患者进行膀胱清洗,这样可以防止病菌的感染,以防止尿路感染的发生,做好尿路护理对于治疗有很大帮助。

(陈媛媛)

第七节 颈 椎 病

颈椎病是指颈椎间盘退变及颈椎骨质增生,刺激或压迫邻近的脊髓、神经根、血管及交感神经而引起颈、肩、上肢的一系列复杂的综合征,称为"颈椎综合征",简称"颈椎病"。主要表现为颈部不适及肩背疼痛、感觉异常、上肢麻木和(或)乏力、头晕、耳鸣、恶心、猝倒等。本病好发于30~60岁的中老年人,尤其多见于长期低头或伏案工作的人群,无性别差异,本病逐渐有年轻化的趋势。好发部位在第4~5颈椎、第5~6颈椎、第6~7颈椎。

目前一般将颈椎病分为颈型、神经根型、脊髓型、椎动脉型、交感型和混合型6型。颈椎病的发病机制尚不清楚,但一般认为颈椎长期受风寒、慢性劳损、创伤及轻微外伤、反复落枕、坐姿不当、退行性变、先天性畸形等,是发病的重要原因。

本病属于中医学的"项痹病""项筋急""项肩痛""眩晕"等范畴。中医学认为,本病是由于长期低头工作,使颈部劳损,或外伤,或由于肝肾不足,气血两亏,出现气血瘀阻,经脉痹塞不通所致。

一、康复评定

(一)现代康复评定方法

1.康复问题

(1)疼痛:颈肩及上肢均可出现疼痛、麻木、酸胀,程度及持续时间不尽相同,可坐卧不安,日夜疼痛。因此解除疼痛是康复治疗的主要目的,也是患者的迫切要求。

(2)肢体活动障碍:神经根型颈椎病患者可因上肢活动而牵拉神经根,使症状出现或加重,限制了正常的肢体活动。脊髓型颈椎病患者因锥体束受压或脊髓前动脉痉挛缺血而出现上下肢无力、沉重,步态不稳,易摔倒,肌肉抽动等。

(3)日常生活活动能力下降:颈椎病患者四肢、躯干和头颈部不适等而使日常生活和工作受到很大影响,如梳头、穿衣、提物、个人卫生、站立行走等基本活动明显受限。

(4)心理障碍:颈椎病是以颈椎间盘、椎体、关节突退行性变为基础,影响周围组织结构,并产生一系列症状,这种退行性变无法逆转,尽管临床症状可以通过治疗而缓解或解除,但病理基础始终存在,因此症状可能时发时止,时轻时重,不可能通过几次治疗而痊愈。患者可能出现悲观失望、抑郁、恐惧和焦虑等心理,也可能心灰意冷而放弃康复治疗。

2.康复功能评定

(1)颈椎活动度:颈椎的屈曲与伸展的活动度,枕寰关节占50%,旋转度寰枢关节占50%,所以,颈椎的疾病最易引起颈椎活动度受限。神经根水肿或受压时,颈部出现强迫性姿势,影响颈椎的活动范围。令患者做颈部前屈、后伸、旋转与侧屈活动。

正常范围:前后伸屈各35°~45°,左右旋转各60°~80°,左右侧屈各45°。老年患者活动度会逐渐减少。

(2)肌力、肌张力评定:主要为颈、肩部及上肢的检查,包括胸锁乳突肌、斜方肌、三角肌、肱二头肌、肱三头肌、大小鱼际肌等。有脊髓受压症状者,要进行下肢肌肉的肌力、肌张力、步态等检查。常用方法如下。①徒手肌力评定法:对易受累及的肌肉进行肌力评定,并与健侧对照。②握力测定:使用握力计进行测定,测试姿势为上肢在体侧下垂,用力握2~3次,取最大值,反映屈指肌肌力。正常值为体重的50%。

(3)感觉检查:对神经受损节段的定位有重要意义,主要包括手部及上肢的感觉障碍分布区的痛觉、温觉、触觉及深感觉等检查,均按神经学检查标准进行。如疼痛是最常见的症状,疼痛的部位与病变的类型和部位有关,一般有颈后部和肩部的疼痛,神经根受到压迫或刺激时,疼痛可放射到患侧上肢及手部。若头半棘肌痉挛,可刺激枕大神经,引起偏头痛。常用的疼痛评定方法:视觉模拟评分法、数字疼痛评分法、口述分级评分法、麦吉尔疼痛调查表。

(4)反射检查:包括相关的深反射、浅反射及病理反射,根据具体情况选用。

(5)特殊检查。①前屈旋颈试验:令患者头颈部前屈状态下左右旋转,出现颈部疼痛者为阳性。阳性结果一般提示颈椎小关节有退行性变。②臂丛神经牵拉试验:患者坐位,头稍前屈并转向健侧。检查者立于患侧,一手抵于颈侧,并将其推向健侧,另一手握住患者的手腕将其牵向相反方向。如患者出现麻木或放射痛时,则为阳性,表明有神经根型颈椎病的可能。③椎间孔挤压试验和椎间孔分离试验:椎间孔挤压试验又称压头试验。具体操作方法:先让患者将头向患侧倾斜,检查者左手掌心向下平放于患者头顶部,右手握拳轻轻叩击左手背部,使力量向下传递。如有神经根性损伤,则会因椎间孔的狭小而出现肢体放射疼痛或麻木等感觉,即为阳性。椎间孔分离试验又称引颈试验,与椎间孔挤压试验相反,疑有神经根性疼痛,可让患者端坐,检查者两手分别托住其下颌,并以胸或腹部抵住其枕部,渐渐向上牵引颈椎,以逐渐扩大椎间孔。如上肢麻木、疼痛等症状减轻或颈部出现轻松感则为阳性。神经根型颈椎病患者一般两者均为阳性。④旋颈试验:又称椎动脉扭曲试验,主要用于判定椎动脉状态。具体操作方法:患者头部略向后仰,做向左、向右旋颈动作,如出现头痛、眩晕等椎-基底动脉供血不全症状时,即为阳性。该试验有时可引起患者呕吐或猝倒,故检查者应密切观察,以防意外。

(6)影像学的评定:包括X线摄片、CT检查、MRI检查等。①X线摄片:正位示棘突偏斜(不在一条直线上),钩椎关节增生;侧位示颈椎生理曲度异常(生理曲线变直,反张或"天鹅颈"样改变),前纵韧带钙化,项韧带钙化,椎体前后缘增生,椎间隙狭窄,椎体移位,椎管狭窄等;双斜位示椎间孔变形或变小,小关节增生;颈椎过伸过屈位示椎体移位,椎体不稳定等。②CT检查:着重了解椎间盘突出,后纵韧带钙化,椎管狭窄,神经管狭窄,横突孔大小等。对后纵韧带骨化症的诊断有重要意义。③MRI检查:了解椎间盘突出程度(膨出、突出、脱出)、硬膜囊和脊髓受压情况,髓内有无缺血和水肿灶,脑脊液是否中断,神经根受压情况,黄韧带肥厚,椎管狭窄等。

3.专项评定

有颈椎稳定性评定、颈椎间盘突出功能损伤的评定和脊髓型颈椎病的功能评定等。针对脊髓型颈椎病可以采用日本骨科学会(Japan Orthedic Association,JOA)对脊髓型颈椎病的17分评定法,17分为正常值,分数越低表示功能越差,以此评定手术治疗前、后功能的变化。

(二)传统康复辨证

1.病因病机

传统医学认为,本病多因肾气不足,卫阳不固,风寒湿邪乘虚而入,或因跌仆损伤、动作失度及长期劳损,导致颈部经脉闭阻,气血运行不畅而致。肝肾亏虚,气血不足为内因,风寒湿邪入侵和长期劳损为外因。

2.辨证

(1)风寒湿型:症见颈、肩、上肢窜痛麻木,以痛为主,头有沉重感,颈部僵硬,活动不利,恶寒畏风。舌淡红,苔薄白,脉弦紧。

(2)气滞血瘀型:症见颈肩部,上肢刺痛,痛处固定,伴有肢体麻木。舌质黯,脉弦。

(3)痰瘀阻络型:症见头晕目眩,头重如裹,四肢麻木不仁,纳呆。舌质黯红,苔厚腻,脉弦滑。

(4)肝肾不足型:症见眩晕头痛,耳鸣耳聋,失眠多梦,肢体麻木,面红目赤。舌红少津,脉弦。

(5)气血亏虚型:症见头晕目眩,面色苍白,心悸气短,四肢麻木,倦怠乏力。舌淡苔少,脉细弱。

二、康复治疗

(一)康复策略

目前,本病的康复治疗多采用非手术疗法,以牵引、推拿,针灸疗法最为有效。本病初期多实,当视其不同证情,应用祛风散寒、除湿通络、活血化瘀等法以祛邪;久病多虚,或虚实错杂,则选益气养血、滋补肝肾等法以扶正,或扶正祛邪兼顾治之。在康复治疗的同时,颈椎病必须与颈部风湿症、肩背部肌间筋膜炎、进行性肌萎缩、前斜角肌综合征、类风湿颈椎炎、颈椎结核、脊髓肿瘤、脊髓空洞症、原发性或转移性肿瘤、颈肋综合征、锁骨上窝肿瘤等病鉴别。

颈椎病具体证型表现及治疗分析如下。

1.颈型

颈型约占3%,多见于青壮年,症状较轻,以颈部症状为主,预后较好,多可自愈。临床主要表现为反复落枕、颈部不适、僵硬、疼痛、活动受限,少数患者有一过性上肢麻木、痛、感觉异常;体征可见颈项僵直,颈肌紧张,患椎棘突间有压痛,颈两侧、两冈上窝、两肩胛区可有压痛,头颈部活动时颈痛,头颈活动范围缩小;X线提示颈椎生理曲度变直,椎间关节不稳定,椎体移位。

以牵引、推拿、针灸、中药为主,辅以运动疗法。平时要养成良好的日常生活习惯。

2.神经根型

神经根型约占60%,是最常见的一个类型。临床主要表现为颈僵不适、活动受限,头、枕、颈、肩、臂痛、酸,手臂有触电样、针刺样串麻;体征可见颈椎棘突、横突、冈上窝、肩胛内上角和肩胛下角有压痛点,压顶试验阳性,臂丛牵拉试验阳性,低头试验和仰头试验阳性,手肌肉萎缩,上肢皮肤感觉障碍;颈椎正、侧、双斜位片子提示生理曲度异常,椎体前后缘增生,椎间隙狭窄,钩椎关节增生,小关节增生,前纵韧带、韧带钙化,椎间孔狭窄。

急性期慎用牵引,以推拿、针灸为主。慢性期以推拿、针灸、牵引为主,辅以其他康复疗法、运动疗法。治疗的同时,要养成良好的日常生活习惯。

3.脊髓型

脊髓型占 10％～15％，是颈椎病中最严重的一种类型，由于起病隐匿、症状复杂，常被漏诊和误诊。临床主要表现为下肢无力、酸胀、小腿发紧，抬腿困难，步态笨拙，下肢、上肢麻，束胸感，束腰感，手足颤抖，严重者大小便失控、单瘫、截瘫、偏瘫、三肢瘫、四肢瘫（均为痉挛性瘫痪）；体征可见上下肢肌紧张，肱二头肌、三头肌腱反射亢进或降低（前者病变在颈高位，后者在低位）、膝、跟腱反射亢进，腹壁反射、提睾反射、肛门反射减弱或消失，Hoffmann 征、Rossoiimo 征、Babinski 征等病理反射阳性，踝阵挛阳性，低、仰头试验阳性，屈颈试验阳性；侧位 X 线或断层检查提示颈椎后缘增生、椎间隙狭窄、椎管狭窄、后纵韧带钙化、椎间盘膨出、突出、脱出、硬膜囊或脊髓受压变形。

以推拿、针灸为主，禁用牵引，辅以其他传统康复疗法、运动疗法，平时要养成良好的日常生活习惯。此类型致残率高，应引起重视。提倡早期诊断、及时治疗，阻止病情的发展。

4.椎动脉型

椎动脉型占 10％～15％，临床主要表现为发作性眩晕（可伴有恶心、呕吐）、耳鸣、耳聋、突然摔倒；体征可见椎动脉扭曲试验阳性，低、仰头试验阳性；颈椎正、侧、双斜位片提示钩椎关节增生、椎间孔变小；椎动脉造影提示 72％～85％有椎动脉弯曲、扭转、骨赘压迫等；脑血流图检查提示枕乳导联，波幅低、重搏波消失、流动时间延长。转颈或仰头、低头时，波幅降低更明显。

以推拿、针灸为主，慎用牵引，辅以其他传统康复疗法、运动疗法。平时要养成良好的日常生活习惯。

5.交感神经型

交感神经型约占 10％，临床主要表现为枕颈痛、偏头痛、头晕、恶心、呕吐、心慌、胸闷、血压不稳、手肿、手麻、怕凉、视物模糊、疲劳、失眠、月经期可诱发，更年期多见；体征可见心率过速、过缓，血压高低不稳，低头和仰头试验可诱发症状产生或加重；颈椎正、侧、双斜位片提示颈椎退行性改变；脑血流图提示额乳导联和枕乳导联的波幅明显增高。

辅以其他传统康复疗法、运动疗法。平时要养成良好的日常生活及活动习惯。

6.混合型

同时存在两型或两型以上的症状和体征，即为混合型颈椎病。其疗策略为对症治疗，具体方法参考以上各型。

（二）治疗方法

1.卧床休息

可减少颈椎负载，有利于椎间关节创伤炎症的消退，症状可以消除或减轻。但要注意枕头的选择与颈部姿势。枕头应该是硬度适中、圆形或有坡度的方形枕头。习惯于仰卧位休息，可将枕头高度调至 12～15 cm，将枕头放置于颈后，使头部保持略带后仰姿势；习惯于侧卧位休息，将枕头调到与肩等高水平，维持颈椎的生理曲度，使颈部和肩胛带的肌肉放松，解除颈肌痉挛。

2.颈围领及颈托的使用

颈围领和颈托可起到制动和保护颈椎，减少对神经根的刺激，减轻椎间关节创伤性反应，并有利于组织水肿的消退和巩固疗效，防止复发的作用。只是长期应用颈托和围领可以引起颈背部肌肉萎缩，关节僵硬，所以穿戴时间不宜过久。

3.推拿治疗

中医认为推拿治疗可以调和气血，祛风散寒，舒筋通络，从而达到解痉止痛的作用。适用于除了严重颈脊髓受压的脊髓型以外的所有各型颈椎病。其手法应刚柔结合，切忌粗暴，常用手法程序如下。

(1)在颈背部反复掌揉、滚法和一指禅推法,然后在颈肩部的督脉、手三阳经的部分腧穴如风池、风府、肩内俞、肩井、天宗、缺盆等穴作点、压或拿法,再在斜方肌与提肩胛肌处行弹拨法。若为神经根型,手法治疗应包括肩、肘、手的主要穴位;若为椎动脉型,应包括头面部的百会、太阳等穴位。接着用旋扳手法。最后以抹法、叩击、拍法作结束。

(2)施行旋扳手法时,先嘱患者向一侧旋转颈部,施术者两手分别置于患者的下枕部和枕后部顺势同时稍用力旋转头颈。此时必须注意:①旋转角度不可过大。②不可片面追求旋颈时可能发出的"咔嗒"声。③脊髓型及椎动脉型颈椎病不做旋扳手法。

4.针灸治疗

针灸治疗颈椎病的主要作用在于止痛,调节神经功能,解除肌肉和血管痉挛,改善局部血液循环,增加局部营养,防止肌肉萎缩,促进功能恢复。

(1)治疗原则:祛风散寒、舒筋活络、通经止痛。

(2)选择穴位。①主穴:大椎、后溪、天柱、颈夹脊。②配穴:颈型加风池、阿是穴等;神经根型加肩外俞、肩井、合谷等穴;椎动脉型加风池、天柱、百会等穴;脊髓型加肩髃、曲池等穴;交感神经型加百会、太阳、合谷等穴;混合型随证加减,多循经取穴。颈肩疼痛加外关、阳陵泉、大椎、肩井;上肢及手指麻痛甚者加曲池、合谷、外关;头晕、头痛、目眩者加百会、风池、太阳;恶心、呕吐加内关、足三里。

(3)具体操作:可单用毫针刺法,泻法或平补平泻。寒证所致者局部加灸。疼痛轻者取大椎、肩井、阿是穴拔罐;疼痛较重者先在局部用皮肤针叩刺出血,然后再拔火罐或走罐(出血性疾病者禁用)。

5.传统运动疗法

运动疗法可增强颈部、肩部、背部肌肉的肌力,使颈椎结构稳定,减少神经刺激,改善颈椎间各关节功能,增加颈椎活动范围,解除或减轻肌肉痉挛,纠正不良姿势。常用的运动疗法有易筋经、八段锦、太极拳等。

6.其他传统康复疗法

(1)颈椎牵引疗法:主要作用是解除颈肩肌痉挛、增大椎间隙与椎间孔、减轻骨赘或突出椎间盘对神经根的压迫、减少椎间盘内压力、牵开被嵌顿的关节滑膜。通常用枕颌布带法,患者多取坐位(也可卧位),牵引角度按病变部位而定,$C_{1\sim4}$用 $0°\sim10°$,$C_{5\sim6}$用 $15°$,$C_6\sim T_1$用 $25°\sim30°$,治疗时间 $15\sim30$ 分钟,牵引重量由 6 kg 开始,每治疗 $1\sim2$ 次增加 $1\sim1.2$ kg(或 1.5 kg)。治疗过程中要经常了解患者的感觉,如出现头晕、心慌、胸闷或原有症状加重,应立即停止治疗。对于牵引后有明显不适或症状加重,经调整牵引参数后仍无改善者,脊髓受压明显、节段不稳严重者,年迈椎骨关节退行性变严重、椎管明显狭窄、韧带及关节囊钙化骨化严重者要严禁操作。

(2)药物治疗:药物在颈椎病的治疗中可以起到辅助的对症治疗作用,常用的西药有非甾体类消炎止痛药(如口服芬必得、布洛芬,或用吲哚美辛栓,肛内塞药每晚 1 次,有较好的止痛作用)、扩张血管药物(如地巴唑、复方路丁、维生素 C、维生素 E)、营养和调节神经系统的药物(如维生素 B_1、维生素 B_{12}口服或肌内注射等)、解痉药物(如氯美扎酮 0.2 g,每天 2 次)。

风寒湿型:祛风散寒,祛湿止痛,方用蠲痹汤加减。

气滞血瘀型:活血化瘀,舒经通络,方选血府逐瘀汤加减。

痰瘀阻络型:祛湿化痰,通络止痛,方选涤痰汤加减。

肝肾不足型:滋水涵木,调和气血,方选独活寄生汤加减。

气血亏虚型:益气活血,舒筋通络,方用归脾汤加味。

口服中成药如骨仙片、天麻片、颈复康、根痛平冲剂等。

(3)注射疗法:常用方法有局部痛点封闭,颈段硬膜外腔封闭疗法和星形神经节阻滞。

(4)日常生活及活动指导:不良的姿势可诱发颈椎病或使颈椎病症加重,故对患者日常生活活动的指导非常重要。如行走要挺胸抬头,两眼平视前方;不要躺在床上看书;喝水、刮胡子、洗脸不要过分仰头;缝纫、绣花及其他手工劳作不要过分低头;看电视时间不宜太长;切菜、剁馅、擀饺子皮、包饺子等家务劳动,时间也不宜太长。

三、护理要点

(1)低头或伏案工作不宜太久,宜坚持做颈保健操。

(2)注意颈肩部保暖,避免受凉。

(3)睡眠时枕头高低和软硬要适宜。

(4)使用被动运动手法治疗时,动作应缓和、稳妥,切忌暴力、蛮力和动作过大,以免发生意外。

(5)对于椎动脉型颈椎病不宜施用旋转扳法治疗,该类型患者也禁忌做颈部旋转锻炼。

(6)牵引疗法面对脊髓压迫严重、体质差或牵引后症状加重者不宜做牵引,神经根型和交感型急性期、脊髓型硬膜受压、脊髓轻度受压暂不用或慎用牵引。

(7)脊髓型颈椎病预后不好,应考虑综合治疗(如手术治疗)。

(陈媛媛)

第八节　肩关节周围炎

肩关节周围炎是指肩关节及其周围的肌腱、韧带、腱鞘、滑囊等软组织较为广泛的无菌性炎症,从而引起以肩部周围疼痛甚至肩关节功能活动受限为主症的一种疾病,简称肩周炎。

引起肩周炎的原因:一是肩关节周围病变,如冈上肌肌腱炎、肱二头肌肌腱炎等慢性炎症和损伤均可波及关节囊和周围软组织,引起关节囊的慢性炎症和粘连;肩关节的急性创伤引起局部炎性渗出、出血、疼痛、肌肉痉挛,将会导致肩关节囊和周围组织粘连;肩部功能活动减少,上肢固定过久均可导致肩关节周围软组织粘连发生。二是肩外疾病引发,如颈源性肩周炎,先有颈椎病的症状和体征,而后再发生肩周炎;冠心病患者也可并发肩周炎,常以左肩为多。此外与精神心理因素、体内感染病灶、内分泌紊乱及自身免疫反应等有关。本病多发于 50 岁左右的老年人,女性患者多于男性。

本病又名"五十肩""冻结肩""漏肩风""肩痹"等名称。中医学认为该病的发生,主要内因是气血不足,五旬之人更有肝肾虚损,致使筋肌失养;外因多为肩部劳损甚或外伤,致使气血凝滞,或因腠理空虚,卫阳失固,汗出当风,风寒湿邪乘虚侵袭,致使经气闭阻,气血运行不畅,筋肌挛缩,经筋功能失常,机枢失利所引起。

一、康复评定

(一)现代康复评定

1.发病年龄及病史

本病多发于五十岁左右的老年人,女性患者为多,有肩部劳损、感受风寒、或曾遭受过外伤的病史。

2.症状及体征

肩部周围疼痛,尤以夜间为甚,患者不敢患侧卧位,肩部周围可找到相应的压痛点。严重者肩关节活动明显受限,尤其不能做前屈、外展及后伸动作,更甚者可发生肩臂肌肉失用性萎缩。

3.特殊试验(肌肉抗阻力试验)

使欲检查的肌肉主动做功,并被动施加阻力,引起该肌起、止点的疼痛者为阳性,并可证实其病变之所在。如检查三角肌时,嘱患者主动将肩关节外展,术者同时施以一定阻力加以对抗,若出现疼痛加重,表示该肌受累。

4.X 线摄片

年龄较大或病程较长者,肩部正位片可见肩部骨质疏松,或肱骨头骨质增生,或冈上肌腱、肩峰下滑囊钙化症。

5.肩关节活动度的评定

采用量角器测量患者肩关节的屈、伸、外展、内旋和外旋等活动度。正常肩关节的活动度:前屈 $0°\sim180°$,后伸 $0°\sim50°$,外展 $0°\sim180°$,内旋 $80°$,外旋 $30°$。评定量表可参照 Brunnstrom 等级评估:关节无运动(0 分);关节运动达正常活动范围的 1/4(1 分);关节运动达正常活动范围的 1/2(2 分);关节运动达正常活动范围的 3/4(3 分);关节运动达正常活动的全范围(4 分)。

6.日常生活活动能力(ADL)评定

患臂需进行 ADL 评定,如患者有穿脱上衣困难,应了解其受限程度;询问如厕、个人卫生及洗漱(梳头、刷牙、洗澡等)受限的程度;了解从事家务劳动如洗衣、切菜、做饭等受限情况。

(二)传统康复辨证

1.病因病机

中医认为年老体衰,精血不足,筋脉失于充分濡养,日久筋脉拘急而肩关节不用;或久居潮湿之地,淋雨受风,夜卧漏肩,以致外邪侵袭血脉之间,因湿性黏滞、重浊、寒性凝滞,血受寒则凝,脉络拘急而疼痛,或寒湿之邪淫溢于筋肉关节导致关节屈伸不利。跌仆闪搓,筋脉受损,或久劳致损,瘀血闭阻关节,脉络不通,不通则痛,日久关节筋脉失养,拘急不用。

2.辨证

(1)风寒侵袭:肩部疼痛较轻,病程较短,疼痛局限于肩部,多为钝痛或隐痛,或有麻木感,不影响上肢活动。局部发凉,得暖或抚摩则痛减。舌苔白,脉浮或紧。多为肩周炎早期。

(2)寒湿凝滞:肩部及周围筋肉疼痛剧烈或向远端放射,昼轻夜甚,病程较长。因痛而不能举肩,肩部感寒冷、麻木、沉重、畏寒,得暖稍减。舌淡胖,苔白腻,脉弦滑。

(3)瘀血阻络:外伤后或久病肩痛,痛有定处。局部疼痛剧烈,呈针刺样,拒按,肩活动受限;或局部肿胀,皮色紫黯。舌质紫黯,脉弦涩。

(4)气血亏虚:肩部酸痛麻木、肢体软弱无力、肌肤不泽、神疲乏力;或局部肌肉挛缩,肩峰突起。舌质淡,脉细弱无力。

二、康复策略

肩周炎和其他软组织慢性损伤性炎症一样,为自限性疾病,预后良好,但处理不当会加重病变,延长病期,遗留永久性功能障碍。目前,本病的治疗多采用传统康复疗法。在传统康复疗法中,又以针灸、推拿为主,目的主要为缓解疼痛和恢复关节活动度,易为患者所接受。同时,在康复治疗时必须与颈椎病、肿瘤压迫臂丛神经等病鉴别,以免造成误诊、漏诊和误治。

三、康复治疗方法

(一)针灸治疗

可疏通经络,调和气血,缓解疼痛。①选取穴位:肩井、天宗、肩髃、肩髎,曲池、手三里、外关等。②针刺手法:平补平泻,得气后留针 30 分钟,可用灸法或者电针。每天 1 次,10 次为 1 个疗程。瘀血阻络者可以刺络拔罐治疗。

(二)推拿治疗

1.早期

宜采用轻手法,目的是改善患肢血液、淋巴循环,消除水肿,缓解疼痛,保持肩关节功能。待疼痛减轻可增加主动运动。常用手法主要是能作用于浅层组织和深部肌肉的一些手法,如揉捏、滚法、拿法、弹拨等。

2.慢性期

采用稍重手法,并结合被动运动,目的是缓解疼痛,松解粘连,扩大活动范围,恢复肩胛带肌肉功能。常用手法主要是能作用到深层组织或带有被动运动性质的一些手法,如揉捏、拿法、运法、颤法等。具体手法如下。

(1)松解放松法:患者坐位,医者站于患侧,用一手托住患者上臂使其微外展,另一手用滚法或拿揉法施术,重点在肩前部、三角肌部及肩后部。同时配合患肢的被动外展、旋外和旋内活动,以缓解肌肉痉挛,促进粘连松解。

(2)解痉止痛法:接上势,医者用点压、弹拨手法依次点压肩井、秉风、天宗、肩内陵、肩贞、肩髃等穴,以酸胀为度,对有粘连部位或痛点施弹拨手法,以解痉止痛,剥离粘连。

(3)活动关节法:接上势,医者一手扶住患肩,另一手托住其肘部,以肩关节为轴心作环转摇动,幅度由小到大。然后做肩关节内收、外展、内旋、外旋以及前屈、后伸的扳动。本法适用于肩关节功能障碍明显者,具有松解粘连,滑利关节的作用。

(4)舒筋活血法:按上势,医者先用搓揉、拿揉手法施于肩部周围,然后握住患者腕部,将患肢慢慢提起,使其上举,并同时作牵拉提抖,最后用搓法从肩部到前臂反复上下搓动 3~5 遍,以放松肩臂,从而达到舒筋活血的作用。

(三)口服西药

酌情选用消炎镇痛、缓解肌肉痉挛的药物,如短期服用布洛芬 0.3 g,每天 2 次,也可选用阿司匹林、萘普生等。

(四)局部注射

对疼痛明显并有固定压痛点者均可使用。该方法能止痛、松弛肌肉和减轻炎症水肿。常用的有可的松和透明质酸钠,长期效果并不理想。

(五)中药内服

风寒侵袭型内服蠲痹汤加减以祛风散寒,通络止痛;寒湿凝滞型内服乌头汤加减以散寒除湿,化瘀通络;瘀血阻络型内服活络效灵丹与桃红四物汤合并加减以活血化瘀,通络止痛;气血亏虚型内服黄芪桂枝五物汤以益气养血,祛风通络。

四、护理要点

(1)注意休息和肩部保暖,防止劳累和复感风寒而使症状加重。

(2)肩周炎后期强调肩关节功能锻炼,可做蝎子爬墙、体后拉肩、手拉滑轮、吊单杠以及肩关节内收、外展、前屈、上举及后伸等各个方向的活动。活动幅度由小到大,直至做到最大限度。因为怕疼而在小范围内的活动锻炼意义不大。

(3)肩周炎的康复护理,初期以舒筋活血止痛为主,手法宜轻柔。后期以松解粘连为主,手法宜深沉有力,并加强肩关节的被动运动。肩部软组织粘连日久的患者,可因失用而发生肩部骨质疏松,故在摇、扳关节时用力以患者能耐受为度,切忌猛烈施术,活动范围由小而大,戒盲目求功,防止造成意外损伤。年老体衰者亦可在卧位施以手法治疗。

(陈媛媛)

第九节　腰　腿　痛

腰腿痛是一组以腰腿部疼痛,可伴有功能活动受限为主的一类病证。常见的有急性腰肌扭伤、慢性腰肌劳损、腰椎间盘突出症、腰椎椎管狭窄症、坐骨神经痛、梨状肌综合征等。本病属中医"痹症"范畴。多为素体禀赋不足,或年老精血亏虚,或感受外邪,或腰部闪挫、劳损、外伤等因素,使筋脉、肌肉受损、失于濡养,导致气血瘀滞、不通则痛;气血失运,不荣则痛。

一、康复评定

(一)现代康复评定方法

1.脊柱形态

脊柱形态包括外观形态、生理弧度测量、脊柱侧弯的测量、腰骶角度的测量、两侧肩部、骨盆高低倾斜的测量等内容。

2.脊柱活动度测定

可用脊柱活动度的简易评价或方盘量角器作脊柱屈伸、左右侧弯及旋转的活动度检查。也可用三轴位运动测量器,置于两侧肩胛骨之间的背部,紧贴胸椎棘突,嘱患者做脊柱最大可能的前屈、后伸、左、右侧屈和旋转,并记录其活动幅度。活动受限可因肌痉挛、椎间盘突出、小关节退行性改变及韧带挛缩引起。

3.肌力测定

临床一般分六级测定。

0级:无可测知的肌肉收缩。

Ⅰ级:有轻微收缩,但不能引起关节活动。

Ⅱ级:在减重状态下能做关节全范围运动。

Ⅲ级:抗重力不抗阻力做关节全范围运动。

Ⅳ:抗重力抗一定阻力运动。

Ⅴ级:抗重力抗充分阻力运动。

4.影像学的评定

影像学的评定包括 X 线摄片、CT 和 MRI 检查等。

(1)X 线摄片:正侧位、过屈过伸位,定量测量腰椎稳定性及腰椎曲度。

(2)CT 或 MRI 检查:可将腰椎间盘突出症依程度分为膨出、突出及脱出 3 型;腰椎 MRI 还可分析腰背部双侧肌肉横断面积,了解肌肉形态及分布比例,排除肿瘤、结核等。

5.肌电图和神经传导的测定

表面肌电图检查主要反映局部肌肉疲劳程度。

6.日常生活及活动能力

日常生活及活动能力包括翻身、起立、站立、行走、弯腰等内容。

(二)传统康复辨证

1.病因病机

中医认为,本病主要因感受风寒,或坐卧湿地,风寒湿邪浸渍经络,经络之气阻滞;或湿热邪气浸淫,或湿浊郁久化热,或机体内蕴湿热,流注膀胱经;或长期从事较重的体力劳动,或腰部闪挫撞击伤未完全恢复,经筋、脉络受损,瘀血阻络;或年老精血亏虚,腰部脉络失于温煦、濡养。上述因素均可使腰部经络气血郁滞,导致腰、臀、腿疼痛麻木,功能活动受限。

2.四诊辨证

一般临床主要分为 5 型。

(1)寒湿阻络型:腰腿冷痛,酸胀重浊,转侧不利,下肢一侧或双侧麻木疼痛,阴雨天气或受潮湿发作或加重,得热痛减,舌质淡,苔白腻,脉濡数或弦数。

(2)湿热阻络型:腰腿疼痛,痛处伴有热麻感,常于夏季或长夏季节症状加重,口苦,小便黄赤,舌红,苔黄腻,脉濡数或弦数。

(3)瘀血阻络型:腰及一侧或双侧下肢疼痛,痛有定处,日轻夜重,活动、负重疼痛加重,舌质紫黯或有瘀斑,脉涩。

(4)气血不足型:腰痛绵绵,一侧或双侧下肢麻木疼痛,软弱无力,过度劳累则疼痛加重,常伴气短乏力,面色少华,纳呆,舌淡苔薄白,脉沉弱无力。

(5)肝肾亏虚型:腰膝酸软疼痛,下肢一侧或双侧隐隐作痛,喜按喜揉,遇劳更甚。偏于阳虚者,则手足不温,舌淡苔白,脉沉细。偏于阴虚者,则手足心热,舌红少苔,脉弦细数。

二、康复治疗

(一)康复策略

目前,本病的康复治疗多采用非手术疗法,其中以推拿、牵引疗法最为有效。也易被患者所接受。但在康复治疗中,要排除腰腿部肿瘤、结核、炎症、风湿性疾病、妇科及其他内外神经科疾病和重大脊柱创伤等病,方能实施传统康复疗法。

1.急性腰肌扭伤

急性腰肌扭伤是指腰骶、骶髂及腰背两侧的肌肉、筋膜、韧带、关节囊及滑膜等软组织急性损伤,从而引起腰部疼痛及功能障碍的一种病证。本病俗称"闪腰岔气",是腰痛疾病中最常见的一种。多发生于青壮年体力劳动者,长期从事弯腰工作和平时缺乏锻炼、肌肉不发达者。临床主要表现为外伤后腰部疼痛剧烈,不能伸直,活动明显受限,仰卧转侧均感困难,患者常以两手撑腰,以免加重疼痛。严重时不能坐立和行走,有时可伴下肢牵涉痛、咳嗽、打喷嚏、用力解大便时可使疼痛加剧,脊柱多呈强直位。X线摄片提示腰椎生理前凸消失和肌性侧弯。必要时让患者腰椎屈曲位拍摄和斜位 X 线片,以显示病理改变。如棘上、棘间韧带断裂者,则可见棘突间隙加宽。

急性期以针灸、卧床休息为主,症状缓解后可加用推拿、物理疗法等。如治疗及时,手法运用恰当,疗效极佳。若治疗不当或失治,可致损伤加重而转变成慢性腰痛。

2.慢性腰肌劳损

腰肌劳损主要是指腰骶部肌肉、筋膜等软组织慢性损伤。在慢性腰痛中,本证占有相当的比重。临床主要表现为腰痛反复发作。腰骶部一侧或两侧酸痛不舒,时轻时重,缠绵不愈。酸痛在劳累后加剧,休息后减轻,并与气候变化有关。体征可有广泛压痛,压痛一般不甚明显。急性发作时,可有腰肌痉挛,腰脊柱侧弯,下肢牵扯掣痛等。X 线片可了解腰椎一般情况,排除其他腰椎病变。

以牵引、推拿、针灸为主,辅以物理疗法、运动疗法等。

3.腰椎间盘突出症

腰椎间盘突出症又称"腰椎间盘纤维环破裂髓核突出症",简称"腰突症"。是临床常见的腰腿痛疾病之一。本病好发于 $30\sim50$ 岁的体力劳动者,男性多于女性。其发病主要是在椎间盘退变的基础上,受到相应的损伤或外力作用所致,造成纤维环破裂和髓核组织突出。发病部位以 $L_{4\sim5}$ 和 $L_5\sim S_1$ 突出者为最多见,其他腰椎间盘也可发生。可以单节或多节段发病。突出方向以向后外侧突出压迫神经根最为常见,临床表现有外伤或受凉史,腰痛和一侧下肢放射痛。腰部各方向活动均受限,翻身转侧困难,咳嗽、打喷嚏或大便用力时疼痛加重,卧床时减轻。久病或神经根受压严重者患侧下肢麻木、肌力减弱、患肢不温、怕冷;亦可向后方突出压迫硬膜囊甚至马尾神经,如阴部麻木,刺痛,排便及排尿障碍或失控,男子阳痿,或双下肢不全瘫痪等。直腿抬高试验及加强试验阳性、屈颈试验阳性、股神经牵拉试验阳性、跟、膝腱反射减弱或消失,以上试验可以辅助诊断。CT、MRI、X 线等影像学检查提示:正位片可显示腰椎侧凸,椎间隙变窄或左右不等,患侧间隙较宽;侧位片显示脊柱腰曲前凸消失,甚至后凸,椎间盘突出时椎间隙为后宽前窄,椎体边缘骨质增生。CT、MRI 检查可反映出硬脊膜囊及神经根受压的状态。

急性期卧硬板床休息,症状缓解后以电针、拔罐、中药熏蒸和牵引联合疗法为主,辅以物理、运动疗法。

4.梨状肌综合征

由梨状肌损伤、炎症刺激压迫坐骨神经引起臀部及下肢疼痛,称为梨状肌综合征。梨状肌损伤在临床腰腿痛患者中占有一定比例。查体可有梨状肌肌腹压痛,有时可触及条索状隆起肌束;直腿抬高试验小于 $60°$ 时,梨状肌紧张,疼痛明显,大于 $60°$ 时,疼痛反而减轻,梨状肌试验阳性。

急性期卧床休息,症状缓解后以推拿、针灸为主,辅以物理疗法。

(二)治疗方法

1.推拿治疗

此法治疗腰腿痛临床疗效肯定,而且具有简便、舒适、有效、安全的特性,为患者所接受。

(1)放松方法:患者俯卧位,治疗师站于患侧,在腰背部、臀部及腿部用按、揉、拿、擦等放松方法操作3~5遍。

(2)腰腿部疼痛:以舒筋通络,活血化瘀,解痉止痛为原则。推拿选择部位以腰背部的背阔肌、腰方肌、竖脊肌等肌肉为主;并选择循行于腰腿部的足太阳膀胱经脉、督脉腧穴,如双侧环跳、患侧承扶、殷门、委中、承山、悬钟等。

(3)腰腿部活动功能障碍:以舒筋通络、整复错位、松解粘连、滑利关节为原则。推拿选择部位以腰背部的背阔肌、腰方肌、竖脊肌等肌肉为主,并选择循行于腰腿部的足太阳膀胱经脉、督脉所属穴位,如环跳、承扶、殷门、委中、承山、悬钟等。

(4)腰腿部肌力减弱:以疏通经络、行气活血为原则。推拿选择部位以腰背部的背阔肌、腰方肌、竖脊肌等肌肉为主;并选择循行于腰腿部的足太阳膀胱经脉、督脉腧穴,如环跳、承扶、委中、悬钟等。手法以按法、揉法、摩法、拍法、擦法、推法为主。

(5)整理手法:上述诸法结束后,再直擦腰部两侧膀胱经和患侧承扶、殷门、委中、承筋、承山、悬钟,横擦腰骶部,以透热为度。达到温经通络、活血散瘀、消肿止痛的目的。

2.针灸治疗

(1)治疗原则:补肾壮腰、舒筋活血、通络止痛。

(2)治疗作用:针刺拔罐具有解除局部肌肉痉挛、止痛、消除神经根部血肿和水肿的作用,可减轻椎间隙的压力,改善腰肌及骶髂肌的痉挛。

(3)取穴方法:以选取足太阳膀胱经、足少阳胆经、督脉经穴为主,足太阴脾经腧穴为辅。①主穴:肾俞、大肠俞、腰阳关、委中、悬钟、阿是穴。②配穴:腰肌劳损、扭伤引起者加水沟、腰痛穴;腰椎间盘突出引起者配夹脊穴;脊正中痛加水沟;脊柱两侧疼痛配委中、后溪;伴有大腿后侧放射痛者配委中;小腿外侧放射痛者配承山、阳陵泉、悬钟。血瘀者配血海、膈俞;寒湿证配肾俞、腰阳关;湿热证配阴陵泉、三阴交;肝肾亏虚配太溪、命门、悬钟。

(4)操作步骤:针灸并用,还可配合选择电针、拔罐、穴位注射、外敷等方法。患者取俯卧或侧卧位,选用1.5~2.5寸毫针,得气后可连接电针治疗仪,选择连续波、中频率,电流以患者能够耐受为度,留针30分钟后出针。再用腰灸盒等灸疗工具在针刺处艾灸15分钟。后用闪火法在针刺部位拔罐,留罐5~10分钟后起罐。寒湿腰痛、瘀血腰痛用泻法;肾虚腰痛用补法,急性腰肌损伤引起者结合运动针法。

3.传统运动疗法

八段锦、五禽戏、易筋经、太极拳、少林内功都对腰腿痛有一定的防治作用,临床上可选择其中的某些动作进行单项练习。如八段锦中的"两手攀足固肾腰"等,五禽戏中的"熊戏、猿戏"等,太极拳强调以腰为轴,注重对腰腿力量的锻炼,均可练习。

4.其他传统康复疗法

包括腰椎牵引、中药内服和熏蒸疗法、针刀疗法等。

(1)腰椎牵引:操作方法:患者仰卧位,平躺于牵引床上,用牵引带固定腰部和骨盆处,启动开关,牵引力缓缓调整至患者能够耐受度(一般30~50 kg为宜)。治疗1周后逐渐递增到55~70 kg,牵引30分钟。

(2)中药疗法。①内服:以中成药为宜,可长期服用,以补肾壮骨,如壮腰健肾丸、六味地黄丸、健步虎潜丸等。②熏蒸:选用活血化瘀、祛风除湿、温肾助阳、通络止痛类的中草药,常用药物如红花、威灵仙、川芎、艾叶、制川乌、制草乌、桂枝、鸡血藤、独活、木瓜、伸筋草、透骨草、杜仲等。熏蒸30分钟后,擦干局部水分,用弹力腰围固定。

（3）小针刀疗法。①操作部位：压痛点或阿是穴。②操作方法：选择医师操作方便、患者被治疗时自我感觉舒适的体位（多采用俯卧位），在选好的治疗点作局部无菌消毒，医师戴无菌手套，最后确认进针部位，并做标记（对于身体大关节部位或操作较复杂的部位可敷无菌洞巾，以防止操作过程中的污染）。为减轻局部操作时引起的疼痛，可作局部麻醉，阻断神经痛觉传导。

5.日常生活及活动指导

急性疼痛期应卧硬板床休息3~4周，以减少椎间盘承受的压力，避免加重疼痛；注意腰部保暖，避免受凉，忌贪凉饮冷。腰部须用弹力腰围固定以利恢复；多吃含钙量高的食物，如牛奶、虾皮、芝麻酱等。不良的姿势也可诱发腰腿痛或使腰腿痛症状加重，故对患者日常生活活动的指导非常重要，如避免腰部超量用力；捡拾物品时以下蹲代替弯腰；腰部动作须平稳，有控制；避免用力过猛；避免在腰部侧弯、扭转姿势下用力；携带重物时尽量贴近躯干，减轻腰椎负荷；座椅不宜过低，靠背应与腰部向平；坐位工作时桌椅的高度适当，维持腰椎正常的生理曲度。

三、护理要点

（1）嘱患者保持乐观愉快的情绪。长期出现精神紧张、焦虑、烦躁、悲观等情绪，会使大皮质兴奋和抑制过程的平衡失调，所以需要保持愉快的心情。

（2）生活节制：嘱患者注意休息、劳逸结合，生活有序，保持乐观、积极、向上的生活态度做到茶饭有规律，生活起居有常、不过度劳累、心境开朗，养成良好的生活习惯。忌烟酒。

（3）合理膳食：可多摄入一些高纤维素以及新鲜的蔬菜和水果，营养均衡，包括蛋白质、糖、脂肪、维生素、微量元素和膳食纤维等必需的营养素，荤素搭配，食物品种多元化，充分发挥食物间营养物质的互补作用。

（4）长期的腰腿痛会伴有躯干部、臀部及患肢肌力的减弱，而躯干肌力的不足，会影响脊柱的稳定性，是导致腰痛迁延难愈的原因之一，因此在临床上应重视腰背肌和腹肌肌肉力量的锻炼，使其保持适当的平衡，维持良好的姿势，以保持腰椎的稳定性。一般当患者症状初步缓解后，宜尽早开始卧位时的腰背肌和腹肌锻炼。

（陈媛媛）

第十二章

消毒供应室护理

第一节 检查、组配、包装

一、检查

(一)目的

保证器械物品的清洗、消毒、干燥质量,以及器械物品的功能完好,便于临床科室使用。

(二)操作规程

(1)物品准备:设备设施(应备带光源的放大镜、带光源的包布检查操作台)、棉签、纱布等。

(2)着装:戴圆帽、口罩,穿专用鞋,戴手套。

(3)器械检查:在打开光源的放大镜下逐个查看器械,如刀子、剪子、各种钳子表面、轴节、齿牙是否光亮、洁净,用棉签检查穿刺针座内部是否清洁。用纱布检查管腔器械腔体内部是否洁净,擦拭器械表面是否有油污。

(4)将检查出的有污渍、锈迹的器械进行登记,并由传递窗传回去污区,重新浸泡、去污、除锈、清洗处理,按登记数目及时索要,保证临床供应数目相对恒定。

(5)检查有轴节松动的器械,将轴节螺钉拧紧。穿刺针尖有钩、不锋利的可在磨石上修复。检查剪刀是否锋利,尖部完好。

(6)将不能修复的坏损器械进行登记,交护士长报损并以旧换新。

(7)检查合规的器械进入包装程序。

(8)敷料检查:将各种敷料如包布、手术中单、手术衣等单张放在打开光源的包布检查操作台上检查,检查是否有小的破洞、棉布纱织密度是否均匀、清洁、干燥。检查手术衣带子是否齐全、牢固,袖口松紧是否适度。洗手衣腰带、橡皮带、扣子是否整齐牢固。

(9)将不合规的手术敷料挑拣并登记数量,以备到总务处报损,领取新敷料。护士长补充当天检出的敷料,保证临床和手术室无菌物品的供应。

(10)检查质量合规的敷料进入包装程序。

(三)质量标准

1.日常检查有记录

其意义有两个:首先,便于器械物品流通时的查找,保证器械物品数量的恒定,满足临床工作需要;其次,为管理者提供数据资料,便于管理者发现问题,保证器械物品清洗、消毒质量,使灭菌合格率达 100％。

2.每周定期抽查有记录

记录内容包括检查时间、检查内容、检查者、责任人、出现的问题、原因分析、整改措施。

3.每月定期总结有记录

记录整月出现问题整改后的效果,对屡次出现而本科室采取积极措施不能解决的问题,报有关职能部门请求帮助解决。

(四)注意事项

(1)有效应用带光源放大镜和操作台,使其保持功能完好。

(2)各项检查记录要翔实,不能流于形式,对工作确实起到督促指导作用,以保证工作质量。

(3)定期进行清洗、消毒等各个环节质量标准的培训学习,对检查中发现的问题及时组织讨论,查找原因,提高消毒供应中心全员的责任心和业务水平。

二、组配

(一)目的

根据临床各个科室的工作特点和需要,组配出不同规格、数量、材质的无菌物品。

(二)操作规程

组配过程是消毒供应中心一项细致而严谨的工作。把好这一关,不但能满足临床工作需要,提高临床科室对消毒供应中心的满意度,而且能降低消耗,避免浪费。需要组配的物品种类繁多,大体可遵循如下原则。

(1)明确物品的用途。

(2)明确物品组配的标准。

(3)物品、原料准备。

(4)组配后、包装前检查核对(此项工作需双人进行)。

(5)放置灭菌检测用品(生物或化学指示物)。

(6)进入包装流程。

(三)质量标准

(1)用物准备齐全,做到省时省力。

(2)物品组配符合制作标准。

(3)器械、物品数量和功能满足临床科室需要。

(4)例行节约原则,无浪费。

(四)注意事项

(1)敷料类、器械包类分室组配,以防棉絮污染。

(2)临床科室的特殊需求,要与科室护士长或使用者充分沟通并得到其认可后进行组配。

(3)定期随访临床科室使用情况,根据反馈信息及时调整组配方法。

三、包装

(一)目的

需要灭菌的物品,避免灭菌后遭受外界污染,需要进行打包处理。

(二)操作规程

1.包装材料的准备

根据包装工艺和消毒工艺的需要选择包装材料的材质、规格。无菌包装材料包括医用皱纹纸、纸塑包装袋、棉布、医用无纺布等。

(1)医用皱纹纸:有多种规格型号,用于包装各种诊疗器械及小型手术器械,为一次使用包装材料,造价高,抗拉扯性差。

(2)纸塑包装袋:用于各种器械和敷料的包装,需要封口机封口包装。为一次性使用包装材料,造价高,对灭菌方式有要求,高温高压蒸汽灭菌的有效期相对低温灭菌短,适用于低温灭菌。

(3)棉布:用于各种器械、敷料的包装。要求其密度在每平方英寸140支纱以上,为非漂白棉布。初次使用应使用90℃水反复去浆洗涤,防止带浆消毒后变硬、变色。严禁使用漂白剂、柔顺剂,防止对棉纱的损伤和化学物品的残留。棉质包布可重复使用,价格低廉,其适用于高温高压蒸汽灭菌,皱褶性、柔顺性强,抗拉扯性强。但需要记录使用次数,每次使用前要检查其质量完好状态。当出现小的破洞、断纱、致密度降低(使用30～50次后)时,其阻菌效果减弱,应检出报废。

(4)医用无纺布:用于各种器械、敷料的包装。其皱褶性、柔顺性强,抗拉扯性次于棉布;阻菌性强,适用于高温高压蒸汽灭菌和指定低温灭菌的包装。它是一次性使用包装材料,造价高。

(5)包装材料的规格根据需要包装的物品大小制定。

2.包装

(1)打器械包和敷料包的方法通常采用信封式折叠或包裹式折叠,这样打开外包装平铺在器械台上,形成了一个无菌界面,有利于无菌操作。这种打包方法适用于布类、纸类和无纺布类包装材料。①信封式包装折叠方法:内层包装,将内外双层包布平铺在打包台上,将器械托盘沿包布对角线放置包布中央,将离身体近的一角折向器械托盘,将角尖向上反折,将有侧一角折向器械,角尖向上反折,重复左侧,将对侧一角盖向器械,此角尖端折叠塞入包内,外留置角尖约5 cm长度。外层包布的包装方法同内层。用封包胶带粘贴两道封严包裹,在一侧封包胶带上粘贴5 cm长带有化学指示剂的胶带。并贴上标有科室、名称、包装者、失效日期的标示卡。②包裹式包装折叠方法:内层包装,将内外双层包布平铺在打包台上,将器械托盘沿包布边缘平行的十字线放置包布中央,将身体近侧一端盖到器械托盘上,向上反折10 cm,将对侧一端盖到器械托盘上,包裹严密,边缘再向上反折10 cm,将左有两侧分别折叠包裹严密。外层包布的包装方法同内层。用封包胶带粘贴两道封严包裹,在一侧封包胶带上粘贴5 cm长带有化学指示剂的胶带。并贴上标有科室、名称、包装者、失效日期的标示卡。

(2)用包装袋包装的物品,应根据所包装物品的大小选择不同规格的包装袋,剪所需要的长度,装好物品,尖锐物品应包裹尖端,以免穿破包装袋。包内放化学指示卡,能透过包装材料看到指示卡变色的包外不再贴化学指示标签。用医用封口机封口。在封口外缘注明科室、名称、包装者、失效日期。

(三)质量标准

(1)包装材料符合要求:有生产许可证、营业执照、卫生检验报告。

（2）物品齐全。

（3）体积、重量不超标：用下排气式压力蒸汽灭菌器灭菌，灭菌包体积不超过 30 cm×30 cm×25 cm，预真空或脉动真空压力灭菌器灭菌，灭菌包体积不超过 30 cm×30 cm×50 cm，敷料包重量不超过 5 kg。金属器械包重量不超过 7 kg。

（4）标示清楚：包括注明无菌包名称、科室、包装者、失效日期。

（5）植入性器械包内中央放置生物灭菌监测指示剂或五类化学指示卡或称爬行卡，其他可放普通化学指示卡以监测灭菌效果。

（6）准确的有效期：布类和医用皱纹纸类包装材料包装的物品有效期为 6 个月，其他根据包装材料使用说明而定。

（7）清洁后的物品应在 4 小时内进行灭菌处理。

（8）包布干燥无破洞，一用一清洗。

（9）封口应严密。

（四）注意事项

（1）手术器械应进行双层包装，即包装两次。

（2）手术器械筐或托盘上垫吸水巾。

（3）手术器械码放两层时中间放吸水巾，有利于器械的干燥。

（4）纸塑包装袋封口和压边宽度不少于 6 mm。

（5）新的棉布包装必须彻底洗涤脱浆后使用，否则变硬、变黄呈地图状。每次使用后要清洗。

（6）化学气体低温灭菌应使用一次性包装材料。

（7）等离子气体低温灭菌使用专用的一次性包装材料。

（王善霞）

第二节　灭菌、储存、发放

一、灭菌

（一）目的

通过压力蒸汽或气体等灭菌方法对需要灭菌的物品进行处理，使其达到无菌状态。

（二）操作规程

压力蒸汽灭菌器。

1.灭菌操作前灭菌器的准备

（1）清洁灭菌器体腔，保证排汽口滤网清洁。

（2）检查门框与橡胶垫圈有无损坏、是否平整、门的锁扣是否灵活、有效。

（3）检查压力表、温度表是否在零位。

（4）由灭菌器体腔排汽口倒入 500 mL 水，检查有无阻塞。

（5）检查蒸汽、水源、电源情况及管道有无漏气、漏水情况。打开压缩机电源、水源、蒸汽、压缩机，蒸气压力达到 0.3～0.5 MPa；水源压力 0.15～0.30 MPa；压缩气体压力≥0.4 MPa 等运行条件符合设备要求。

(6)检查与设备相连接的记录或打印装置处于备用状态。

(7)进行灭菌器预热,当夹层压力≥0.2 MPa时,则表示预热完成。排尽冷凝水,特别是冬天,冷凝水是导致湿包的主要原因。

(8)预真空压力蒸汽灭菌器做B-D试验,以测试灭菌器真空系统的有效性,B-D测试合格后方可使用。

具体操作:①待灭菌器预热之后,由消毒员将B-D测试包平放于排气孔上方约10 cm处,关闭灭菌器门,启动B-D运行程序(标准的B-D测试程序即134 ℃、3.5分钟)。②B-D程序运行结束,即在B-D测试纸上注明B-D测试的日期、灭菌锅编号、测试条件,以及操作者姓名或工号。③查看B-D测试结果:查看B-D测试纸变色是否均匀,而非变黑的程度。B-D测试纸变色均匀则为B-D测试成功,即可开始运行灭菌程序;否则B-D测试失败,查找失败原因予以处理后,连续进行3次B-D测试,均合格后方可使用。④B-D测试资料需留存3年以上。

标准B-D测试包的制作方法:①100%脱脂纯棉布折叠成长(30±2)cm、宽(25±2)cm、高25~28 cm大小的布包,将专门的B-D测试纸放入布包中心位置;所使用的纯棉布必须一用一清洗。②测试包的重量为4 kg+5%(欧洲标准为7 kg;美国标准为4 kg)。

标准B-D包与一次性B-D包的区别:①标准B-D包需每次打包,费时费力;打包所用材料多次洗涤,洗涤剂的残留,影响到测试的稳定性;受人为因素影响大,打包的松紧程度不同会影响到测试的结果。②一次性B-D包使用简便,受人为及环境因素影响小,但成本较高。③模拟B-D测试装置,使用简便,包装小,灭菌难度可控,但处于发展阶段。

2.灭菌物品装载

装载前检查灭菌包外标志内容,并注明灭菌器编号、灭菌批次、灭菌日期及失效日期。

具体装载要求如下。

(1)装载时应使用专用灭菌架或篮筐装载灭菌物品,物品不可堆放,容器上下均有一定的空间,灭菌包之间间隔距离≥2.5 cm(物品之间至少有足够的空间可以插入伸直的手),以利灭菌介质的穿透,避免空气滞留、液体积聚,避免湿包产生。

(2)灭菌物品不能接触灭菌器的内壁及门,以防吸入冷凝水。

(3)应将同类材质的器械、器具和物品,置于同一批次进行灭菌。若纺织类物品与金属类物品混装时,纺织类物品应放置于灭菌架上层竖放,且装载应比较宽松;金属类则置于灭菌架下层平放;底部无孔的盘、碗、盆等物品应斜放,且开口方向一致;纸袋、纸塑袋亦应斜放。

(4)预真空灭菌器的装载量不得超过柜室容积的90%,下排气灭菌器的装载量不能超过柜室容积的80%,同时预真空和脉动真空压力蒸汽灭菌器的装载量义分别不得小于柜室容积的10%和5%,以防止"小装量效应"残留空气影响灭菌效果。

(5)各个储槽的筛孔需完全打开。

(6)易碎物品需轻拿轻放,轻柔操作。

(7)将批量监测随同已装载好的灭菌物品一同推入灭菌器内,批量监测放置在灭菌柜腔内下部、排气孔上方。

3.灭菌器工作运行中

(1)关闭密封门,根据被灭菌物品的性质选择灭菌程序,检查灭菌参数是否正确,启动运行程序。如根据蒸汽供给的压力,判断灭菌所能达到的最高温度,选择采用温度132~134 ℃,压力

205.8 kPa,灭菌维持时间 4 分钟;或温度 121 ℃,压力 102.9 kPa,灭菌维持时间 20～30 分钟。目前多数灭菌器采用电脑自动控制程序,当温度达不到 132 ℃时自动转入 121 ℃灭菌程序。

(2)灭菌过程中,操作人员必须密切观察设备的运行时仪表和显示屏的压力、温度、时间、运行曲线等物理参数,如有异常,及时处理。

(3)每批次灭菌物品按要求做好登记工作:灭菌日期、灭菌器编号、批次号、装载的主要物品、灭菌程序号、主要运行参数、操作员签名或工号,便于物品的跟踪、追溯。

4.无菌物品卸载

(1)灭菌程序结束后,从灭菌器中拉出灭菌器柜架或容器,放于无菌保持区或交通量小的地方,直至冷却至室温,冷却时间应＞30 分钟,防止湿包产生。

(2)灭菌质量确认:确认每批次的化学批量监测或生物批量监测是否合格;对每个灭菌包进行目测,检查包外的化学指示标签及化学指示胶带是否合格,检查有无湿包现象,湿包或无菌包掉落地上均应视为污染包,污染包应重新进入污染物品处理程序,不得烘烤。

(三)质量标准

(1)物品装载正确:①包与包之间留有空间符合要求。②各种材质物品摆放位置、方式符合要求。③在灭菌器柜室内物品的摆放符合要求,避免接触门或侧壁,以防湿包。④有筛孔的容器必须把筛孔打开,其开口的平面与水平面垂直。

(2)按《消毒技术规范》要求完成灭菌设备每天检查内容。

(3)灭菌包规格、重量符合标准:装载容量符合要求,容量不能超出限定的最大值和最小值。

(4)灭菌包外应有标志,内容包括物品名称、检查打包者姓名或编号、灭菌器编号、批次号、灭菌日期和失效日期。

(5)每天灭菌前必须进行 B-D 检测,检测结果合格方可使用,B-D 检测图整理存档,保留 3 年。

(6)根据灭菌物品的性能,所能耐受的温度和压力确定灭菌方式。凡能耐受高温、高压的医疗用品采用压力蒸汽灭菌。油剂、粉剂采用干热灭菌。不耐高温的精密仪器、塑料制品等采用低温灭菌。

(7)选择正确的灭菌程序:根据灭菌物品的材质如器械、敷料等选择相应的灭菌程序。

(8)选择正确的灭菌参数,每锅次灭菌的温度、压力、灭菌时间等物理参数有记录。

(9)严格执行灭菌与非灭菌物品分开放置。

(10)每周每台灭菌器进行生物检测 1 次,结果登记并存档保留 3 年。

(11)每批次有化学指示卡检测,检测结果有记录并存档保留 3 年。

(12)植入性器械每批次有生物检测合格后方可发放,急诊手术有五类化学指示卡 PCD 批量检测合格后可临时发放并做好登记以备召回。

(13)无菌物品合格率达 100%。确认灭菌合格后,批量监测物存档并做好登记。

(14)按要求做好设备的维护和保养,并有记录。

(四)注意事项

(1)开放式的储槽不应用于灭菌物品的包装。

(2)严格执行安全操作,消毒员经过培训合格,持证上岗。

(3)排冷凝水阀门开放大小要适当,过大蒸汽大量释放造成浪费,过小冷凝水不能排尽,造成湿包,灭菌失败。

(4)灭菌器运行过程,消毒员不得离开设备,应密切观察各个物理参数和机器运行情况,出现漏气、漏水情况及时解决。

(5)灭菌结束,开门操作时身体避开灭菌器的门,以防热蒸汽烫伤。

(6)待冷却的灭菌架应挂有防烫伤标示牌,卸载时戴防护手套,防止烫伤。

(7)压力蒸汽灭菌器不能用于凡士林等油类或粉剂的灭菌,不能用于液体的灭菌。

二、储存

(一)目的

灭菌物品在适宜的温度、湿度独立空间集中保存,在有效期内保持无菌状态。

(二)操作规程

1.空间要求

无菌物品应存放在消毒供应中心洁净度最高的区域,尽管卫健委对无菌物品存放区未做净化要求,对其空气流向及压强梯度做了明确规定:空气流向由洁到污;无菌物品存放区为洁净区,其气压应保持相对正压,湿度低于70%,温度低于24 ℃。目前有些医院消毒供应中心的无菌物品存放区与消毒间无菌物品出口区域连通,其弊病是造成无菌物品储存区域温度、湿度超标。无菌物品存放间与灭菌间的无菌物品出口区域应设屏障。

2.无菌物品储存架准备

无菌物品的储存架最好选用可移动、各层挡板为镂空的不锈钢架子,优点是根据灭菌日期排序时不用搬动无菌包,直接推动架子,减少对无菌包的触摸次数且省时省力。挡板为镂空式,有利于散热,及时散发无菌包内残留的热量,防止大面积接触金属,蒸汽转化为冷凝水造成湿包现象。

3.无菌物品有序存放

无菌物品品种名称标示醒目且位置固定。根据灭菌时间的先后顺序固定排列,先灭菌的物品先发放,后灭菌的后发放。库存无菌物品基数有备案,每天或每班次物品查对有记录。

4.及时增补

根据临床需要无菌物品情况,及时增补,以保证满足临床使用。

(三)质量标准

(1)进入无菌物品存放区按要求着装。

(2)无菌物品存放区不得有未灭菌或标示不清物品存放。

(3)外购的一次性使用无菌物品,须先去掉外包装方可进入无菌物品存放区。

(4)室内温度保持在24 ℃以下,湿度在70%以下。

(5)存放间每月监测一次:空气细菌数≤200 cfu/m³;物体表面数<5 cfu/cm²;工作人员手细菌数<5 cfu/cm²;灭菌后物品及一次性无菌医疗器具不得检出任何种类微生物及热原体。

(6)物品存放离地20~25 cm、离顶50 cm、离墙5 cm。

(7)无菌包包装完整,手感干燥,化学指示剂变色均匀,湿包视为污染包应重新清洗灭菌。

(8)无菌包一经拆开,虽未使用应重新包装灭菌,无过期物品存放,物品放置部位标示清楚醒目,并按灭菌日期有序存放,先人先发,后人后发。

(9)凡出无菌室的物品应视为污染,应重新灭菌。

(四)注意事项

环境的温度、湿度达到标准时,使用纺织品材料包装的无菌物品有效期宜为14天;未达到环境标准时,有效期宜为 7 天。医用一次性纸袋包装的无菌物品,有效期宜为 1 个月;使用一次性医用皱纹纸、医用无纺布包装的无菌物品,有效期宜为 6 个月;使用一次性纸塑袋包装的无菌物品,有效期宜为 6 个月。硬质容器包装的无菌物品,有效期宜为 6 个月。

三、发放

(一)目的

根据临床需要,将无菌物品安全、及时运送到使用科室。

(二)操作规程

(1)与临床科室联系,确定各科室需要的无菌物品名称、数量。并记录在无菌物品下送登记本上。根据本院工作量进行分组,按省时省力的原则分配各组负责的科室。

(2)准备下送工具。无菌物品下送工具应根据工作量采用封闭的下送车或封闭的整理箱等。下送工具每天进行有效消毒处理,并存放在固定的清洁区域内。

(3)于无菌物品发放窗口领取并清点下送无菌物品。

(4)发放车上应备有下送物品登记本,科室意见反馈本。与科室负责治疗室工作人员认真交接,并在物品登记本上双方签字。定期征求科室意见,并将科室意见反馈给护士长。

(三)质量标准

(1)运送工具定点存放标示清楚。

(2)无菌物品下送车或容器不得接触污染物品,污车、洁车严格区分,并分别定点放置。每次使用后彻底清洗、消毒,擦干备用。

(3)严格查对无菌物品的名称、数量、灭菌日期、失效期、包装的完整性、灭菌合格标示及使用科室。

(4)物品数目登记完善准确,下发物品账目清楚。

(5)及时准确将消毒物品送到临床科室。

(6)对科室意见有记录,并有相应整改措施和评价。

(四)注意事项

发放无菌物品剩余物品不得返同无菌物品存放区,按污染物品重新处理。

(王善霞)

第三节 微波消毒

波长为 0.001~1.000 m、频率为 300~300 000 MHz 的电磁波称为微波。物质吸收微波能所产生的热效应可用于加热,在加热、干燥和食品加工中,人们发现微波具有杀菌的效能,于是又被逐渐用于消毒和灭菌领域。近年来,微波消毒技术发展很快,在医院和卫生防疫消毒中已有较广泛的应用。

一、微波的发生及特性

微波是一种波长短而频率较高的电磁波。磁控管产生微波的原理是使电子在相互垂直的电场和磁场中运动,激发高频振荡而产生微波。磁控管的功率可以做得很大,能量由谐振腔直接引出,而无须再经过放大。现代磁控管一般分为两类:一类是产生脉冲微波的磁控管,其最大输出功率峰值可达 10 000 kW,另一类是产生连续微波的磁控管,如微波干扰及医学上使用的磁控管,其最大输出功率峰值可达 10 kW。用于消毒的微波的频率为 2 450 MHz 及 915 MHz,由磁控管发生,能使物品发热,热使微生物死亡。微波频率高、功率大,使物体发热时,内外同时发热且不需传导,故所需时间短,微波消毒的主要特点如下。

(一)作用快速

微波对生物体的作用就是电磁波能量转换的过程,速度极快,可在 10^{-9} 秒之内完成,加热快速、均匀,热力穿透只需几秒至数分钟,不需要空气与其他介质的传导。用于快速杀菌时是其他因子无法比拟的。

(二)对微生物没有选择性

微波对生物体的作用快速而且不具选择性,所以其杀菌具有广谱性,可以杀灭各种微生物及原虫。

(三)节能

微波的穿透性强,瞬时即可穿透到物体内部,能量损失少,能量转换效率高,便于进行自动化流水线式生产杀菌。

(四)对不同介质的穿透性不同

对有机物、水、陶瓷、玻璃、塑料等穿透性强,而对绝大部分金属则穿透性差,反射较多。

(五)环保、无毒害

微波消毒比较环保、无毒害、无残留物、不污染环境,也不会形成环境高温。还可对包装好的,较厚的或是导热差的物品进行处理。

二、微波消毒的研究与应用

(一)医疗护理器材的消毒与灭菌

微波的消毒灭菌技术是在微波加热干燥的基础上发展而来的,这一技术首先是在食品加工业得到推广应用,随着科技的发展,微波的应用越来越广泛。现在微波除了用于医院和卫生防疫消毒以外,还广泛用于干燥、筛选及物理、化工等行业。但是微波消毒目前仍处于探索研究阶段,许多试验的目的主要是探索微波消毒的作用机制。目前使用较多的有以下几种。

1.微波牙钻消毒器

目前市场上,已有通过国家正式批准生产的牙钻涡轮机头专用微波消毒装置,WBY 型微波牙钻消毒器为产品之一,多年临床使用证明,该消毒器有消毒速度快,效果可靠,不损坏牙钻,操作简单等优点。

2.微波快速灭菌器

型号为 WXD-650A 的微波快速灭菌器是获得国家正式批准的医疗器械微波专用灭菌设备,该设备灭菌快速,5 分钟内可杀灭包括细菌芽孢在内的各种微生物,效果可靠,可重复使用,小型灵活,适用范围广,特别适合用于需重复消毒、灭菌的小型手术用品,它可用于金属类、玻璃陶瓷类、塑料橡胶类材料的灭菌。

3.眼科器材的专用消毒器

眼科器械小而精细、要求高、消毒后要求不残留任何有刺激性的物质,目前眼科器械消毒手段不多,越来越多的眼科器械、仿人工替代品、角膜接触镜(又称隐形眼镜)等物品的消毒开始使用微波消毒。

4.口腔科根管消毒

有研究者(2003)将 WB-200 型电脑微波口腔治疗仪用于口腔急、慢性根尖周炎及牙髓坏死患者根管的治疗,微波消毒组治愈率 95.2%、好转率 3.1%、无效率 1.8%,常规组分别为 90.0%、5.0%、5.0%,统计学处理显示,两者差别显著。

5.微波消毒化验单

用载体定量法将菌片置于单层干布袋和保鲜袋内,用 675 W 微波照射 5 分钟,杀菌效果与双层湿布袋基本一致,照射 8 分钟,对前两种袋内的大肠埃希菌、金黄色葡萄球菌、枯草杆菌黑色变种芽孢平均杀灭率均达到 99.73%~99.89%,而双层湿布包达到 100%。有报道,利用家用微波炉对人工染菌的化验单进行消毒,结果以 10 张为一本,800 W 照射 5 分钟,以 50 张为一本,照射 7 分钟,均可完全杀灭大肠埃希菌、金黄色葡萄球菌和铜绿假单胞菌,但不能完全杀灭芽孢;以 50 张为一本,800 W 作用 7 分钟可以杀灭细菌繁殖体,但不能杀灭芽孢。

6.微波消毒医用矿物油

医用矿物油类物质及油纱条的灭菌因受其本身特性的影响,仍是医院消毒灭菌的一个难题。常用的干热灭菌和压力蒸汽灭菌都存在一些弊端,而且灭菌效果不理想。采用载体定性杀菌试验方法,观察了微波灭菌器对液状石蜡和凡士林油膏及油纱布条的杀菌效果。结果液状石蜡和凡士林油膏经 650 W 微波灭菌器照射 20 分钟和 25 分钟,可全部杀灭嗜热脂肪杆菌芽孢;分别照射 25 分钟和 30 分钟,可全部杀灭枯草杆菌黑色变种芽孢,但对凡士林油纱布条照射 50 分钟,仍不能全部杀灭枯草杆菌黑色变种芽孢,试验证明,微波照射对液状石蜡和凡士林油膏可达到灭菌效果。

(二)食品与餐具的消毒

由于微波消毒快捷、方便、干净、效果可靠,将微波应用于食品与餐具消毒的报道亦较多。将 250 mL 酱油置玻璃烧杯中,经微波照射 10 分钟即达到消毒要求。有研究者(1988)将细菌总数为 312×10^6 cfu/g 的塑料袋装咖喱牛肉置微波炉中照射 40 分钟,菌量减少至 413×10^2 cfu/g。市售豆腐皮细菌污染较严重,当用 650 W 功率微波照射 300 g 市售豆腐皮 5 分钟,可使之达到卫生标准。用微波对牛奶进行消毒处理,亦取得了较好的效果。用微波炉加热牛奶至煮沸,可将铜绿假单胞菌、分枝杆菌、脊髓灰质炎病毒等全部杀灭;但白色念珠菌仍有存活。用 700 W 功率微波对餐茶具,如奶瓶、陶瓷碗及竹筷等照射 3 分钟,可将污染的大肠埃希菌全部杀灭,将自然菌杀灭 99.17% 以上;照射 5 分钟,可将 HBsAg 的抗原性破坏。专用于餐具和饮具的 WX-1 微波消毒柜,所用微波频率为 2 450 MHz,柜室容积为 480 mm×520 mm×640 mm。用该微波消毒柜,将染有枯草杆菌黑色变种(ATCC9372)芽孢、金黄色葡萄球菌(ATCC6538)、嗜热脂肪杆菌芽孢及短小芽孢杆菌(E601 及 ATCC27142)的菌片放置于成捆的冰糕棍及冰糕包装纸中,经照射 20 分钟,可达到灭菌要求。

(三)衣服的消毒

用不同频率的微波对染有蜡状杆菌(4001 株)芽孢的较大的棉布包(16 cm×32 cm×40 cm)进行消毒,当微波功率为 3 kW 时,杀灭 99.99% 芽孢,2 450 MHz 频率微波需照射 8 分钟,而 915 MHz 者则仅需 5 分钟。微波的杀菌作用随穿透物品厚度的增加而降低。如将蜡状杆菌芽孢菌片置于含水率为 30% 的棉布包的第 6、34 和 61 层,用 2 450 MHz 频率(3 kW)微波照射

2分钟,其杀灭率依次为99.06%、98.08%和91.57%。关于照射时间长短对杀菌效果影响的试验证明,用2 450 MHz频率(3 kW)微波处理,当照射时间由1分钟增加至2、3、4分钟时,布包内菌片上的残存芽孢的对数值由3.8依次降为1.4、0.7和0。在一定条件下,微波的杀菌效果可随输出功率的增加而提高。当输出功率由116 kW增至216 kW和316 kW时,布包内菌片上的残存蜡状杆菌芽孢的对数值依次为3.0、1.5和0。将蜡状杆菌芽孢菌片置于含水率分别为0、20%、30%、45%的棉布包中,用450 MHz(3 kW)微波照射2分钟。结果,残存芽孢数的对数值依次为3.31、2.39、1.51和2.62。该结果表明,当含水率在30%左右时最好,至45%其杀菌效果反而有所降低。有报道,用家用微波炉,以650 W微波照射8分钟,可完全杀灭放置于20 cm×20 cm×20 cm衣物包(带有少量水分)中的枯草杆菌黑色变种芽孢。有报道,用915 MHz(10 kW)微波照射3分钟,可使马鬃上蜡状杆菌芽孢的杀灭率达100%。

(四)废弃物等的消毒

用传送带连续照射装置对医院内废物,包括动物尸体及组织、生物培养物、棉签,以及患者的血、尿、粪便标本和排泄物等进行微波处理。结果证明,该装置可有效地杀灭废弃物中的病原微生物。为此,建议在医院内可用这种装置代替焚烧炉。在德国(1991),污泥的农业使用有专门法规,如培育牧草用的污泥,必须不含致病微生物。传送带式微波处理为杀灭其中病原微生物的方法之一。用微波-高温压力蒸汽处理医疗废物,效果理想。处理流程见图12-1。

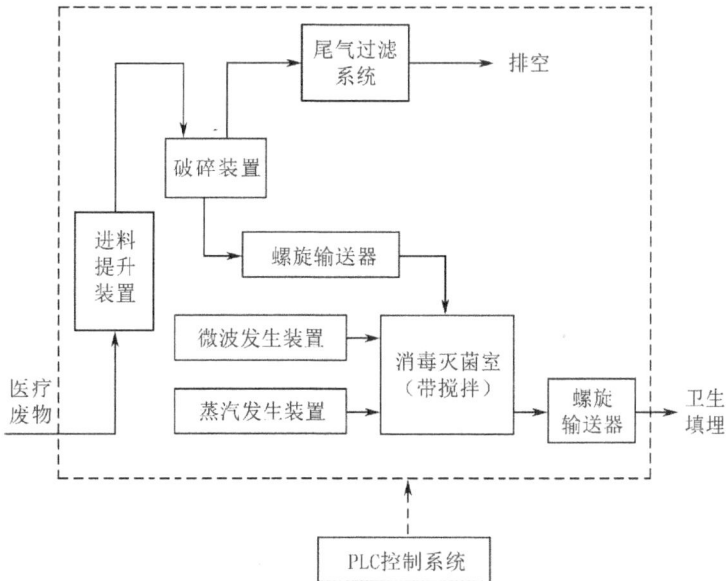

图12-1　微波高温高压处理医疗废物流程

(五)固体培养基的灭菌

金龟子绿僵菌是一种昆虫病原真菌,在农林害虫生物防治中应用广泛。为了大批量培养绿僵菌,其培养基的灭菌工作十分重要。目前常用的灭菌方法是传统的压力蒸汽灭菌法,存在灭菌时间长,不能实现流水作业等缺点。微波灭菌具有灭菌时间短、操作简便以及对营养破坏小等特点。

为探讨微波对金龟子绿僵菌固体培养基的灭菌效果及其影响因素,用家用微波炉、载体定量法对农业用绿僵菌固体培养基灭菌效果进行了实验室观察,结果随着负载量的增大,杀菌速度降低。负载量为 200 g 以下时,微波处理 3 分钟,全部无菌生长。负载量为 250 g 时,微波照射 4 分钟,存活菌数仍达 100 cfu/g,试验证明,随着微波处理时间的延长,灭菌效果增强。以 100 g 固体培养基加 60 g 水的比例经微波处理效果比较好,灭菌处理 3 分钟均能达到灭菌目的。微波对绿僵菌固体培养基灭菌最佳工艺为 100 g 的固体培养基加 60 g 水,浸润 3 小时,在 800 W 的微波功率处理 3 分钟,可达到灭菌效果。

三、影响微波消毒的因素

(一)输出功率与照射时间

在一定条件下,微波输出功率大,电场强,分子运动加剧,加热速度快,消毒效果就好。

(二)负载量的影响

以不同重量敷料包为负载,分别在上、中、下层布放枯草杆菌芽孢菌片,经 2 450 MHz、3 kW 照射 13 分钟,结果 4.25~5.25 kg 者,杀灭率为 99.9%;5.5 kg 者,杀灭率为 99.5%;6.0 kg 者,杀灭率为 94.9%。

(三)其他因素

包装方法、灭菌材料含湿量、协同剂等因素对微波杀菌效果的影响也是大家所认同的,这些因素在利用微波消毒时应根据现场情况酌情考虑。

四、微波的防护

微波过量照射对人体产生的影响,可以通过个体防护而减轻,并加以利用,因此在使用微波时需要采取的防护措施如下。

(一)微波辐射的吸收和减少微波辐射的泄漏

当调试微波机时,需要安装功率吸收天线,吸收微波能量,使其不向空间发射。设置微波屏障需采用吸收设施,如铺设吸收材料,阻挡微波扩散。做好微波消毒机的密封工作,减少辐射泄漏。

(二)合理配置工作环境

根据微波发射有方向性的特点,工作点应置于辐射强度最小的部位,尽量避免在辐射束的前方进行工作,并在工作地点采取屏蔽措施,工作环境的电磁强度和功率密度,不要超过国家规定的卫生标准,对防护设备应定期检查维修。

(三)个人防护

针对作业人员操作时的环境采取防护措施。可穿戴喷涂金属或金属丝织成的屏障防护服和防护眼镜。对作业人员每隔 1~2 年进行一次体格检查,重点观察眼晶状体的变化,其次为心血管系统,血常规及男性生殖功能,及早发现微波对人体健康危害的征象,只要及时采取有效的措施,作业人员的安全是可以得到保障的。

(王善霞)

第四节　超声波消毒

近年来,人们一直在努力寻找一种更迅速、更便宜而又能克服高温(饱和蒸汽或干热)消毒灭菌方法和化学消毒法的弱点的消毒方法,超声波消毒就是其中的一种。随着超声波的使用越来越广泛,人们对其安全性产生了担忧。事实上,临床实践证明,即使以超过临床使用数倍的剂量也难以观察到其对人体的损伤,现在普遍认为,强度小于 $20 \mathrm{~mW/cm^2}$ 的超声波对人体无害,但对大功率超声波照射还是应注意防护。

一、超声波的本质与特性

超声波和声波一样,也是由振动在弹性介质中的传播过程形成的,超声波是一种特殊的声波,它的声振频率超过了正常人听觉的最高限额,达到 20 000 Hz 以上,所以人听不到超声波。

超声波具有声波的一切特性,它可以在固体、液体和气体中传播。超声波在介质中的传播速度除了与温度、压强及媒介的密度等有关外,还与声源的振动频率有关。在媒介中传播时,其强度随传播距离的增长而减弱。超声波也具有光的特性。可发生辐射和衍射等现象,波长越长,其衍射现象越明显。但由于超声波的波长仅有几毫米,所以超声波的衍射现象并不明显。高频超声波也可以聚焦和定向发射,经聚焦而定向发射的超声波的声压和声强可以很大,能贯穿液体或固体。

二、超声波消毒的研究与应用

(一)超声波的单独杀菌效果

用 2.6 kHz 的超声波进行微生物杀灭实验,发现某些细菌对超声波是敏感的,如大肠埃希菌、巨大芽孢杆菌、铜绿假单胞菌等可被超声波完全破坏。此外,超声波还可使烟草花叶病毒、脊髓灰质炎病毒、狂犬病毒、流行性乙型脑炎病毒和天花病毒等失去活性。但超声波对葡萄球菌、链球菌等效力较小,对白喉毒素则完全无作用。

(二)超声波与其他消毒方法的协同作用

虽然超声波对微生物的作用在理论上已获得较为满意的解释。但是,在实际应用上还存在一些问题。例如,超声波对水、空气的消毒效果较差,很难达到消毒作用,而要获得具有消毒价值的超声波,必须首先具有高频率、高强度的超声波波源,这样,不仅在经济上费用较大,而且与所得到的实际效果相比是不经济的。因此,人们用超声波与其他消毒方法协同作用的方式,来提高其对微生物的杀灭效果。例如,超声波与紫外线结合,对细菌的杀灭率增加;超声波与热协同,能明显提高对链球菌的杀灭率;超声波与化学消毒剂合用,即声化学消毒,对芽孢的杀灭效果明显增强。

1.超声波与戊二醛的协同消毒作用

据报道,单独使用戊二醛完全杀灭芽孢,要数小时,在一定温度下戊二醛与超声波协同可将杀灭时间缩短为原来的 1/12～1/2。如果事先将菌悬液经超声波处理,则它对戊二醛的抵抗力是一样的。将戊二醛与超声波协同作用,才能提高戊二醛对芽孢的杀灭能力(表 12-1)。

表 12-1　超声波与戊二醛协同杀菌效果

戊二醛含量(%)	温度(℃)	超声波频率(kHz)	完全杀灭芽孢所需时间(分钟)
1	55	无超声波	60
1	55	20	5
2	25	无超声波	180
2	25	250	30

2.超声波与环氧乙烷的协同消毒作用

Boucher 等用频率为 30.4 kHz,强度为 2.3 W/cm² 的连续性超声波与浓度 125 mg/L 的环氧乙烷协同,在 50 ℃恒温,相对湿度 40％的条件下对枯草杆菌芽孢进行消毒,作用 40 分钟可使芽孢的杀灭率超过 99.99％,如果单用超声波时只能使芽孢的菌落数大约减少 50％。因此,认为环氧乙烷与超声波协同作用的效果比单独使用环氧乙烷或超声波消毒效果好,而且还认为用上述频率与强度的超声波,在上述的温度与相对湿度的条件下,与环氧乙烷协同消毒是最理想的条件。环氧乙烷与超声波协同消毒在不同药物浓度、不同温度条件及不同作用时间的条件下消毒效果有所不同。环氧乙烷与超声波协同消毒在相同药物浓度、相同温度时,超声波照射时间越长,杀菌率越高;在相同药物浓度、相同照射时间下,温度越高,杀菌率越高;而在相同照射时间、相同温度下,药物浓度越高,杀菌率也越高。

3.超声波与环氧丙烷的协同消毒作用

有报道,在 10 ℃,相对湿度为 40％的条件下,暴露时间为 120 分钟时,不同强度的超声波与环氧丙烷协同消毒的结果不同,在环氧丙烷浓度为 500 mg/L,作用时间为 120 分钟时,用强度为 1.6 W/cm² 的超声波与环氧丙烷协同作用,可完全杀灭细菌芽孢。在相同条件下,单独使用环氧丙烷后,不能完全杀灭。而且,在超声波与环氧丙烷协同消毒时,存活芽孢数是随声强的增加而呈指数下降。

4.超声波与强氧化高电位酸性水协同杀菌

强氧化高电位酸性水是一种无毒无不良气味的杀菌水,技术指标是氧化还原电位(ORP)值 ≥1 100 MV,pH≤2.7,有效氯≤60 mg/L。如单独使用超声波处理 10 分钟,对大肠埃希菌杀灭率为 89.9％;单独使用强氧化高电位酸性水作用 30 秒,对大肠埃希菌杀灭率为 100％;超声波与氧化水协同作用 15 秒,杀灭率亦达到 100％。单用超声波处理 10 分钟、单独用强氧化高电位酸性水作用 1.5 分钟,可将悬液内 HBsAg 阳性血清的抗原性完全灭活,两者协同作用仅需 30 秒即可达到完全灭活。

5.超声波与其他消毒液的协同杀菌作用

经试验表明,用超声波(10 W/cm²)与多种消毒液对芽孢的杀灭均有协同作用,特别是对一些原来没有杀芽孢作用的消毒剂,如氯己定(洗必泰)、苯扎溴铵(新洁尔灭)、醛醇合剂等,这种协同作用不仅对悬液中的芽孢有效,对浸于液体中的载体表面上的芽孢也有同样效果。Ahemd 等报道,超声波可加速过氧化氢的杀菌作用,使其杀芽孢时间从 25 分钟以上缩短到 10～15 分钟。Jagenberg-Werke 用超声波使过氧化氢形成气溶胶,使之均匀附着在消毒物表面,从而提高消毒效果。

Burleson 用超声波与臭氧协同消毒污水,有明显增效作用,可能是因为超声波:①增加臭氧溶解量。②打碎细菌团块和外围有机物。③降低液体表面张力。④促进氧的分散,形成小气泡,增加接触面积。⑤加强氧化还原作用。声化学消毒的主要机制是由于超声波快速而连续性的压缩与松弛作用,使化学消毒剂的分子打破细菌外层屏障,加速化学消毒剂对细菌的渗透,细菌则被进入体内的化学消毒剂的化学反应杀死。超声波本身对这种化学杀菌反应是没有作用的,但它能加速化学消毒剂在菌体内的扩散。在声化学消毒中,超声波的振幅与频率最为重要。

(三)超声波的破碎作用

利用高强度超声波照射菌液,由于液体的对流作用,整个容器中的细菌都能被破碎(图 12-2)。超声波的破碎作用应用于生物研究中,能提高从器官组织或其他生物学基质中分离病毒及其他生物活性物质(如维生素、细菌毒素等)的阳性率。

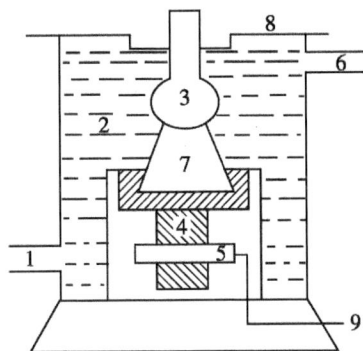

1.冷却水进口；2.冷却水；3.处理容器；4.换能器；5.高频线
圈；6.冷却水出口；7.增幅杆；8.固定容器装置；9.电源输入

图 12-2　超声波细胞破碎器结构

三、影响超声波消毒效果的因素

超声波的消毒效果受到多种因素的影响,常见的有超声波的频率、强度、照射时间、媒质的性质、细菌的浓度等。

(一)超声波频率

在一定频率范围内,超声波频率高,能量大,则杀菌效果好,反之,低频率超声波效果较差。但超声波频率太高则不易产生空化作用,杀菌效果反而降低。

(二)超声波的强度

利用高强度超声波处理菌液,由于液体的对流作用,整个容器中的细菌都能被破碎。据报道,当驱动功率为 50 W 时,容器底部的振幅为 10.5 μm,对 50 mL 含有大肠埃希菌的水作用 10~15 分钟后,细菌 100% 破碎。驱动功率增加,作用时间减少。

(三)作用时间和菌液浓度

超声波消毒的消毒效果与其作用时间成正比,作用时间越长,消毒效果越好。作用时间相同时,菌液浓度高比浓度低时消毒效果差,但差别不很大。有人用大肠埃希菌试验,发现 30 mL 浓度为 3×10^6 cfu/mL 的菌液需作用 40 分钟,若浓度为 2×10^7 cfu/mL 则需作用 80 分钟。15 mL 浓度为 4.5×10^6 cfu/mL 的菌液只需作用 20 分钟即可杀死。另有人用大肠埃希菌、金黄色葡萄球菌、枯草杆菌、铜绿假单胞菌试验发现,随超声波作用时间的延长,其杀灭率皆明显提高,而且在较低强度的超声波作用下以铜绿假单胞菌提高最快,经统计学处理发现,铜绿假单胞菌、枯草杆菌的杀灭率和超声波作用时间之间的相关系数有统计学意义。

(四)盛装菌液容器

R.Davis 用不锈钢管作为容器,管长从 25 cm 不断缩短,内盛 50% 酵母菌液 5 mL,用 26 kHz 的超声波作用一定时间,结果发现,细菌破碎的百分数与容器长度有关,在 10~25 cm 之间,出现 2 个波峰和 2 个波谷,两波峰或两波谷间相距约 8 cm。从理论上说盛装容器长度以相当于波长的一半的倍数为最好。

(五)菌液容量

由于超声波在透入媒质的过程中不断将能量传给媒质,自身随着传播距离的增长而逐渐减弱。因此,随着被处理菌悬液的菌液容量的增大,细菌被破坏的百分数降低。R. Davis 用 500 W/cm² 的超声波对43.5%的酵母菌液作用 2 分钟,结果发现,容量越大,细菌被破坏的百分数越低。此外被处理菌悬液中出现驻波时,细菌常聚集在波节处,在该处的细菌承受的机械张力不大,破碎率也最低。因此,最好使被处理液中不出现驻波,即被处理菌悬液的深度最好短于超声波在该菌悬液中波长的一半。

(六)媒质

一般微生物被洗去附着的有机物后,对超声波更敏感,另外,钙离子的存在,pH 的降低也能提高其敏感性。

(王善霞)

第十三章

超声护理

第一节　超声引导下胸腔引流术护理

一、概述

胸腔闭式引流是胸心外科最基本、最常用的救治手段,是将胸腔内的气、血和液体排出,维持胸腔负压,防止反流,促进肺扩张,防止肺萎缩,同时也是挽救生命的重症医学技术之一。其目的是将胸膜腔内的气体和(或)液体引流至体外,恢复胸膜腔的密闭性并重建胸膜腔的正常负压,使肺复张,稳定纵隔。目前,在超声引导下行胸腔穿刺术操作简便、定位准确,可动态监测,提高了操作的准确性及安全性,是一项安全可靠的超声介入技术。

适应证包括:①各类严重气胸、脓胸、血胸;②自发性气胸;③开胸手术。

二、护理

(一)术前护理

1.术前访视

(1)术前向患者详细介绍有关胸腔闭式引流术的相关知识,介绍该方法的操作过程与步骤、手术所用材料性能、临床效果及安全性,帮助患者消除紧张、疑虑及恐惧等心理,以期达到主动配合医护人员,顺利进行治疗的目的。

(2)详细向患者讲解注意事项,各种检查的目的以及检测地点。

(3)向患者介绍胸腔闭式引流装置的作用,告知患者如何了解装置、使用装置及使用过程的护理。

(4)行闭式引流置管前应签署知情同意书。

2.呼吸训练

术前指导患者进行有效的屏气训练,告知屏气是术中顺利进针的关键,尽量保持呼吸幅度不宜过大,以小幅度腹式呼吸为主;指导患者术后咳嗽的作用及咳嗽、排痰的方法。

(二)术中配合

1.术前检查

术前常规超声检查肝胆脾胰肾、心电图,完善血常规、凝血酶原时间、肝功能等实验室检查;有出血倾向、严重心肝肺肾等脏器功能障碍。患者及家属对手术知情同意并签署手术知情同意书。

2.体位

术前测量血压,协助患者取仰卧位或侧卧位,双手抱头充分暴露穿刺区域,常规消毒皮肤,严格无菌操作,进针时嘱患者暂屏气。手术采用局部麻醉,患者意识清醒,护理人员要加强与患者的沟通,分散其注意力,告知如有任何不适要及时告诉医护人员。

3.穿刺点

气胸患者根据 X 线胸片或胸部 CT 常规选择患侧锁骨中线第 2 肋间或腋中线第 6、7 肋间,胸腔积液患者根据超声或 CT 定位以选择更合适更彻底的引流部位。气胸患者取平卧或半卧位,胸腔积液患者取端坐位或半卧位。嘱患者平静呼吸,保持体位,超声探查胸腔,选择胸膜最厚且胸腔积液较多处定为穿刺点,尽量避开毗邻脏器,测量好进针深度,准备穿刺。

4.穿刺

常规消毒铺巾,2%利多卡因局麻,取中心静脉穿刺针沿肋骨上缘垂直皮肤进针,突破感后进入胸膜腔,可回抽出气体或胸腔积液,置入导丝,拔出穿刺针,沿导丝置入中心静脉导管或猪尾巴引流管,退出导丝,气胸患者接胸腔闭式引流袋或闭式引流瓶,胸腔积液患者接一次性引流袋,局部贴膜固定,必要时可以缝合固定,穿刺物送检。

5.观察

在治疗中严格执行无菌操作,根据病变部位采取适当的体位;观察引流液的颜色、性质、量、引流管放置的部位;密切观察患者有无头晕、胸闷、气短、呼吸困难,如出现面色苍白、口唇发干、脉速,立即通知医师停止操作,配合医师进行抢救。

6.术后按压

术后按压穿刺部位,消毒穿刺部位皮肤,无菌纱布覆盖,腹带加压包扎,必要时局部沙袋压迫。

(三)术后护理

1.常规护理

(1)返回病房后,嘱患者平卧休息 2～4 小时,监测患者神志、血压、脉搏、呼吸、面色等情况,每 30 分钟测量血压、脉搏 1 次,连续 4 次生命体征平稳后停测。若患者出现面色苍白、胸闷憋气、气促、呼吸困难等不适,应及时通知医师,协助医师行必要的检查和处理。

(2)密切观察患者的反应,向患者交代引流的目的和注意事项,引导患者自我观察导管是否通畅,引流液颜色、性质和量,如有导管堵塞,导管周围及皮下有胸腔积液渗出,要及时报告医护人员。

(3)加强患者的心理护理,护士应采取有效的沟通方式与患者或家属进行沟通,有针对性地进行心理护理,消除患者的危险感,提高患者的安全感、信任度和依从性。

2.管路及引流瓶(袋)的护理

(1)使用一次性水封瓶的患者,必须保持水封瓶在引流部位以下、直立,同时在患者行胸腔闭式引流过程中的任何一个环节,必须严格无菌操作。胸腔闭式引流瓶(袋)的科学有效的固定非常重要,英国胸科学会发表的胸腔闭式引流指南主张要鼓励患者对其胸腔引流管和引流系统负责,应告知他们保持水封瓶在其胸腔水平以下并报告发生的问题,教育材料应放在病房中患者和护士易取到的地方。

(2)引流管固定牢固,放置稳妥,勿打折、扭曲、受压,保持引流通畅,防止脱管、堵管,及时清倒引流液,正确记录引流量;对患者及家属进行引流管护理的宣教,定时挤压引流管,是保证引流管通畅有效措施。早期引流液呈血性,以后逐渐变淡转为淡黄色,引流液的量也逐渐减少;胸腔引流量＞200 mL 而且血色浓,说明胸腔内有活动性出血,应通知医师,及时给予处理。

(3)胸腔闭式引流术是脓胸最常用的治疗措施,在置管引流期间经胸管注入冲洗液行胸腔冲洗可促进胸膜腔内脓液的排出,冲洗液选择敏感抗菌药物加生理盐水至 500 mL,并将冲洗液加温至 37～40 ℃,冲洗时速度宜慢,并调整体位,有利于胸膜腔脓液的排出,冲洗过程中注意维持冲入液量及排出液量的平衡,并在冲洗时叩击患侧背部,可促进附着于胸壁的脓苔脱落,随冲洗液引流出体外。

3.呼吸功能锻炼

术前呼吸功能锻炼可以改善肺功能,提高对手术的耐受性,从而降低术后并发症的发生率;术后待心率、血压稳定后可进行适当的呼吸锻炼,防止肺部发生感染,并且能够促进肺复张。指导患者行深呼吸、有效咳嗽、吹气球等呼吸功能锻炼,可以促进肺复张,缩小脓腔范围,并通过肺的运动,在排出胸膜腔中脓液的同时还可使脏层胸膜上的脓痂脱落,减轻脏层胸膜纤维化的概率,有利于肺复张及脓腔消失。

4.拔管

(1)拔管指征:胸腔积液患者经胸部超声或胸部 CT 检查,胸膜腔少量或无积液,连续 2～3 天引流量＜100 mL,胸部临床症状改善即可拔管。气胸患者当症状缓解或消失,肺呼吸音恢复,水封瓶无气泡溢出时,用一次性无菌注射器抽气,若抽不到气体,经 X 线胸片或胸部 CT 检查,确认肺完全复张后拔管。

(2)拔管的护理:待引流液减少,无胸闷气短,呼吸平稳后,在超声引导下行拔管,拔管时压迫穿刺点5分钟,消毒并用敷贴覆盖,注意观察穿刺部位有无渗血渗液,如有污染及时更换,保持局部清洁干燥。

5.饮食指导

指导患者进食富含蛋白质、高热量、高维生素易消化的饮食,多食用新鲜的水果和蔬菜,可静脉输入血浆、白蛋白,以防止低蛋白血症所致的胸腔渗出液增加,延长胸管留置时间。

6.并发症护理

(1)疼痛:疼痛是胸腔闭式引流最常见的并发症,胸腔闭式引流置管早期的疼痛多与置管时组织切开及钝性分离造成创伤压迫神经或缝合处皮肤牵拉所致,引流后出现的疼痛多与肺复张后引流管刺激脏层胸膜有关;不管是哪种原因引起的疼痛,都会使患者产生不适和畏惧感,不敢变动体位,不敢深呼吸和有效咳嗽。而患者深呼吸和有效咳嗽可有效促进肺扩张和促使胸膜腔内气体、液体的排出。应观察患者胸痛的程度,在置管操作时用 2‰利多卡因局部麻醉,把穿刺中的疼痛减轻到最低程度。置管后,护士对患者进行疼痛评估,确定疼痛的分级,可指导患者采用放松疗法,音乐疗法,转移注意力等方法,必要时遵医嘱予止痛药,以减轻患者的不适。经上述方法处理后仍疼痛难忍者,可把引流管拔出 1～2 cm 后重新固定。

(2)管腔堵塞:引流管折叠、扭曲、血块堵塞,引流管开口紧贴胸壁。护理时应注意妥善固定引流管,防折叠和扭曲,疑有堵管时以离心方向挤捏粗引流管,或用生理盐水冲洗,仍无法解决的,只能拔除和重置引流管。

(3)复张性肺水肿:复张性肺水肿是指由于各种原因包括胸腔积液、积气所导致肺萎陷后,在肺复张时或复张后24小时内发生的急性肺水肿。其主要症状为频繁咳嗽,咳大量白色黏液痰或粉红色泡沫样痰,呼吸浅促、胸闷、烦躁不安,血氧饱和度急剧下降,大汗淋漓,心率增快等。一般认为,肺萎陷以上,肺大部分或完全萎陷,肺复张过快易发生复张性肺水肿。采取合理的胸腔闭式引流护理措施,部分复张性肺水肿是可以预防的,具体方法:在进行胸腔闭式引流期间,控制积液及积气排出的量,引流的第一个小时不超过1 000 mL,年老体弱者不超过800 mL;或每引流200 mL即夹管1小时,使整个萎陷肺复张至少在数小时以上。

(4)引流管脱出:引流管脱出可造成胸腔闭式引流失败,严重者可引起气胸。患者变动体位用力过猛,引流管受牵拉而脱出。护理时应注意引流管近心端应先在皮肤表面摆成S形再粘贴透明敷料,并叮嘱患者变换体位时动作缓慢,特别是穿脱衣服、起床、倾倒胸腔积液时严加防护,同时用手固定引流管。

(5)切口感染:多见于粗管引流切口大,置管操作时无菌观念不强,或置管时间过长换药不及时造成。观察置管伤口有无红、肿及分泌物,置管期间如有渗液浸湿敷料应及时换药处理,无渗液的伤口一般隔天换药处理。

(6)皮下气肿:因置管引流切口大,引流管阻塞或滑出胸腔,患者剧烈咳嗽致胸膜腔内压急剧增高,使胸腔内空气沿引流管进入皮下;护士注意观察引流管周围皮肤,有无肿胀、触之有无捻发音等,如发现皮下气肿应及时通知医师并标记范围;轻微的皮下气肿不必处理,可自行吸收,严重的皮下气肿需切开皮肤排气,减轻呼吸困难及疼痛。

(7)拔管后发生气胸:拔除胸腔闭式引流后如出现胸痛、呼吸困难,立即通知医师予以X线检查证实是否为气胸;发生气胸予胸腔穿刺抽气或重置管闭式引流。拔管操作时应嘱患者先深吸气后屏气,医师持管向同侧下后方迅速拔出,拔管后用凡士林纱布覆盖切口,再用宽胶布加压密封,粗管拔管后必要时局部缝合处理;嘱患者勿剧烈运动及患侧上肢活动幅度避免过大,防空气经穿刺口或切口进入胸腔引起气胸。

三、健康教育

(1)患者出院时护理人员要告知患者复查的时间以及重要性。

(2)指导患者的饮食,主要以高蛋白、高热量、高维生素的饮食补充营养,加强营养。给予丰富的新鲜水果和富含纤维素的蔬菜,同时给予牛奶、瘦肉、豆制品等含蛋白质丰富的食物,粗粮细粮合理搭配,忌食辛辣食物为宜。

(3)保持呼吸道通畅,注意休息。坚持恢复锻炼,嘱患者深呼吸,有效的咳嗽,戒烟酒。

(4)指导携带引流管出院患者居家管路护理,注意防止脱管发生。

(5)复查:定期回院复查,分别于术后第2周、第4周及第3个月时回院复查。

(许庆芝)

第二节　超声引导下肝囊肿引流术护理

一、概述

(一)疾病概述

肝囊肿是较常见的肝脏良性疾病,分为寄生虫性肝囊肿和非寄生虫性肝囊肿。后者又可分为先天性、创伤性、炎症性和肿瘤性囊肿。临床上最多见的是先天性肝囊肿,它又可分为单发性和多发性两种。多数肝囊肿为单纯性,生长缓慢,多无临床症状,一般认为起源于肝内迷走胆管或因肝内胆管和淋巴管在胚胎时发育障碍所致。单纯性肝囊肿以 20~50 岁年龄组多见,男女发生率之比为 1∶4。囊肿发生在肝右叶的居多。在组织学上,囊壁内层为分泌液体的立方上皮细胞,或柱状上皮细胞,外层为纤维组织,囊肿有完整包膜,囊液多清亮透明,成分与正常胆小管上皮的分泌液接近,通常无临床症状,无须特殊治疗。

肝囊肿随着 B 型超声的广泛应用,其检出率也不断增高,已成为诊断肝囊肿的首选方法,在超声上多显示为圆形或椭圆形,囊壁薄,轮廓光滑整齐,内部回声一般均呈无回声区,囊肿两侧壁可出现"回声失落"现象,囊肿后方回声因囊液透声良好而产生增强效应。当肝囊肿增大到一定程度时,则可因压迫邻近脏器而出现食后饱胀、恶心、呕吐、右上腹隐痛不适等症状,体格检查可触及右上腹肿块和肝大。患者往往因出现肝区疼痛、发热、饱胀、肝功能异常等症状来就诊并要求进行治疗。

(二)治疗方法

既往对于肝囊肿常进行手术治疗,手术多采用"开窗术"或"去顶术"。即在剖腹术下或经腹腔镜切除部分囊壁,吸净囊液后使囊腔向腹腔开放。囊肿切除术则适用于肝边缘部位、带蒂突向腹腔的囊肿。发生在肝左外叶的巨大肝囊肿,可作肝叶或肝部分切除术。但是传统外科手术治疗肝囊肿术后恢复较慢。目前,随着介入性超声技术的不断完善与发展,关于肝囊肿的硬化剂介入性治疗的疗效已为临床所肯定,具有创伤小、痛苦轻、费用低的优点,在一定范围内已经取代了手术切除。无水乙醇作为首选和最常用来治疗肝囊肿的药物,它具有细胞毒作用,可改变囊壁细胞生物蛋白膜和脂质的比例,使其生物学活性消失,导致细胞死亡而失去分泌功能,以达到治疗作用,并可使纤维组织增生,使囊壁粘连,囊腔封闭。

(三)适应证与禁忌证

1.适应证

(1)直径在 15 cm 以下的单纯性、单发性肝囊肿。

(2)年老体弱不能耐受剖腹手术的肝囊肿。

(3)合并感染的肝囊肿。

2.禁忌证

(1)散在多发的小肝囊肿。

(2)恶性肿瘤性肝囊肿。

(3)寄生虫性肝囊肿。

(4)伴有胆瘘的肝囊肿。

(5)有出血倾向或其他严重全身性疾病者。

二、护理

(一)术前护理

1.术前访视

(1)根据患者不同情况做心理评估,通过面对面交流,采用图表、健康教育宣传册、同疾病患者现身说法等形式,向患者宣传肝囊肿的相关知识,简要介绍穿刺过程及治疗效果。

(2)术前应详细了解患者病史,准确测量生命体征,并做好记录。

(3)术前完善血常规、凝血功能、肝功能、肾功能和心电图等常规检查。

(4)向患者和家属耐心细致地作好解释工作,介绍术前准备内容、目的及必要性;术中注意事项;手术大概需要的时间;手术体位、部位,消除焦虑、紧张的情绪。

2.呼吸训练

指导患者进行有效的屏气训练,告知屏气是术中顺利进针的关键,尽量保持呼吸幅度不宜过大,以小幅度腹式呼吸为主,尽量减少膈肌的运动幅度,增加穿刺的准确性。

3.术前禁食水

患者术前2小时禁食水,防止术中不适引起呕吐;嘱患者术前排空膀胱。

4.过敏史

询问有无过敏史,特别是乙醇过敏史并详细记录。

(二)术中护理

1.术前准备

术前常规超声检查肝胆脾胰肾、心电图,完善血常规、凝血酶原时间、肝功能等实验室检查;有出血倾向、严重心肝肺肾等脏器功能障碍及对乙醇过敏者列为穿刺禁忌患者。患者及家属对手术知情同意并签署手术知情同意书。

2.定位

穿刺前测量血压,嘱患者双手抱头充分暴露穿刺区域,常规消毒皮肤。治疗前先行超声定位检查,明确囊肿部位、大小、与周围脏器和血管的关系。根据定位情况,患者取仰卧位或左侧卧位,明确皮肤穿刺点、进针角度、路径和深度,注意穿刺针经过部分正常肝组织后,再进入囊肿内部,尽量吸尽囊液,并留样做进一步生化和细胞学检查,常规送脱落细胞检查,以除外癌变。

3.沟通

手术采用局部麻醉,患者意识清醒,护理人员要加强与患者的沟通,分散其注意力,告知如有任何不适要及时告诉医护人员。

4.超声引导下乙醇硬化治疗肝囊肿

超声引导下乙醇硬化治疗肝囊肿的方法分保留法和冲洗法两种。目前,国外多采用保留法。但保留法对较大囊肿效果不佳,其原因是保留乙醇量的限制,无法达到囊壁上皮细胞硬化的乙醇浓度。通过研究发现,乙醇反复冲洗置换囊液法(冲洗法)对10 cm以上的较大肝囊肿仍有较好的疗效,治愈率高达95%,观察3年无复发病例。目前,单纯性囊肿乙醇硬化治疗已成为一线治疗方法。

5.计算并准备好硬化剂

依据囊腔大小注入 99.5％乙醇,一般用量 20~30 mL,注入速度以 0.2~0.6 mL/s 为宜,压力不可过大,防止胀痛不适及由于压力过大导致硬化剂外溢引起肝实质及周围组织坏死、腹膜炎等并发症。操作过程中,密切观察患者生命体征、面色及表情变化,一旦出现剧烈腹痛,应立即停止操作并做相应处理。

6.术后按压穿刺部位

注意观察患者的呼吸、脉搏、血压及有无加剧性的疼痛等异常表现,超声观察有无内部出血。消毒穿刺部位皮肤,无菌纱布覆盖,腹带加压包扎,局部沙袋压迫。

(三)术后护理

1.常规护理

(1)回病房后,继续监测患者神志、血压、脉搏、呼吸、面色等情况,每 30 分钟测量血压、脉搏 1 次,连续 4 次生命体征平稳后停测。若患者出现面色苍白、恶心、四肢湿冷、脉搏细速等出血征兆,应及时通知医师,协助医师行必要的检查和处理,观察患者有无腹痛、恶心、面色潮红、呼吸困难等并发症的发生。

(2)指导患者卧床休息,12 小时内避免剧烈活动和增加腹压的动作,可以更换体位(特别提醒患者禁忌自己用力),让硬化剂与囊壁充分接触。告知患者出现轻微上腹痛感,卧床休息 30 分钟后可自行缓解。

(3)保持穿刺点及敷料周围皮肤清洁干燥,观察穿刺部位有无出血、渗液、红肿及感染,及时更换敷料。

(4)遵医嘱止血,抗感染治疗。

2.并发症的观察与护理

(1)出血:穿刺后肝脏出血是最危险的并发症,一般在术后 4~6 小时发生,主要表现为出汗、烦躁不安、面色苍白、血压下降、脉搏细速等,应立即通知医师,进行止血、抗休克、输血、输液处理。

(2)腹痛:位于肝包膜附近的囊肿,由于穿刺路径较短,穿刺无法经过脏器实质,注入的硬化剂沿穿刺针道反流以及无水乙醇烧灼造成剧烈疼痛。一般疼痛持续 3~5 天,可自行消退,疼痛多为隐痛,均能耐受,经临床观察后未做特殊处理。告知患者出现轻微上腹痛感,卧床休息 30 分钟后可自行缓解。如腹痛较明显,复查超声排除出血的情况下,遵医嘱给予止痛药物。

(3)乙醇中毒:患者术后如有局部发热感,面部潮红等症状,嘱患者不必紧张,系注入乙醇作用。术前询问有无乙醇过敏史,术后嘱患者多饮水,加速乙醇排出,一般无须特殊处理。

三、健康教育

(1)指导患者注意休息,避免劳累,适当进行体能锻炼。

(2)饮食应高热量、高维生素、优质蛋白、低脂、易消化,忌饱餐。

(3)保持引流管处切口敷料干燥、清洁。若突然发生腹痛、高热,应及时与医师联系。

(4)随访及复查:最后一次穿刺术后,1 个月及 6 个月行腹部超声检查。

(许庆芝)

第三节　超声引导下脓肿引流术护理

一、概述

(一)疾病概述

脓液在腹腔内一些特定部位积聚,被肠袢、内脏、肠壁、网膜或肠系膜等组织结构粘连包围,与游离腹腔相隔离,形成腹腔脓肿。一般均继发于急性腹膜炎或腹腔内手术,原发性感染少见。脓液积聚在一侧或双侧的膈肌下,肝上或横结肠及其系膜的间隙内者,通称膈下脓肿。膈下脓肿可发生在1个或2个以上的间隙。肠间脓肿是指脓液被包围在肠管、肠系膜与网膜之间所形成的脓肿。具体按发生部位还可分为胆囊窝脓肿、胰周脓肿、结肠旁沟脓肿、阑尾周围脓肿及其他部位肠间隙脓肿。脓肿可能是单发的,也可能为多个大小不等的脓肿。盆腔处于腹腔最低位,腹内炎性渗出物或腹膜炎的脓液较易积聚于此而形成盆腔脓肿。

(二)治疗方法

传统的脓肿治疗方法以大剂量抗生素进行抗感染治疗,在治疗效果较差的情况下,进行外科手术切开引流治疗。随着医学影像技术的快速发展,超声引导下各种介入治疗技术逐渐成熟。研究表明,经皮穿刺引流治疗与外科引流术在治疗效果上差异无统计学意义,但外科治疗恢复慢且花费高,因此经皮穿刺术已成为各种脓肿的一线治疗方法。

(三)适应证

1.全身超声可显示的各脏器的脓肿

临床主要包括肝脓肿、盆腔脓肿、膈下脓肿、阑尾周围肿等。

2.肝脓肿引流适应证

(1)超声或CT显示多发性液性暗区,疑为细菌性肝脓肿,可行经皮穿刺以明确诊断。

(2)诊断为细菌性肝脓肿但症状重,全身情况差,不宜行手术引流者可经皮穿刺并置管行脓肿引流。

(3)确诊为阿米巴肝脓肿抗阿米巴药物治疗1周后疼痛不止,高热不退或巨大脓肿有溃破危险者。

3.腹腔脓肿引流适应证

各种原因引起的腹腔脓肿,包括肝脓肿破裂、消化道穿孔、阑尾穿孔等,引起的急性腹膜炎或腹腔内手术引起的感染。

(四)禁忌证

1.肝脓肿引流术禁忌证

(1)凝血功能障碍者。

(2)疑为肝包囊虫病者。

(3)大量腹水或重度黄疸者。

2.腹腔脓肿引流术禁忌证

脓肿早期,弥漫性腹腔炎症未局限者。

二、护理

(一)术前护理

1.术前访视

(1)术前应详细了解患者病史,准确测量生命体征,并做好记录。介绍术前准备内容、目的及必要性。

(2)术中注意事项:手术大概需要的时间;手术体位、部位。

(3)向患者示教穿刺过程的屏气及多次练习,尽量保持呼吸幅度不宜过大,增加穿刺的准确性。

(4)向患者和家属耐心细致地作好解释工作,说明穿刺的意义和必要性,消除焦虑、紧张的情绪。

2.术前注意事项

患者术前禁食水;嘱患者术前排空膀胱。

(二)术中护理

1.检查资料

护士携带已有的检查资料,如 X 线片、CT 片等护送患者至超声介入治疗室。

2.体位

根据病变部位采取适当的体位,颈后垫软枕,充分暴露腹部术野区域。注意保暖,预防感染。预先建立静脉通路备用。

3.术中配合

(1)先常规扫查脓肿所在部位,测量脓腔体积并了解腔内回声分布详细情况,确定脓腔位置和预设穿刺点及进针深度与方向。穿刺点的选择要慎重,右肝上部的脓肿宜经腋中线第八肋间刺入,斜向内上方;右肝下部脓肿经腋后线第九或第 10 肋间斜向前方刺入;左肝脓肿可从剑突下方刺入。确认定位准确后,在皮肤上用色笔标记,确认穿刺点。

(2)穿刺方法:常规消毒,铺无菌洞巾,沿预设穿刺点及进针方向以 2% 利多卡因注射液行局部浸润麻醉,并以小尖刀片对预设穿刺点进行破皮处理。PCD 操作尽量采用一步法完成,先将钢质针芯、针壳及猪尾形引流导管组件三者组合装配在一起,用已消毒好的超声探头配专用穿刺架进行实时引导,尽量以距体表距离最短路径穿刺进入脓腔,穿刺时应避开进针区周围重要脏器及各主要血管及神经的解剖分布位置(胰周及胆囊窝脓肿必要时可采用经肝途径穿刺),至脓腔中央时停止进针,由助手拔出针芯,先连接10 mL或 20 mL 注射器抽吸部分脓液送检,做细菌培养及药敏试验。然后开始在超声实时动态监视下以钢质针壳对引流导管进行缓慢推送,当引流导管前端猪尾形多侧孔引流部完全送入脓腔内释放并卷曲后,同时导管整体插入深度已达到预置深度时,拔除钢质针壳,拉紧导管末端引线并将管柄锁扣扣死,以便使导管前端猪尾形多侧孔引流部呈环形紧固状态,从而起到内固定作用。在超声监视下调整好置管长度后采用引流导管套件自带的蝴蝶形粘贴式外固定组件进行导管的外固定处理,对局部针孔处做进一步消毒处理后,加盖无菌敷料包扎。

(3)置管成功后开始对脓腔进行抽吸,记录抽出脓液总量及性状,当脓液几乎完全吸出后,开始以替硝唑注射液对脓腔进行缓慢冲洗稀释,直至吸出冲洗液逐渐转为比较清澈时为止,最后脓腔内留置部分替硝唑注射液后连接引流袋进行持续引流治疗。

4.观察生命体征

术中要密切观察患者的生命体征及意识,有无头晕、胸闷气短、呼吸困难、腹痛、胸痛;如出现面色苍白、口唇发干、脉速,立即通知医师停止操作,让患者平卧、吸氧,配合医师进行抢救。

5.观察引流液

观察引流液的颜色、性质、量、引流管放置的部位。

(三)术后护理

1.常规护理

(1)体位护理:术后嘱患者平卧休息2～4小时,给予心电监护监测生命体征,观察呼吸情况。

(2)引流液观察:引流液的颜色、性质、量,正确记录引流量。术后需对引流导管进行常规冲洗护理,待细菌培养及药敏试验结果出来后,再根据药敏结果联合选择敏感抗生素进行静脉滴注及对局部脓腔进行药物冲洗及留置治疗。

(3)管路护理:携带引流管的,应消除患者插管产生的恐惧,引流管固定牢固,放置稳妥,勿打折、扭曲、受压,保持引流通畅,对患者及家属进行引流管护理的宣教,定时挤压引流管,是保证引流管通畅有效措施。嘱患者咳嗽时用手按压伤口与导管,以免导管脱出或移位,卧床休息时导管要注意预留一定的长度,尤其是防止熟睡翻身时不慎将导管牵拉带出体外。评估患者有无意外拔管的倾向。

(4)引流管拔管时间及标准:术后留置引流导管至脓腔完全消失或脓腔明显缩小至脓液每天持续引流量<10 mL以内,并且患者临床症状、体征基本消失,体温恢复正常,白细胞计数下降至正常范围内后,复查超声脓腔<2 cm,由液性暗区转为低回声实性区,即可在超声引导下行拔管。拔管时压迫穿刺点消毒并用敷贴覆盖,注意观察穿刺部位有无渗血渗液,如有污染及时更换,保持局部清洁干燥。

2.并发症的护理

(1)出血:患者凝血功能差、使用较粗穿刺引流管、进针路径中穿破大血管均有可能引起出血。观察引流液的性质,早期引流液呈血性,以后逐渐变淡转为淡黄色,如果引流量多而且血色浓,说明有活动性出血,应通知医师,及时给予处理。术后采用沙袋加压并用腹带包裹也能减少并发症的发生。

(2)感染:由于细菌数多,内毒素吸收增多,易出现感染性休克。如患者出现深大呼吸、烦躁不安、体温持续高热、白细胞增多、血压下降、呼吸增快、四肢冰冷,及时报告医师,监测生命体征、中心静脉压,必要时立即行手术治疗。

(3)胆瘘:一旦患者出现剧烈持续性右上腹痛、发热并伴有腹膜刺激症状,白细胞升高,烦躁不安,肠鸣音消失,要及时报告医师,同时进一步观察神志、生命体征变化,确诊后立即送手术治疗。

三、健康教育

(1)脓肿引流治疗需要一定过程,要保持良好心态,积极配合治疗。

(2)妥善固定引流管,保证导管的引流通畅,防止扭曲、折管现象发生。平卧时引流管的高度应低于腋中线,站立或活动时应低于切口位置,以防引流逆行引起感染。翻身时防止导管受压折管或牵拉脱管。避免过度活动和提举重物,以免管道滑脱,如出现意外的导管滑脱,不得随意将导管插入体内而应及时就医。

（3）保持引流管处切口敷料干燥、清洁。若突然发生腹痛、高热，应及时与医师联系。

（4）饮食应高热量、高维生素、优质蛋白、低脂、易消化，忌饱餐。

（5）定期到介入门诊随诊，复查超声脓腔是否再次形成。

（许庆芝）

第四节　超声引导下引流术围术期护理

一、适应证

（1）各种性质胸腔积液、血胸（中等量以上）脓胸或支气管胸膜瘘、乳糜胸。

（2）肝脓肿、盆腔囊肿、中等量以上腹水。

（3）心包积液。

（4）胆道梗阻、胆囊造瘘等。

二、禁忌证

（1）凝血功能障碍有出血倾向者。

（2）肝性胸腔积液，持续引流可导致大量蛋白质和电解质丢失。

（3）肝衰竭等严重心肺功能衰竭。

三、护理

（一）术前护理

1.术前访视

术前应详细了解患者病史，准确测量生命体征，并做好记录。介绍术前准备内容、目的及必要性，包括术前皮试，准备氧气及急救药物手术方法、环境；手术中注意事项；手术大概需要的时间；手术体位、部位，放置引流管及术后注意事项。向患者和家属耐心细致地作好解释工作，说明穿刺的意义和必要性，消除焦虑、紧张的情绪。

2.术前指导

讲解并指导术中正确的呼吸动作和穿刺时屏气的技巧，以便配合手术顺利进行。

3.术前准备

（1）检查出凝血时间和血常规，异常者应提前注射止血剂。

（2）与患者或家属交代拟实施介入性检查或治疗的名称、目的和有可能出现的相应并发症及将要采取的对策。经医患双方签字后生效。

（3）在设有氧气通道急救药品和具有抢救措施的专门介入诊室进行。

（4）不能合作的小儿应在深度麻醉下进行。

（5）根据穿刺置管引流部位、引流物性质和性状的不同，备好不同规格和型号穿刺引流器具物品。

(二)术中护理

1.器械准备

采用 GE logiq7,ALOKA a7,百胜 Mylab30 型彩色超声诊断仪,凸阵探头频率 3.5 MHz,高频线阵探头频率 5~10 MHz。PCD 器械为美国 Cook 8.5 F 前端猪尾形多侧孔引流导管套件及其配套导丝,一次性超声介入治疗手术包。

2.体位准备

术前常规做穿刺部位或区域的超声定位检查。包括患者的体位,穿刺点的选择及途径,至含液性病变间有无含气性脏器阻隔,从而决定采取单纯穿刺引流或穿刺置管引流。

3.操作配合

常规皮肤消毒、铺巾,用 2%利多卡因 3~5 mL 局麻,其后尖刀破皮,在助手持有附加引导装置探头和屏幕监视下取穿刺套管针通过进针槽或间隙,到达含液性病灶中央,内容物溢出后推入套管和拔除套内针同时进行,这种操作又称一步法完成方式。随即与引流袋对接,将引流管缝合固定于局部皮肤,美敷或自制碟形胶布再行粘贴固定。二步法又称导丝法:是针对心包、胆道、肾盂穿刺置管引流完成的。步骤为穿刺针→到达预置部位→拔去针芯→液体溢出→放入导丝→确认导丝位置→拔去穿刺针→扩张管扩张→胸腹壁全层后→分别将针对心包的中心静脉导管,胆道胆汁引流管,肾盂造瘘引流管,沿导丝推入留置部位,外接引流袋,其余同一步法。

4.术中观察

(1)术中护理:在治疗中严格执行无菌操作,根据病变部位采取适当的体位。

(2)密切观察患者有无头晕、胸闷气短、呼吸困难;如出现面色苍白、口唇发干、脉速,立即通知医师停止操作,让患者平卧、吸氧,配合医师进行抢救。

(3)观察引流液的颜色、性质、量、引流管放置的部位。

(4)超声引导下经皮置管引流的常见并发症有导管引流不畅、出血、感染、胆漏、注药外渗、肝破裂等,最常见的为出血及导管引流不畅,患者凝血功能差、使用较粗穿刺引流管、进针路径中穿破大血管均有可能引起出血;胆漏、注药外渗、肝破裂也有文献报道。

(三)术后护理

1.常规护理

(1)体位护理:术后嘱患者平卧休息 2~4 小时,给予心电监护监测生命体征,观察呼吸情况。

(2)引流液观察:引流液的颜色、性质、量。及时清倒引流液,正确记录引流量,临床使用的一次性引流袋,因引流液体的浓度、性质不同,量的估计与量具测量数相差较大,因此在计算引流量时,应将袋内引流液灌入量杯中准确计量。

(3)管路护理:引流袋(瓶)的科学有效的固定非常重要。携带引流管的,应消除患者插管产生的恐惧,引流管固定牢固,放置稳妥,勿打折、扭曲、受压,保持引流通畅,对患者及家属进行引流管护理的宣教,定时挤压引流管,是保证引流管通畅有效措施。嘱患者咳嗽时用手按压伤口与导管,以免导管脱出或移位,卧床休息时导管要注意预留一定的长度,尤其是防止熟睡翻身时不慎将导管牵拉带出体外。评估患者有无意外拔管的倾向。对意识不清、烦躁不安或出现老年痴呆等患者,应有专人守护或适当约束,以防将引流管拔出。

(4)加强营养:给高蛋白、高热量、高维生素、易消化的饮食,如条件允许,根据病情可输注白蛋白。

(5)功能锻炼:坚持恢复锻炼,嘱患者深呼吸,有效地咳嗽,戒烟酒。

(6)拔管的护理:引流管拔管时间及标准根据患者临床症状、体征消失、体温下降,白细胞计数正常,24小时内引流量<10 mL,无胸闷气短,呼吸平稳后,在超声引导下行拔管,拔管时压迫穿刺点消毒并用敷贴覆盖,注意观察穿刺部位有无渗血渗液,如有污染及时更换,保持局部清洁干燥。

2.并发症的护理

(1)出血:患者凝血功能差、使用较粗穿刺引流管、进针路径中穿破大血管均有可能引起出血。观察引流液的性质,早期引流液呈血性,以后逐渐变淡转为淡黄色,如果引流量多而且血色浓,说明有活动性出血,应通知医师,及时给予处理。术后采用沙袋加压并用腹带包裹也能减少并发症的发生。

(2)感染。

(3)导管引流不畅:引流管易被血块堵塞,应及时冲洗避免引流不畅导致二次穿刺。

四、健康教育

(1)为患者及家属提供个性化的健康教育,使患者对引流的装置及作用、体位、保持引流通畅的目的和方法、引流管观察、翻身及下床活动时的管理及拔管时的配合有更深层次的认知,消除了患者的恐惧和焦虑心理,提高其自我护理的能力,避免因配合不当造成并发症的发生。

(2)妥善固定引流管,保证导管的引流通畅,防止扭曲、折管现象发生。平卧时引流管的高度应低于腋中线,站立或活动时应低于切口位置,以防引流逆行引起感染。翻身时防止导管受压折管或牵拉脱管。避免过度活动和提举重物,以免管道滑脱,如出现意外的导管滑脱,不得随意将导管插入体内而应及时就医。

(3)保持引流管处切口敷料干燥、清洁。若突然发生腹痛、高热,应及时与医师联系。

(4)饮食应高热量、高维生素、优质蛋白、低脂、易消化,忌饱餐。可选用以禽肉、鱼虾类的食品为主,烹饪上以炖汤、清蒸为宜,荤素搭配,注意钾类食物补充(如香蕉、橙、猕猴桃、菌菇类的食物),防止由于低钾引起的胃肠道胀气、嗜睡、无力等症状。

(5)合理活动,有助于减轻胃肠道胀气,增进食欲和促进胆汁的引流。选择可耐受的活动如散步、打太极拳等。卧床时宜采取半卧位休息,利于呼吸,控制炎症的局限,促进引流。

(6)定期到介入门诊进行随访,复查肝、肾功能及血常规。

(许庆芝)

第五节　介入超声术前、术后的护理

介入超声是在超声显像的引导下,经皮穿刺完成组织活检、液体抽吸、引流等操作。在胰腺疾病的微创外科治疗中,介入超声技术应用十分广泛。介入超声技术可以用于胰腺病灶的精确定位及各种穿刺途径的选择;在超声引导下可以经皮穿刺行胰腺组织活检,行神经节毁损治疗顽固性胰腺疼痛以及胰腺恶性肿瘤的内照射粒子植入等。另外,在胰腺炎的微创外科治疗中使用介入超声技术,在超声引导下经皮穿刺引流胰周积液,在急性胰腺炎坏死感染期利用超声引导经皮穿刺引流及窦道扩张,再联合胆道镜对胰周脓肿进行清创。对于介入超声术的实施需要医护的密切配合,包括操作前需要备齐各种物品及抢救药物,操作中除了需要积极配合医师外,更重要的是对患者耐受操作的程度及反应给予高度关注,在介入超声术后应对患者进行周密的生命体征监测和病情观察,保证各种药物的准确应用,观察和正确处理各种并发症,尤其是对于术后留置引流管的患者需要加强对引流管的护理,不断提高实施介入超声术患者的护理质量。

一、一般介入超声术的护理

(一)术前准备

1.物品及药品的准备

物品准备包括穿刺活检包、穿刺引流包、各种型号的引流管、皮肤消毒剂、穿刺用超声耦合剂等;药品准备包括局部麻醉药品、急救药品、造影剂、硬化剂、抗生素、抗癌药物等,根据实际需要备用。

2.探头消毒

探头按照生产厂家要求提供合适的消毒方法,原则是不能因为消毒而降低探头的使用寿命或者损坏探头。常用的消毒方法有气体熏蒸法、消毒液浸泡法、高温灭菌法和包裹隔离法。在临床中常用包裹隔离法,隔膜一次性使用,操作简便,对探头无损害。

3.患者准备

(1)完善术前检查:患者准备包括详细了解患者的病史,如过敏史、家族史、手术史等,完善常规检查,如血常规、出凝血时间、肝功能、肾功能、甲肝、乙肝两对半、艾滋病、梅毒、丙肝等,必要时行心电图和胸部平片检查。

(2)测量生命体征,控制基础疾病:测量并记录患者的生命体征,如有其他基础疾病如高血压、糖尿病等应对基础疾病给予对症控制。

(3)操作配合训练:详细给患者介绍操作过程,教会患者深呼吸及屏气动作,如果需要做活检的患者,还应告诉患者活检枪发射时可能会发出较大声音,让患者做好心理准备,避免活检枪发射时患者由于突然的声响而出现反射性躲闪,导致穿刺位置移位而造成不必要的伤害。

(4)心理护理:了解患者的心理状态,根据患者对介入超声相关知识的了解程度进行健康教育,可以根据患者的需求介绍介入超声技术的起源、发展、现状及不同疾病应该如何选择介入超声治疗,告知患者介入超声治疗的简要过程,让患者了解此项技术的适应证和禁忌证,同时告知患者治疗的目的及治疗后的相关注意事项,从而减轻患者的恐惧和紧张心理。

(二)术中护理

1.体位

协助患者取仰卧位或侧卧位,必要时腰部垫硬枕。

2.病情观察

穿刺过程中密切观察患者有无腹痛、腹胀等不良反应,尤其是在注入无水乙醇或做组织活检时更应关注患者反应,主动向患者介绍每一步操作进展情况,避免患者恐惧心理,尽量减小患者紧张情绪。

3.医师配合

协助术者穿隔离衣,确定穿刺点后常规消毒皮肤,铺无菌巾,交接无菌物品时注意无菌操作,配合术者查对和吸取药液,必要时协助术者准备无菌注射器或活检钳。

(三)术后护理

1.一般护理

患者回病房后应卧床休息和禁食水 24 小时,穿刺部位可用沙袋和腹带加压包扎。使用心电监护仪监测生命体征至少 24 小时,密切关注患者心率、血压和体温的变化,观察患者腹痛情况,如留置引流管的患者应加强关注引流液的颜色、性质和量,警惕腹腔内出血或感染等并发症的发生。

2.用药护理

遵医嘱准确应用止血、抗感染、抑酸、保肝等药物。特别是使用生长抑素等药物时注意泵入的速度及患者恶心、呕吐等不良反应;患者如疼痛较为剧烈,可适当使用止痛药物。

3.特殊护理

如果患者是行的无水乙醇固化术除观察患者生命体征外,应重点关注患者有无面色潮红、心率增快、体温升高等乙醇中毒的不良反应,如果有可遵医嘱给予纳洛酮 0.2 mg,静脉滴注。

二、介入超声下行神经节毁损治疗顽固性胰腺疼痛的护理

胰腺癌是一种常见的恶性肿瘤,其早期诊断困难,手术切除率低,预后差。剧烈顽固性疼痛是胰腺癌中、晚期患者最突出的临床症状,且严重影响患者的生存质量。对于失去根治性手术机会的胰腺癌患者在介入超声下实施神经节毁损的方法治疗顽固性胰腺疼痛,疗效较好。此操作实施前、中、后的护理要点如下。

(一)术前护理

1.一般准备

评估患者一般情况,测量记录生命体征,行青霉素或头孢类皮试,普鲁卡因皮试,完善各项常规检查,尤其关注患者的凝血检查结果,如有异常进行对症处理后方能进行操作,必要时术前可适当给予止血药静脉注射或肌内注射。对于过分紧张的患者,术前半小时可给予地西泮注射液10 mg 肌内注射。术前能正常进食的患者需禁食水 8~12 小时。

2.操作配合训练

术中准确的配合是穿刺成功的有力保证。准确的疼痛评估对于患者疼痛的观察及治疗效果的观察有着至关重要的作用。①穿刺配合训练:教会患者深呼吸和屏气的正确方法,以便更好地配合穿刺,避免脏器损伤。②疼痛评估训练:为了便于对患者疼痛程度进行量化评估,采用视觉模拟评分法(visual analogue scale,VAS)对疼痛进行量化分析。采用 10 cm 直线,两端表明 0 和10 的字样,0 端代表无痛,10 端代表最剧烈的疼痛。患者可自行在直线上标定治疗前、中、后疼痛分值的位置,作为疼痛量化的依据,评分值越高表明疼痛程度越高。

3.心理护理

护士在治疗前应详细向患者及家属介绍穿刺治疗的全过程及可能发生的并发症,使患者及家属对整个治疗过程有比较详细的了解,减轻心理负担,缓解紧张情绪。告知患者该操作为微创操作,以成功的案例来增强患者信心。对于过度紧张影响睡眠的患者可在操作前晚给予地西泮等药物口服或肌内注射,保证充足的睡眠。

(二)术中护理

1.术中配合

协助患者取平卧位,妥善连接心电监护仪,配合医师使用超声先行腹部平扫,靶区域定在腹

腔动脉干起始平面,腹主动脉旁侧,据此超声定位皮肤穿刺点,腹部及超声探头进行常规消毒。医师在进针点皮肤局部麻醉后穿刺,超声动态监测下进针,直至针尖抵达靶区。抽吸 1‰普鲁卡因注射液 5~10 mL,医师从穿刺针注入后患者述疼痛明显缓解或腹部有温热感,则表示穿刺成功,再抽吸 15 mL 无水乙醇行化学神经节毁损。

2.术中监测及疼痛的观察与护理

穿刺过程中,指导患者进行体位和呼吸的配合,密切观察监护仪上显示的各项指标是否正常,在穿刺特别疼痛时注意患者面色、表情及情绪的变化,尤其关注患者呼吸和血压的变化,避免由于疼痛等因素导致休克的发生。患者特别疼痛不能忍受时可给予盐酸哌替啶注射液 75 mg 和盐酸异丙嗪注射液 25 mg 肌内注射,同时加强心理护理,转移患者的注意力,安慰患者,以配合操作的顺利完成。

(三)术后护理

1.一般护理

患者穿刺治疗结束后回病房需平卧 24 小时,禁食、禁水。遵医嘱给予抗感染、补液、止血等对症治疗。24 小时后无异常可恢复正常活动和饮食。抗感染治疗一般 3~5 天,根据血常规检验结果而定。

2.生命体征监测及病情观察

患者治疗结束回病房后常规行心电监护 24 小时,每 2 小时测量并记录生命体征 1 次,如果出现心率增快,呼吸急促,血压下降等表现,疑有腹腔内出血,应立即报告医师给予对症处理,准确记录患者的出入量,尤其是尿量的观察。

3.疼痛评估

术后 24、48、72 小时分别对患者进行疼痛评估,仍然采用 VAS 评分法,观察并记录操作前后患者疼痛改善情况。术后穿刺部位疼痛剧烈者可适当给予止痛药物肌内注射。

4.并发症的观察与护理

介入超声下行神经节毁损治疗顽固性胰腺疼痛最常见的并发症包括腹泻、出血、胆漏及穿孔等。

(1)腹泻:腹泻是由于腹腔神经节毁损后,肠壁神经元抑制作用减弱,兴奋性升高,导致肠蠕动及分泌亢进。如果患者在行该项治疗后出现腹泻,护士应给患者及家属做好健康教育和解释工作,告知腹泻为该项治疗后的正常现象,并遵医嘱给予地芬诺酯、洛哌丁胺等药物治疗,一般患者在 3~7 天内均会有所缓解,3 周内腹泻会自行消失。

(2)出血:出血一般在 24 小时内发生,如果患者出现心率增快,血压下降,呼吸急促等临床表现时应考虑是否出血,立即汇报医师,给予对症处理。

(3)胆漏、穿孔:如果患者术后出现腹部压痛、反跳痛和肌紧张等腹膜炎体征时,应考虑是否出现胆漏或穿孔。一旦确诊,应立即采取穿刺冲洗引流或开腹手术治疗。

三、介入超声下行胰腺恶性肿瘤的内照射粒子植入的护理

胰腺癌是临床常见的胰腺肿瘤,是一种恶性程度很高,诊断和治疗都很困难的消化道恶性肿瘤。约 90%为起源于腺管上皮的导管腺癌。其发病率和死亡率近年来明显上升。5 年生存率<1%,是预后最差的恶性肿瘤之一。胰腺癌早期的确诊率不高,治愈率很低,手术死亡率较高。常规治疗胰腺肿瘤的方式有 3 种:手术切除、化疗和放射治疗,有时也使用生物治疗等,而这几种

疗法并非对所有肿瘤都适宜。常规放射性治疗由于辐射面积较大、放射性射线剂量大和贯穿人体,对人体的正常组织结构损伤很大。与常规外照射治疗相比,在介入超声引导下植入^{125}I粒子优势显著:治疗定位准确,内照射射线剂量小,辐射半径小(2 cm左右),对周围正常组织损伤极小,对肿瘤局部作用均匀,作用时间更长,是一种非常好的局部治疗措施。与化疗配合,治疗肿瘤的效果更加明显。该技术对肿瘤的局部治疗可以达到或接近手术和其他毁损病灶疗法的效果,尤其对于某些经手术后,出现复发或者局限转移的肿瘤,^{125}I粒子植入具有明显优势。此外,还可作为常规放射治疗的补充和协同治疗的手段。该项操作虽然属于微创,患者痛苦小、恢复快,但大多数患者多为首次接受超声引导下放射性粒子植入术,对治疗过程不了解,因此,应根据患者的心理需要和承受能力对其进行病情和手术相关知识的健康宣教,完善术前准备;告知患者术中的配合要点;术后严密观察各种并发症的发生及对症处理。

(一)介入超声下行胰腺恶性肿瘤的内照射粒子植入术前护理

1.术前准备

患者入院后完善相关检查,如血常规、肝功能、肾功能、电解质、血糖、凝血功能、心电图、心脏功能及B超定位等。B超定位检查能够进一步明确肿瘤位置、大小、形态,为粒子植入的入径提供指导,增加离子植入的准确度。术前开始练习使用便盆在床上大小便,教会患者正确的咳嗽和咳痰方法。做抗生素皮试,按部位备皮,术前2周停止吸烟。术前12小时禁食,术前4小时禁水,术前30分钟遵医嘱给予镇静或止痛药物肌内注射,以利于术中配合。监测生命体征,若血压、血糖偏高者,应控制在正常范围再行手术治疗。

2.心理护理

患者多为首次接受^{125}I放射性粒子植入术,对放射性粒子植入治疗不了解,对新技术会有不信任感。因此,患者心理状态会较为复杂,易出现焦虑、恐惧和压抑等心态。因此护理人员应该耐心疏导,向患者及家属介绍粒子植入治疗胰腺癌的原理、方法、疗效及优越性,讲明手术的步骤、麻醉方式及术后注意事项,并可以找同类疾病恢复期的患者交谈,告诉患者术后可减轻因疾病带来的疼痛,可明显的改善和提高生活质量,建立护患之间的亲密信任关系,解除其顾虑,树立战胜疾病的信心,更好地配合治疗,以取得手术的成功。

(二)介入超声下行胰腺恶性肿瘤的内照射粒子植入术中护理

1.患者体位

护士首先安置好患者体位,体位一般采用平卧位,同时注意预防血管神经长时间受压,保护皮肤防止受压。

2.医师护士防护准备

在操作时,医务人员应按规定使用铅防护帽、防护眼镜、防护颈、防护衣、防护手套、射线检测仪等。要求操作者技术熟练、物品准备齐全、操作迅速准确。

3.术中配合

在粒子植入过程中,护士应积极配合医师完成操作,术中及术后注意清点粒子数目,防止粒子丢失和泄露等情况出现,以免引起辐射污染。放射性粒子的传递应谨慎、轻柔、准确,保证每一粒子都准确地送入肿瘤内部,术后安全护送患者返回病房。

4.观察要点

术中注意密切观察患者的生命体征变化,随时询问患者有无不适情况出现,对于病情较重的患者可给予心电监测,以避免发生意外情况,如监测中出现异常情况应立即通知医师,并配合医师做出相应的处理。在手术过程中还需要密切观察患者的疼痛情况,及时给予止痛,以保证手术中的麻醉效果,以免疼痛影响患者体位固定及治疗的准确性。

(三)介入超声下行胰腺恶性肿瘤的内照射粒子植入术后护理

1.术后监护

密切观察生命体征,术后根据患者病情选择是否进入监护室治疗,在监护过程中注意血压、脉搏、心率、呼吸及血氧饱和度和心电图的变化。观察伤口有无渗血渗液,局部给予包扎压迫。卧床休息 1～3 天,遵医嘱常规应用抗生素及止血药预防感染和出血。连续 3 天监测体温,一般行粒子植入治疗后,患者表现为低热,一般不超过 38.5 ℃,主要为肿瘤组织坏死毒素吸收热,3～5 天可恢复正常。如果患者体温过高,可给予物理方法或化学方法降温,并适量补充液体,一旦出现持续高热,注意提醒临床医师进行相关检查,排除感染。

2.疼痛护理

患者植入粒子术后 1 周内,可能因异物刺激及放射线杀伤肿瘤细胞而出现不同程度的疼痛,一般无须特殊处理,可自行缓解。同时保持患者舒适体位,指导患者应该如何放松自己,并向患者说明导致疼痛的原因及疼痛可能缓解的时间,以消除患者紧张、焦虑的情绪。如果疼痛明显、难以忍受,应告知医师,遵医嘱做出相应的止痛处理,比如肌内注射盐酸曲马朵注射液、盐酸哌替啶注射液等。

3.放射性防护护理

(1)患者及家属的防护:病区设置粒子植入专用病房,将已经给予放射性粒子植入后的患者集中管理,在专用病房门口做好标记。同时给予患者心理劝导,鼓励患者之间要相互帮助。病房内病床与病床之间应该最少相隔 1 m 以上,并保持病房内通风换气,保持空气清新。陪护患者的家属应该和患者距离最少1 m 以上,孕妇和儿童与患者最少保持 2 m 以上距离。还要限制患者家属的探访时间,在半衰期内严禁患者到人群密集地方,不参加集会与会客,以避免对环境造成污染及对其他人造成辐射伤害。

(2)护理人员的防护:护理人员临床护理时,需掌握防护的原则。医务人员在操作过程中尽量站在患者的四肢附近,各项操作应该尽可能集中进行。在临床工作中要注意加强护理人员对护理操作及放射防护知识的培训,并提高护理人员的操作技术水平,在保证能完成护理工作的前提下,最好尽可能减少在放射源下接触患者的时间。护理人员在实际操作过程中具体应该做到以下 3 点。①护理人员在为患者做护理操作时应尽可能地与患者保持 1 m 以上的距离,静脉输液应为患者留置 PICC 或在下肢留置套管针。②护理人员如果无法避免需要近距离操作时,需要佩戴铅制防护围裙、防护颈围、防护眼镜或采用自制铅防护小中单,遮盖住患者的粒子植入部位。③工作人员定期进行身体检查,如有问题随时报告反馈,未婚与怀孕者不能参加此类工作。

4.并发症的预防及护理

粒子植入后可能出现胰漏、粒子移位、胃肠道反应、感染、出血、白细胞减少及肝功能异常等并发症。针对以上并发症护士应进行严密的观察并积极配合医师处置。①胰漏是介入超声下行胰腺恶性肿瘤的内照射粒子植入术最常见的并发症,超声引导下行粒子植入,虽然可避开胰管,能尽量避免胰漏的发生。但胰腺粒子植入对胰腺本身就是一种损伤,也可出现胰漏。胰漏早期可表现为血淀粉酶增高、腹部触痛、发热、呼吸急促等症状,早期可给予观察及药物治疗,必要时可给予腹腔穿刺引流,密切监测生命体征,保持引流管通畅,定期监测腹腔引流液的淀粉酶水平,一般 1 周后可自愈。②粒子移位是指粒子可通过附近的血管、腔隙浮到各个部位,可包括脑、肝脏、肺部等。其中肺栓塞是粒子植入术后最严重的并发症之一。粒子浮出可进入植入器官附近的较大血管内,随血液流动,进入肺部,栓塞肺动脉或其分支而致肺栓塞。因此,术后应严密观察,如患者出现咳嗽、呼吸困难、咯血、胸痛、发绀伴心率加快时应立即通知医师进行处理。予鼻导管或者面罩吸氧,严重胸痛时可用吗啡 5~10 mg 肌内注射,休克患者避免使用。③胃肠道反应:因粒子植入的位置与胃十二指肠较接近,可引起胃十二指肠放射性炎症,出现恶心、呕吐、胃痉挛疼痛等症状。发生恶心、呕吐时可给予静脉高营养支持,减轻患者胃肠道反应。如发生胃痉挛疼痛,可在此症状发生后短期禁食,并予盐酸消旋山莨菪碱注射液 10 mg 肌内注射缓解胃部痉挛。④感染:术后避免伤口感染和肺部感染。术后保持伤口敷料干燥及伤口周围皮肤清洁,及时换药,根据医嘱适当使用抗生素。患者必须保持口腔清洁卫生,如果刷牙困难,可予漱口液喷剂喷口腔内侧,6 小时 1 次,待患者床上活动无特殊不适后指导其刷牙,早晚各 1 次。鼓励患者做深呼吸运动,协助其拍背及咳嗽,预防肺部感染。⑤出血:密切观察患者生命体征,如出现心率增快、血压下降等应警惕是否有出血。根据出血的部位、量、速度,选择相应的处理措施。若出血量小,可暂行非手术治疗。若出血量大、快,可选择外科侵入式治疗,包括内镜治疗、手术治疗等。⑥白细胞减少及肝功能异常:术后半个月内要观察血常规和肝功能的变化,若出现头晕、乏力等症状,急查这两项内容,根据结果给予对症处理。3 天后复查血常规和肝功能,以后可以适当延长复查时间。可进食补气养血类食物,如红枣、黑木耳等,以增强机体抵抗力。

5.饮食护理

术后 3 天内禁食,采用全胃肠外营养,待肠道通气后选择富含营养、易消化、少刺激性、低脂肪的饮食,可给高蛋白、多碳水化合物的食物。如奶类、鱼肉、肝、蛋清、精细面粉食品、藕粉、果汁、菜汤、粳米等。

6.出院指导

指导患者半年内每个月复查 1 次,半年后每 3 个月定期复查,1 年后定期复查 B 超、CT 或 MRI 了解病灶变化,在医师指导下适当服药,增强身体素质。自觉遵守隔离防护原则,与家人保持 1 m 以上的距离,避免到人员密集的公共场所。生活要有规律,避免剧烈运动及体力劳动,保证充足的睡眠时间,保持乐观的心态。出院后避免暴饮、暴食、酗酒和高脂肪的饮食。要少吃或限制食用高油脂等不易消化的食品,忌烟酒。

四、介入超声应用于胰腺炎微创治疗的护理

急性胰腺炎(acute pancreatitis,AP)是一种严重危害人民健康的常见病。约 13% 的 AP 可进一步加重而发展为重症急性胰腺炎(severe acute pancreatitis,SAP)。SAP 病情凶险、死亡率高、并发症多。按传统治疗原则,SAP 病程中胰周感染一旦形成,则应尽早开腹手术引流,其创伤大,并发症多,一次开腹清创难以奏效,需要反复多次手术,护理难度大,预后较差。如果将介入超声技术应用于 SAP 的治疗中,在 SAP 早期及时采用介入超声引导穿刺引流将胰周渗出液引出体外,阻止病情恶化,后期再结合胆道镜清创清除胰周脓肿,在避免开腹手术的情况下,及时将胰周脓肿及坏死组织清除体外,显著降低 SAP 并发症的发生及死亡率,提高治愈率。这项胰腺炎的微创治疗技术在临床上的广泛运用给护理提出了新的要求。对于采用微创外科技术治疗SAP 的患者,除了传统治疗中的生命体征监测、药物治疗、液体复苏与重要器官功能支持等方面的护理外,其围术期各类管道的护理、皮肤护理及并发症的观察与护理等成了新的护理重点。

（一）介入超声引导经皮穿刺引流置管前护理

1.密切监测病情变化

密切监测患者生命体征、血氧饱和度、尿量及意识变化，轻型胰腺炎患者如果治疗不及时可能发展成为重症胰腺炎。重症胰腺炎患者更应注重腹压的监测，腹压过高会导致腹腔间隙综合征（abdominal compartment syndrome，ACS），其造成的不良后果非常严重，甚至发生多器官功能衰竭。

2.有效的液体复苏及重要器官功能的维护

重症急性胰腺炎患者由于胰腺发生自身消化导致腹腔内大量渗出，容易出现低血容量性休克，因此有效的液体复苏非常重要。此类患者建立两条以上中心静脉通道，保证快速、准确、安全地补液和用药。保证机体各器官功能的正常状态是介入超声引导经皮穿刺引流置管的前提条件。SAP患者呼吸功能、肾功能和胃肠道功能的维护是最为重要的。一旦发生呼吸功能障碍，早期建立人工气道，使用呼吸机辅助呼吸有利于呼吸状况改善。如果使用呼吸机应加强气道护理，严格无菌操作，预防呼吸机相关性肺炎（ventilator associated pneumonia，VAP）的发生；如果患者体温和血象持续升高或出现尿量减少，肌酐、尿素氮进行性增高，早期实现床旁连续性肾脏替代治疗（continuous renal replacement therapy，CRRT），一方面可以有效清除血液中的炎性介质和毒性物质，另一方面有利于肾功能的恢复；采用中西医结合治疗的方法，促进胃肠道功能的恢复，减轻腹胀及其不良影响；同时还应注意患者的神志变化，如果患者出现谵妄、胡言乱语等精神症状的表现应警惕胰性脑病的发生。

3.中西医结合治疗的护理

SAP患者往往存在高度腹胀，肛门停止排气排便的临床表现，胃肠道功能如果迟迟不能恢复将直接影响此疾病的治疗效果及预后。留置胃管进行胃肠减压是必要的措施，保证胃管的固定及引流通畅，准确记录胃液的颜色、性质和量，配合使用抑酸药、生长抑素等抑制消化液分泌。同时采用中药200 mL灌肠，每天3次，中药生大黄为主要成分，具有通里攻下、活血化瘀、清热解毒、行气通便的功效。治疗阶段严密观察腹胀、肠鸣音恢复情况，灌肠后大便性质等，防止穿孔和肠坏死的发生。当胃肠功能逐渐恢复后还可从胃管中注入中药100 mL，每天3次，配合灌肠进行。

4.术前评估及患者准备

当患者早期液体复苏成功，多器官功能得到支持后，评估患者病情及生命体征是否平稳，能否耐受清创手术，减少术中及术后并发症的发生。协助医师向患者及家属介绍手术方法，征得同意后签署知情同意书，术前15～30分钟肌内注射盐酸山莨菪碱注射液及盐酸哌替啶注射液解痉止痛。建立静脉通道，分别静脉注射和肌内注射止血药物。

5.心理护理

重症急性胰腺炎患者因起病急、病情重，患者及家属都承受着巨大的心理压力，情绪不稳，甚至出现冲动、悲观或消沉等不良情绪。护士应针对性实施心理护理，耐心讲解相关治疗知识，尤其是介入超声引导经皮穿刺引流置管的目的、意义、操作过程及配合要点，以此缓解患者不同程度的紧张、疑惑心理和焦虑、烦躁情绪。通过耐心的心理护理使患者及家属在整个病程的治疗中能给予最佳的配合。

（二）介入超声引导经皮穿刺引流置管、窦道扩张联合胆道镜清创中的护理

1.用物准备

穿刺前备好皮肤消毒剂、2%利多卡因、5 mL注射器、20 mL注射器、一次性使用麻醉穿刺包、台湾邦拓猪尾型导管(8～26 F)、导管固定器、橡胶管、一次性引流袋等,保持超声仪处于良好备用状态,准备一次性探头保护套。

2.术中的配合及监护

术中的配合及监护包括以下两点。①介入超声引导经皮穿刺引流置管术中的配合:连接心电监护仪,密切监测患者的生命体征,穿刺时指导患者深呼吸或屏气以配合医师穿刺,如患者特别疼痛导致生命体征发生较大变化,应立即告知医师暂停操作。穿刺成功后配合医师使用导管固定器对导管进行妥善固定。②窦道扩张联合胆道镜清创中的护理:在行窦道扩张联合胆道镜清创时,准备数瓶生理盐水,配合医师对脓腔进行冲洗,冲洗至引流液清澈为止,清创中尤其观察冲洗液的颜色、性质,如果发生出血应立即停止。术中出血是胆道镜清创术最常见的并发症。如果出现操作中出血,可以行电凝刀止血,经窦道注入去甲肾上腺素 8 U 加冰生理盐水 50 mL 保留止血。每次清创冲洗完毕准确计算脓腔引流液的量并做好记录。

3.疼痛护理

介入超声引导经皮穿刺引流置管、窦道扩张联合胆道镜清创时患者疼痛较为剧烈,甚至可能出现疼痛导致的休克,因此在操作过程中要密切关注患者的生命体征、面色、疼痛程度等情况,必要时追加注射止痛药物。

(三)介入超声引导经皮穿刺引流置管联合胆道镜清创术后的护理

1.生命体征、血象及腹压的监测

患者行介入超声引导经皮穿刺引流置管联合胆道镜清创术后,密切关注患者体温、血象变化,这也是反映胰腺炎患者感染程度的重要指标。同时注重对该类患者腹压的监测,重症胰腺炎患者的腹压进行性增高是导致病情恶化的主要原因之一。腹腔穿刺置管引流联合胆道镜清创后能有效降低腹压,减少细菌入血的机会,促进肠功能的恢复。

2.各种管道的护理

SAP 患者入院后,随着病情的发展和治疗的跟进,身上的各类管道逐渐增多,包括胃管、尿管、腹腔引流管及胸腔引流管等。各类引流管共同的护理要点均包括妥善固定,保持通畅,操作时注意无菌操作,密切观察各引流管引流液的颜色、性质和量并准确记录。如果患者出现胸腔积液时,可能会留置胸腔引流管,对于胸腔引流管的护理除了其他引流管的护理常规外,还应特别保持其密闭性,避免更换或牵拉时引起管道进气或脱落导致气胸。

对于实施介入超声引导经皮穿刺引流置管联合胆道镜清创这项微创外科技术治疗重症胰腺炎的患者来说,术后管道护理中最为重要,也是最具特色的就是腹腔引流管的护理。此类腹腔引流管除常规应保持固定、无菌、通畅外,还因为医师会将此腹腔引流管经常取出行胆道镜清创而增加了一些护理要点和方法,现将其具体的护理要点介绍如下。

(1)固定:该引流管根据穿刺的阶段不同而选用 8～26 F 台湾邦拓猪尾型导管或橡胶管,穿刺成功后除了常规的缝线固定外,由于猪尾型导管较硬,加之该类患者腹压都比较高,如果仅仅采用缝线固定,导管很容易脱落,因此采用 ELOCK 导管固定器(C 型)进行引流管固定,由于该固定器适用于 20～24 F 的引流管,因此在 20 F 以下的引流管使用时,应使用无菌布胶布沿引流管穿出皮肤处缠绕至合适的管径以便固定器固定导管。引流管固定后准确记录引流管的刻度,每班进行仔细的交接,具体的固定方法如图 13-1～图 13-4 所示。

(2)引流液的搜集:腹腔引流管穿刺成功后接引流袋,穿刺置管初期引流液不会沿管壁外渗出,为了更好地引流胰周的脓液和坏死组织引流管会逐渐从 8 F 换至 24 F,随着窦道的扩张,胰周的引流液及坏死组织会沿引流管的外壁流出,给护理增加了很大的难度。现将使用泌尿造口袋对该类腹腔引流管的护理方法介绍如下。

泌尿造口袋使用的时机:在医师将窦道扩张到 24 F 后,置入 20～22 F 的引流管持续引流,由于引流管内径比窦道小,胰周脓肿内的脓液及少量坏死组织会沿引流管外壁流出,为了便于引流液的收集,保护引流管周围皮肤尽量不被浸渍,在窦道扩张到 24 F 并置入 22 F 的引流管时使用泌尿造口袋对引流管进行护理。

使用两件式泌尿造口袋的方法。①生理盐水清洁引流管周围皮肤后,使用康乐保皮肤保护膜或 3 M 无痛保护膜涂抹,如图 13-1 所示。②待干后,使用康乐保口护肤粉均匀涂抹在引流管周围半径≥5 cm 的范围,除去多余浮粉,如图 13-2 所示。③根据引流管周围窦道的大小裁剪两件式泌尿造口袋底盘,所剪孔比窦道大 2 mm,并使底盘和皮肤贴合紧密,如图 13-3 所示。④在泌尿造口袋靠上部位剪一小口,大小以引流管能刚好通过为宜,将造口袋扣上底盘,关闭造口袋下面的活塞,如图 13-4 所示。

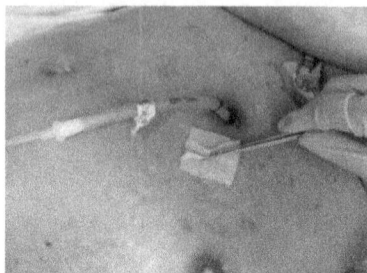

图 13-1　引流管周围涂抹康乐保皮肤保护膜

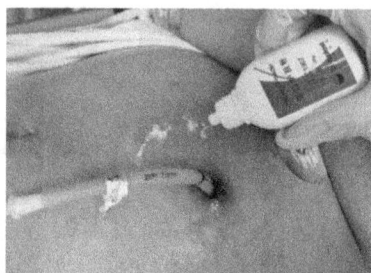

图 13-2　引流管周围涂抹造口护肤粉

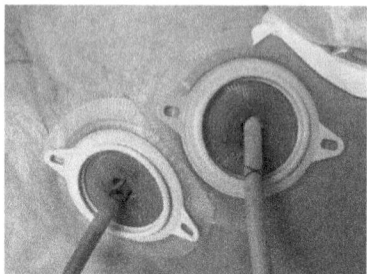

图 13-3　根据窦道大小裁剪底盘

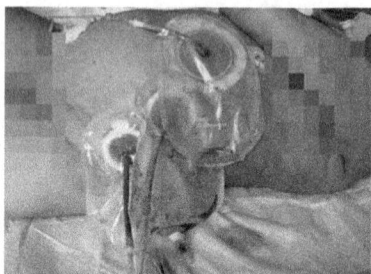

图 13-4　将引流管穿过引流袋并扣上底盘

一件式和两件式泌尿造口袋的特点及使用时机。①一件式泌尿造口袋的特点及使用时机:一件式泌尿造口袋底盘和造口袋合为一体,无接缝、顺应性好,易固定,透明便于观察引流液的颜色、性质和量,可以用于腹部、背部等各个部位的胰周脓肿引流管的护理。在 SAP 患者行超声引导下置管后,细引流管引流期和粗引流管引流期均会有不等量的脓肿内脓液及坏死组织会沿引流管流到体外,此时为窦道形成期,脓肿引流一般以自然引流为主,不用拆开造口袋行胆道镜清创,此时使用一件式造口袋能有效减少护士工作量,避免反复撕扯底盘导致引流管周围皮肤破损。对于腰背部的脓肿引流管三期都只能使用一件式泌尿造口袋护理,避免两件式泌尿造口袋的底盘压伤皮肤。②两件式泌尿造口袋的特点及使用时机:两件式泌尿造口袋底盘和造口袋分开,材质和一件式造口袋相同,方便拆卸但有硬度较高的接缝,因此不太适合背部穿出的胰周脓肿引流管护理,容易压伤皮肤。在SAP患者经历细引流管引流期和粗引流管引流期后,窦道基本形成,此时会根据患者胰周脓肿的情况在胆道镜下对病灶实施清创,即进入胆道镜清创期,由于胆道镜清创需要不定时反复进行,使用两件式泌尿造口袋方便拆卸,医师可随时取下造口袋进行操作,减少了反复撕扯底盘对引流管周围皮肤的刺激,避免了不必要的浪费。

使用泌尿造口袋的注意事项有两点。①泌尿造口袋的剪裁:在剪裁泌尿造口袋的底盘时,参照引流管所在窦道的边缘多1~2 mm进行剪裁,若窦道不规则按照窦道形状进行剪裁;造口袋上需用无菌剪刀剪一小口用于穿出引流管,大小比引流的乳胶管直径稍小,位置以高于引流管穿出底盘处为宜,这样剪裁渗液不易沿引流管流出造口袋外。②造口袋的清洗和更换:无论是一件式还是两件式泌尿造口袋,当底盘以引流管为圆心的1/2~2/3区域变白,就需要更换底盘或整个造口袋,更换时使用生理盐水帮助去除底盘,避免使劲撕扯底盘造成皮肤损伤。由于SAP患者继发胰周脓肿坏死组织及引流液多,如果造口袋没有破损,每天用生理盐水冲造口袋上的血渍、污渍及坏死组织。

采用介入超声引导经皮穿刺引流置管联合胆道镜清创治疗SAP的患者创伤小,针对性强,患者恢复快,且治疗效果明显。但由于胰周脓肿引流液混有胰液等消化液,具有一定腐蚀性,如果护理不当就会导致腹腔引流管周围皮肤浸渍,且外渗的引流液无法搜集,不便于观察引流液的颜色、性质和量,护士需要不停地更换被服,增加了护理工作量。如果根据患者留置引流管的不同部位和时期采用一件式或两件式泌尿造口袋对该类患者的引流管进行护理,具有精确收集引流管周围渗液,准确观察引流液颜色、性质和量,有效保护引流管周围皮肤等优点,值得推广应用。

3.皮肤护理

SAP患者一般体型肥胖,长期禁食水后又会导致低蛋白血症,营养不良,再加之病情危重常常处于被动体位,皮肤护理成为护理的重点和难点。此类患者的皮肤护理主要体现在骶尾部皮肤护理、肛周皮肤护理、皮肤皱褶处皮肤护理、引流管周围皮肤护理等多方面。在皮肤护理中可以运用湿性愈合理念和各种新型的伤口敷料,可以大大提高伤口、皮肤护理质量,提升伤口愈合速度,减轻患者痛苦,降低伤口护理的总体费用,收效良好。

(1)骶尾部皮肤:加强基础护理,使用波动式气垫床预防压疮,注意翻身减压,可以运用侧翻垫、脚(手)圈等辅助用物协助患者局部减压,必要时可预防性使用泡沫贴保护,如图13-5、图13-6所示。

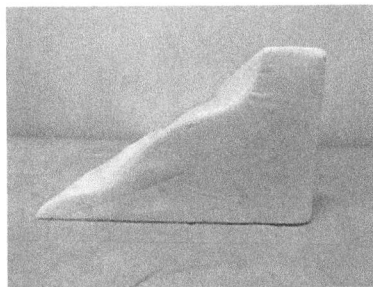

图13-5　侧翻垫

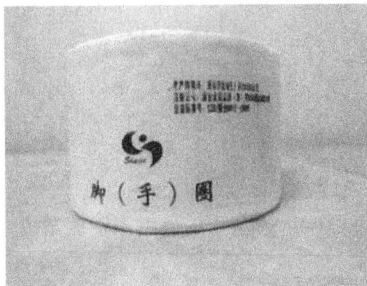

图13-6　脚(手)圈

(2)肛周皮肤:由于此类微创外科治疗SAP的患者要进行中药灌肠等辅助治疗,灌肠后患者频繁解大便给肛周皮肤护理带来一定难度。在每次解大便后用温水清洁肛周皮肤,涂抹皮肤保护膜和造口护肤粉进行保护。

(3)皱褶处皮肤:SAP患者往往体型肥胖,皮肤皱褶处较多也容易浸渍,温水清洗干净并干燥后用造口护肤粉保持干燥,浸渍严重者可使用水胶体敷料进行保护,如图13-7、图13-8所示。

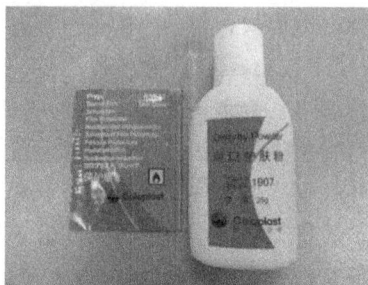

图13-7　皮肤保护膜和造口护肤粉

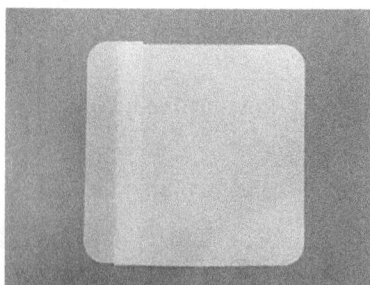

图13-8　水胶体敷料

(4)引流管周围皮肤:由于胸腔引流管一般在患者背部,容易受压,引流管下面皮肤容易压伤,因此在使用透明敷贴固定胸腔引流管前先使用水胶体敷料垫于胸腔引流管下再用透明贴固定,引流管夹子处使用纱布包裹,再使用B型或C型固定器固定,一般皮肤不会压伤,引流管也不容易滑脱,具体材料及使用方法如图13-9~图13-12所示。腹腔引流管周围皮肤由于使用上述介绍的泌尿造口袋进行护理,周围皮肤一般不会浸渍,且有效减少了护理工作量。

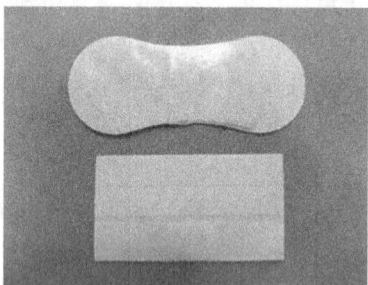

图13-9　B型固定器

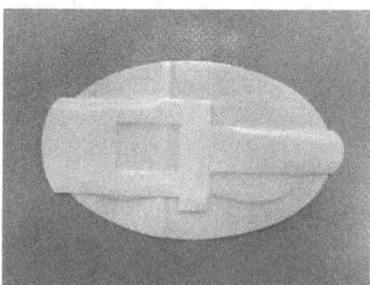

图13-10　C型固定器

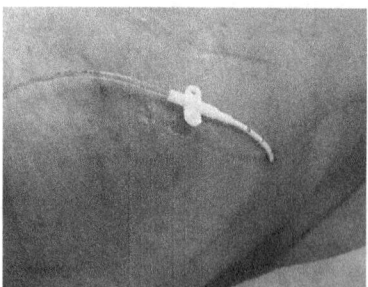

图13-11　胸腔引流管周围皮肤破损

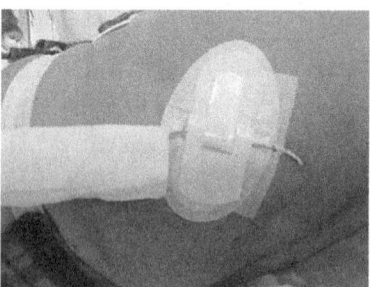

图13-12　C型固定器用于胸腔引流管护理

(5)破损皮肤:对于一些特别危重已经出现破皮、压疮等皮肤问题的患者,运用湿性愈合理念对其伤口进行护理效果良好。例如,患者已经发生压疮且创面已经形成黑痂,可以利用清创胶进行清创,清创后利用水凝胶(图13-13)、藻酸盐等敷料促进肉芽生长,使用泡沫敷料(图13-14)吸收多余渗液,水胶体或软聚硅酮敷料等促进爬皮。

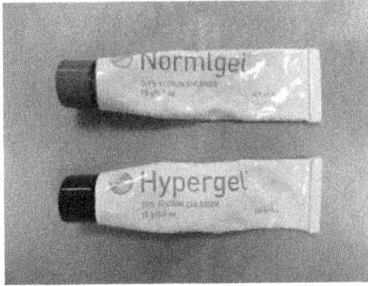

图 13-13　水凝胶

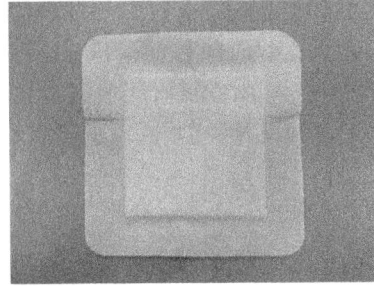

图 13-14　泡沫敷料

4.营养护理

重症急性胰腺炎是一种消耗性疾病,如果没有合理的营养支持,会使病情恶化,抵抗力降低,延缓治疗,因此营养支持对于重症急性胰腺炎患者非常重要。此类患者采用早期肠内营养和肠外营养相结合的方式进行,对于肠蠕动恢复后仍存在腹痛、腹胀的患者给予肠外营养支持,包括卡文、脂肪乳、氨基酸、各种水溶性维生素、脂溶性维生素等的应用,输注时注意速度,注意观察患者的体温变化及自觉症状。对于腹痛停止、腹胀减轻的患者,可行内镜引导下经鼻插入三腔鼻空肠营养管行肠内营养支持。早期肠内营养有保持肠内菌群内环境稳定、加快肠道功能恢复等诸多好处。营养管一腔放入胃体部,外接胃肠减压器,达到胃肠减压的目的;一腔通往十二指肠下段,外接营养管。营养液输注是遵循浓度由低到高,速度由快到慢,剂量由少到多的原则,输注过程中观察患者的反应及腹胀和大便的情况。空肠营养管要妥善固定,尤其要注意保持通畅,每4～6小时用温水冲洗1次,每班交接,避免长时间输注浓度较大的营养液导致堵管。

5.并发症的观察与护理

常见并发症有以下几种。①血气胸:在介入超声引导经皮穿刺置管中可能出现血气胸,尤其在穿刺后应密切观察患者是否出现胸闷、气促、呼吸困难、血氧饱和度下降、心率增快等表现,如X线确诊为血气胸,可在B超引导下行胸腔闭式引流术,注意对胸腔引流管的护理及观察引流液的颜色性质和量,待无胸腔积液,患者症状缓解后可以拔除胸腔引流管。②感染:该类患者因为疾病本身的原因存在胰周感染,又由于治疗的需要和病程较长等原因,存在很多外源性感染的因素,如腹腔穿刺置管等有创操作,疾病需要气管插管或气管切开并使用呼吸机、中心静脉导管、尿管等的长期留置,长期卧床可能导致的肺部感染等。因此要严格按照感染控制原则,操作时注意无菌操作和手卫生,对于使用呼吸机、留置血管内导管和尿管的患者进行每天评估和感染监测,加强雾化吸入、翻身拍背等肺部护理措施,尽量避免或减少感染的发生。③出血:SAP患者胰液腐蚀周围正常组织,侵蚀血管,容易引发出血,因此在引流管引流期间密切观察患者腹痛程度及引流液性质,动态监测血常规及凝血机制的变化。如果发生出血可行窦道反复注入凝血酶冻干粉1 000 U加冰生理盐水50 mL注入止血,夹闭引流管30～60分钟后再次观察引流液的性状,同时给予输血、补液等对症治疗,直到患者出血停止,血红蛋白逐渐恢复正常。④肠瘘:SAP患者引流管留置腹腔时间长可能压迫肠壁,在使用胆道镜反复清创的过程中容易引发肠瘘。因此在护理中要密切观察引流管引流液的性状,如果引流出食物残渣呈粪臭味,则应立即在肠瘘口放置引流管充分引流,同时暂停肠内营养,遵医嘱及时增加静脉营养及微量元素,给予生长激素应用,促进肠瘘口的愈合。

6.心理护理

SAP 患者治疗时间长,费用花费较高,介入超声引导经皮穿刺引流置管联合胆道镜清创治疗需要反复进行穿刺、换管、胆道镜清创等,患者和家属都难免会产生紧张、焦虑、疑惑等情绪,护士应根据患者和家属的需求,对于治疗的不同阶段给予详细的解释和正确的引导,以取得患者和家属的配合。

(许庆芝)

参考文献

[1] 张世叶.临床护理与护理管理[M].哈尔滨:黑龙江科学技术出版社,2020.

[2] 窦超.临床护理规范与护理管理[M].北京:科学技术文献出版社,2020.

[3] 王婷,王美灵,董红岩,等.实用临床护理技术与护理管理[M].北京:科学技术文献出版社,2020.

[4] 方习红,赵春苗,高莹.临床护理实践[M].长春:吉林科学技术出版社,2019.

[5] 赵安芝.新编临床护理理论与实践[M].北京:中国纺织出版社,2020.

[6] 蒙黎.现代临床护理实践[M].北京:科学技术文献出版社,2018.

[7] 王林霞.临床常见病的防治与护理[M].北京:中国纺织出版社,2020.

[8] 沈燕.实用临床护理实践[M].北京:科学技术文献出版社,2019.

[9] 程娟.临床专科护理理论与实践[M].开封:河南大学出版社,2020.

[10] 张文燕,冯英,柳国芳,等.护理临床实践[M].青岛:中国海洋大学出版社,2019.

[11] 彭旭玲.现代临床护理要点[M].长春:吉林科学技术出版社,2019.

[12] 尹玉梅.实用临床常见疾病护理常规[M].青岛:中国海洋大学出版社,2020.

[13] 姜永杰.常见疾病临床护理[M].长春:吉林科学技术出版社,2019.

[14] 管清芬.基础护理与护理实践[M].长春:吉林科学技术出版社,2020.

[15] 孙彩粉,李亚兰.临床护理理论与实践[M].南昌:江西科学技术出版社,2018.

[16] 万霞.现代专科护理及护理实践[M].开封:河南大学出版社,2020.

[17] 刘有林.实用临床护理实践[M].哈尔滨:黑龙江科学技术出版社,2018.

[18] 任潇勤.临床实用护理技术与常见病护理[M].昆明:云南科技出版社,2020.

[19] 吴欣娟.临床护理常规[M].北京:中国医药科技出版社,2020.

[20] 孙平.实用临床护理实践[M].天津:天津科学技术出版社,2018.

[21] 吕巧英.医学临床护理实践[M].开封:河南大学出版社,2020.

[22] 徐宁.实用临床护理常规[M].长春:吉林科学技术出版社,2019.

[23] 孙丽博.现代临床护理精要[M].北京:中国纺织出版社,2020.

[24] 赵倩.现代临床护理实践[M].北京:科学技术文献出版社,2019.

[25] 池末珍,刘晓敏,王朝.临床护理实践[M].武汉:湖北科学技术出版社,2018.

［26］张铁晶.现代临床护理常规［M］.汕头：汕头大学出版社，2019.

［27］周英，赵静，孙欣.实用临床护理［M］.长春：吉林科学技术出版社，2019.

［28］邵小平，杨丽娟，叶向红，等.实用急危重症护理技术规范［M］.上海：上海科学技术出版社，2020.

［29］黄俊蕾，赵娜，李丽沙.新编实用临床与护理［M］.青岛：中国海洋大学出版社，2019.

［30］伍海燕，贺大菊，金丹.临床护理技术实践［M］.武汉：湖北科学技术出版社，2018.

［31］许家明.实用临床护理实践［M］.北京：中国纺织出版社，2019.

［32］张俊花.临床护理常规及专科护理技术［M］.北京：科学技术文献出版社，2020.

［33］王绍利.临床护理新进展［M］.长春：吉林科学技术出版社，2019.

［34］刘淑芹.综合临床护理实践［M］.北京：科学技术文献出版社，2020.

［35］明艳.临床护理实践［M］.北京：科学技术文献出版社，2019.

［36］李伟，尚文涵，冯晶晶，等.护理人员常见职业暴露监测与防护指标的构建［J］.中国护理管理，2023，23(1)：6-11.

［37］曾聪.基于护理信息能力培养的中职信息技术基础课程混合式教学改革与实践［J］.卫生职业教育，2023，41(8)：43-46.

［38］李馨宇，姚春艳，肖清.预见性护理程序的临床应用现状［J］.全科护理，2022，20(25)：3476-3479.

［39］黄晨，潘红英，庄一渝，等.医院护理信息应急体系的构建及效果评价［J］.护理与康复，2023，22(2)：53-56.

［40］高晔秋，刘娟.信息化技术在基础护理技术实训教学中的应用［J］.医药高职教育与现代护理，2023，6(1)22-25.